眼科入门系列

眼底光相干断层扫描学习精要

黄厚斌　王　敏　编著

科学出版社
北　京

内 容 简 介

本书是在国际上对OCT眼底层次结构规范命名后的国内第一本眼底OCT专著。它抛弃了以往根据疾病分类对OCT表现进行描述的叙述方式，而是站在总论的高度、病理生理学的角度，从OCT下的各种正常和异常表现出发进行剖析，从OCT的角度对临床体征的病理生理过程进行深入的分析和细致的追溯。本书分为四章：第一章介绍OCT的光学成像原理；第二章结合黄斑和视盘的组织结构介绍OCT的图像特征；第三章介绍图像测量、en face图像、OCT血管成像等OCT的高级分析；第四章介绍OCT下各种病变的形态、特征及其临床意义。

本书注重临床实践经验和国内外关于OCT的最新进展，内容丰富，实用性强，可供眼科临床医师和技师参考使用。

图书在版编目(CIP)数据

眼底光相干断层扫描学习精要/黄厚斌，王敏编著.—北京：科学出版社，2017.6

(眼科入门系列)

ISBN 978-7-03-053170-4

Ⅰ. 眼… Ⅱ. ①黄… ②王… Ⅲ. 眼底荧光摄影-血管造影 Ⅳ. R770.41

中国版本图书馆CIP数据核字(2017)第128203号

责任编辑：康丽涛 梁紫岩 / 责任校对：彭 涛

责任印制：霍 兵 / 封面设计：吴朝洪

科学出版社 出版

北京东黄城根北街16号

邮政编码：100717

http://www.sciencep.com

北京汇瑞嘉合文化发展有限公司印刷

科学出版社发行 各地新华书店经销

*

2017年6月第 一 版 开本：850×1168 1/32

2025年12月第十次印刷 印张：13 1/2

字数：363 000

定价：98.00元

(如有印装质量问题，我社负责调换)

《眼底光相干断层扫描学习精要》编写人员

（按姓氏汉语拼音排序）
陈泽华　中国人民解放军总医院海南分院
黄厚斌　中国人民解放军总医院海南分院
李文生　上海爱尔眼科医院
刘　文　中山大学中山眼科中心
王　敏　复旦大学附属眼耳鼻喉科医院
王淑静　山东省聊城市光明眼科医院
谢　青　海南省海口市人民医院
张译心　中国人民解放军总医院海南分院

序　一

光相干断层扫描(optical coherence tomography,OCT)的问世和进展使眼科医生能够从组织层面看到眼后部的正常结构和病理改变,随着OCT扫描速度的加快,分辨率不断升高,频域OCT、en face OCT、扫描OCT和血管OCT等先后出现。

黄厚斌医生和王敏医生编写的这部《眼底光相干断层扫描学习精要》反映了OCT的最新进展,概念清楚,文字精炼,图像清晰,标示俱全。该书的第一章介绍光学成像原理,第二章结合视盘和黄斑的组织结构介绍了OCT的图像特征,第三章介绍了图像测量和en face图像,最后一章并不是介绍某种疾病的OCT改变,而是结合OCT介绍各种病变的形态,更像是病理解剖学的学习。这种编排使我们能够更清楚地认识眼底组织的水肿、出血、萎缩等各种病变,能够在临床疾病的诊断中认识疾病的不同过程,不是靠记忆而是靠理解去掌握和评估疾病的变化。

两位主编不仅阅读了大量参考资料,把国内外关于OCT的进展介绍给读者,还把他们在临床工作中积累的宝贵资料奉献给读者。我非常荣幸为该书写序,并由衷地感谢他们为眼科医师提供了这样一部好的教材,相信这部著作将进一步提高眼科医生对眼病的认识及临床诊治水平。

中华医学会眼科学分会主任委员、眼底病学组组长

黎晓新

2016年8月

序　二

OCT 问世已经二十多年了，经历了从时域到谱域（又称频域、傅里叶域），再到近年来出现的血流 OCT、en face OCT 的发展过程。OCT 的出现，使得我们可以在活体精细地了解眼底的组织结构层次，精细程度几乎达到病理切片的水平，而且由于光学成像的特殊性，其结构呈现在某些方面（如视网膜外层）甚至比活体病理还要丰富。因此，OCT 极大地丰富、具体了我们对许多疾病的认识，甚至于颠覆了对某些病变的认识。

对 OCT 下视网膜结构的认识和命名也是在不断地变化和完善，黄厚斌和王敏两位主任医师的这一新作是在 2014 年国际上重新统一了 OCT 眼底结构层次命名之后的新华章。他们抛开了以疾病为主线、分析各种疾病的 OCT 表现这一传统的叙述模式，站在疾病总论的角度和高度，以 OCT 的不同病变表现为纲，详细分析各种表现的机制及其临床意义，从临床征象诊断学的思维角度出发进行阐述，提纲挈领。

黄厚斌主任医师在中国人民解放军总医院眼科从事眼底疾病临床工作十余年，勤奋刻苦，努力钻研，勤于思考，在疑难眼底疾病诊断治疗、影像分析方面积累了大量的经验，每每听他在学术会议上陈述己见，都能感受到他一直在不懈地努力、思考和追求。王敏主任医师在复旦大学附属眼耳鼻喉科医院眼科耕耘了十余年，在眼底病多模式影像诊断，如 en face OCT、血流 OCT 和眼底自发荧光方面建树颇丰，特别是血流 OCT 的应用研究国际知名。由他们俩合作撰写 OCT 方面的著作，可谓是珠联璧合、黄金搭档。该书即是他们在长期的临床工作中对 OCT 不懈追求和深入思考的结晶和凝练，是一本学习和深入理解 OCT 的好书。

复旦大学附属眼耳鼻喉科医院

徐格致

2016 年 7 月 25 日

前　言

21 世纪前后，眼底病影像检查的最大进展当属光相干断层扫描(optical coherence tomography，OCT)，而且，OCT 的技术一直在不断地进展中。频域 OCT 和血管 OCT 的出现使眼底病的诊断和治疗产生了革命性的变化，而对于 OCT 所获得的眼底信息的分析也在不断地认识、发展和完善中。

本书是在国际上对 OCT 眼底层次结构规范命名后的国内第一本眼底 OCT 专著。首先，站在总论的高度，提纲挈领，纲举目张，对眼底 OCT 图像进行精细的分析和解读，包括对视盘结构、玻璃体视盘界面的深入剖析，对视网膜肿胀、玻璃体劈裂、微管壁瘤等的解析，对视网膜外层、中层、内层病变的详细阐述，以及近些年逐渐认识到的视网膜色素上皮撕裂、脉络膜凹陷、脉络膜空穴等；其次，更从 OCT 的角度对临床体征的病理生理过程进行深入的分析和思考，例如，对视网膜水肿的发生、发展机制进行细致的追溯。

对现在 OCT 的最前沿进展 OCT 血管成像和 en face OCT 均有清晰的介绍和病例，但本书的重点仍然放在传统的结构 OCT (B 扫描)上，因为 B 扫描的图像是分析其他 OCT 结果的基础，是不可替代的。

书中难免有不够完善、甚至错误之处，望读者不吝指正！

黄厚斌

2016 年 6 月于三亚海棠湾

目　　录

第一章

OCT 阅片基础

第一节 OCT 成像原理

光相干断层扫描(optical coherence tomography,OCT)是把光束投射到被成像的组织上,光束被不同距离上的显微结构反射,通过测量反射光的时间延迟,以及反射光的强度,并将不同位置上(轴向 A 扫描及横向 B 扫描)测量所获得的反射信息化为数字信号,经过计算机处理,再转换成二维或三维的图像形式,从而显示出被成像组织的各层显微结构。

OCT 使用低相干干涉测量法进行测距和成像。它将光源光束经分光镜分为两束,一束射在眼球上,另一束射在参考镜上,参考镜的反射光(参照光)和从眼球各界面反射回来的光(信号光)会合后重新组合(叠加),输出光束由光电探测器检测,产生信号并传入电脑显示。只有当参考光与信号光的脉冲经过相等光程,即参考光脉冲和信号光脉冲序列中的某一个脉冲同时到达探测器表面时才会产生光学干涉现象。

目前使用的是频域 OCT,参考镜固定不动,所有从不同层面反射回来的光回声同步获取,借助分光仪和线阵 CCD,通过傅里叶转换将频谱干涉图变成包含深度信息的轴向 A 扫描信号。

第二节　组织光学特性的 OCT 表现

一、组织的光学特性

1. 组织结构对光反射的影响

(1)水平结构(与入射光方向垂直):反射强,因反射回来的光回声大部分能循原路返回进入探测器。

(2)垂直结构(与入射光方向平行):反射弱,因反射回来的光回声大部分被散射或折射不能再返回探测器。

(3)组织有序性结构差的结构:中度反射(过渡型),部分反射回来的光回声能返回探测器。

2. 组织成分对反射性的影响

(1)液体成分(水)多:反射弱。

(2)液体成分(水)少:反射强。

3. 组织结构转换对反射性的影响　当入射光线从一种屈光指数的组织进入另一种屈光指数的组织中时可以在两种介质的界面出现高反射。

二、OCT 对组织光学特性的呈现

OCT 影像展示的是各种组织的光反射性,组织结构的变化可以导致光反射信号的增强或减弱。深部组织结构的反射信号还受到其上方组织结构的影响,因为光源发出的入射光到达深层组织之前,以及深层组织反射光回到探测器之前都必须经过其上方的表层组织,所以各组织层面的 OCT 信号是由组织实际反射性和上层组织吸收与散射特性相结合的综合效应,并不完全代表真正的组织结构。

反射性的高低可以用色阶或灰阶的性质来表示(图 1)。在以色阶表示反射强弱的OCT图片中,红-白色表示高反射,蓝-绿色

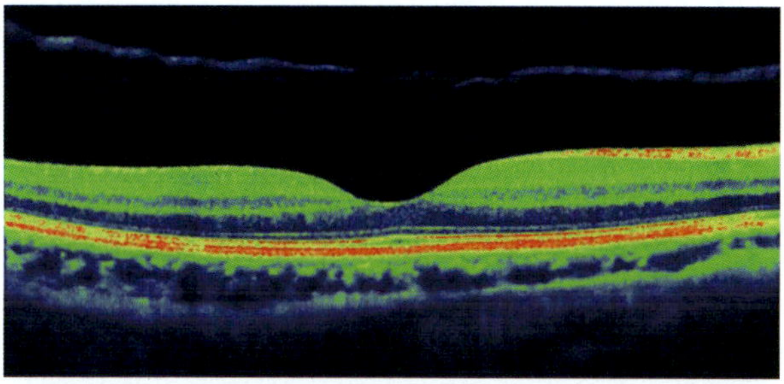

A

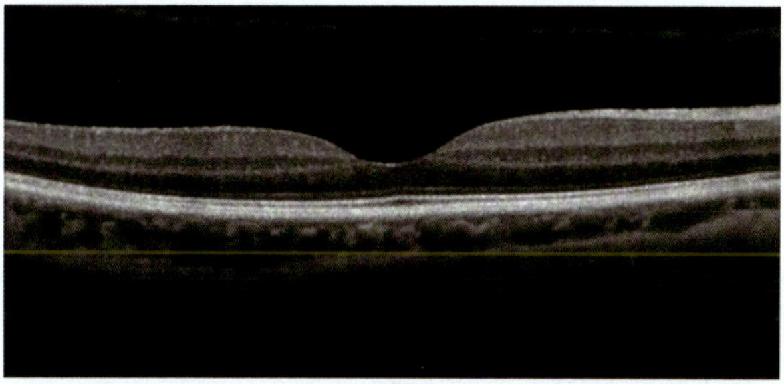

B

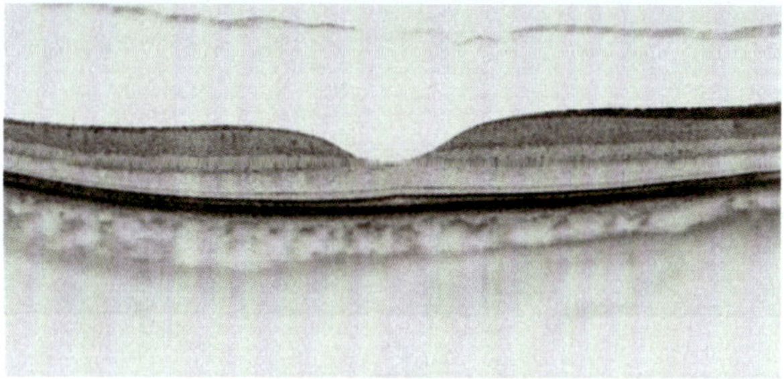

C

图 1　OCT 反射性高低的表示

A 为以色阶表示反射高低的眼底 OCT 图像，红-白色是高反射，蓝-绿色是低反射。B 为以灰阶（黑底白图）表示反射高低的眼底 OCT 图像。白色是高反射。C 为以灰阶（白底黑图）表示反射高低的眼底 OCT 图像。黑色是高反射。该患者视网膜反射之前的一条反射带为玻璃体后皮质，患者已经出现玻璃体后脱离

表示低反射，黑色表示非常低的反射或光线不能穿透的部位。在以灰阶表示反射强弱的 OCT 图片中存在两种情况，一种是黑底白图(white on black)，白色表示高反射，颜色越深、越接近黑色表示反射越低；另一种是白底黑图(black on white)，黑色表示高反射，颜色越浅、越接近白色表示反射越低。

阴影效应或屏蔽效应、遮蔽效应：在入射光的通路上，如果存在高吸收、高反射的物质或结构，导致入射光无法进一步穿透，会在其下方形成垂直的光学阴影(声影)，使其下方的组织结构反射减弱。如浑浊的玻璃体、厚重的出血、浓密的脂质沉着、致密的瘢痕等(图 2、图 3)。

穿透效应：在入射光的通路上，正常组织消失或变薄，导致入射光穿透深度增加，缺损组织下方的结构反射反而增强(图 4)。

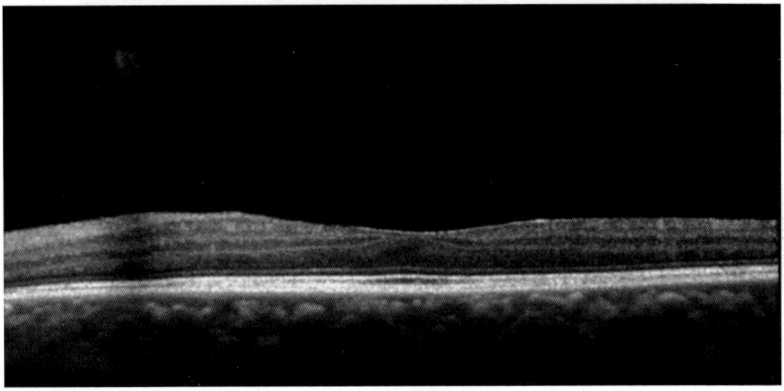

图 2　阴影效应(1)

玻璃体遮挡的声影使其后组织结构的反射明显减弱

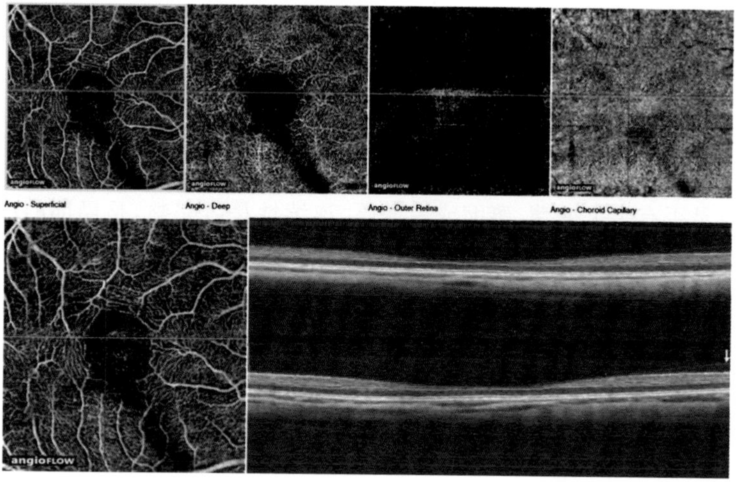

图 3　阴影效应(2)

右眼 OCT 血管成像，黄斑鼻下方的玻璃体混浊造成了明显的遮挡，使相应部位的视网膜结构显示不清

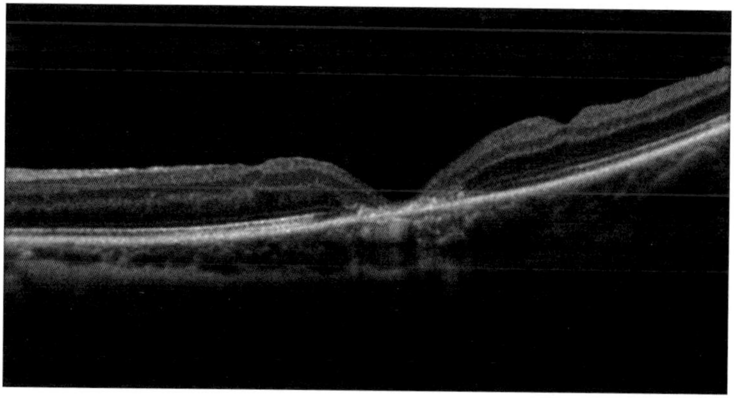

图 4　穿透效应

黄斑区组织萎缩，使其后的脉络膜血管能见度增加，反射增强

三、眼底 OCT 分析

(一)定性分析

1. 形态学

(1)视网膜各层、各部位的组织结构是否完整:如视网膜的各层是否有丢失变薄、萎缩或者增厚,连续性是否完整,是局部的改变还是弥漫的改变,等。

(2)视网膜各层、各部位组织结构位置的改变:结构有无移位,如隆起、下陷或者横向移位。

(3)病变的部位:位于眼底的哪个层次,或者累及哪些层次。

2. 反射性　病变的反射信号是增强、还是减弱,有无屏蔽效应或者穿透效应。

(二)定量分析

测量病变的厚度、容积、面积、比值等。

(三)扫描和分析方式的选择

1. 黄斑病变　除了进行 cube 扫描(即一个矩形区域内的连续扫描)或圆形区域内放射状扫描外,还需针对重点部位进行五线或单线扫描。

(1)cube 扫描或放射状扫描:防止遗漏重要病变,并可进行高级分析,如 3D 分析、地形图分析、en face 分析、视网膜厚度测量和分析等。

(2)单线扫描:使用更高的分辨率对重点病变进行细致的观察。

2. 视盘病变　需要进行视盘环扫、视盘的 cube 扫描或圆形区域内放射状扫描、五线或单线扫描。

(1)视盘环扫:以便能对视盘神经纤维层厚度、杯盘比、视杯面积、视盘面积、盘沿面积及比值等进行分析。

(2)视盘的 cube 扫描或放射状扫描:以便对视盘的整个断面结构有全面的了解(图 5)。

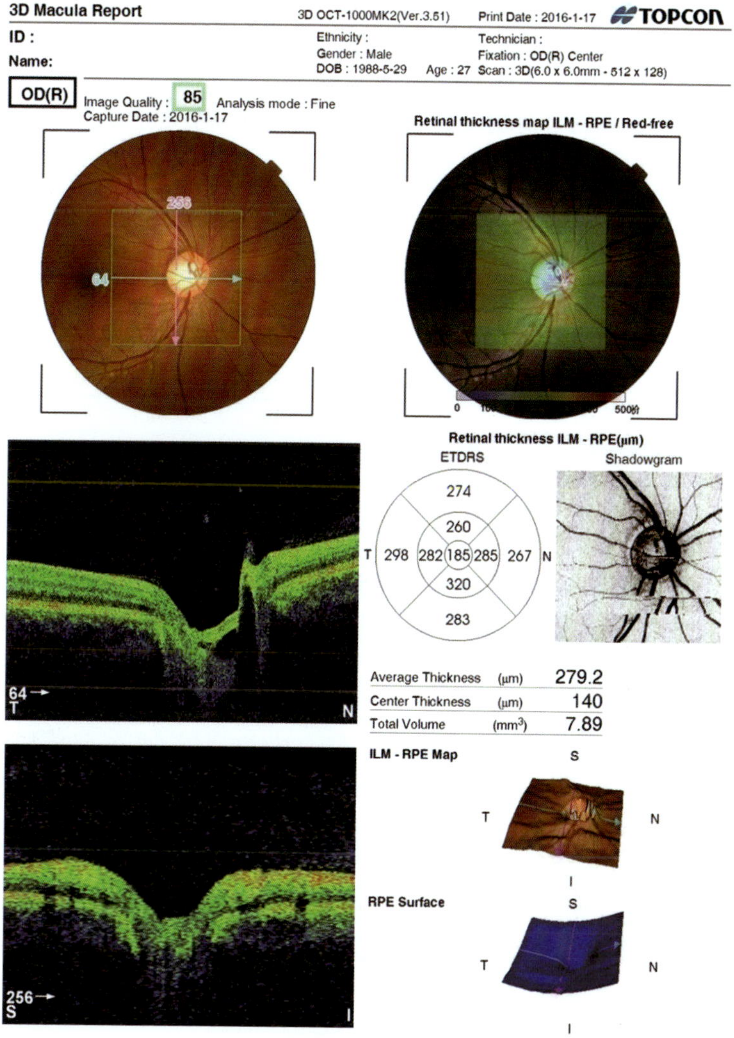

图 5　采用黄斑程序对视盘进行连续矩形扫描

可以全面了解视盘区域的断面结构，并可进行三维分析

(3)视盘单线扫描:对视盘的重点病变进行细致的观察,特别是视盘玻璃膜疣、视盘肿物、盘沿病变等。

3. 其他病变　通常联合 cube 扫描或放射状扫描,以及五线或单线扫描,既可对病变的全貌有全局的了解,又可细致观察重点病变。

第二章

正常眼底 OCT 横断面扫描特征

第一节 黄斑区横断面结构

组织学上，视网膜分为十层，从内向外依次是：①内界膜(inner limiting membrane，ILM)；②视网膜神经纤维层(retinal nerve fiber layer，RNFL)；③节细胞层(ganglion cell layer，GCL)；④内丛状层(inner plexiform layer，IPL)；⑤内核层(inner nuclear layer，INL)；⑥外丛状层(outer plexiform layer，OPL)；⑦外核层(outer nuclear layer，ONL)；⑧外界膜(external limiting membrane，ELM)；⑨视锥视杆层；⑩视网膜色素上皮细胞层(retinal pigment epithelium，RPE)(图 6、图 7)。OCT 基本上都可以区分这些层次，在部分层次甚至可以区分出更多的亚层。总而言之，从视网膜表面及玻璃体向巩膜方向，OCT 横断面扫描(B 扫描)可以区分出以下层次(图 8、图 9、表 1)：

1. 玻璃体后皮质(posterior cortical vitreous)　是玻璃体贴近视网膜的部分，较厚，因此 OCT 上是高反射信号。

2. 视网膜前间隙(pre-retinal space)　是视网膜内界膜与玻璃体后界膜之间的间隙，充满液体，因此 OCT 上是低反射信号。

3. 神经纤维层(nerve fiber layer)　主要由视网膜神经节细胞发出的轴突即神经纤维组成，此外还有传出纤维、Müller 纤维、神经胶质细胞和视网膜血管。神经纤维与视网膜表明平行，向视盘方向集中。由于神经纤维水平走向，与入射光垂直，且结构致密、液体成分少，因此 OCT 中表现为高反射信号带。由于黄斑鼻侧的神经纤维厚，颞侧的神经纤维薄，因此其高反射条带在黄斑颞侧较薄、鼻侧越接近视盘越厚（图 10）。而如果是垂直扫描，上下血管弓处的神经纤维厚度基本一致，不易区分是上方或下方（图 11）。这是区别水平扫描图像和垂直扫描图像的根本依据。

4. 节细胞层（ganglion cell layer） 主要由神经节细胞的细胞体组成，此外还有 Müller 细胞、神经胶质细胞和视网膜血管分支。由于细胞体内的液体成分相对较多，所以 OCT 中表现为低反射信号。

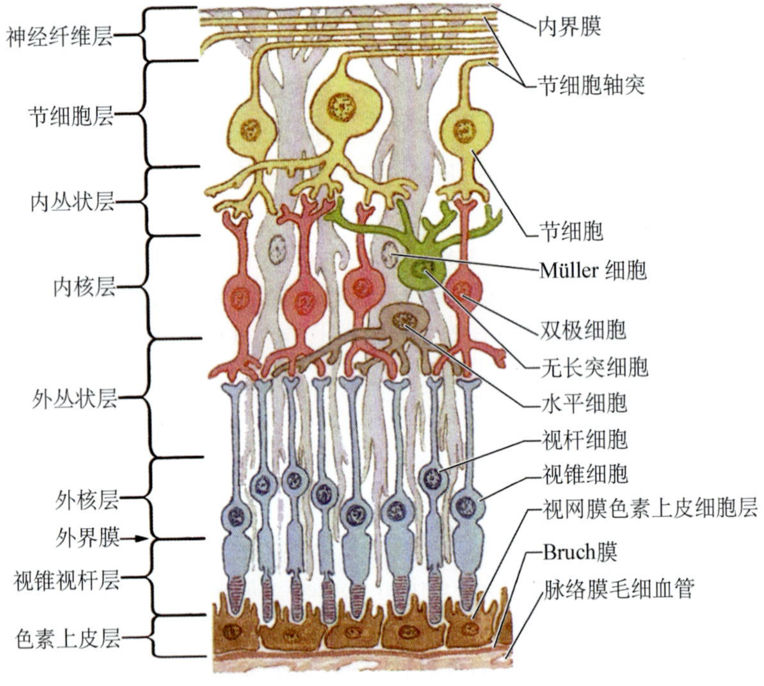

图 6 视网膜组织细胞构筑模式图

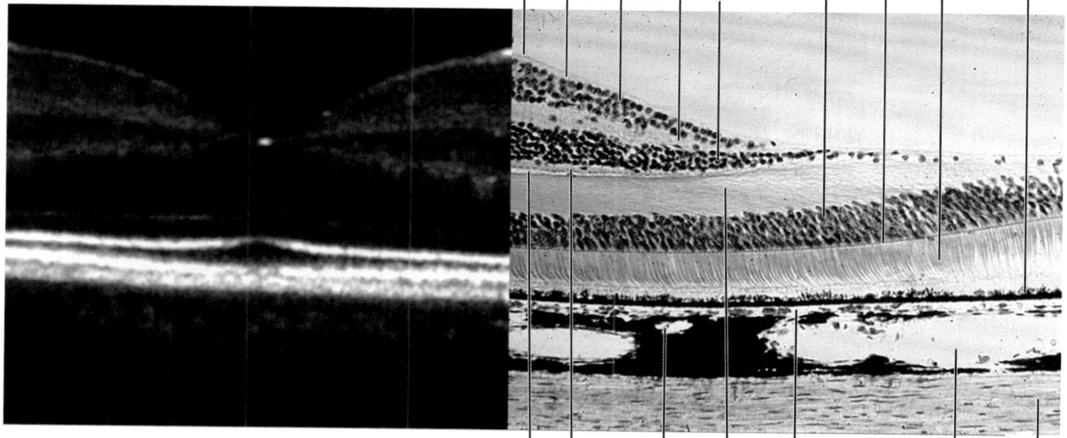

图 7　OCT 和病理切片的对应关系

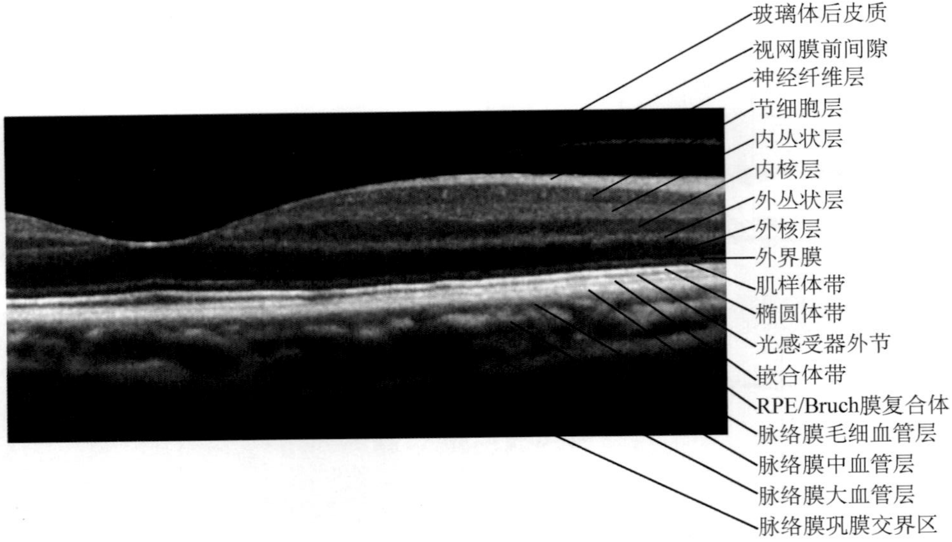

图 8　OCT 下眼底的层次结构(黑底白图)

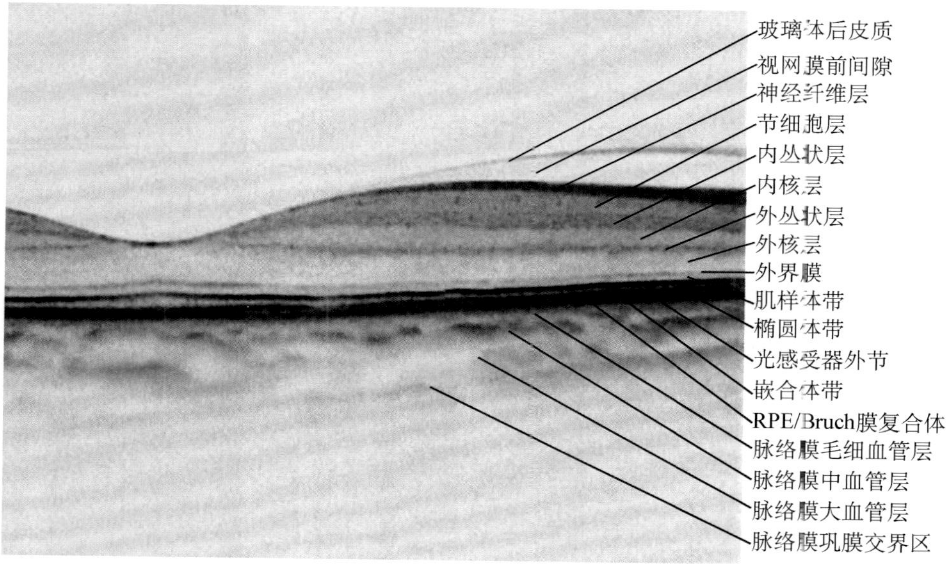

图 9　OCT 下眼底的层次结构（白底黑图）

表 1 OCT 下的眼底层次结构

层次	反射	中文名称	英文名称
1	高	玻璃体后皮质	posterior cortical vitreous
2	低	视网膜前间隙	pre-retinal space
3	高	神经纤维层	nerve fiber layer
4	低	节细胞层	ganglion cell layer
5	高	内丛状层	inner plexiform layer
6	低	内核层	inner nuclear layer
7	高	外丛状层	outer plexiform layer
8	低	内侧：Henle 纤维层	inner half：Henle's nerve fiber layer
		外侧：外核层	outer half：outer nuclear layer
9	高	外界膜	external limiting membrane
10	低	肌样体带	myoid zone of the photoreceptors
11	高	椭圆体带	ellipsoid zone of the photoreceptors
12	低	光感受器外节	outer segments of the photoreceptors
13	高	嵌合体带	cone interdigitation with RPE
14	高	RPE/Bruch 膜复合体	RPE/Bruch's membrane complex
15	中	脉络膜毛细血管层	choriocapillaris
16	高	脉络膜中血管层	Sattler's layer
17	高	脉络膜大血管层	Haller's layer
18		脉络膜巩膜交界区	choroidal-scleral juncture

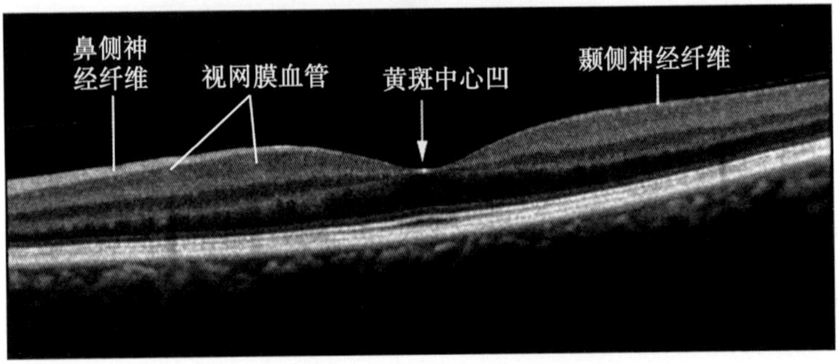

图 10 左眼水平扫描 OCT 图像

可见鼻侧神经纤维越靠近视盘越厚，颞侧神经纤维菲薄

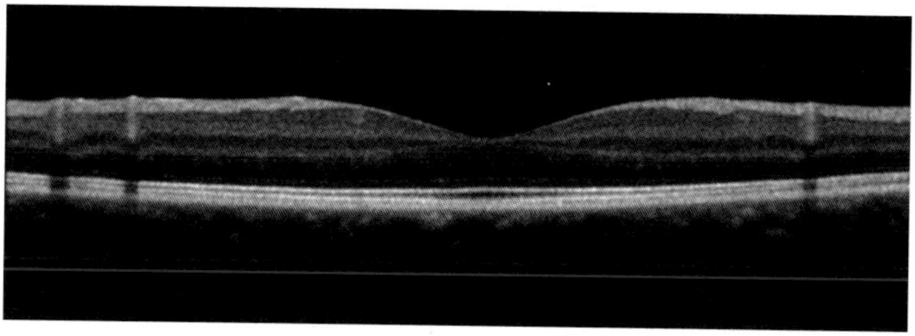

图 11　垂直扫描 OCT 图像

可见上方、下方神经纤维厚度基本一致，视网膜血管后方的声影明显

5. *内丛状层*(inner plexiform layer)　是双极细胞、无长突细胞、神经节细胞的突触部位，结构致密。该层以纤维结构为主而少有细胞体，因此液体含量少，且纤维排列方向纵横交织有序性较差，因此 OCT 中表现为高反射信号带。

6. *内核层*(inner nuclear layer)　主要由双极细胞体构成，还有水平细胞、无长突细胞、Müller 细胞体等成分。由于该层细胞体的成分较多，纤维成分较少，所以 OCT 中表现为低反射信号。

7. *外丛状层*(outer plexiform layer)　组织学上，外丛状层为疏松的网状结构，是视杆、视锥细胞的轴突与双极细胞的树突相连接的突触部位，此外，还含有 Müller 细胞的突起。黄斑部的外丛状层最厚，约 51μm，这是由于黄斑部的视杆细胞与视锥细胞发出的轴突最长，且走行方向倾斜，在中心凹处轴突走向几乎与外界膜平行，失去网状结构，而呈纤维样外观，称为 Henle 纤维层。黄斑部以外，外丛状层变薄，约 2μm 厚。由于光感受器数目的减少，赤道部以外的外丛状层变得更薄。

组织学上，外丛状层分为三部分(图 7)：①外区，包括起始于视杆细胞和视锥细胞的轴突，即 Henle 纤维，此外，还有 Müller 细胞的突起；②中区，包括视杆细胞和视锥细胞轴突的末端，分别称为视杆细胞小球(rod spherule)和视锥细胞小足(cone pedicle)；③内区，为双极细胞树突、水平细胞突起及 Müller 细胞突起所占有。

OCT 下所见的外丛状层与组织学上的外丛状层略有不同，OCT 下所见的外丛状层实为组织学外丛状层的内区和中区，又称为树突状外丛状层。因它都是交叉排列且有序性较差的纤维，因此 OCT 表现为高反射信号。而外区（Henle 纤维）位于 OCT 外核层的内侧。

8. 外核层（outer nuclear layer） 包括视杆细胞与视锥细胞的细胞体（包括细胞核），由于细胞体液体含量较高，所以 OCT 中表现为低反射信号。

组织学上，外核层和外丛状层厚度差不多。但是在 OCT 图像上，以往认识的外核层常达外丛状层的 4 倍厚，这是因为 Henle 纤维被错误的归入外核层。OCT 下所见的外核层的内侧半事实上是 Henle 纤维层，只有其外侧半才是真正的组织学上的外核层。Henle 纤维斜行走行，照射到其上的光线反射后不能循原光路返回到探测器，因此表现为低反射信号。改变 SD-OCT 扫描光束的角度，嘱病人向一侧轻微歪头，此时眼球轻微旋转，使 Henle 纤维完全与入射光垂直，即可清晰地在原外核层内侧的位置显示 Henle 纤维（图 12、图 13、图 14）。但少部分患者也可同时显示上方和下方，鼻侧和颞侧的 Henle 纤维，可能这些患者 Henle 纤维的走行更直、更平行于视网膜表面（图 15）。

9. 外界膜（external limiting membrane） 是光感受器（视杆细胞与视锥细胞内节）和 Müller 细胞、Müller 细胞与 Müller 细胞及光感受器与光感受器之间的连接结构粘连小带所构成，并不是一层膜。平行于视网膜表面，与入射光垂直，因此 OCT 中表现为一条非常纤细的高反射信号带。

组织学上视锥视杆层位于外界膜之外，显微镜下为一层整齐的栅栏状排列结构，最外侧便是排列整齐的单层视网膜色素上皮细胞，但是在高分辨率的 OCT 上则显示出多条不同性质的光反

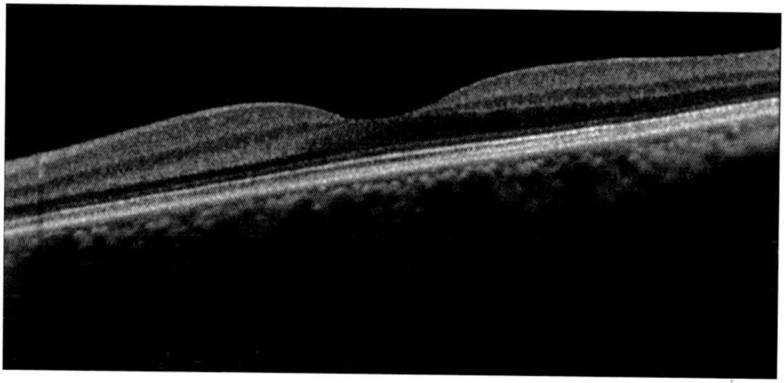

图 12 Henle 纤维(1)

左眼水平扫描,嘱病人轻微歪头以向鼻侧旋转眼球,鼻侧的 Henle 纤维清晰可见,而颞侧的 Henle 纤维不可见

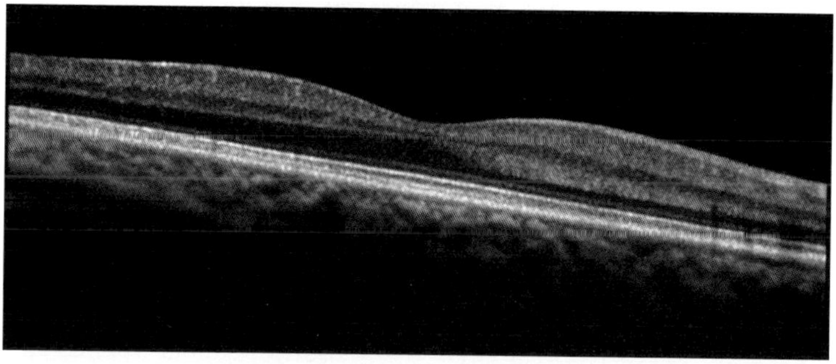

图 13 Henle 纤维(2)

右眼水平扫描,嘱病人轻微歪头以向鼻侧旋转眼球,鼻侧的 Henle 纤维清晰可见,而颞侧的 Henle 纤维不可见

射条带。

视杆细胞和视锥细胞在外界膜以外的部分由粗的内节与细的外节构成。在视网膜色素上皮与外界膜之间的 1/2 处,为内外节的移行部,该处为细长的收缩部(连接部)将内外节所连接。内

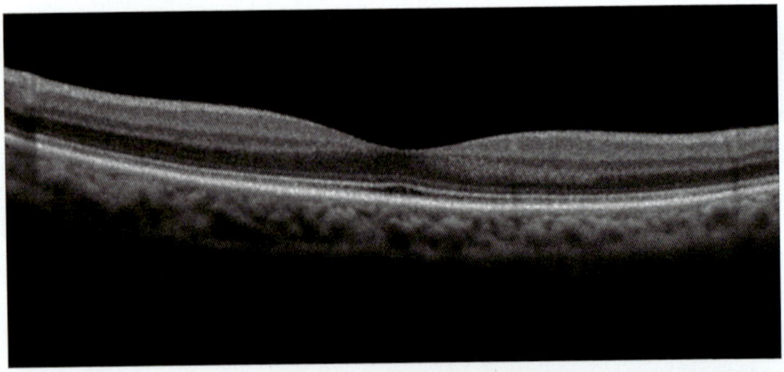

图 14　Henle 纤维(3)

自上而下垂直扫描，下方可见部分 Henle 纤维

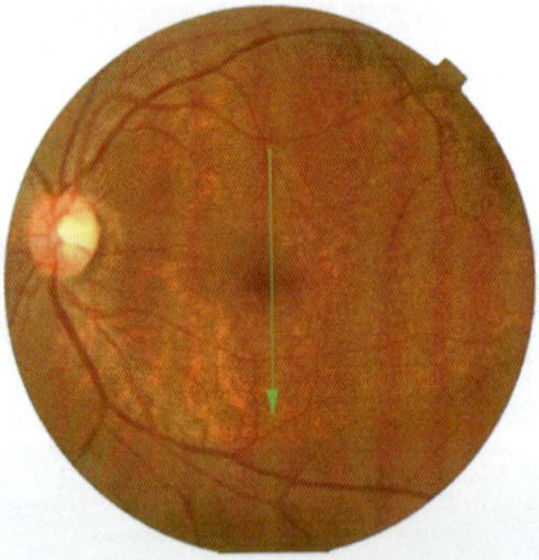

A

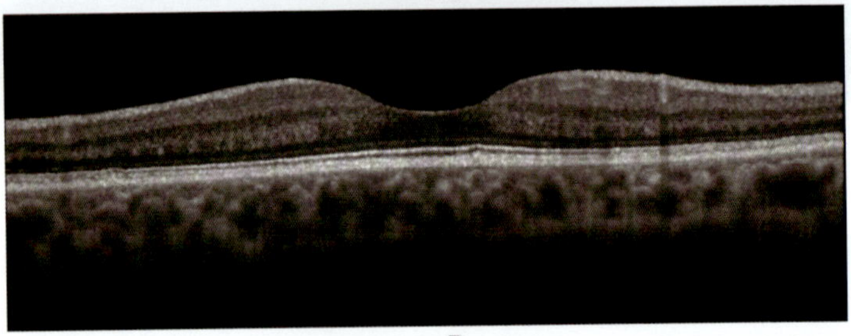

B

图 15　Henle 纤维(4)

A 为眼底彩照，可见黄斑周围色素紊乱。B 为经黄斑区垂直扫描，可见上方、下方 Henle 纤维同时显示

节的细胞膜经连接部与外节的细胞膜相延续。在连接部，可以看到从内节顶部发出的纤毛，延伸到外节的感受器上。光感受器的内节由内部的肌样体（myoid，又称视肌样质）及外部的椭圆体（ellipsoid）组成。肌样体与外核层内的细胞体相连接，椭圆体由连接部与外节相连接（图 16）。

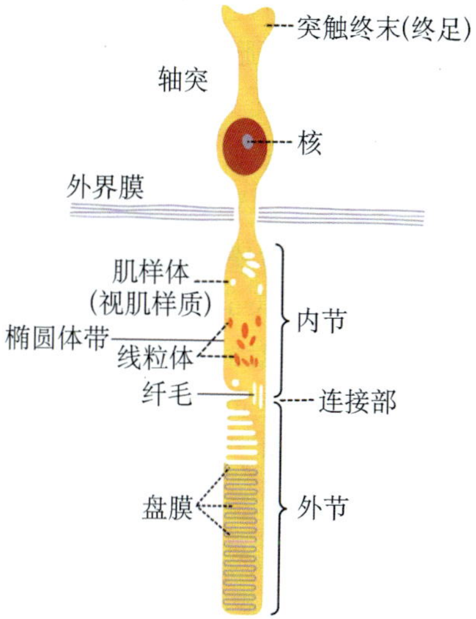

图 16　光感受器模式图

10. 肌样体带（myoid zone）　对应于光感受器内节的肌样体部位。肌样体的细胞质内，有许多排列不规则的滑面内质网，还有粗面内质网、高尔基体、少量线粒体等，以及与视杆细胞长轴走行一致的神经小管。肌样体区的线粒体密度较椭圆体区相比明显较低，且主要结构走行与视网膜表面垂直，因此 OCT 中表现为低反射信号。

11. 椭圆体带（ellipsoid zone）　椭圆体内含有大量线粒体，因此在 OCT 上表现为高反射信号。以往认为此反射条带为光感受器内节（inner segment，IS）和外节（outer segment，OS）的交界处，因此，曾将其称为 IS/OS 层。但是它与外界膜和 RPE 层的相对位置不准确，而且这个区带的厚度与一个反射界面不相一致。也有人认为是连接纤毛，但是纤毛是微管的疏松聚集，直径只有 0.25μm，与 OCT 下的表现不一致。

12. 光感受器外节（outer segments of the photoreceptors）　为排列整齐的外节盘膜，OCT 中表现为低反射信号。

13. 嵌合体带（interdigitation zone）　位于 RPE 细胞复合体

之前，为光感受器外节与 RPE 细胞的微绒毛突起嵌合在一起的区域，结构交叉排列，因此 OCT 中表现为高反射信号。以往曾认为该层是视锥细胞、视杆细胞外节末端（cone outer segment tips，COST/rod outer segments tips，ROST），因此将它称为 COST/ROST line，但是它比光感受器外节末端厚。也有将它称为 Verhoeff 膜，事实上 Verhoeff 膜是指电镜下观察到的 RPE 细胞之间的紧密连接复合体形成的一个带状结构。

14. RPE/Bruch 膜复合体（RPE/Bruch's membrane complex） 富含色素的 RPE 层对光反射强，因此 OCT 表现为高反射信号。有时该层可以显示为两层（RPE 层、Bruch 层），特别是在某些病理情况下。

15. 脉络膜毛细血管层（choriocapillaris） 位于内层脉络膜的薄层中反射信号。

16. 脉络膜中血管层（Sattler's layer） 位于脉络膜中部，厚层圆形或卵圆形高反射。

17. 脉络膜大血管层（Haller's layer） 位于脉络膜外层，厚层卵圆形高反射。

18. 脉络膜巩膜交界区（choroidal-scleral juncture） 位于脉络膜外面，脉络膜大血管层呈圆形或卵圆形的轮廓，而毗邻的巩膜层反射信号均一，交界区结构的显著改变使其光反射信号多样。

因光线的穿透力有限，正常情况下，脉络膜的结构显示欠清，通常脉络膜血管的前壁显示较为清晰，而后壁尤为模糊不清。当视网膜结构萎缩时，由于光线能更好的穿入脉络膜（穿透效应），可使脉络膜血管显示的更为清晰（图 17）。

默认设置下，所有的 OCT 都是使用玻璃体视网膜（即非深部信号增强）模式以凸显视网膜的信号，但在采集过程中如果采用脉络膜视网膜模式，即深部信号增强成像（enhanced depth imaging，EDI）模式，可改善脉络膜成像的清晰度（图 18）。

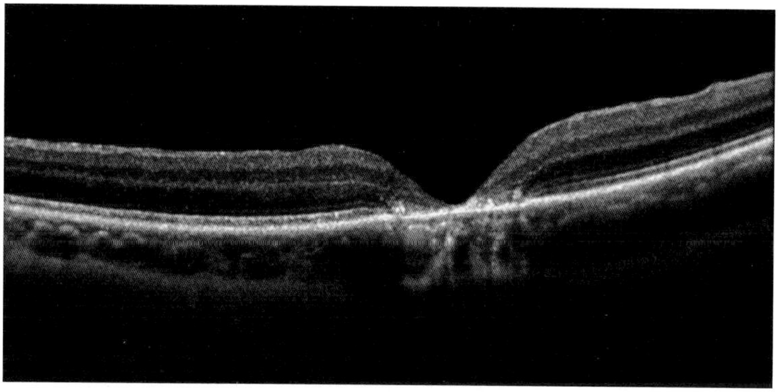

图 17　脉络膜血管

由于黄斑区组织萎缩，其后脉络膜血管的可见度明显增强，血管结构包括后壁清晰可辨

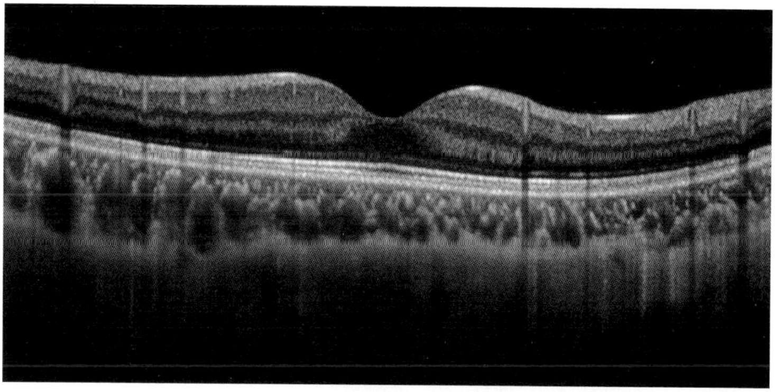

图 18　采用 EDI 扫描成像技术显示的眼底结构

脉络膜结构显示非常清晰

第二节　视盘横断面结构

视盘分为表面神经纤维层、筛板前区、筛板区和筛板后区。OCT 可清晰显示视盘的下列结构(图 19～图 21)：

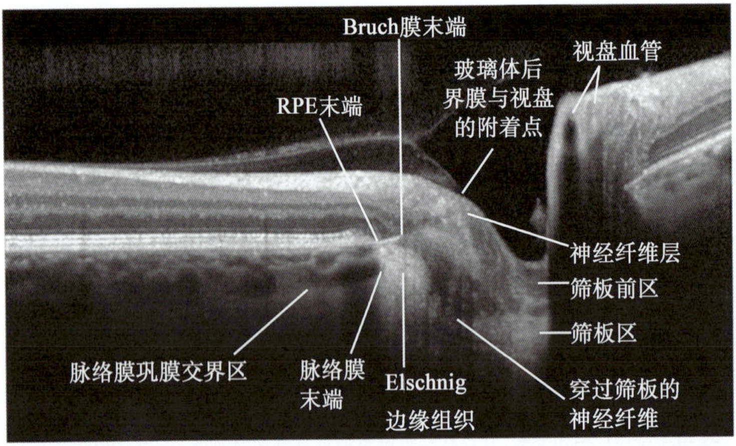

图 19　视盘横断面结构(1)

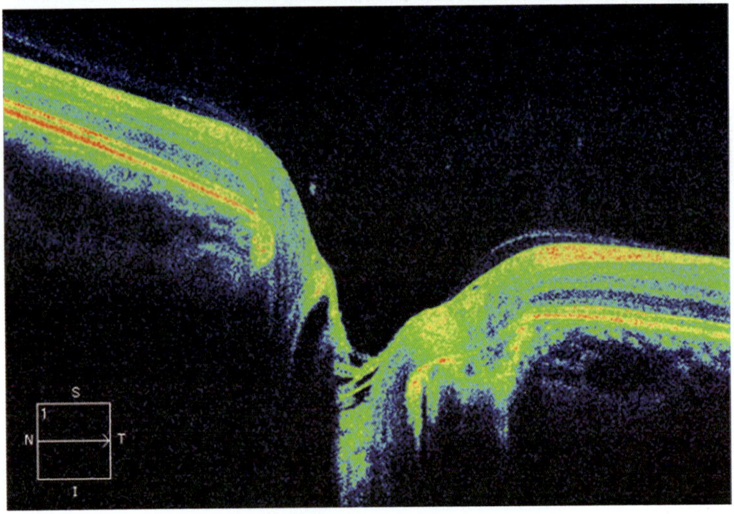

图 20　视盘横断面结构(2)

可见玻璃体视盘粘连附着及视盘大血管、视杯中央神经纤维

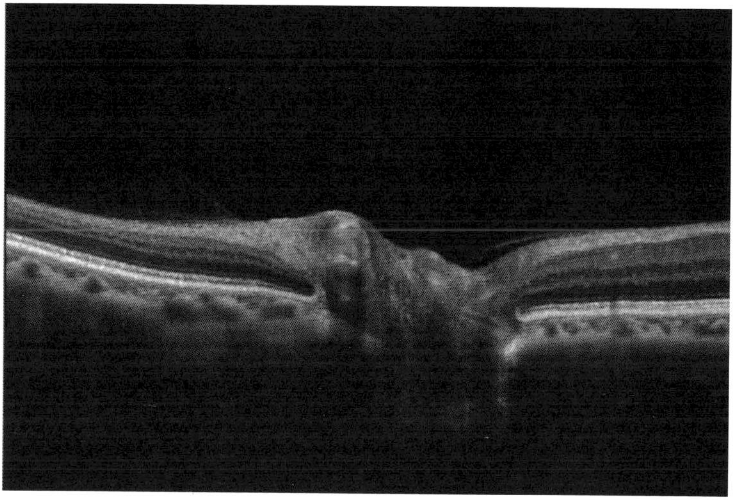

图 21　视盘横断面结构(3)

注意视盘玻璃体交界面、脉络膜末端、RPE 末端、视盘内神经纤维、筛板区等结构

一、视盘的层次结构

1. 神经纤维层　位于视盘最表层，相当丁视网膜神经纤维层平面，表面覆盖内界膜，因此仅盘沿区有此层，而视杯区无此层结构。为高反射。

2. 筛板前区　相当于视网膜神经节细胞层以外的视网膜及脉络膜平面。所有的视网膜神经纤维在筛板前区形成 90°弯曲向眼球后方行进，并被星形细胞组成的胶质管道分成束状，纤维束之间以及纤维束与视网膜及 Elschnig 边缘组织之间为疏松的神经胶质，其内有毛细血管。因以疏松结缔组织为主，因此呈中反射信号。

3. 筛板区　位于巩膜后孔的内 1/3 处，由致密结缔组织和部分弹力纤维组成，形成有很多小孔的筛状层板横加于巩膜后孔之间,小孔中有星形细胞,神经纤维分成束状穿过巩膜筛板。主要由巩膜的致密结缔组织构成,呈高反射信号。

4. 筛板后区　神经纤维在此处开始裹以髓鞘,因此视乳头的直径在筛板以后突然增大。但在OCT中筛板后区常被筛板的信号完全遮挡。

二、视盘与周围组织的关系

1. Elschnig边缘组织及其前界　视盘的边缘为巩膜环称为Elschnig巩膜环,即Elschnig边缘组织(border tissue of Elschnig)的前界。Elschnig边缘组织是起自于巩膜与Bruch膜相连的致密结缔组织,它从筛板区向前与脉络膜平面相连,围绕视盘,使神经纤维与巩膜及脉络膜分隔,从而将脉络膜包绕起来。Elschnig边缘组织由致密胶原组织及一些神经胶质、弹力纤维和少许色素组成。

2. 脉络膜末端　OCT可显示脉络膜各血管层的末端和Bruch膜的末端。

3. 视网膜末端　OCT可显示视网膜色素上皮层的末端、神经纤维层之外的其余各神经视网膜层的末端。

4. 玻璃体视盘粘连　详见227页"视盘玻璃体视网膜交界面"部分。

三、视盘的其他结构

1. 视神经纤维束　在筛板区表现为穿过筛板的低反射条带。

2. 视盘血管　其后有明显的声影遮挡(图22)。

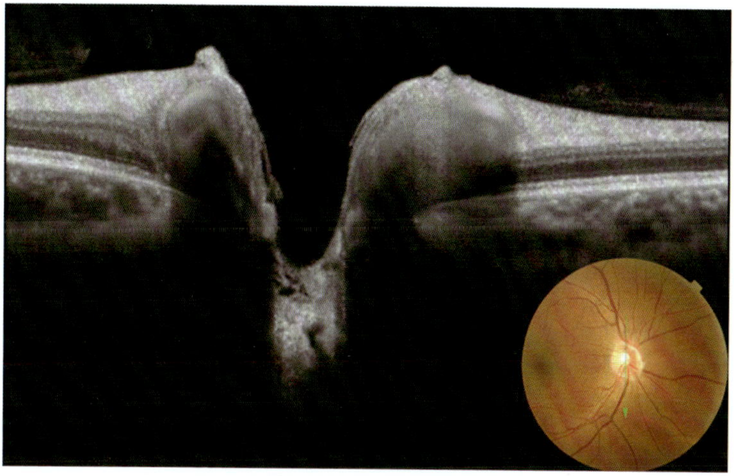

图 22 视盘血管

由于 OCT 扫描切面斜向切过血管，因此显得血管范围大。视盘边缘的两个突起是 Bergmeister 乳头(参见第 31 页)

第三节 玻璃体视网膜交界面

参见 219 页“玻璃体视网膜交界面异常”部分。

第四节 其他结构

一、视网膜血管

OCT 可清晰地显示视网膜大血管在视网膜内的深度、层次、轮廓、大小等(图 23)。在视盘周围，视网膜大血管位于神经纤维层内，其分支逐渐走向深部的节细胞层、内丛状层。由于血管内血液的遮挡，血管后会产生明显的声影(图 24～图 26)。

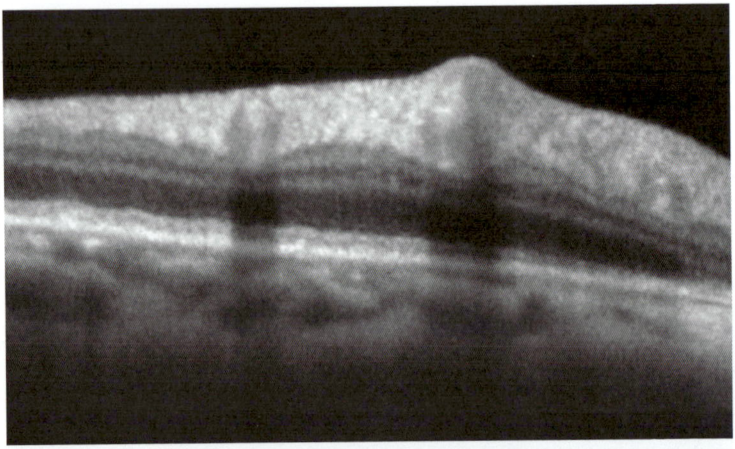

图 23 OCT 显示的视网膜中央血管

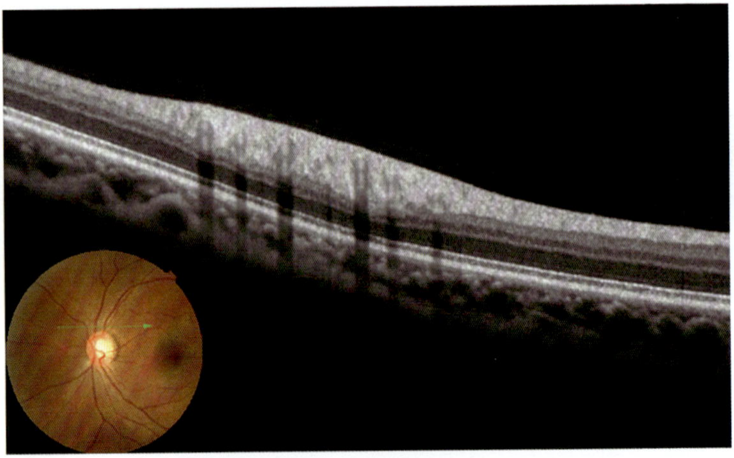

图 24 经视盘周围视网膜横断面扫描

可见视网膜大血管位于神经纤维层内，其后有明显的声影

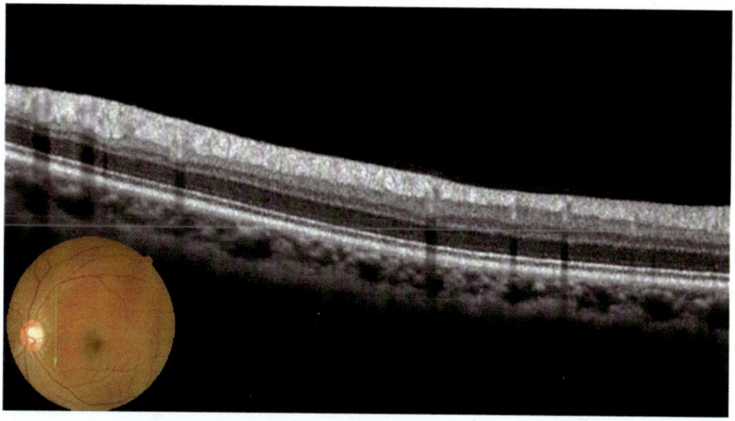

图 25　视网膜血管断面扫描

可见主干血管（左侧）位于神经纤维层，分支血管（右侧）逐渐走向节细胞层，内丛状层

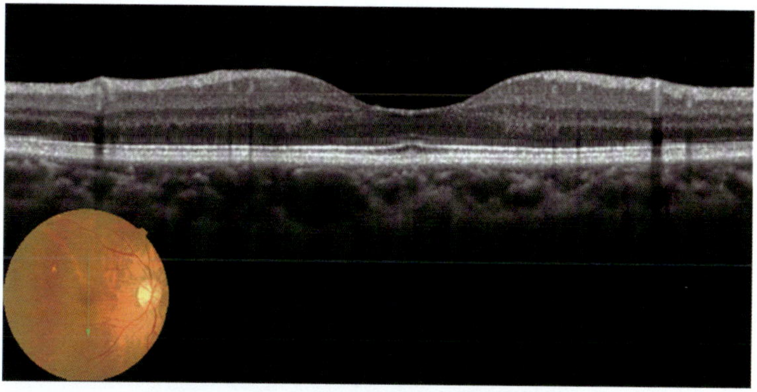

图 26　经黄斑的纵切面扫描

可见上下血管弓的分支血管位于节细胞层，注意黄斑两侧位于节细胞层的两根小血管

还可测量血管的直径(图 27)。但需注意的是,必须保证在血管的横断面下测量,如果是斜着血管的断面,则测量出的血管直径会严重偏大(图 28)。如果在某一节段扫描线与血管的走行一致,则表现为神经纤维层和节细胞层内的高反射节段,伴声影(图 29)。

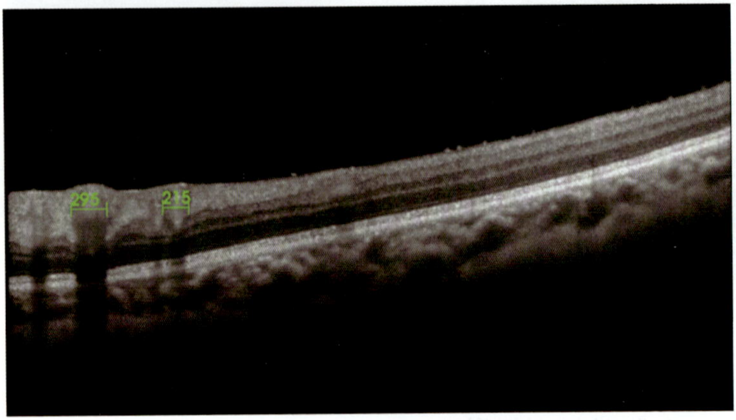

图 27 视网膜血管的测量

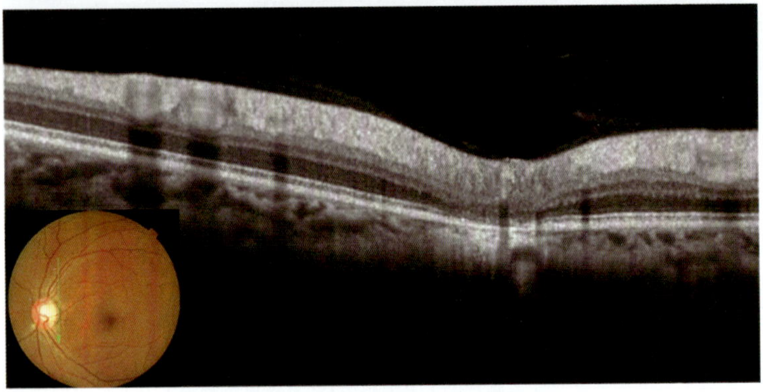

图 28 经血管的倾斜断面扫描

可见 OCT 显示的血管直径明显增大

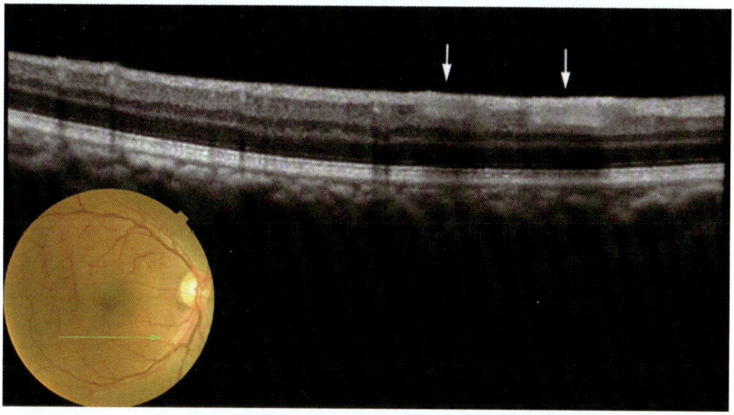

图 29　与视网膜血管走行一致的 OCT 扫描

视网膜神经纤维层和节细胞层内连续的高反射节段，其后有声影（箭头）

二、视盘周围弧形斑

视盘周围弧形斑有先天性或后天性。先天性者为在胚胎生长发育过程中，视盘如向任何一个方向倾斜，则沿其倾斜方向的视盘边缘发生弧形斑，是由于眼泡胚胎裂闭合不全所致。多为双眼，患者常有明显的散光。多位于视盘下方，视盘可呈横椭圆形。后天性者多见于近视眼，进行性发展，80％在视盘颞侧缘。

OCT 可以证实弧形斑可有以下两种缺损类型：

1. 仅视网膜色素上皮和脉络膜毛细血管缺如　称为脉络膜弧形斑。脉络膜毛细血管层是和视网膜色素上皮层一起缺损的，而不是视网膜色素上皮单独缺损，相应部位的视网膜外层（光感受器）也可受损（图 30）。

2. 视网膜色素上皮和脉络膜全层均缺如　表现为白色的巩膜弧形斑（图 31、图 32）。

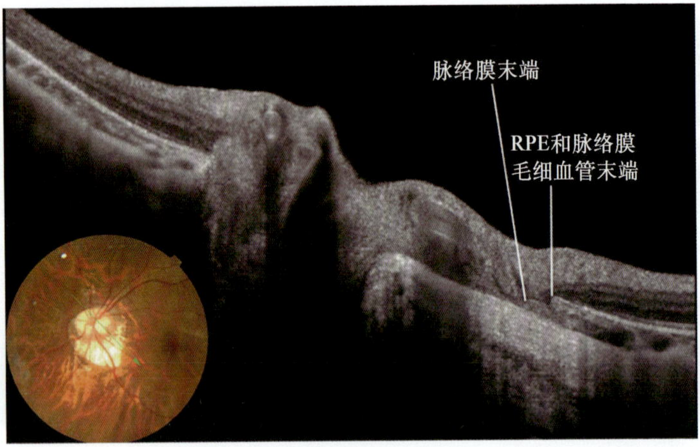

图 30 视盘周围弧形斑(1)

视网膜色素上皮和脉络膜毛细血管缺如，以及视网膜色素上皮和脉络膜全层均缺如

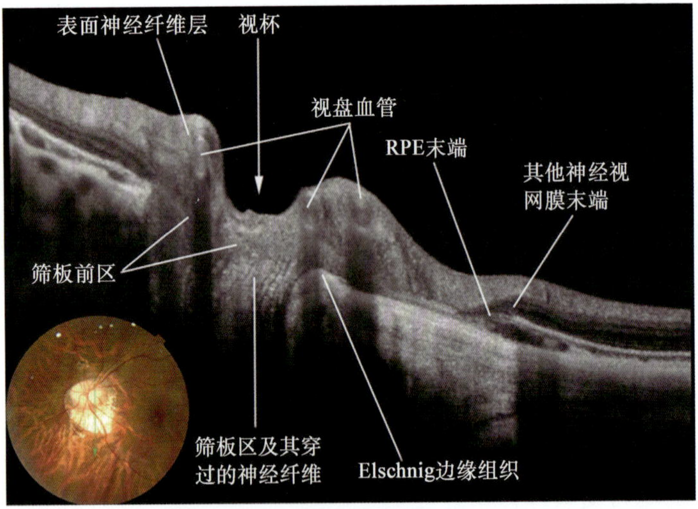

图 31 视盘周围弧形斑(2)

RPE 和脉络膜缺损，眼底彩照显示视盘下方呈白色巩膜弧形斑，但 OCT 显示在 RPE 末端和视盘之间仍有部分脉络膜组织，脉络膜显著变薄但尚未完全萎缩

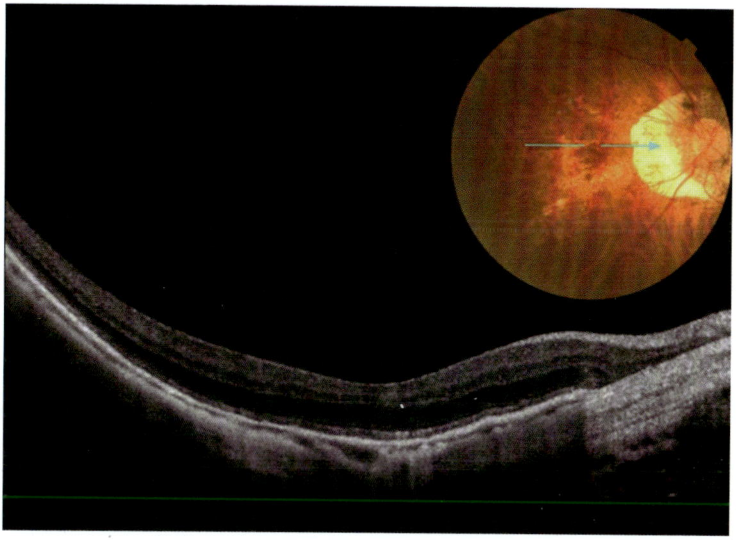

图 32　视盘周围脉络膜萎缩

OCT 示视网膜外层、RPE 及脉络膜萎缩中断，因穿透效应巩膜的反射信号明显增强。视网膜内层直接贴伏于巩膜

二、Bergmeister 乳头

Bergmeister 乳头是玻璃体动脉不完全残留的一种类型，是视盘前一团伸向玻璃体内的胶质纤维束，或为小片状纱幕状结构，根部与视盘边缘相连。Bergmeister 乳头可以是中心血管芯被神经胶质纤维鞘所包绕，或只有神经胶质纤维成分。

OCT 表现为视盘表面凸向玻璃体腔的高反射信号（图 33～图 36），OCT 可以发现眼底镜下不能查见的细小的 Bergmeister 乳头。

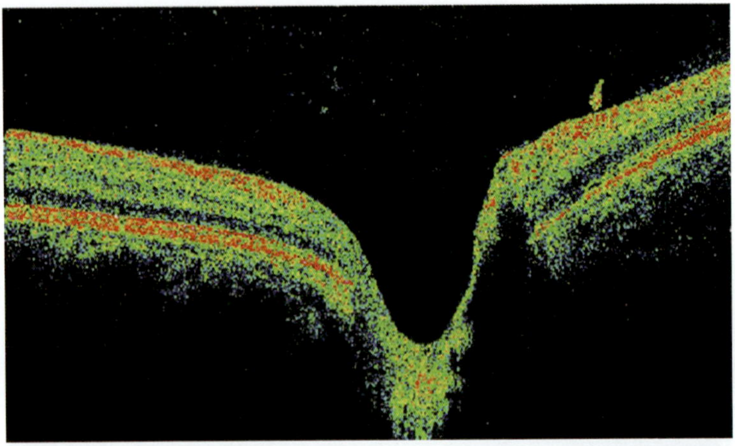

图 33　Bergmeister 乳头(1)

视盘边缘的一个凸向玻璃体腔的高反射信号

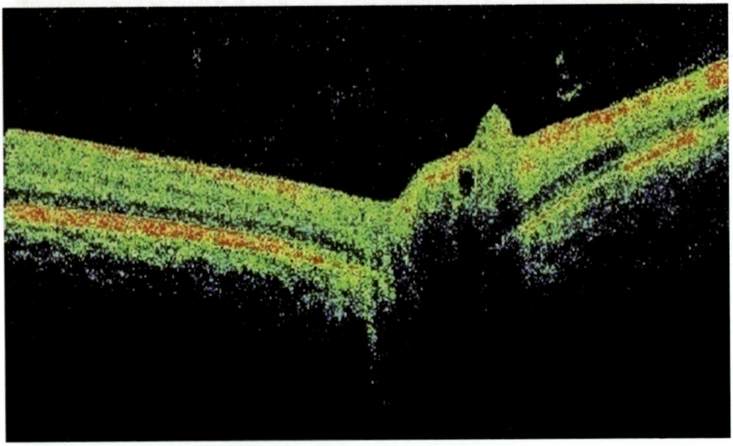

图 34　Bergmeister 乳头(2)

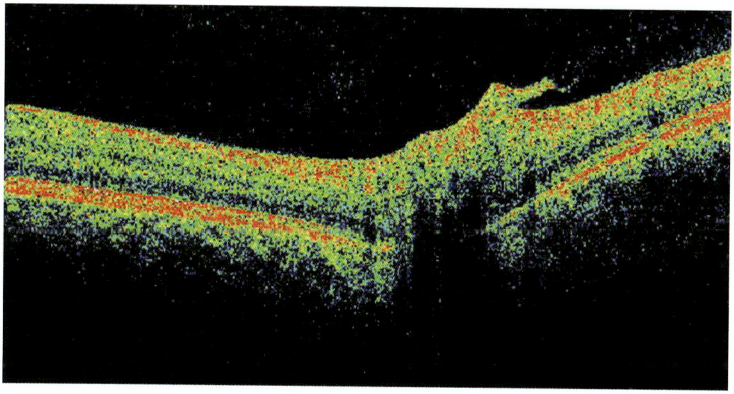

图 35　Bergmeister 乳头(3)
还可见乳头末端有玻璃体附着

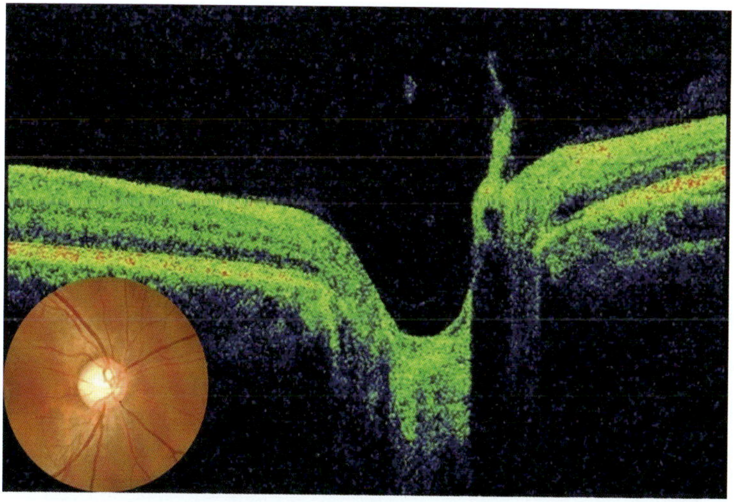

图 36　Bergmeister 乳头(4)
乳头末端有玻璃体附着。眼底像下没有任何表现

第三章

OCT 高级分析

第一节 测 量

一、普通测量

利用 OCT 软件可以进行任意两点间长度的基本测量，如测量黄斑区任一点视网膜的厚度、中心凹的深度、黄斑裂孔的宽度（图 37、图 38）、脉络膜的厚度（图 39）、视网膜血管的管径（图 27）等。

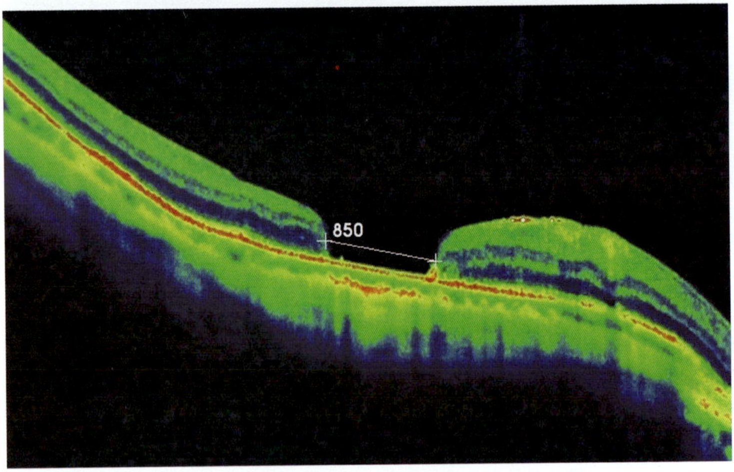

图 37 黄斑裂孔的测量

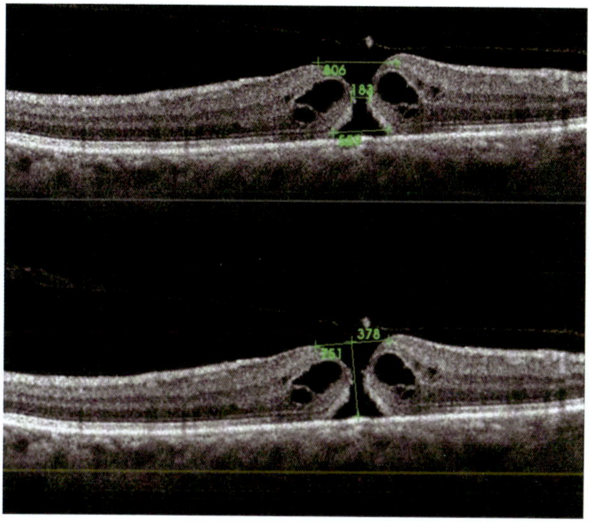

图 38　黄斑裂孔的测量

上图：测量裂孔前径、后径和最小径；下图，测量裂孔高度

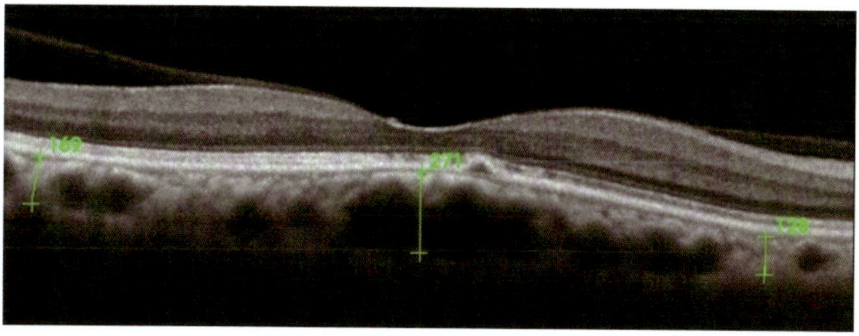

图 39　脉络膜厚度的测量

视网膜厚度是指从视网膜内界膜至视网膜色素上皮层之间的厚度。黄斑中心凹深度的测量是从中心凹轮廓水平线至中心凹底部的高度(图 40)。黄斑中心凹视网膜的平均厚度为(150±10)μm,黄斑区中心凹的平均深度为(130±20)μm。

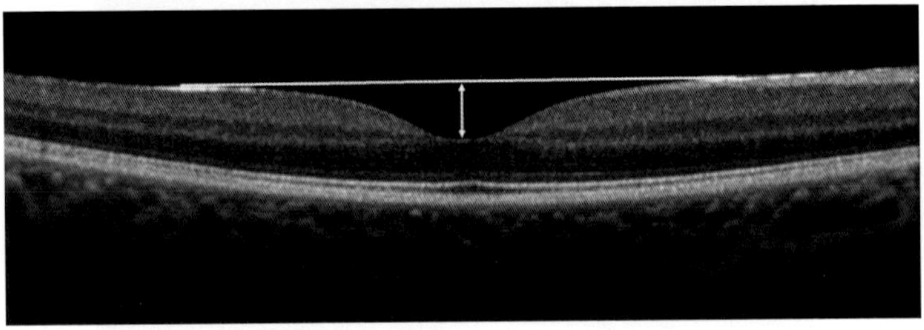

图 40　黄斑中心凹深度的测量

二、黄斑视网膜厚度测量和分析

利用黄斑区的 cube 扫描或者放射状扫描程序,除了可以对整个黄斑区进行连续扫描观察病变的全貌外,还可对黄斑区的视网膜厚度进行测量。OCT 软件内还自带有 18 岁以上人群的数据库,软件会自动将测量结果与数据库进行对比分析,并将结果的统计学意义以色阶的形式显示出来。软件将黄斑区视网膜分成三个环、九个区:内环即中心区,中环和外环分别分成上、下、鼻、颞四个区,每个区的视网膜厚度的平均值分别测量,并与正常值数据库进行统计比较,结果用色阶表示(图 41~图 44)。

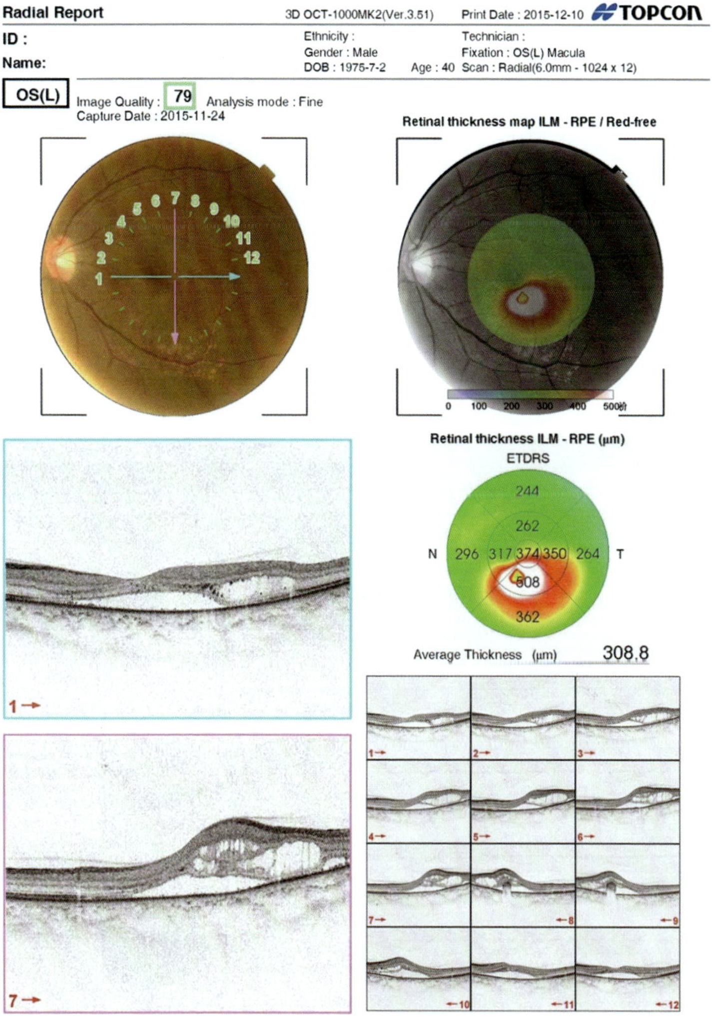

图 41 黄斑区放射状扫描及黄斑区视网膜厚度分析

将所扫描范围分成九个区，分别测量视网膜厚度，与正常值数据库比较后，用色阶表示

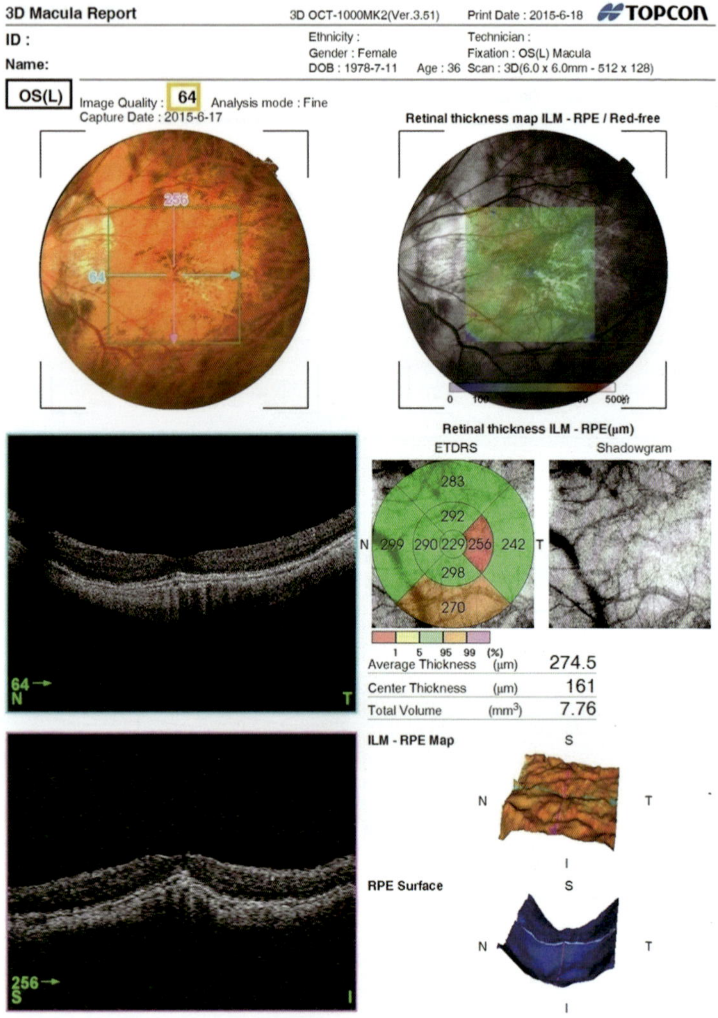

图 42　黄斑矩形扫描及黄斑视网膜厚度的测量分析

将扫描范围分成九个区，分别测量视网膜厚度，与正常值数据库比较后，用色阶表示

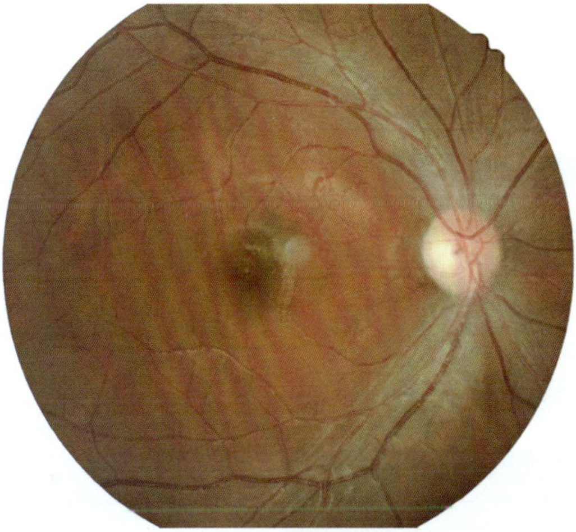

A

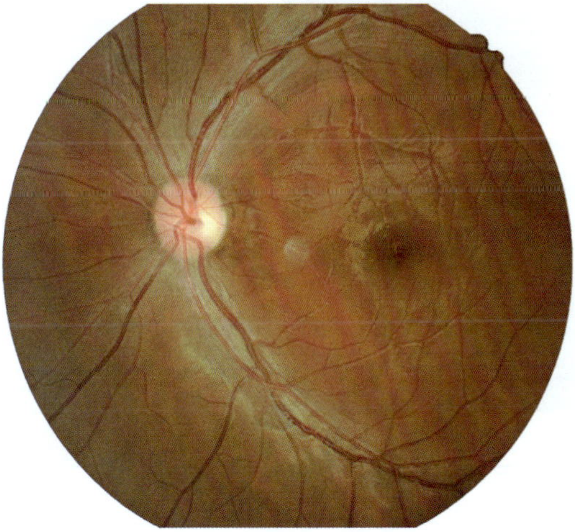

B

Name:	he, xiao-jie			
ID:	Y0166229	Exam Date:	9/19/2012	301 Hospital of PLA
DOB:	6/19/1993	Exam Time:	10:39 AM	
Gender:	Male	Serial Number:	400-11012	
Doctor:		Signal Strength:	9/10	

Macula Thickness : Macular Cube 512x128 OD ● ○ OS

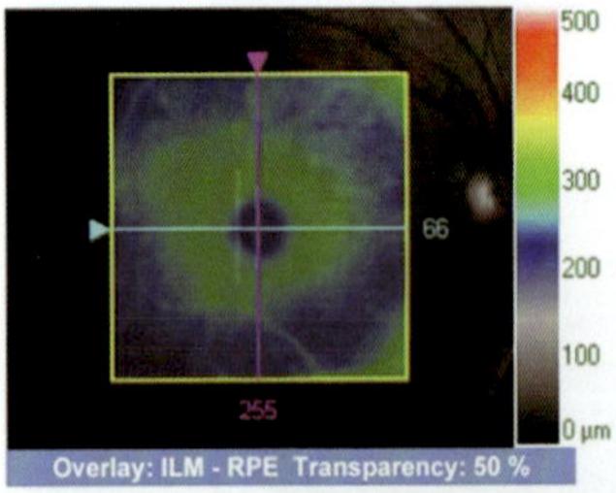

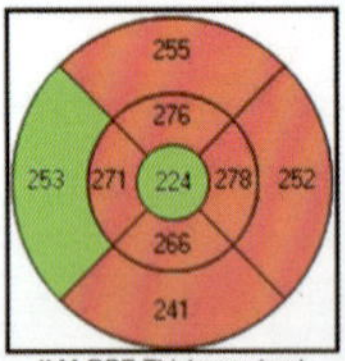

ILM-RPE Thickness (µm)

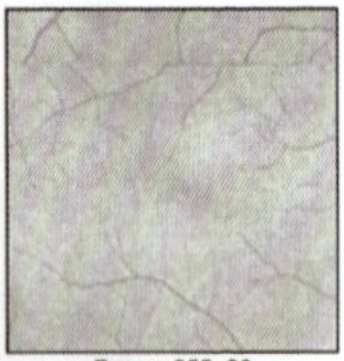
Fovea: 255, 66

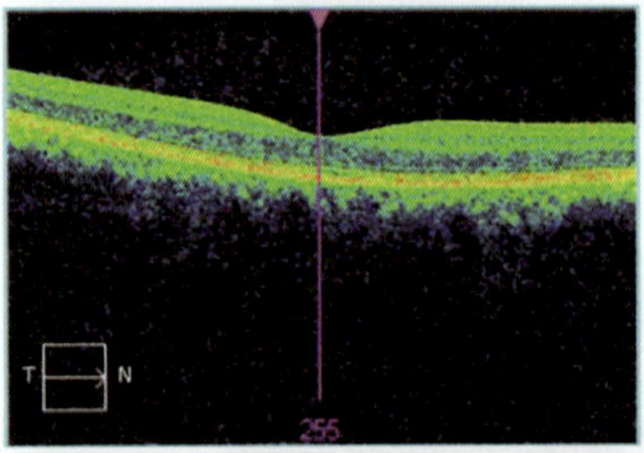

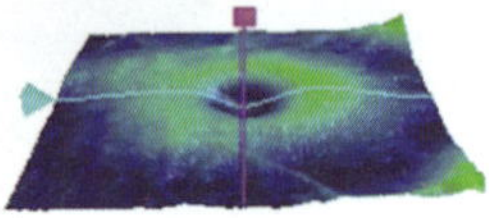
ILM - RPE

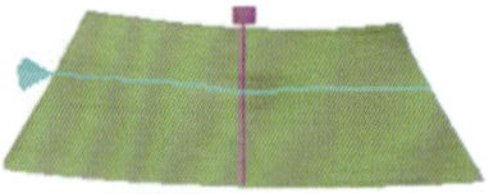
ILM

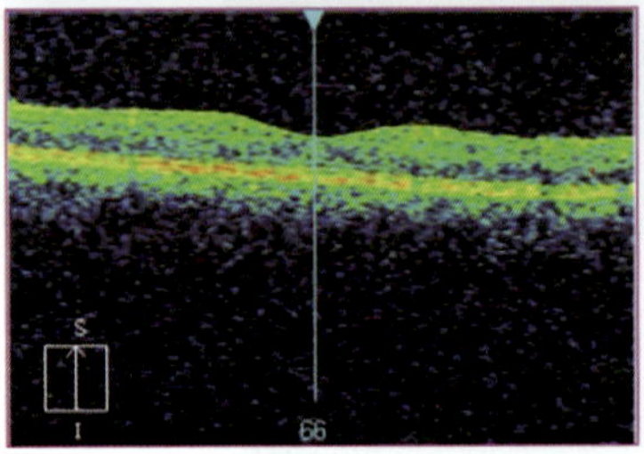

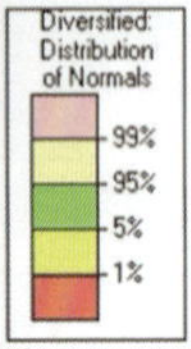

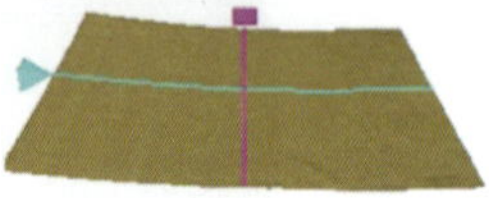
RPE

	Central Subfield Thickness (µm)	Cube Volume (mm³)	Cube Average Thickness (µm)
ILM - RPE	224	9.0	253

Comments

Doctor's Signature

SW Ver: 6.0.0.599

Page 1 of 1

C

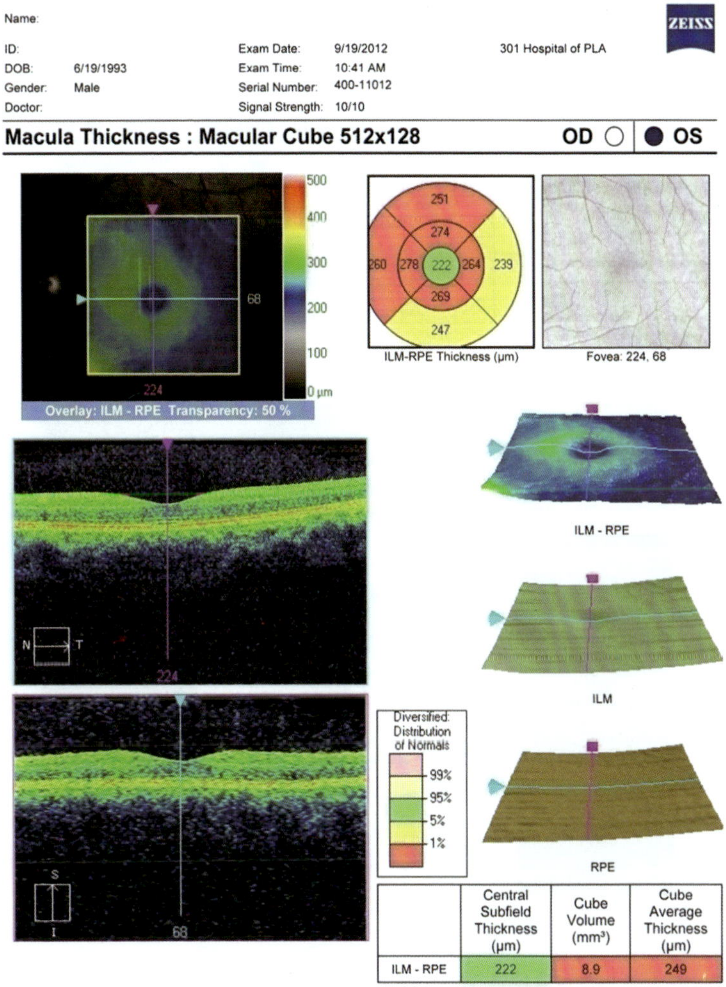
Name:
ID:
DOB: 6/19/1993
Gender: Male
Doctor:
Exam Date: 9/19/2012
Exam Time: 10:41 AM
Serial Number: 400-11012
Signal Strength: 10/10
301 Hospital of PLA
ZEISS
Macula Thickness : Macular Cube 512x128
OD OS
500
400
300
200
100
0 µm
68
224
Overlay: ILM - RPE Transparency: 50 %
251
274
260
278
222
264
239
269
247
ILM-RPE Thickness (µm)
Fovea: 224, 68
N
T
224
ILM - RPE
ILM
S
I
68
Diversified Distribution of Normals
99%
95%
5%
1%
RPE
Central Subfield Thickness (µm)
Cube Volume (mm³)
Cube Average Thickness (µm)
ILM - RPE
222
8.9
249

D

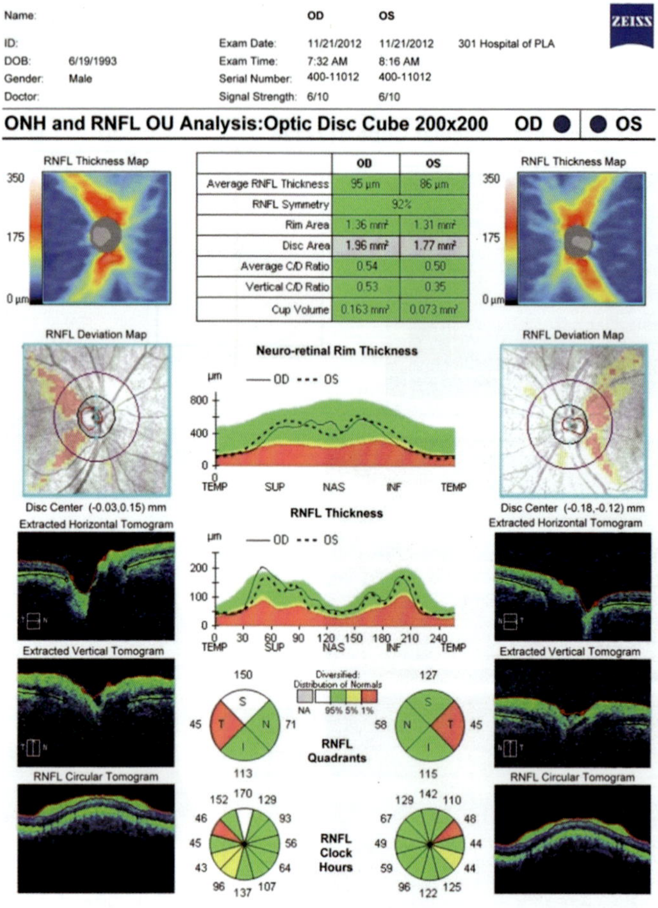

E

图 43　Leber 遗传性视神经病变的黄斑视网膜厚度和视盘神经纤维层厚度测量结果

A、B 为眼底彩照，显示黄斑区视网膜变薄；C、D 为 OCT 黄斑区 cube 扫描测量结果，显示黄斑区视网膜厚度变薄，尤以黄斑鼻侧明显；E 为 OCT 视盘扫描分析测量结果，可见双眼颞侧神经纤维厚度变薄。以上结果充分证实了 Leber 病首先累及黄斑的神经纤维及其节细胞，尤其是乳斑束

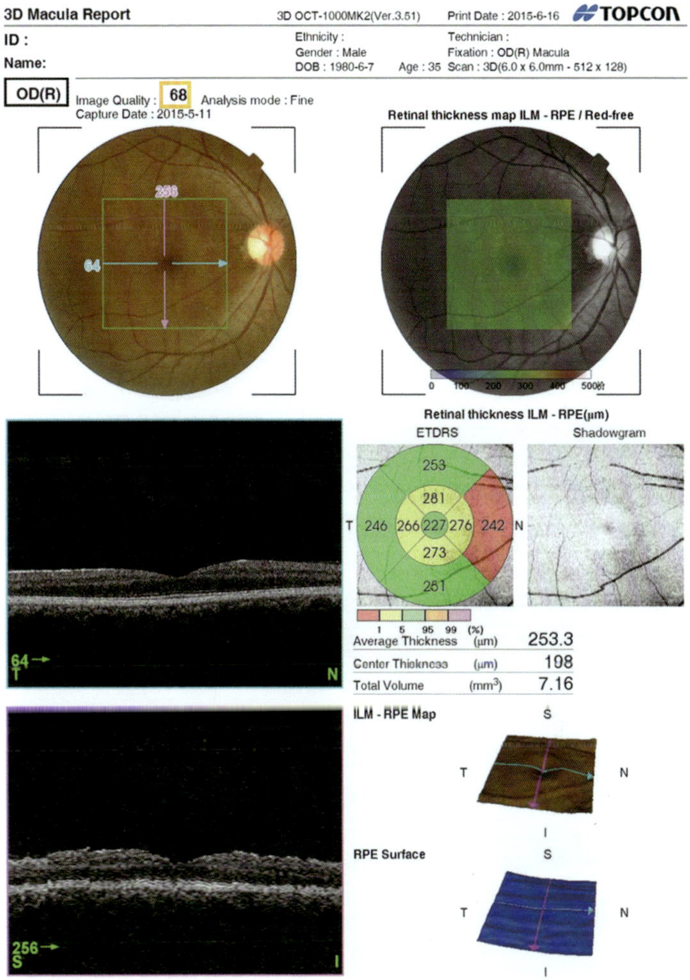
3D Macula Report
3D OCT-1000MK2(Ver.3.51)
Print Date : 2015-6-16
TOPCON
ID :
Name:
Ethnicity :
Gender : Male
DOB : 1980-6-7
Age : 35
Technician :
Fixation : OD(R) Macula
Scan : 3D(6.0 x 6.0mm - 512 x 128)
OD(R)
Image Quality : 68
Analysis mode : Fine
Capture Date : 2015-5-11
Retinal thickness map ILM - RPE / Red-free
256
64
0 100 200 300 400 500
Retinal thickness ILM - RPE(μm)
ETDRS
Shadowgram
253
281
T 246 266 227 276 242 N
273
261
1 5 95 99 (%)
Average Thickness (μm) 253.3
Center Thickness (μm) 108
Total Volume (mm3) 7.16
64→ T
N
ILM - RPE Map
S
T
N
I
RPE Surface
S
T
N
I
256→ S
I

A

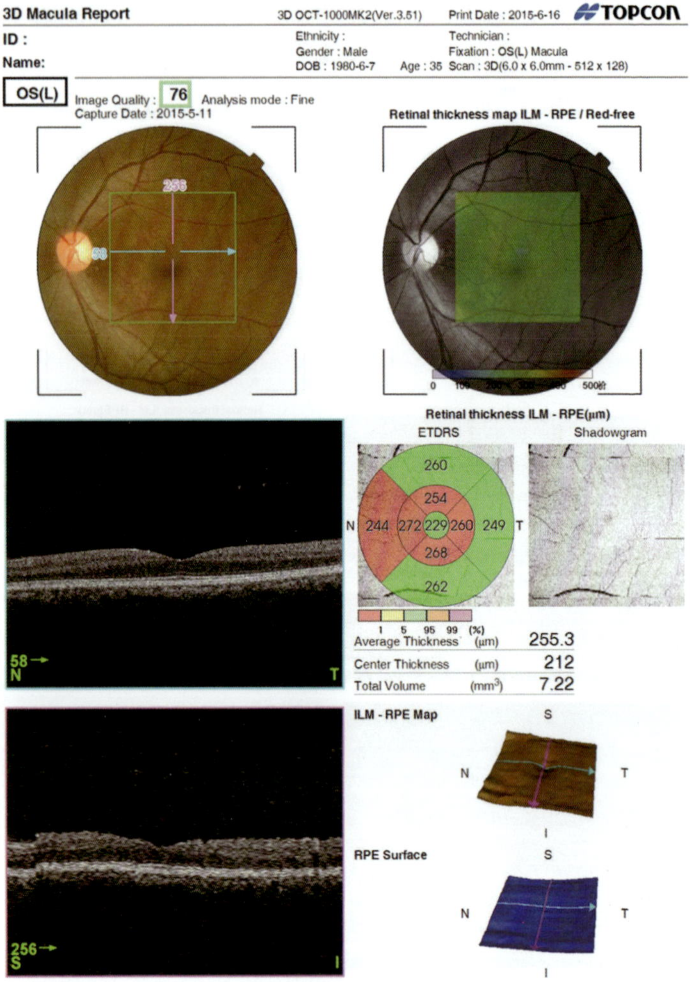

B

图 44　Leber 遗传性视神经病变

黄斑 OCT 扫描显示黄斑内环视网膜厚度变薄，黄斑鼻侧乳斑束处视网膜变薄尤其明显

三、视盘测量和分析

采用视盘扫描程序可以对视盘的各项指标进行详细的测量和分析，并与正常值数据库进行比较和统计学分析（图 43、图 45）。

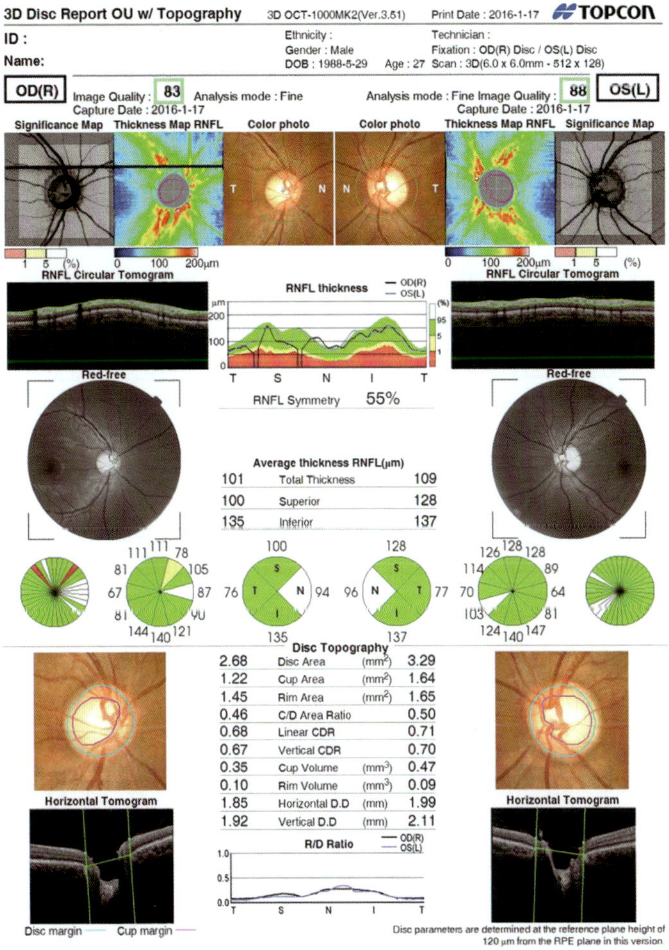

图 45 视盘测量和分析

可以详细地分析盘周神经纤维层的厚度、杯盘比等数值

1. *神经纤维层厚度* 包括每眼总平均厚度、每个象限平均厚度、每个钟点位平均厚度，甚至每半个钟点厚度的统计结果，以及神经纤维厚度的曲线图和色阶图，并分析双眼结果的对称性。

2. *杯盘分析* 包括视盘面积、视杯面积、盘沿面积、杯盘面积比、水平杯盘比(C/D)、垂直杯盘比、视杯容积、盘沿容积、水平视杯深度、垂直视杯深度、盘沿厚度、沿盘比(rim/disk，R/D)等进行测量和分析。

四、视网膜节细胞的测量和分析

目前有多种频域 OCT 可测量黄斑区视网膜节细胞厚度，但具体测量层面各有差异。RTVue-100(Optovue Inc.，Fremont，California，USA)可测量黄斑区神经节细胞复合体(ganglion cell complex，GCC)厚度——即视网膜神经纤维层(RNFL)、节细胞层(ganglion cell layer，GCL)和内丛状层(inner plexiformlayer，IPL)三层的厚度之和。3D OCT(Topcon Inc.，Paramus，New Jersey，USA)与 Cirrus HD-OCT(Carl Zeiss Meditec Inc.，Dublin，California，USA)则可测量 RGC 层与 IPL 的厚度。

Topcon 3D OCT 的 3D Macula (V)扫描模式对黄斑区以黄斑中心凹为中心进行 512×128 三维断层扫描，扫描范围 7mm×7mm，自动测量并获得 6mm×6mm 范围的平均及上、下方黄斑区 RNFL、节细胞-内丛状层(ganglion cell-inner plexiform layer，GCIPL)、GCC 的厚度值；其 3D Disc 扫描模式对视盘周围进行 512×128 三维断层扫描，扫描范围 6mm×6mm，获得以视盘中心为原点，直径为 3.4mm 的环形线上视盘周围 RNFL 绝对值，自动测量并显示上方、下方、鼻侧、颞侧及全周平均的 RNFL 厚度值。

Cirrus HD-OCT 所带的节细胞分析(ganglion cell analysis，GCA)程序也可剔除对 GCC 厚度影响较大的 RNFL，直接测量黄斑区 GCIPL 厚度。因黄斑中心凹 1mm 之内以及 4mm 之外的视网膜内层结构过薄，难以探测、分析，故该测量策略采用黄斑容积扫描程序，以黄斑中心凹为中点，扫描距黄斑中心凹 1mm 之外、4mm 之内，长径为 4.8mm、短径为 4mm，面积为 14.13mm^2 的椭圆环形区域。椭圆形更接近 RGC 的生理分布，且这个区域中的 RGC 的分布最为集中。该策略将测量结果分 360°进行分析，以 360°中最小的数据作为“最小 GCIPL 厚度”，此外还可得出平均 GCIPL 厚度，以及颞上方、上方、鼻上方、鼻下方、下方、颞下方共六个区段，各 60°区域的 GCIPL 厚度。

OCT 测量 GCIPL、GCC 厚度是评价视网膜节细胞及其神经纤维早期损害的客观定量指标，与视盘周围 RNFL 厚度有相同的临床诊断效能，对早期青光眼等的诊断和随访具有很重要的临床意义（图 46～图 48）。

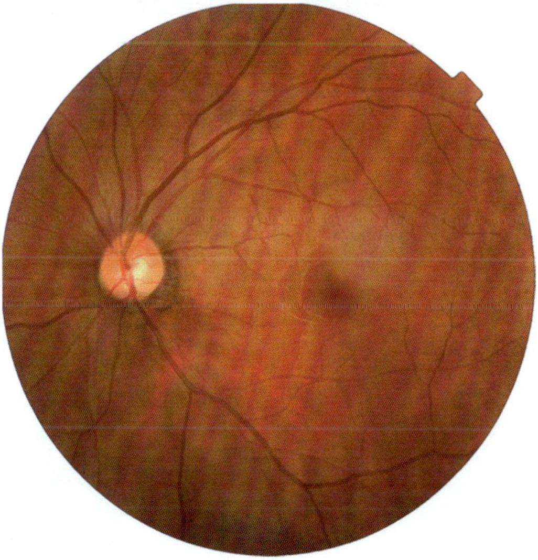

A

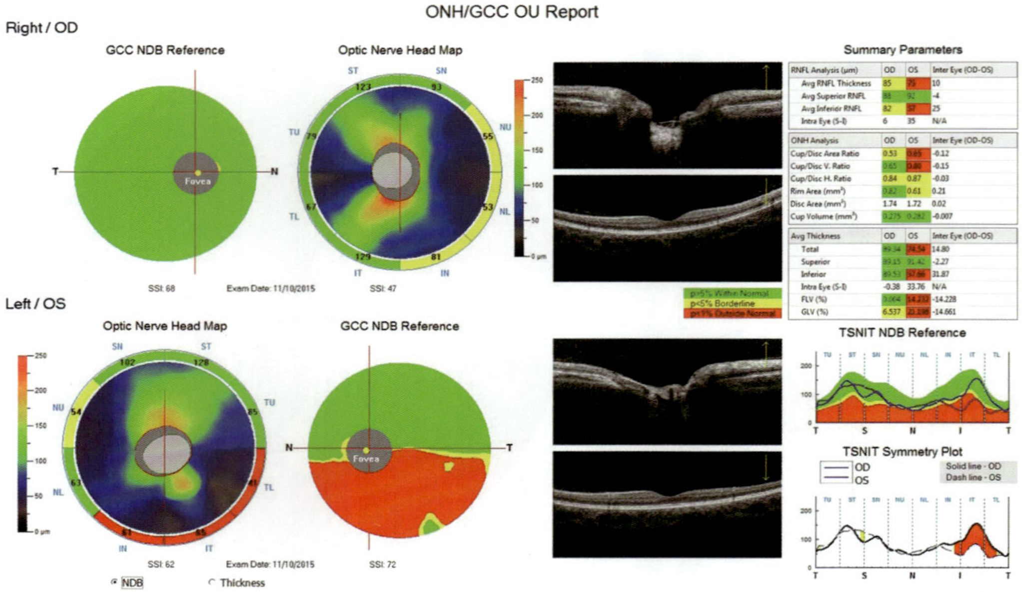
ONH/GCC OU Report
Right / OD
Left / OS
GCC NDB Reference
Optic Nerve Head Map
SSI: 68
Exam Date: 11/10/2015
SSI: 47
SSI: 62
SSI: 72
NDB
Thickness
Summary Parameters
TSNIT NDB Reference
TSNIT Symmetry Plot
Solid line - OD
Dash line - OS
optovue

B

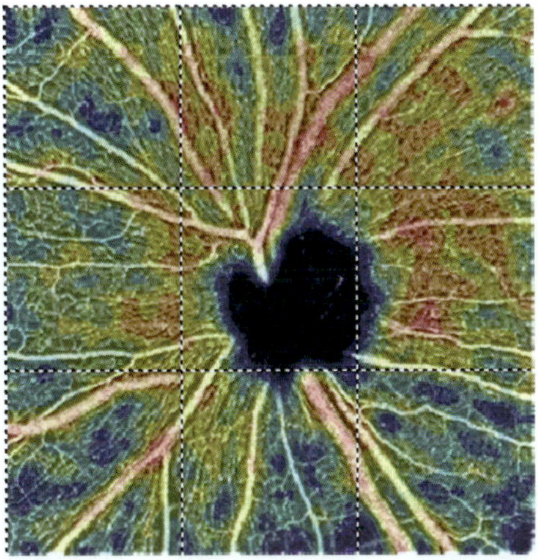

C

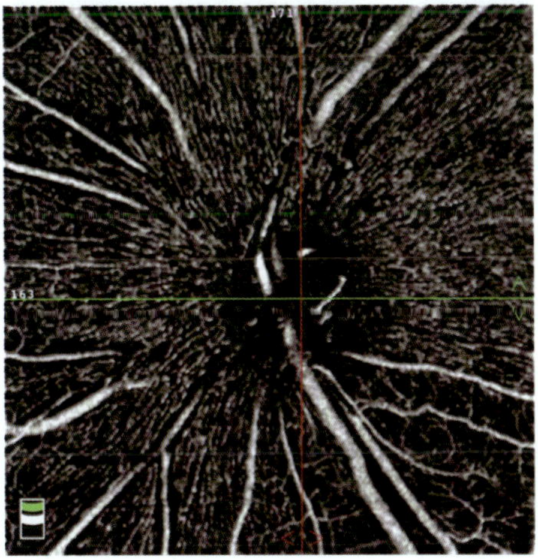

D

图 46 正常眼压性青光眼

A 为眼底彩照，可见左眼视盘颞下方盘沿变白、变薄，相应部位视网膜神经纤维层缺损。B 为 GCC 测量，显示左眼黄斑下方、颞下 GCC 变薄。C、D 为视盘 angio OCT 扫描，显示视盘颞下方毛细血管较少，尤其是视盘周围辐射状毛细血管减少明显(D)

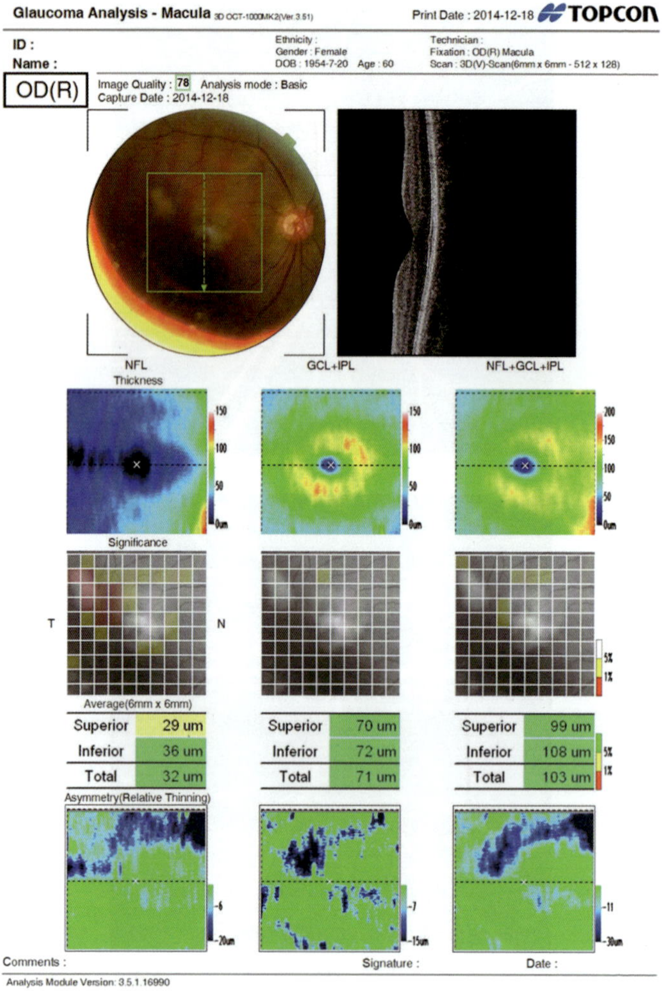
Glaucoma Analysis - Macula 3D OCT-1000MK2(Ver.3.51)
Print Date : 2014-12-18
TOPCON
ID :
Name :
Ethnicity :
Gender : Female
DOB : 1954-7-20 Age : 60
Technician :
Fixation : OD(R) Macula
Scan : 3D(V)-Scan(6mm x 6mm - 512 x 128)
OD(R)
Image Quality : 78 Analysis mode : Basic
Capture Date : 2014-12-18
NFL
GCL+IPL
NFL+GCL+IPL
Thickness
Significance
T
N
Average(6mm x 6mm)
Superior 29 um
Inferior 36 um
Total 32 um
Superior 70 um
Inferior 72 um
Total 71 um
Superior 99 um
Inferior 108 um
Total 103 um
Asymmetry(Relative Thinning)
Comments :
Signature :
Date :
Analysis Module Version: 3.5.1.16990
A

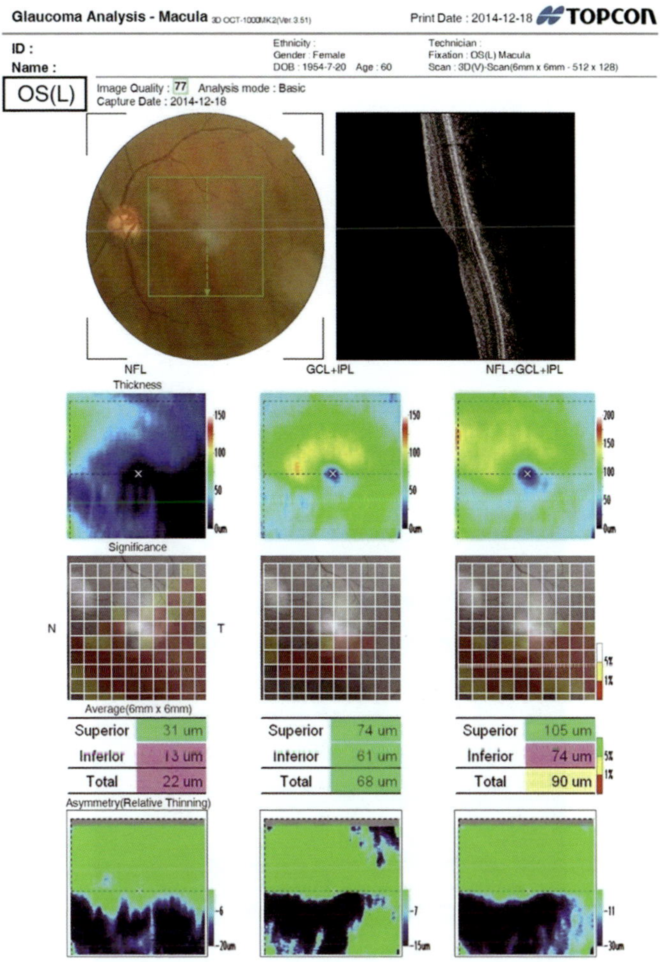

B

图 47　左眼节段性视盘发育不良患者的 GCC 检查结果

A、B 分别为右眼、左眼，可见右眼 GCC 厚度分析正常，左眼下方 GCC 厚度降低（该患者的其余临床资料见图 272）

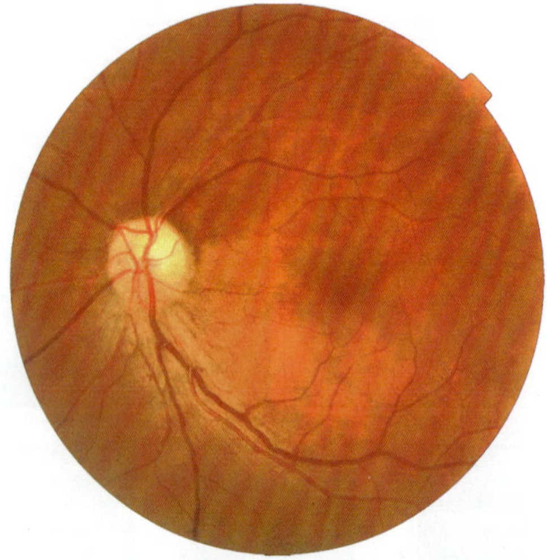

A

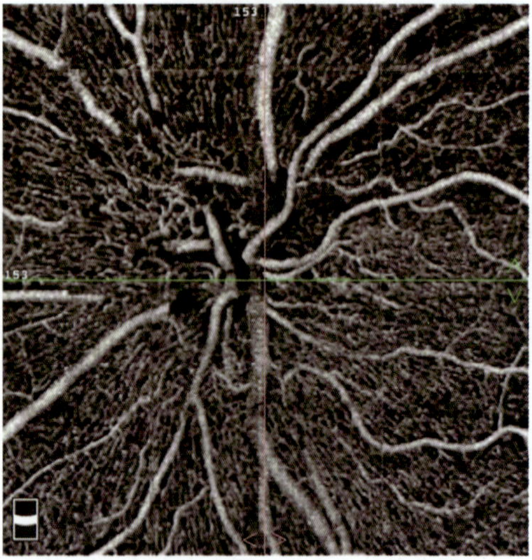

B

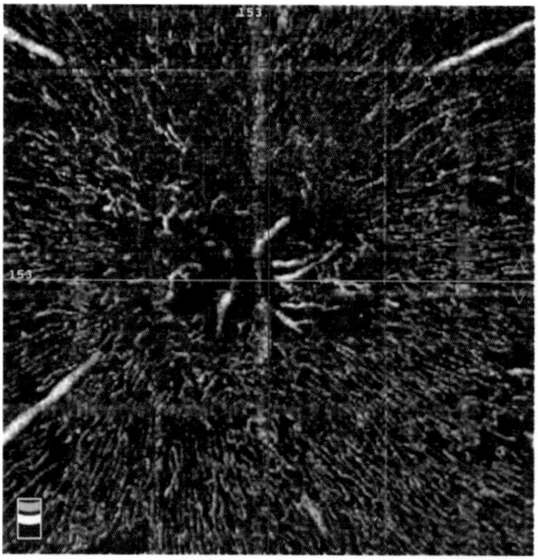

C

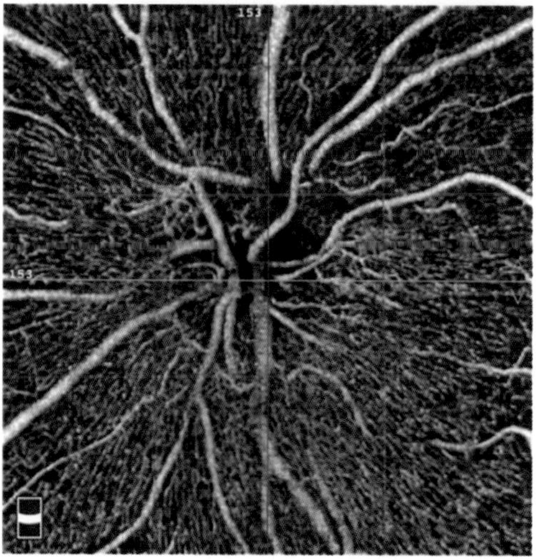

D

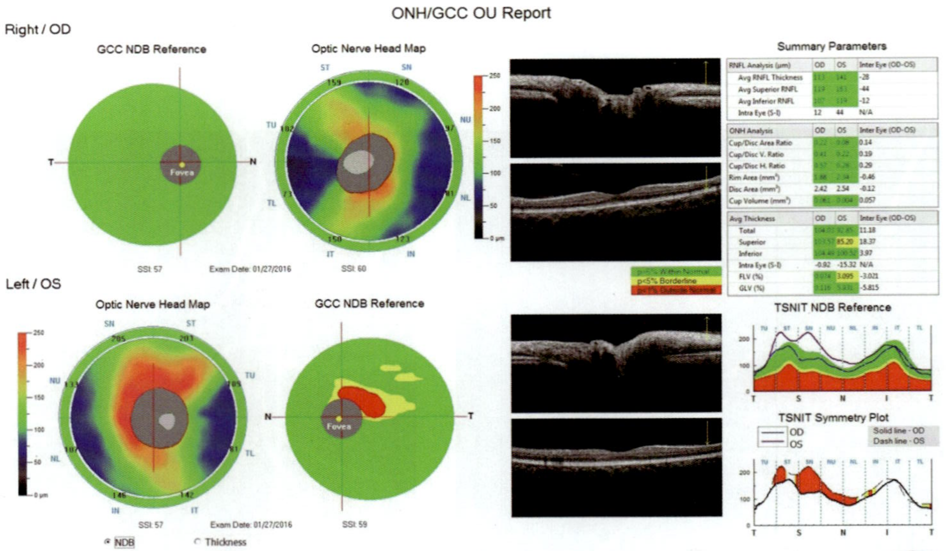

E

图 48　左眼前部缺血性视神经病变后视神经萎缩

A为眼底彩照，可见视盘颞上方苍白，相应区域视网膜神经纤维层丢失。B、C、D分别为angio OCT扫描的nerve head、vitreous、RPC层面图像，可见视盘颞上方和上方毛细血管明显丢失。E为GCC检查，可见左眼视盘颞上方、上方神经纤维丢失

第二节 高级显示

一、地形图

黄斑区 cube 扫描后，将视网膜某些层次（如 RPE 层、内界膜层）的扫描信息重新处理，并以地形图的形式表示出来，可以得出 RPE 层、内界膜层的表面情况，以及将 RPE 层减去内界膜层之后真实的视网膜厚度的变化情况（图 49～图 51）。

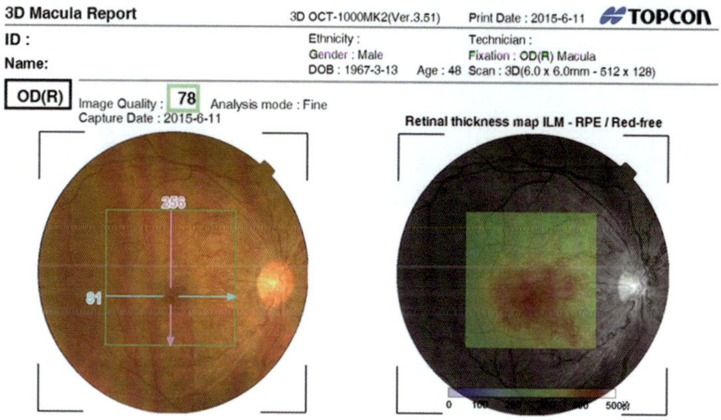

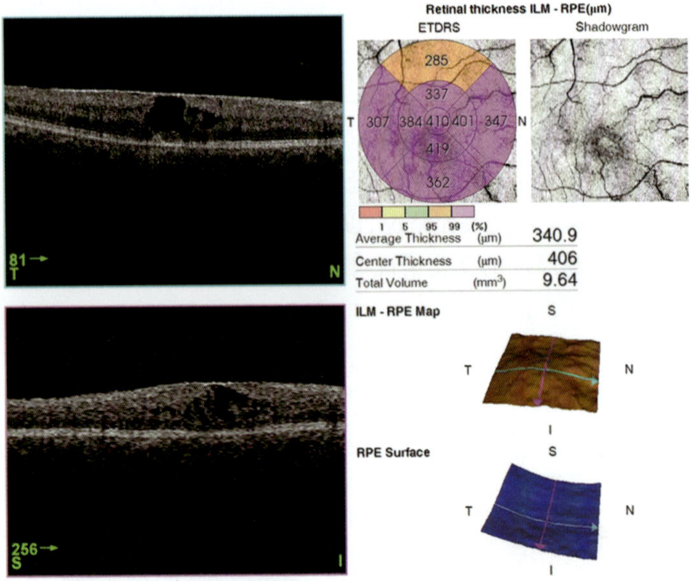

图 49 **黄斑区地形图**

黄斑程序扫描后，右栏中部为为实际测量和统计分析的结果，右栏下方两张图为地形图：ILM-RPE Map 为 RPE 层减去内界膜层之后真实的视网膜厚度结果，显示视网膜隆起、边界不清；RPE Surface 为视网膜色素上皮层面的地形图，正常

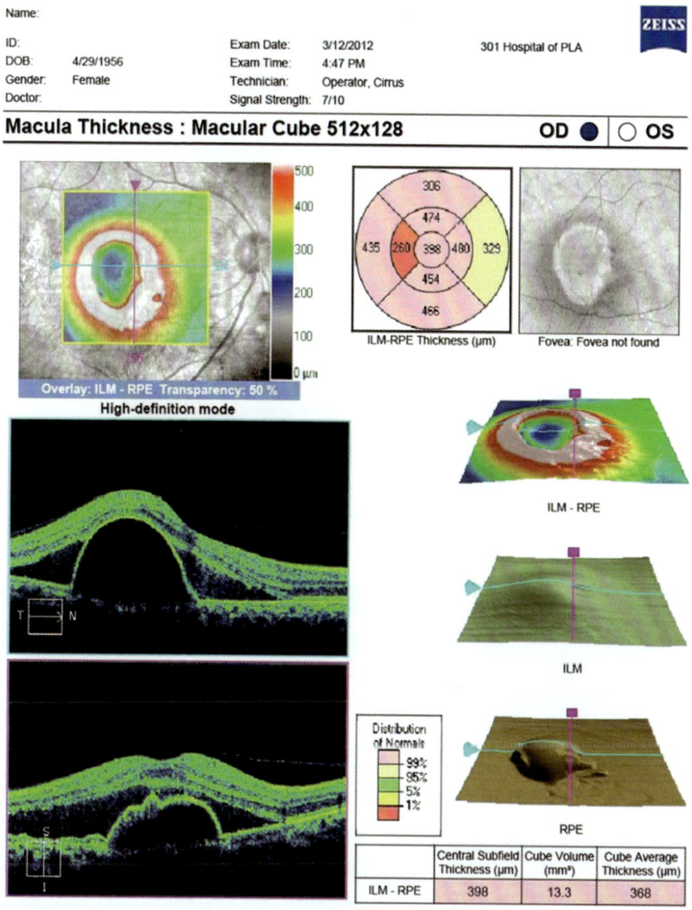

图 50　视网膜地形图

黄斑区 cube 扫描后，上方的色阶图为实际测量和统计分析的结果，右侧的三张图为地形图：ILM-RPE 图为 RPE 层减去内界膜层之后真实的视网膜厚度结果，显示呈周围高、中央低的火山口样外观，与二维图对照，证实周围高是由于视网膜色素上皮脱离区周围的浆液性神经视网膜脱离所致；ILM 为内界膜表面的地形图，显示视网膜表面隆起、边界不清；RPE 为视网膜色素上皮层面的地形图，显示陡峭、边缘锐利的色素上皮脱离

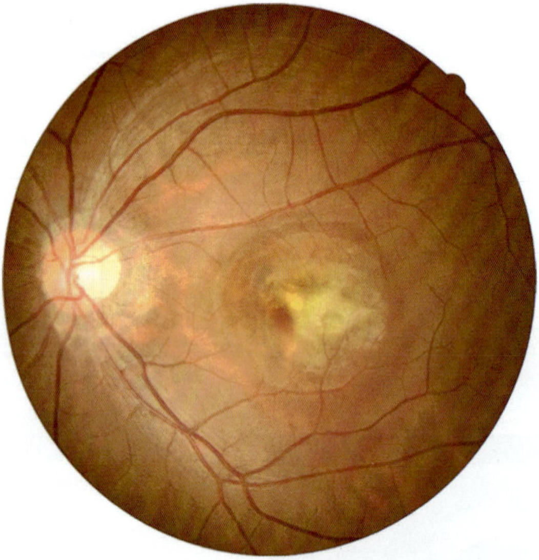

A

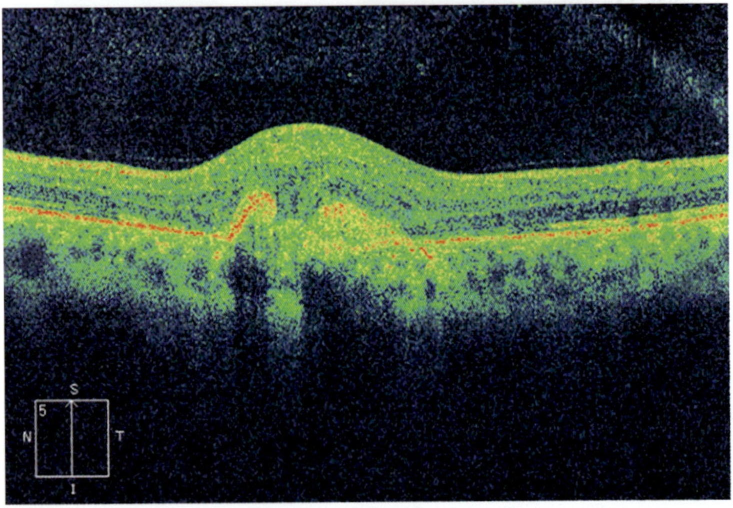

B

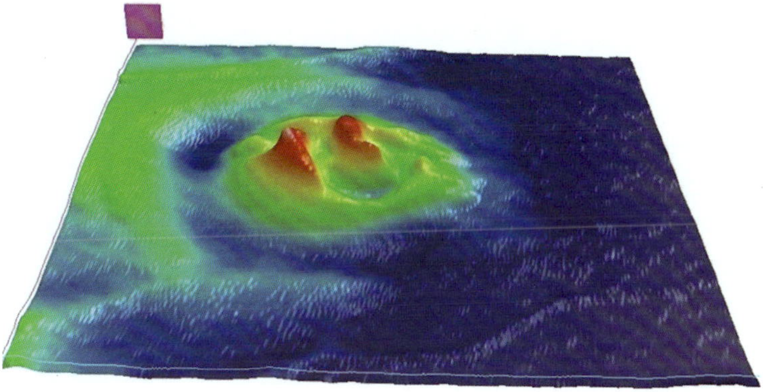

C

图 51　脉络膜新生血管的地形图显示

A 为彩色眼底像，显示黄白色的脉络膜新生血管病灶。B 为垂直扫描 OCT；C 为 ILM-RPE 地形图，即 RPE 层减去内界膜层之后的视网膜厚度

二、3D 图

OCT 还可以用 3D 动画的形式将病变进行全方位的展示，特别对于全方位的观察黄斑前膜、玻璃体黄斑牵引综合征、眼底肿物等有非常大的帮助（图 52～图 54）。

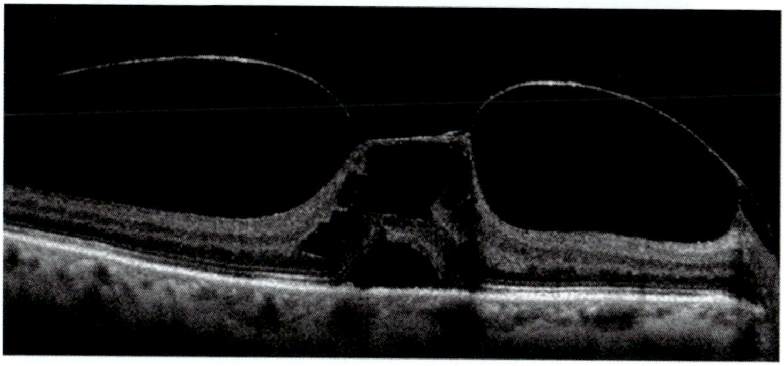

A

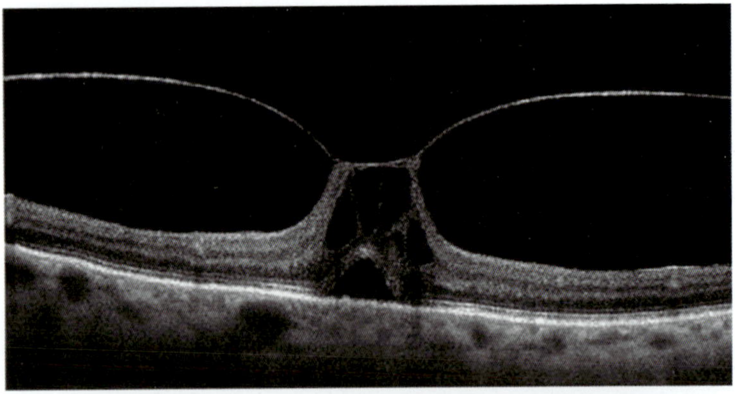

B

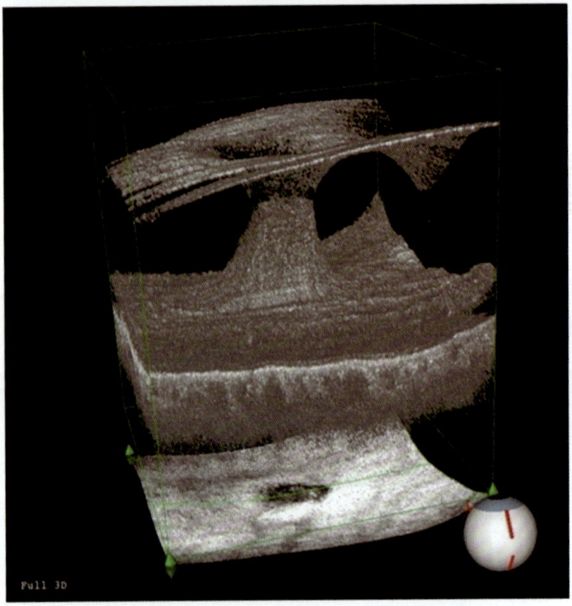

C

图 52　玻璃体黄斑牵引综合征的 3D-OCT 图像

A 为水平扫描，B 为垂直扫描，C 为 3D 重建图像，可清晰显示玻璃体后界膜呈漏斗状，牵引黄斑，黄斑区组织受牵拉、隆起

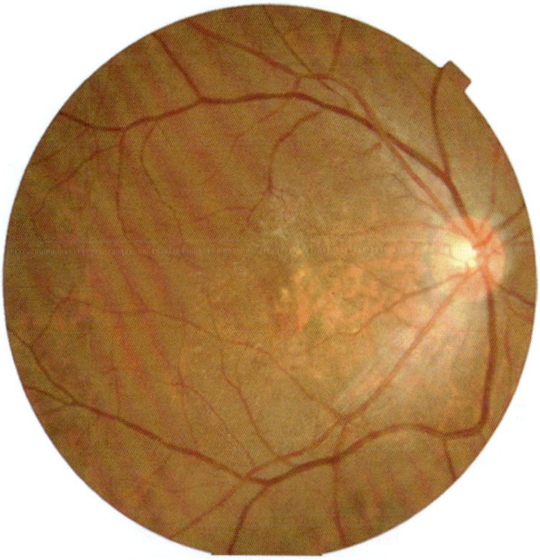

A

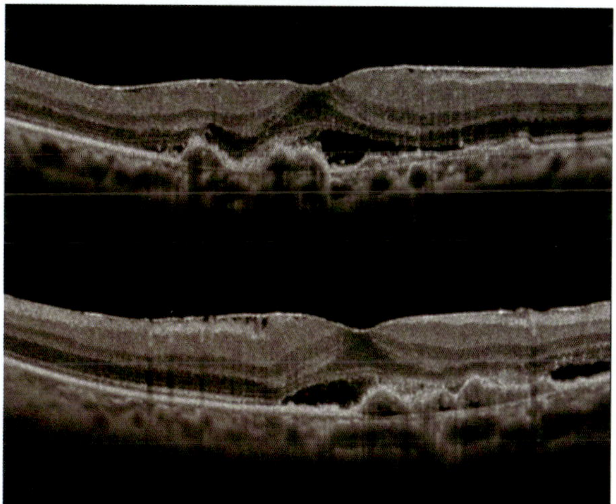

B

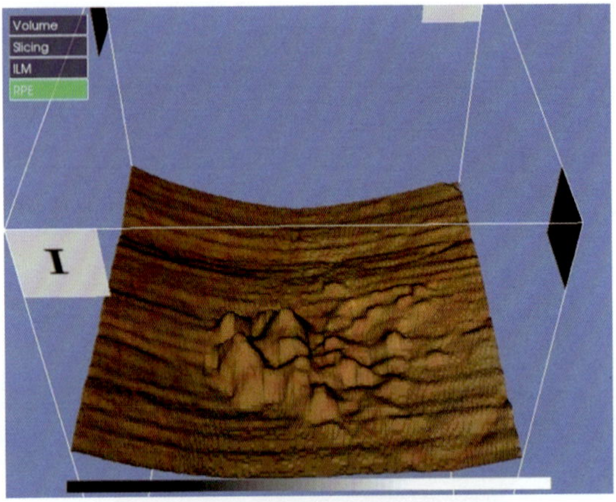

C

图 53 三维立体图显示

A 为眼底彩照，可见黄斑区锡箔样反光，以及深层黄白色点状病灶。B 为水平(上图)和垂直(下图)B 扫描，可见视网膜表面黄斑前膜，RPE 不规则波浪状隆起(玻璃膜疣)，周围浆液性神经视网膜脱离，脱离时间已较久(参见第 163 页)。C 为 RPE 层面三维立体图，可见玻璃膜疣山丘样隆起

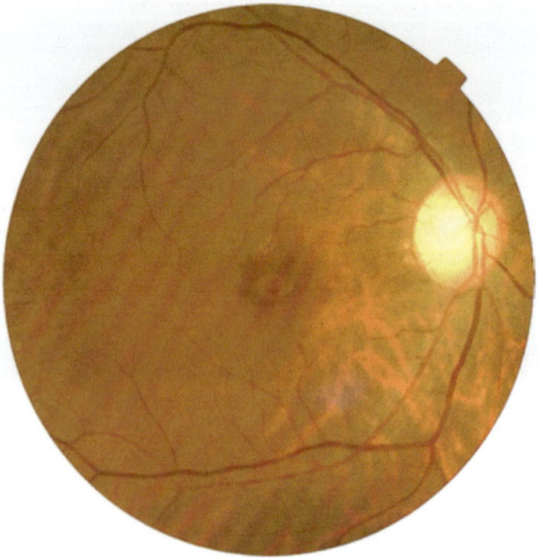

A

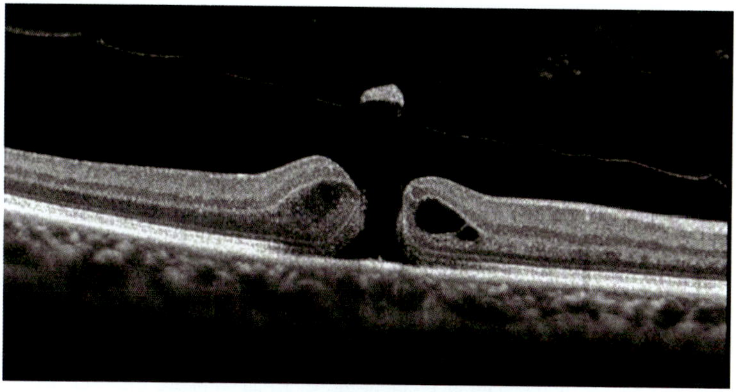

B

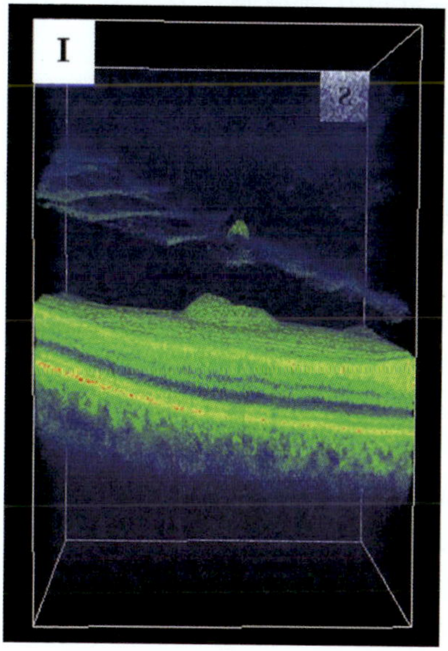

C

图 54　黄斑裂孔 3D 显示

A 为眼底彩照，可见黄斑区约 300μm 黄白色环。B 为 OCT 水平 B 扫描，呈典型Ⅲ期黄斑裂孔。C 为 3D 重建图像，孔缘水肿隆起呈山丘状，玻璃体后界膜及孔盖已完全与视网膜脱离

三、动画

cube 程序将扫描区域连续扫描，随后可以将结果以动画或电影的形式播放，以连贯观察病变的变化情况。

第三节　en face 扫描

三维 OCT 可以在任何方位显示一系列二维横断面图像，垂直于视网膜表面的横断面图像就是通常所指的 B 扫描图像，而平行于视网膜表面的横断面图像即是 C 扫描图像或 en face 图像。en face 图像使得可以从视网膜的各个层面观察病理变化（图 55）。

en face 图像的外观取决于其跟随的表面轮廓（即参考面）和计算 en face 图像强度的厚度范围。对于内层视网膜如 RNFL，ILM 会是一个好的参考面；对于外层视网膜结构，RPE 或 Bruch 膜作为参考面会比 ILM 好。

en face 图像能显示视网膜各个层面，如 RNFL、IPL、OPL、内层视网膜、椭圆体带、RPE 和脉络膜。为了生成某一特定层面的 en face 图像，需要在三维数据集基础上进行分层，定义组织的边界，以便用于计算 en face 图像的强度范围。

深层 en face 图像会受到前面结构的影响，视网膜的血管会投影到深层的 RPE 层面，前部视网膜的病理变化也可能会改变后部的 en face 图像，如 OPL 层面的硬性渗出的声影会投影在 RPE 的 en face 图像上，若孤立地看 RPE 的 en face 图像就很可能会误认为是 RPE 的改变，但实际上病变是在 RPE 前面的空间。因此，要正确地解读 en face 图像，需要联合显示受累层的 B 扫描及 en face 图像的深度和厚度。

在 en face 图像获取过程中，眼球运动会在 en face 图像上产生伪迹，导致视网膜图像变形，如血管变形和强度变化。采用运动校正技术(MCT)可减少或消除这种伪迹。

除了参考平面的轮廓、深度位置和厚度以外,en face 图像还受强度计算的影像。如在层厚的上下边界间的 en face 强度计算中,给定像素的强度可能基于最小强度(如对应的视网膜囊性改变或液体)、最大强度(如对应的硬性渗出)和强度的总和(如对应的 RNFL 厚度)及通常计算的全视网膜厚度范围的平均强度。

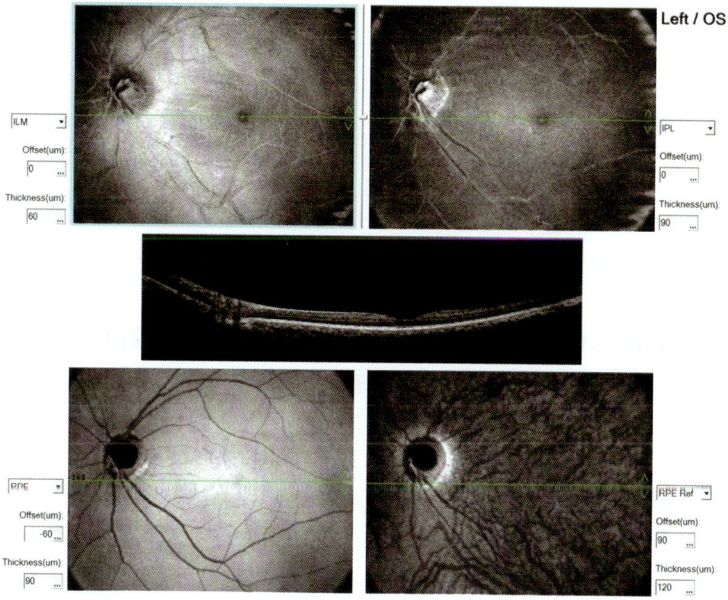

图 55 正常左眼广角 en face OCT 结果

左上、右上、左下、右下图分别为 ILM、IPL、REP、脉络膜层面的 en face 图像,每张图旁边标有分层面(ILM、IPL、REP、RPE Ref)、偏移量(offset)即从起始面开始的深度或抬高(单位 μm)、分层厚度(单位 μm)。中间图显示的是绿色水平线对应的 B 扫描

第四节 OCT 血管成像

OCT 血管成像是采用 OCT 原理对组织内血管成像的技术，它采用分光谱振幅去相关血管成像（split-spectrum amplitude-decorrelation angiography，SSADA）算法通过流动的红细胞产生的内在运动对比来探测有血流的血管，也就是说通过测量 OCT 横断面扫描反射信号的振幅来检测血管管腔内的运动。在扫描过程中不自主的眼球扫视与固视改变会导致运动伪迹，采用“运动校正技术（MCT）”可最大限度地减少这种伪迹。

目前 OCT 血管成像 SSADA 程序采用的是 70kHz 频率、840nm 波长的频域 OCT（RTVue XR Avantia，Optovue，Inc.，Fremont，CA）。Angio Retina 扫描模式的尺寸可以在 3mm×3mm、6mm×6mm 和 8mm×8mm 间选择（图 56、图 57），Angio Disc 扫描可以选择 3mm×3mm 和 4.5mm×4.5mm。由于所有的扫描尺寸都是一个 304×304 扫描的数据库，更小的扫描尺寸可以产生更高的 OCT 血流图品质，而更大的扫描尺寸可以提供更好的覆盖率。对于黄斑区的扫描，中心凹被定义为以无血管区为中心的直径 0.6mm 的区域，中心凹旁（parafovea）是以无血管区为中心的内径 0.6mm、外径 2.5mm 的环形区域，中心凹周围区域是中心凹旁的外界至外径 5.5mm 的环形区域。视盘周围区域指从视盘边界向外延伸 0.7mm 宽的椭圆环。

OCT 血管成像不存在荧光素的渗漏、着染，因此可以精确测量毛细血管无灌注或新生血管的边界和面积。

OCT 血管成像可以区分不同层面的血管异常，包括视网膜浅层、深层、脉络膜的循环异常。但是浅层血管血流的伪影对深层血管尤其是脉络膜的血流信号会产生干扰，OCT 横断面血流图把颜色编码去相关（血流）信息叠加在灰阶反射信号上，可同时呈现血流和视网膜结构的信息，因此可以通过 OCT 横断面血流图上形成的垂直条纹来识别血流投射伪影；也可通过在较深层面上观察到浅层的血管形态来识别；或者用色彩合成图像协助观察，如用紫色显示视网膜内层的血循环，黄色显示外层视网膜的血流，视网膜下液的区域显示为蓝色等。

大血管中（尤其是轴向）血流的快速运动会使相干干涉消失（fringe washout），从而使大血管的 OCT 结构和血流信号都减弱，甚至消失，这一现象对脉络膜大血管的成像干扰较大，导致部分或整个脉络膜大血管在 en face OCT 血管成像和结构 OCT 上呈现为暗区。

OCT 血管成像所产生的三维立体血流数据需要按生理结构层将其分层压缩成多个二维图像（en face 图像）才能获得对病变理想的评价。OCT 电脑自动分层提供了一些参考面，重要的参考面包括 ILM、IPL 外界、OPL 外界和 Bruch 膜，通过这些分层可以看到以下分层区间：

1. 玻璃体——正常情况下无血管（ILM 以上）。

2. 视网膜浅层血管丛——内层视网膜的浅层部分（ILM 到 IPL 的外界），扫描的分层区间是 ILM 下 3μm 到 IPL 下 15μm。

3. 视网膜深层血管丛——内层视网膜的深层部分（IPL 的外界到 OPL 的外界），扫描的分层区间是 IPL 下 15～70μm。

4. 内层视网膜——浅层和深层视网膜血管丛的联合（ILM 到 OPL 的外界），可显示浅层血管丛内较大的血管、深层血管丛内细密的毛细血管网及黄斑中心无血管区（foveal avascular zone，FAZ）。

5. 外层视网膜——正常情况下无血管（OPL 的外界到 RPE），但可见内层视网膜的血流投射伪影，扫描的分层区间是 IPL 下 70μm 到 RPE 参考面下 30μm。

6. 脉络膜毛细血管——正常情况下接近于均匀分布（Bruch 膜以下 10～20μm），扫描的分层区间是 RPE 参考面下 30～60μm。

7. 深层脉络膜——粗大的脉络膜血管(Bruch 膜 20μm 以下的分层区间)。深层脉络膜的大血管在 OCT 中的特征为信号缺失,这可能是缘于 OCT 经过 RPE 和脉络膜毛细血管层的信号衰减,以及深层脉络膜大血管高流速的干涉条纹消除现象的综合因素。

8. 脉络膜——脉络膜毛细血管和深部脉络膜的联合。

9. 自定义——使用者自行调整分层区间以获得理想的血管病变图像。

图 56 是黄斑区 3mm×3mm OCT 血管成像扫描概览,图 57 是黄斑区 6mm×6mm OCT 血管成像扫描概览。其中第一栏从左至右分别是浅层毛细血管(superficial)、深层毛细血管(deep)、外层视网膜(outer retina)、脉络膜毛细血管(choroid capillary)的 OCT 血管成像图;第二栏分别是相对应的 en face OCT 图像;第三栏分别是横、竖 B 扫描图像,B 扫描中的红、绿线标示出的层厚(即分层区间)是对应于蓝色边框显示的左上图。

图 58 是黄斑区 3mm×3mm 浅层视网膜毛细血管扫描结果,图 59 是黄斑区 6mm×6mm 浅层视网膜毛细血管扫描结果,图 60 是黄斑区 3mm×3mm 深层视网膜毛细血管扫描结果,图 61 是黄斑区 6mm×6mm 深层视网膜毛细血管扫描结果,图 62 是黄斑区3mm×3mm 外层视网膜扫描结果,图 63 是黄斑区 6mm×6mm 外层视网膜扫描结果,图 64 是黄斑区 3mm×3mm 脉络膜毛细血管扫描结果,图 65 是黄斑区 6mm×6mm 脉络膜毛细血管扫描结果。在这些图中,左上图显示的血流图,右上图显示的是对应的 en face OCT 图像,左下图和右下图分别是绿色和红色扫描线所对应的 B 扫描,B 扫描中可见对应的层厚(即分层区间),其中左下图还同时显示了 OCT 横断面血流图,从中可见本无血流的外层视网膜有很多表示血流信息的红色垂直条纹,这是浅层血管血流的伪影。en face OCT 图像的右侧还显示了分层信息(Superficial、Deep、Outer Retina、Choroid Cap),以及分层厚度的上界和下界。

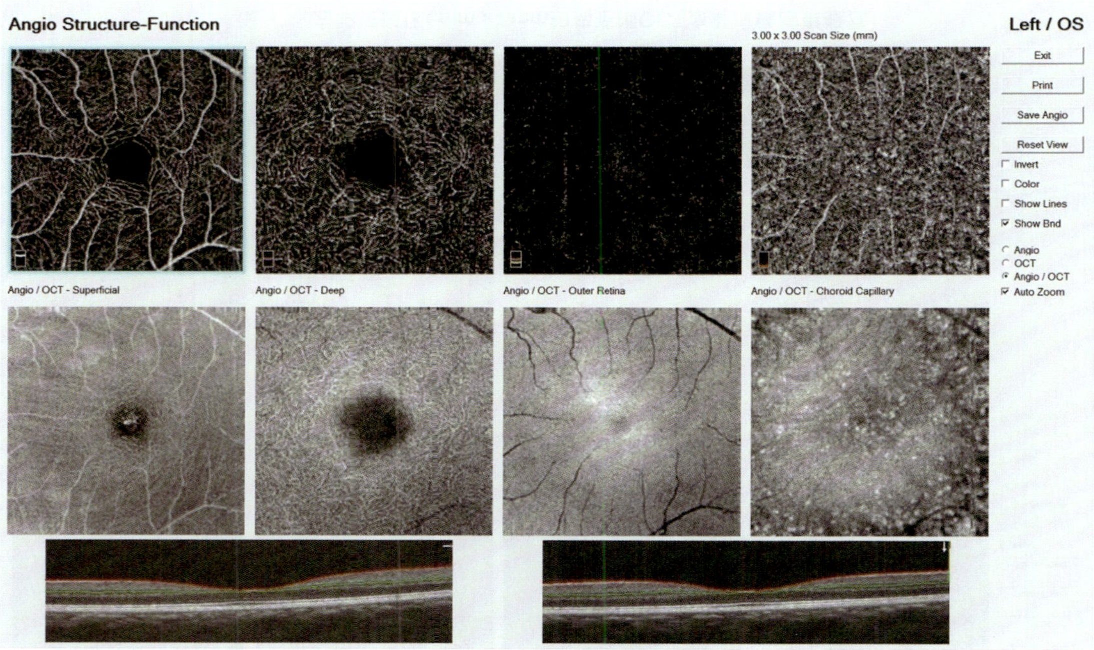

图 56　左眼黄斑区3mm×3mm扫描范围OCT血管成像结果概览

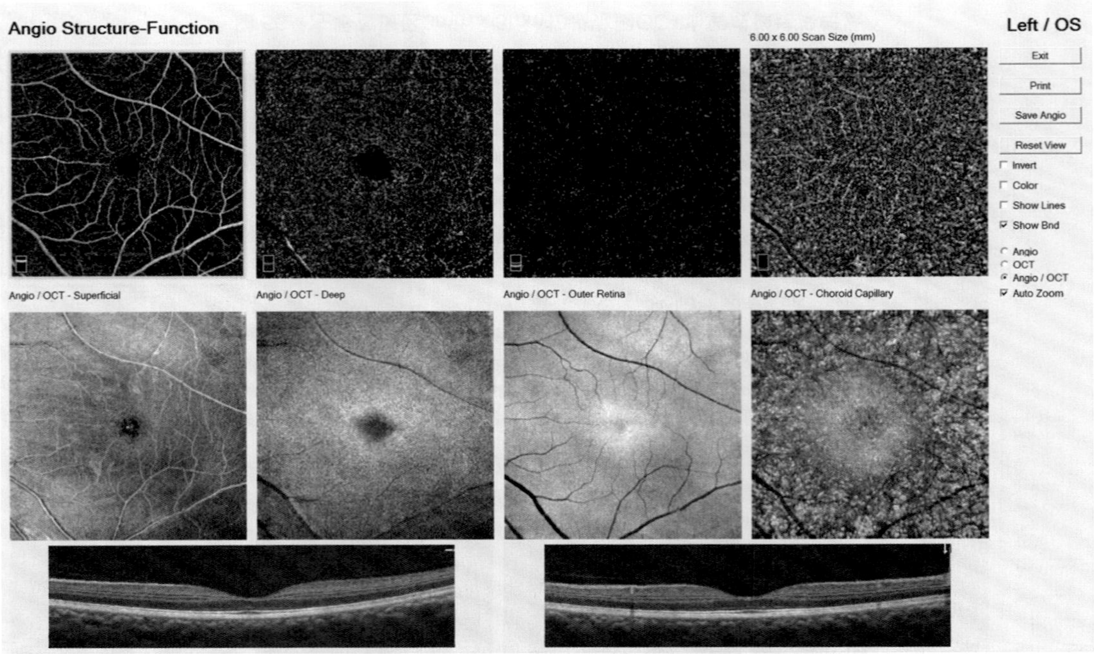

图 57　左眼黄斑区6mm × 6mm扫描范围OCT血管成像结果概览

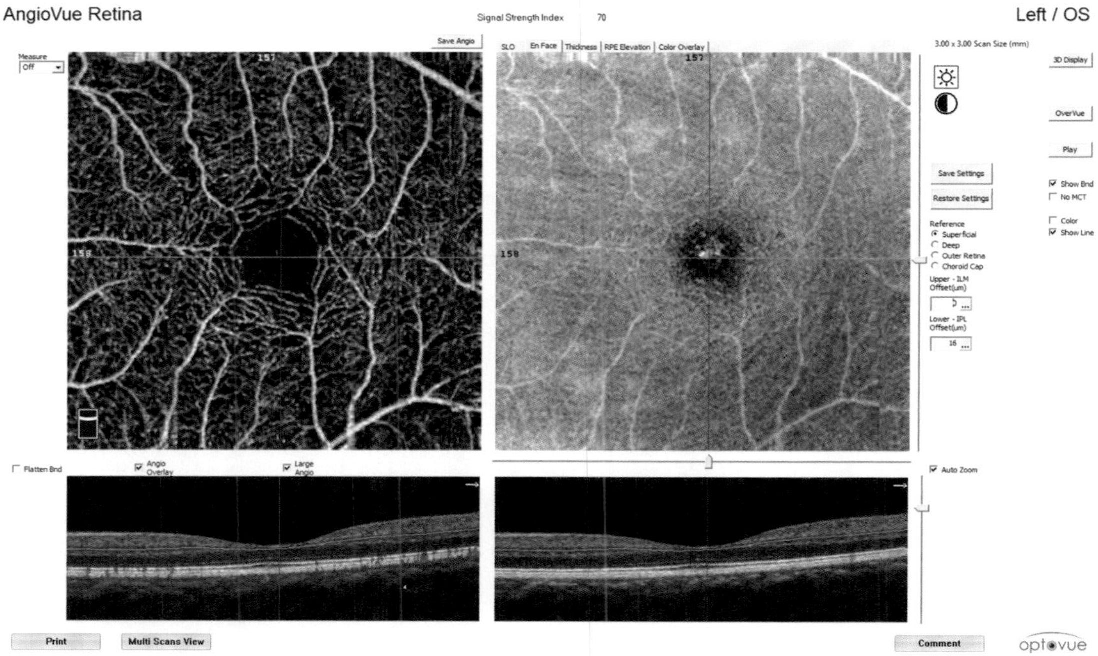

图 58　左眼黄斑区浅层毛细血管3mm × 3mm扫描范围OCT血管成像结果

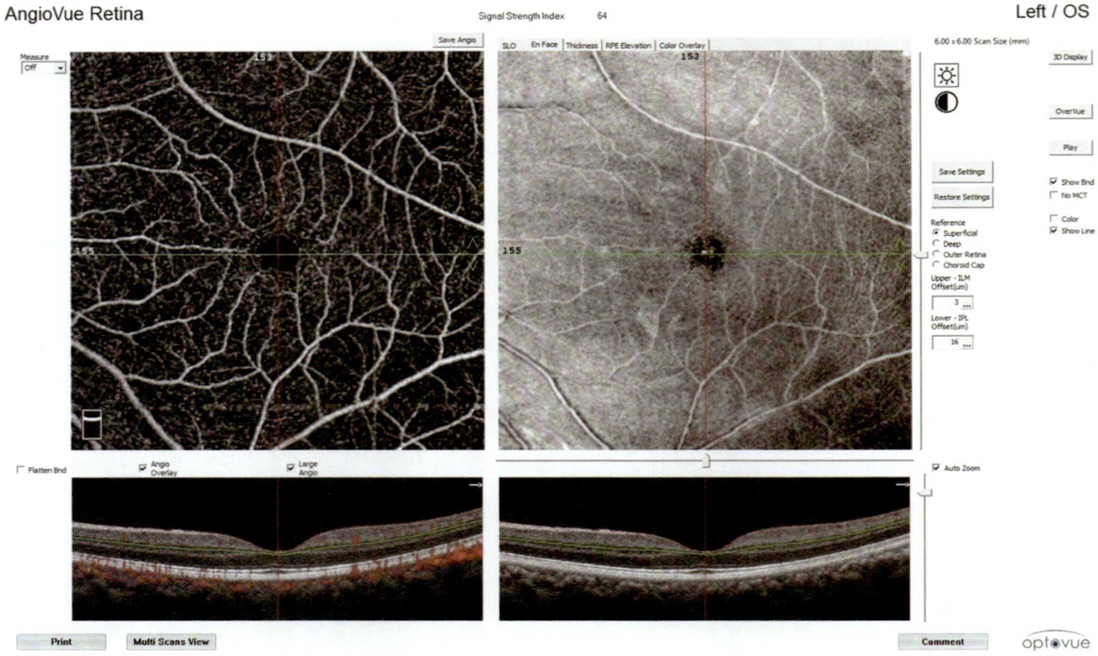

图 59　左眼黄斑区浅层毛细血管6mm×6mm扫描范围OCT血管成像结果

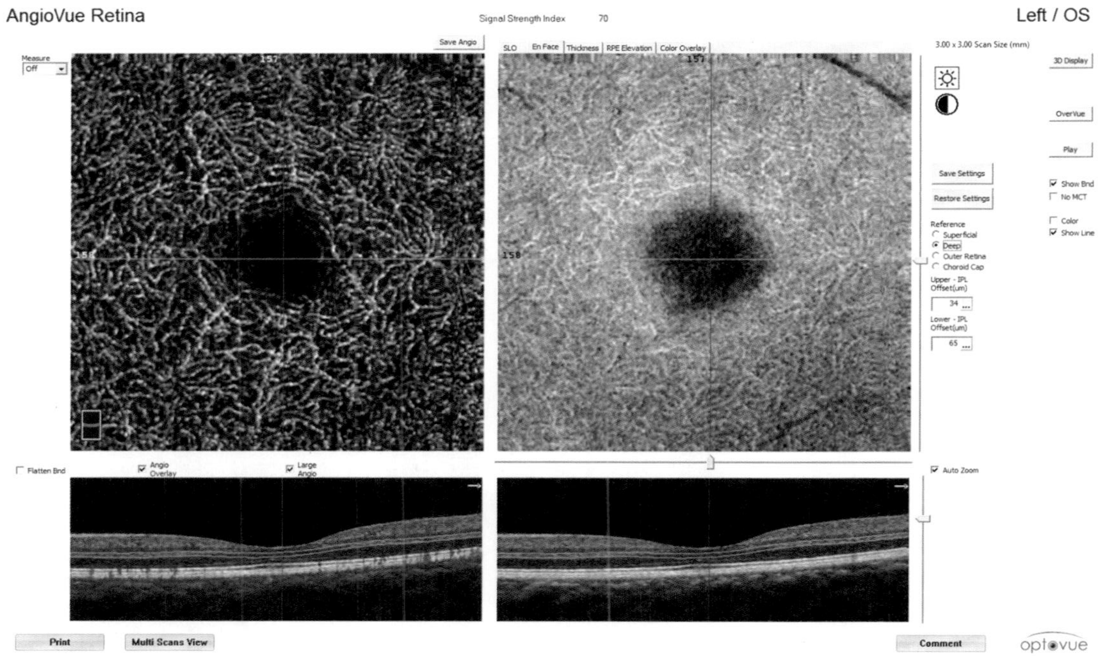

图 60　左眼黄斑区深层毛细血管3mm×3mm扫描范围OCT血管成像结果

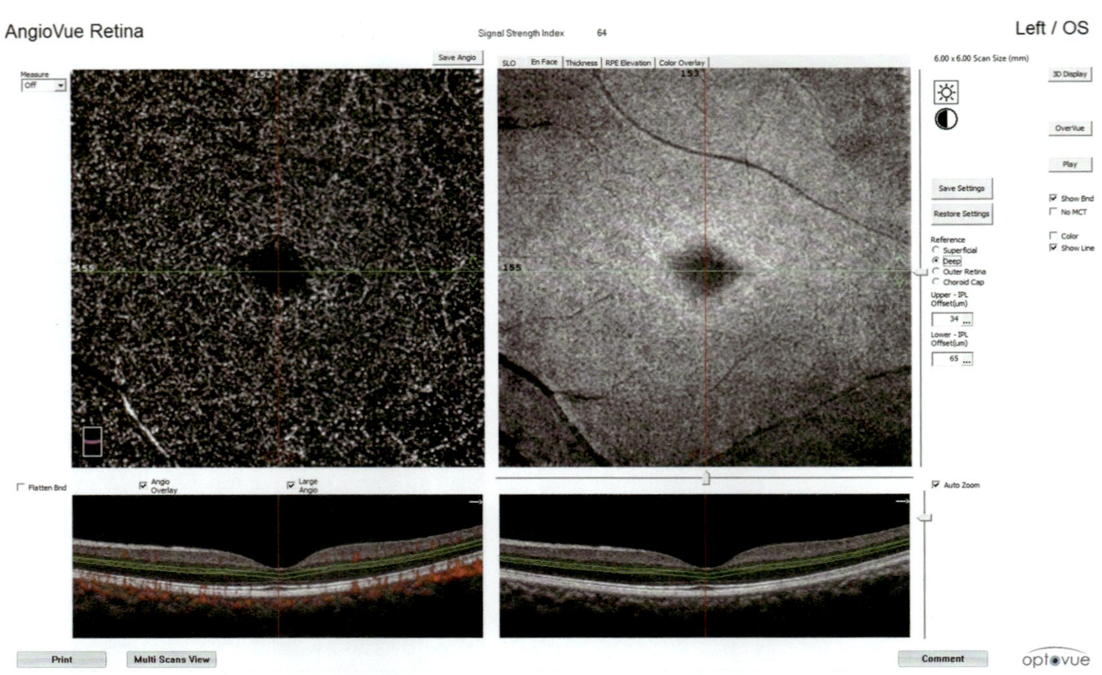

图 61　左眼黄斑区深层毛细血管6mm × 6mm扫描范围OCT血管成像结果

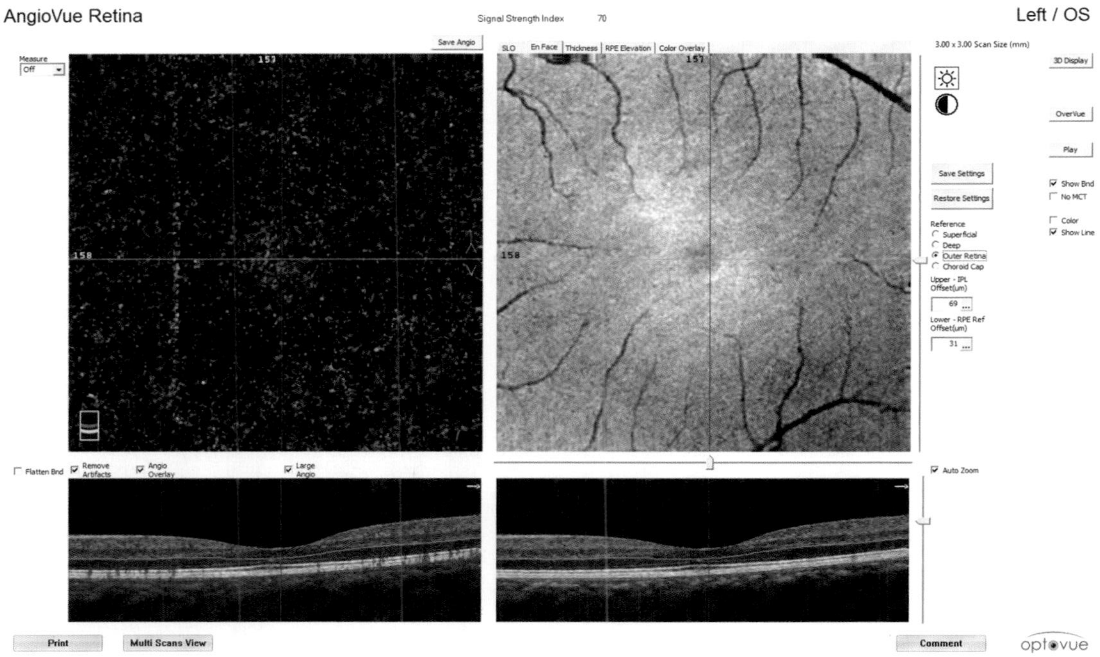

图 62　左眼黄斑区外层视网膜3mm×3mm扫描范围OCT血管成像结果

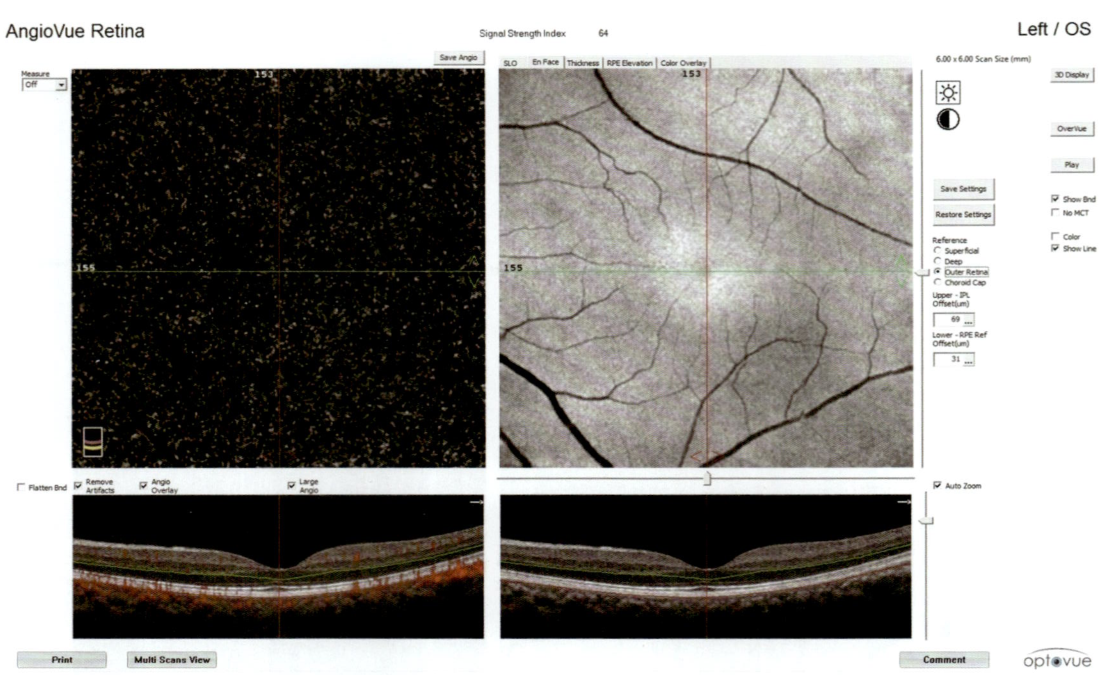

图 63　左眼黄斑区外层视网膜6mm×6mm扫描范围OCT血管成像结果

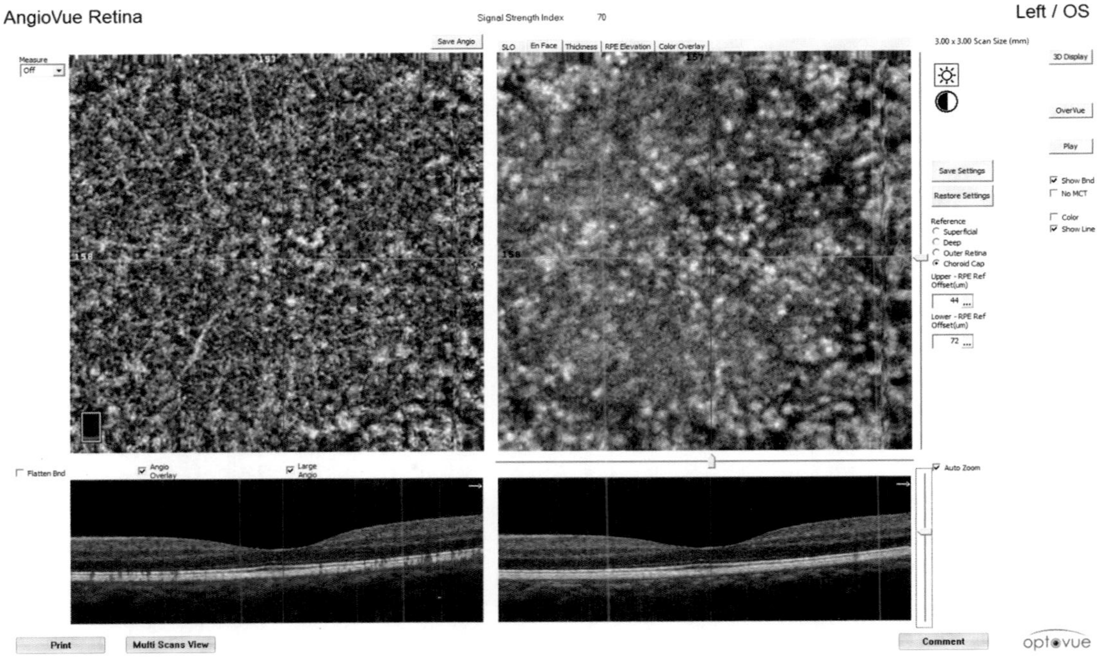

图 64　左眼黄斑区脉络膜毛细血管3mm×3mm扫描范围OCT血管成像结果

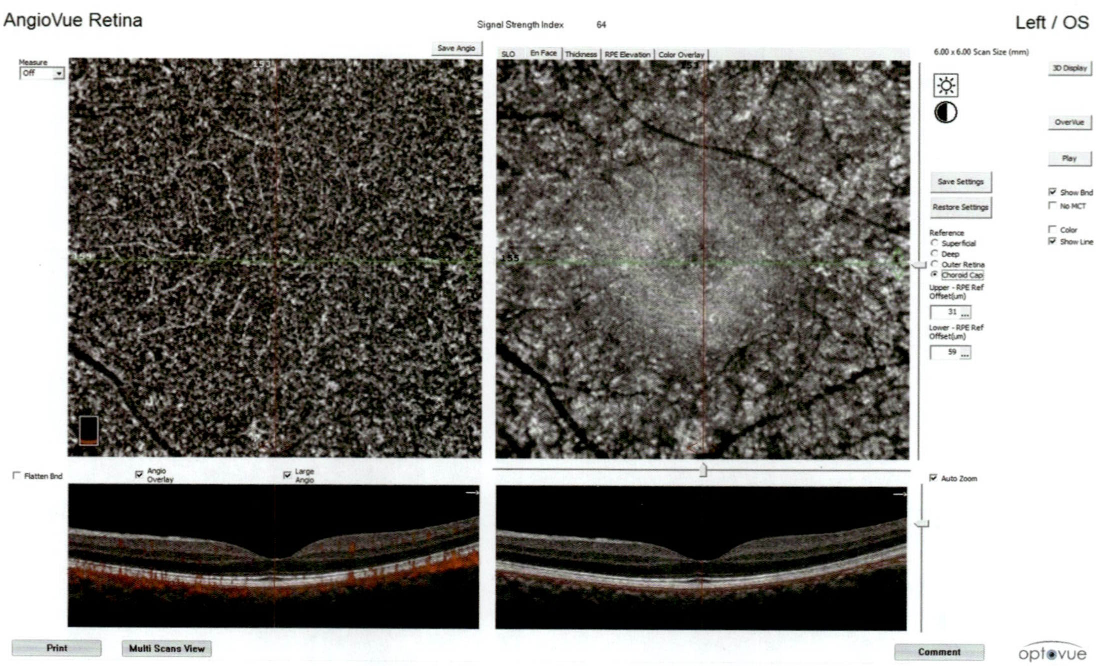

图 65　左眼黄斑区脉络膜毛细血管6mm×6mm扫描范围OCT血管成像结果

但是在视盘，由于视盘及其周围的结构比较复杂、变异较大，因此对于视盘的分层区间的界定影响因素较多，目前仍然还在不断地调整优化中，以下是一种供参考的分层区间方法：

1. 视神经乳头——RPE 以上。
2. 视盘前玻璃体——ILM 下 50μm 以上。
3. 视盘周围放射状毛细血管——ILM 到 NFL。
4. 视盘脉络膜——RPE 以下，也有的以 RPE 上 75μm 以下。

图 66 是视盘及其周围 4.5mm×4.5mm OCT 血管成像扫描概览。其中上栏从左至右分别是视神经乳头（nerve head）、视盘前（vitreous）、视盘周围放射状毛细血管（radial peripapillary capillaries，RPC）、视盘脉络膜（choroid）的 OCT 血管成像图；下栏左侧显示视盘 OCT 血管成像范围在 12mm×9mm 眼底参考图上的位置，右侧分别是横、竖 B 扫描图像，B 扫描中红线标示出的层厚（即分层区间）是对应于蓝色边框显示的左上图，该图将视盘全层的分层区间做了调整，以更充分的显示视网膜内层的血管网。

图 67 是视盘及其周围 4.5mm×4.5mm 扫描范围视神经乳头 OCT 血管成像结果，图 68 是视盘及其周围 4.5mm×4.5mm 扫描范围视盘前 OCT 血管成像结果，图 69 是视盘及其周围 4.5mm×4.5mm 扫描范围视盘周围辐射状毛细血管 OCT 血管成像结果，图 70 是视盘及其周围 4.5mm×4.5mm 扫描范围视盘脉络膜 OCT 血管成像结果。在这些图中，左上图显示的血流图，右上图显示的是对应的 en face OCT 图像，左下图和右下图分别是绿色和红色扫描线所对应的 B 扫描，B 扫描中可见对应的层厚（即分层区间），其中左下图还同时显示了 OCT 横断面血流图，从中可见本无血流的外层视网膜有很多表示血流信息的红色垂直条纹，这是浅层血管血流的伪影。en face OCT 图像的右侧还显示了分层信息（nerve head、vitreous、PRC、Choroid），以及分层厚度的上界和下界。

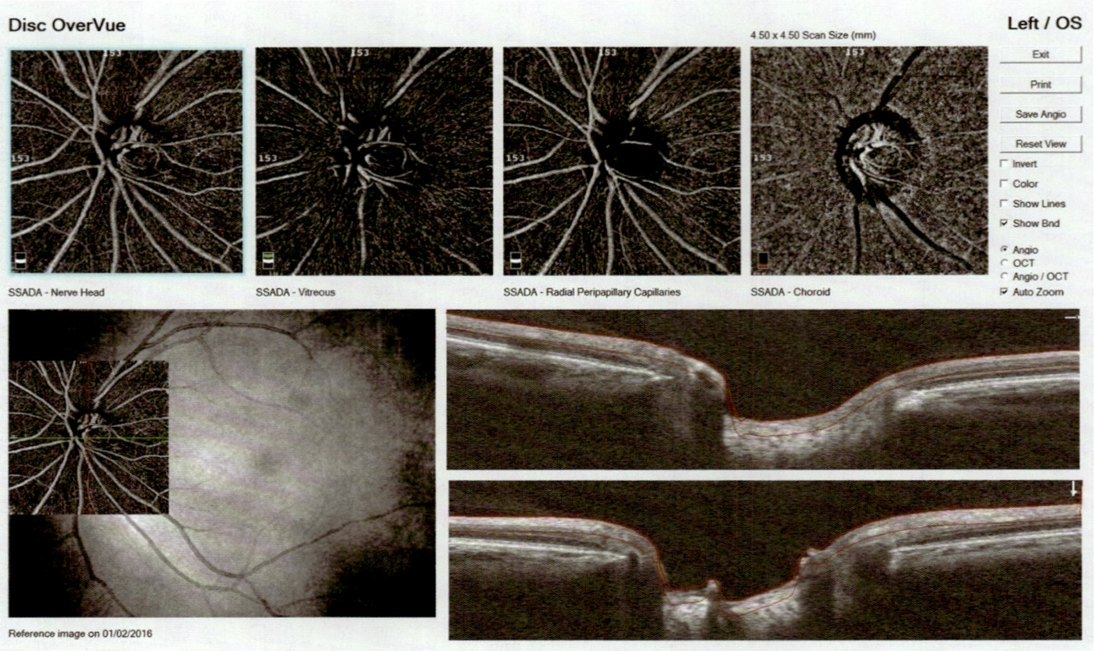

图 66　左眼视盘及其周围4.5mm × 4.5mm扫描范围OCT血管成像结果概览

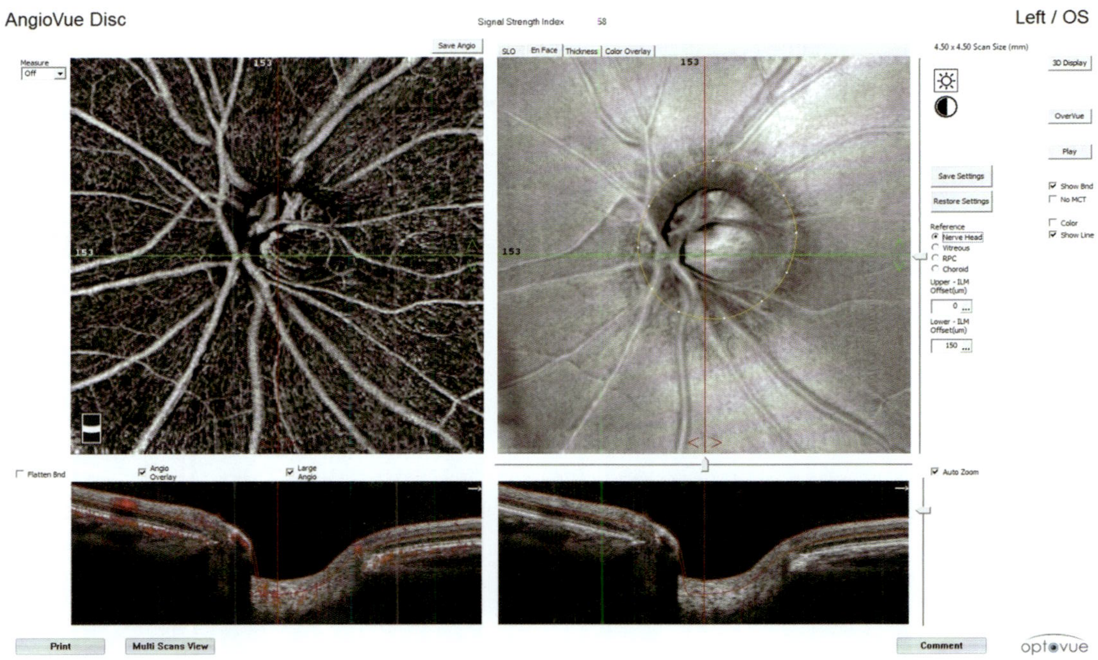

图 67　左眼视盘及其周围4.5mm × 4.5mm扫描范围视神经乳头OCT血管成像结果

该图将扫描分层区间从RPE以上调整到ILM到ILM下150μm，以更充分地显示视网膜内层的血管网

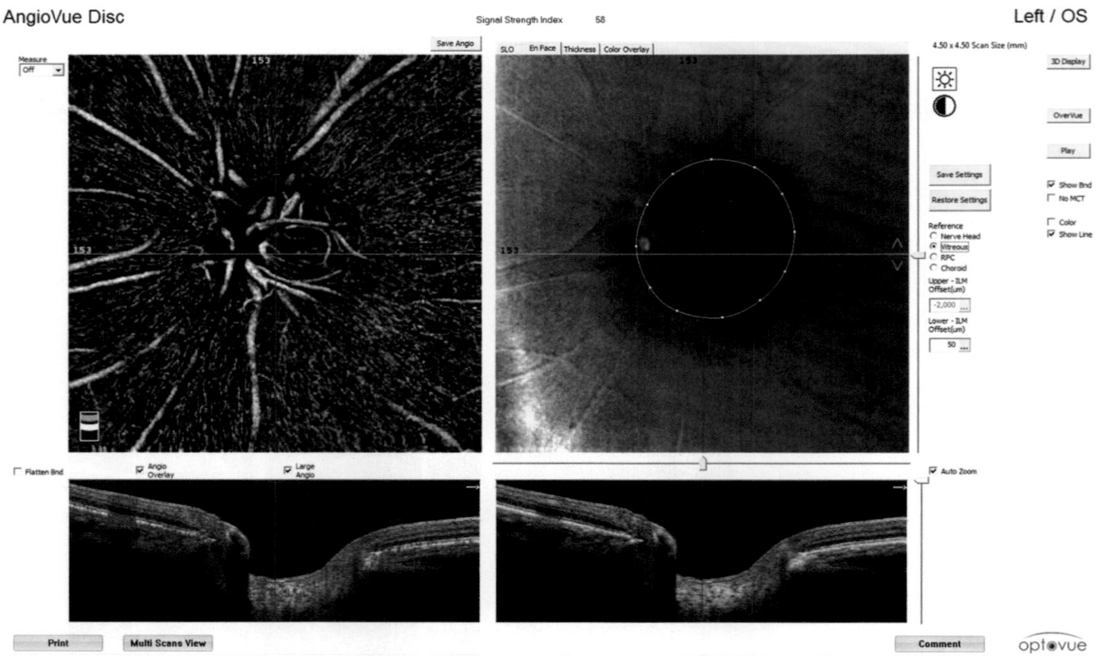

图 68　左眼视盘及其周围4.5mm × 4.5mm扫描范围视盘前OCT血管成像结果

更清晰地显示视盘表层辐射状毛细血管

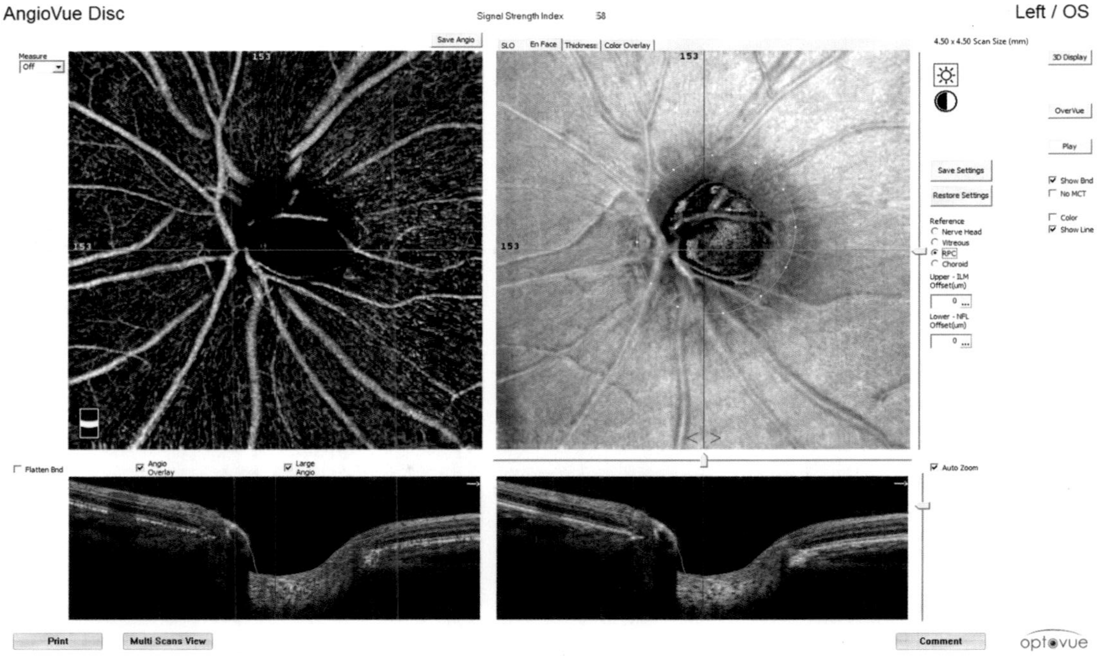

图 69 左眼视盘及其周围4.5mm × 4.5mm扫描范围视盘周围辐射状毛细血管OCT血管成像结果

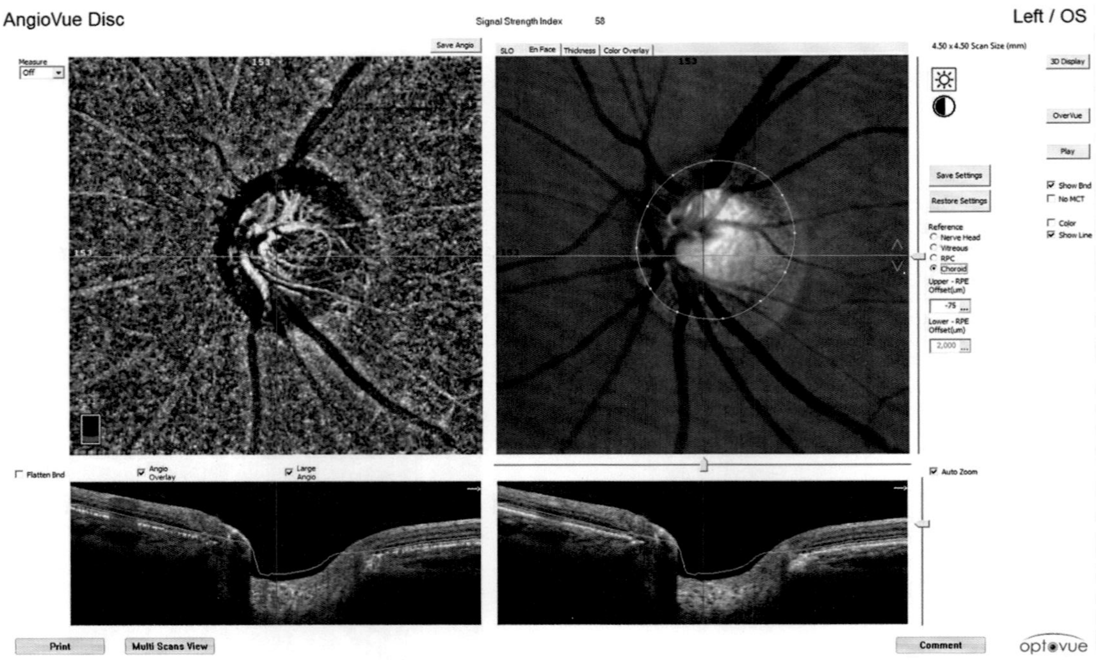

图 70　左眼视盘及其周围4.5mm × 4.5mm扫描范围视盘脉络膜OCT血管成像结果

在 OCT 血管成像图上，正常有血管的层面出现血流消失或减少，或者在正常无血管层面出现异常血管形态被视为病理状态。

OCT 血管成像有助于区分视网膜内微血管异常和早期视网膜新生血管，前者位于 ILM 下、视网膜内，后者在 ILM 前。

第四章

眼底的异常 OCT 表现

第一节　眼底基本病变的 OCT 表现

一、视网膜水肿

视网膜水肿是指视网膜组织间隙内的液体增多，临床上以液体积聚在黄斑区的组织间隙引起黄斑水肿最为常见。因此，视网膜水肿、黄斑水肿是细胞外液体增多，而不是细胞内液体增多（这种情况也称为细胞内水肿，详见本书棉绒斑部分）。

（一）黄斑水肿

1. *囊样黄斑水肿和微囊样黄斑水肿*　以往通过裂隙灯、三面镜等观察到黄斑水肿可呈囊腔外观，典型的呈花瓣状，因此称为囊样黄斑水肿（cystoid macular edema，CME）。现在通过 OCT 等检查可以发现大量在三面镜等下无法观察到水肿囊腔（图 71），包括在弥漫性水肿区域内均可见大小不一的水肿囊腔，有人将这些细小的囊腔称为微囊样黄斑水肿（microcystic macular edema）（图 72）。但多大的囊腔称为囊样黄斑水肿、多小的囊腔又称为微囊样黄斑水肿没有绝对的分界。因此，随着 OCT 的出现，将可能颠覆以往对囊样黄斑水肿的认识和定义。无论是局限性还是弥漫性水肿，均可在组织间隙内看到大小不一的水肿囊腔。

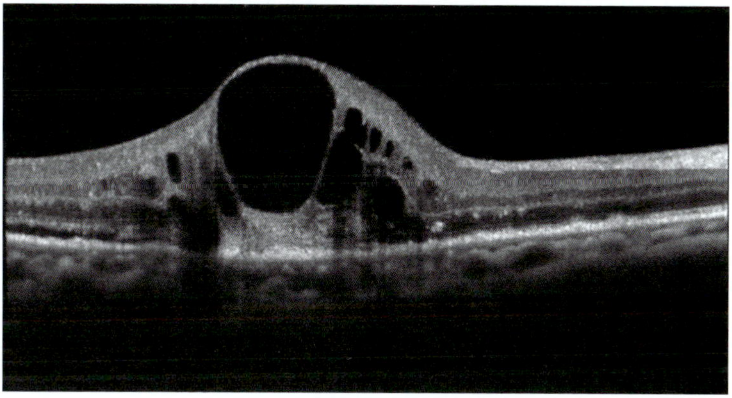

图 71　囊样黄斑水肿

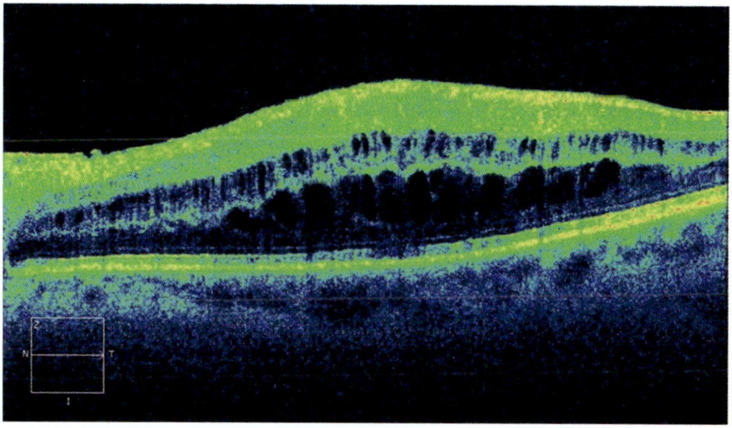

图 72　黄斑水肿的微小水肿囊腔

尤以内核层的水肿囊腔细小，Henle 纤维层的水肿囊腔较大

2. 囊样黄斑变性　囊样黄斑变性(cystoid macular degeneration,CMD)指的是有囊腔改变但无 FFA 渗漏的黄斑病变,也有人将其称为视网膜假囊肿(retinal pseudocysts)。其中囊腔改变以往是通过裂隙灯、三面镜等观察到黄斑区的囊腔外观来确定的,现在有了 OCT 能更加明确黄斑区的囊腔病变,尤其是细小的囊腔。FFA 既无荧光渗漏,也没有囊样荧光积存。

基于这一特点以往曾把其他的一些疾病也错误地归入 CMD 的范畴,如玻璃体黄斑牵引伴或不伴黄斑裂孔的黄斑水肿囊腔、黄斑劈裂的囊腔、烟酸中毒,以及视网膜色素变性导致的囊样黄斑病变。后者有些伴有荧光渗漏,有些没有;也有的病人有时有渗漏、有时没有。

最初 CMD 指的是长期慢性的 CME,水肿消退后、视网膜厚度基本恢复,但眼底检查仍有囊样外观。同时长期慢性的 CME 还会导致周围组织细胞的变性、凋亡,因此,CMD 预示着视功能的预后差。CMD 可能是视网膜萎缩的中间阶段,最终可能发展成神经视网膜变薄(图 73)。其病变性质可能是 Müller 细胞变性、组织崩解,而不是血管渗漏。

CMD 与 CME 的囊腔形态略有不同。CME 常呈垂直双凸椭圆形,而 CMD 囊腔至少有一边是凹形或变直,呈一种独特的方形。而且,CME 向 CMD 的发展过程中,囊腔边界逐渐模糊、内容物不清亮(图 74～图 76)。

很多微囊样黄斑水肿视网膜也不增厚,但随着原发病变的好转或恢复,这些水肿囊腔将逐渐消退,不同于长期顽固很难消退、最终消退后即组织萎缩的囊样黄斑变性的囊腔。

关于囊样黄斑水肿和囊样黄斑变性的鉴别参见表 2、图 77。

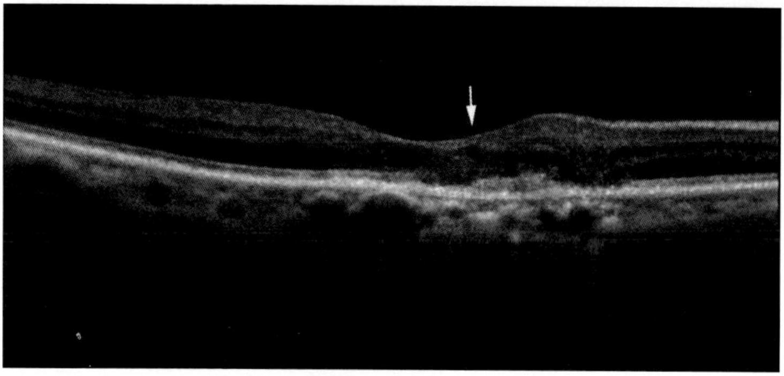

图 73　囊样黄斑变性(1)

96 岁的年龄相关性黄斑变性患者，箭头示囊样黄斑变性的囊腔

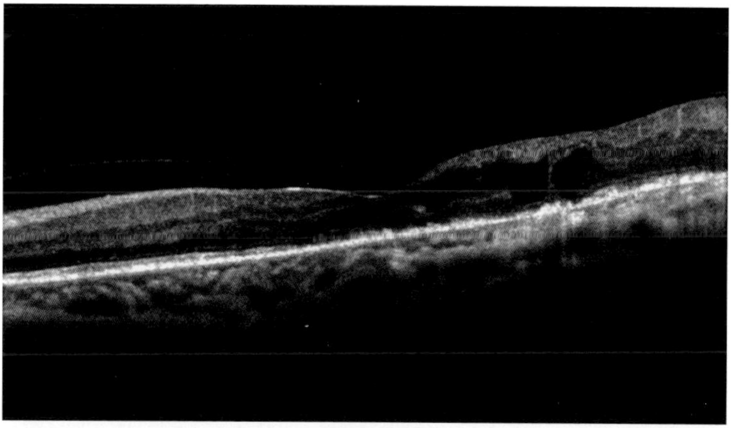

图 74　囊样黄斑变性(2)

可见囊腔边界不清、内容物模糊。右侧两个囊腔的形态不规则

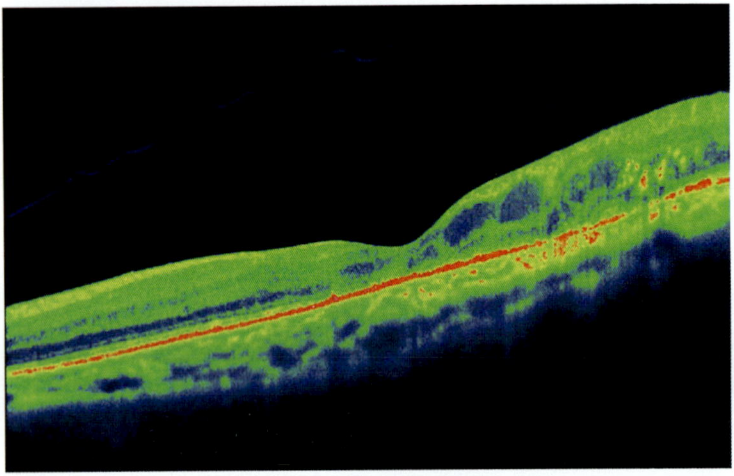

图 75　囊样黄斑变性(3)

可见囊腔边界不清、内容物模糊

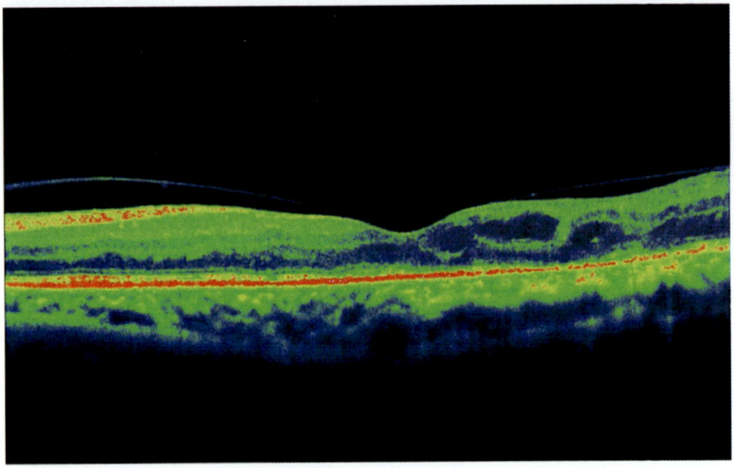

图 76　囊样黄斑变性(4)

可见囊腔边界不清、内容物模糊

表 2　囊样黄斑水肿和囊样黄斑变性的鉴别

	囊样黄斑水肿(CME)	囊样黄斑变性(CMD)
囊腔	有	有
FFA	有荧光渗漏和积存	无荧光渗漏和积存
视网膜厚度	常增厚	不增厚,甚至变薄
囊腔形态	常呈垂直双凸形	至少有一边是凹形或变直,呈独特的方形
预后	水肿消退越早,视功能预后越好	视功能预后差
对治疗的反应	对皮质类固醇、抗 VEGF 等治疗有效	对皮质类固醇、抗 VEGF 等治疗无效
病程	治疗后容易复发	病变稳定,进展缓慢
病变性质	血管或 RPE 渗漏	可能是 Müller 细胞变性、组织崩解

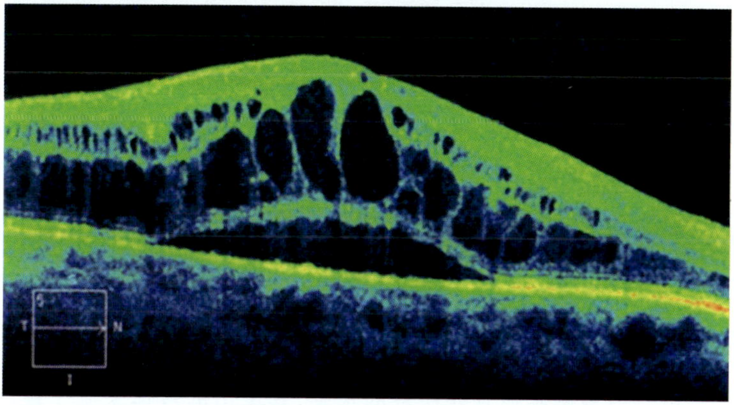

图 77　囊样黄斑水肿其水肿囊腔常呈垂直双凸形

主要位于内核层、Henle 纤维、视网膜下

(二)水肿囊腔的特征

1. 水肿囊腔的部位　水肿囊腔可以位于视网膜的绝大部分层次,如神经纤维层、节细胞层、内丛状层、内核层、外丛状层、Henle 纤维、外核层、视网膜下等,但以内核层、Henle 纤维、视网膜下最常见(图 77、图 78)。

通常内核层的囊腔较小、Henle 纤维层的囊腔较大(这就是传统的在裂隙灯三面镜下所看到的囊腔),而黄斑中心凹部位常有几乎贯穿整个视网膜全层的巨大囊腔(从内界膜下至外核层)(图 79、图 80)。

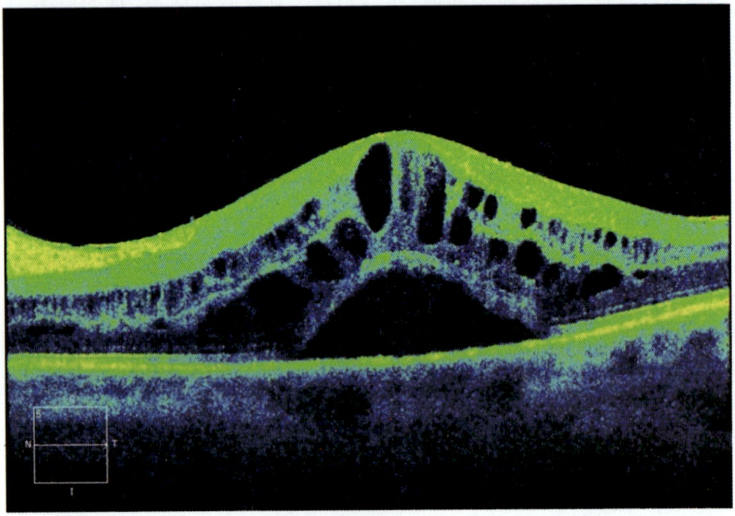

图 78　水肿囊腔最常见的部位:内核层、Henle 纤维层、神经视网膜下

虽然由视网膜血管病所致的水肿,其渗出的液体来源于视网膜内五层的视网膜血管,但是水肿囊腔却主要位于视网膜外层(Henle 纤维、视网膜下、内核层等),而内层视网膜(如神经纤维层、节细胞层、内丛状层)水肿囊腔却较少。

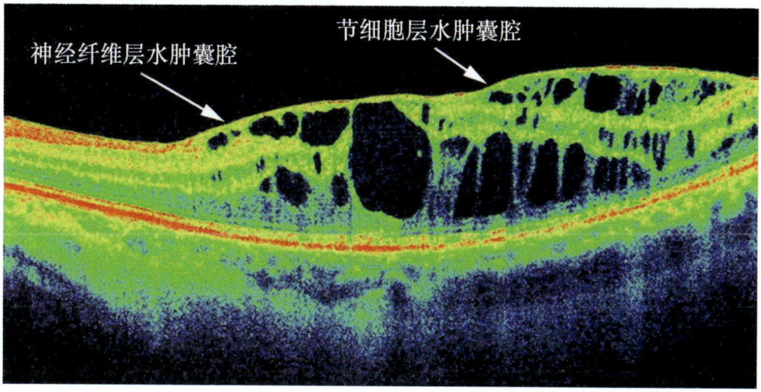

图 79 水肿囊腔的分布(1)

除黄斑中心内界膜下一个几乎贯穿视网膜全层的巨大囊腔外，常见的内核层、Henle 纤维层均可见水肿囊腔，此外神经纤维层（视网膜鼻侧）、节细胞层（视网膜颞侧）、内丛状层（黄斑中心凹颞侧）、外核层（视网膜颞侧）等均可见水肿囊腔。神经纤维层和节细胞层的水肿囊腔呈横不规则形，而其他部位的水肿囊腔基本呈垂直双凸椭圆形

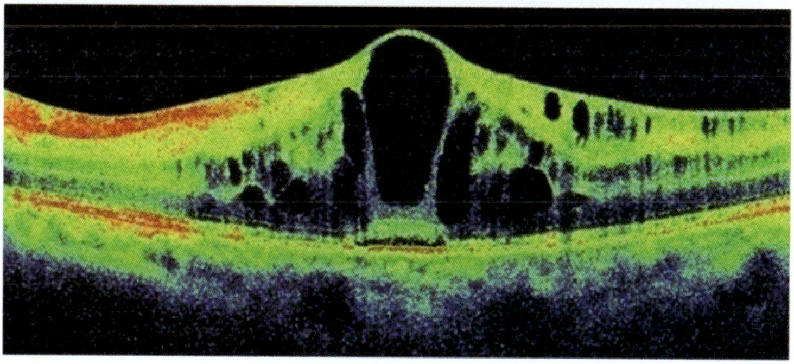

图 80 水肿囊腔的分布(2)

可见水肿囊腔位于中心凹内界膜下、内核层、外丛状层、Henle 纤维层，特别是视网膜颞侧的节细胞层可见大量水肿囊腔

2. 水肿囊腔内容物的性质　水肿囊腔的内容物大部分是浆液性，但也可成纤维素性（富含蛋白、脂质）、出血性（图 81）。出血性者常沉积在囊腔的下方，呈小舟状，在 FFA 下尤其明显（图 82、图 83）。OCT 下，浆液性水肿囊腔内呈均一的低反射；水肿囊腔内的纤维素性渗出物呈弥漫的点状中反射，常聚集呈团块状，有时形成带状纤维素膜（图 81、图 84、图 85）；水肿囊腔内的出血呈强烈的高反射，其后有明显的声影遮蔽（图 86、图 87）。同一囊腔内可有不同性质的渗出物，不同性质的渗出物之间可有分界，甚至形成纤维膜或间隔。

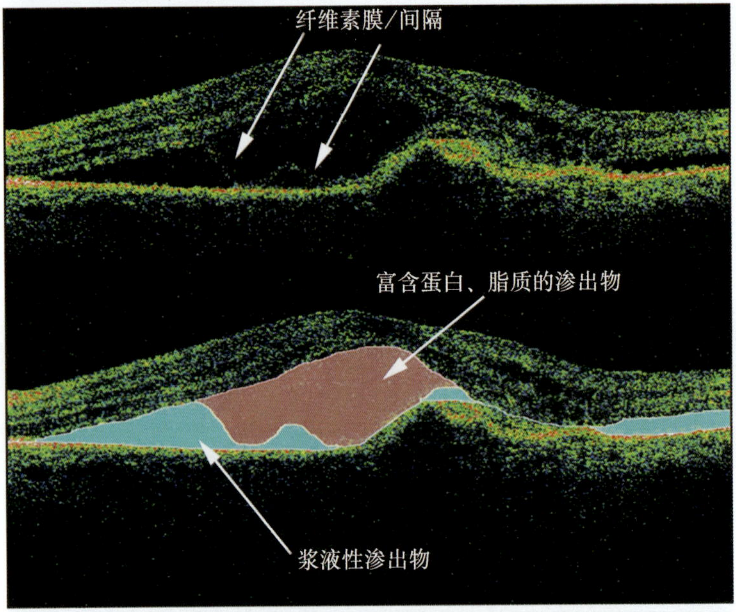

图 81　水肿囊腔的浆液性/纤维素性渗出物

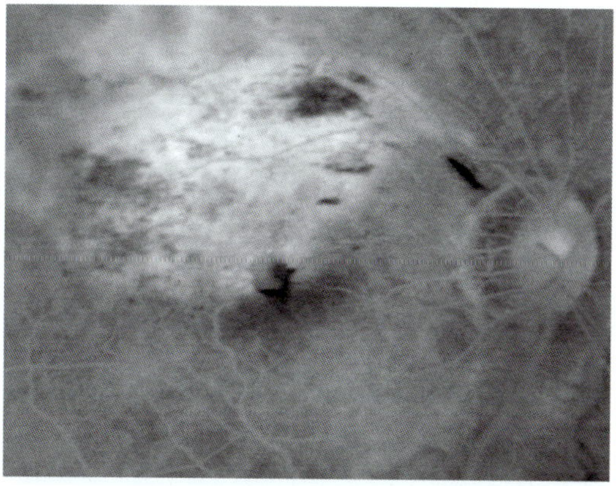

图 82 水肿囊腔内出血(1)

位于水肿囊腔的下方，呈舟状。该患者为视网膜颞上分支静脉阻塞，FFA 533.6s

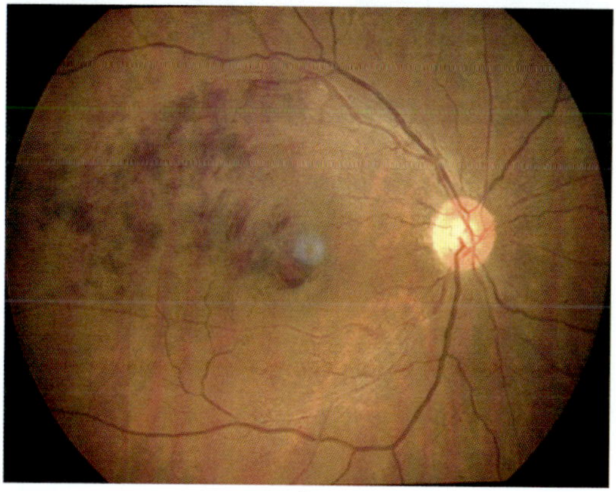

A

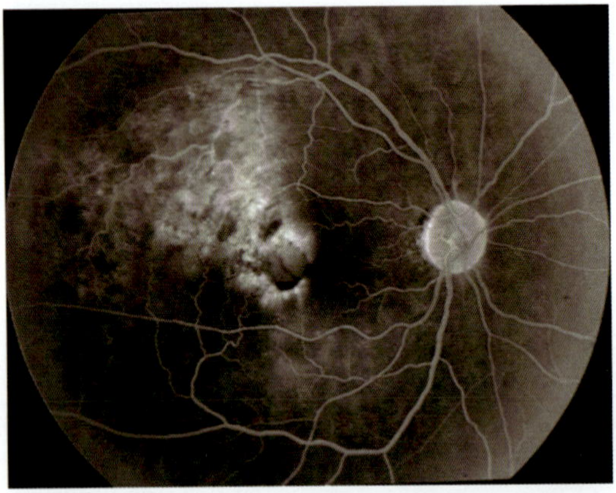

B

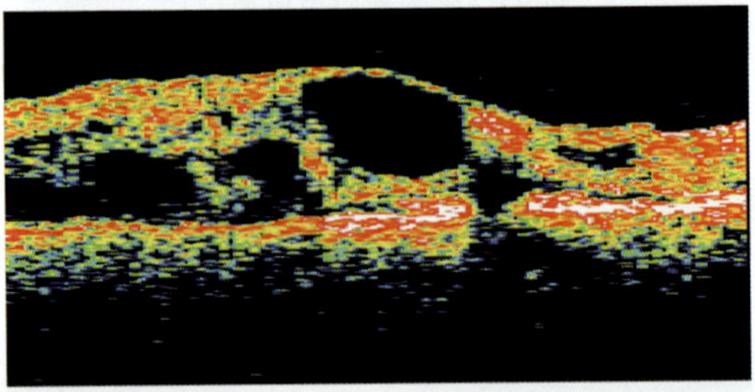

C

图 83　水肿囊腔内出血(2)

患者为视网膜颞上分支静脉阻塞。A 为彩色眼底像，可见颞上象限视网膜多量火焰状出血，黄斑区可见囊腔内的出血，并在囊腔下方沉积呈舟状。B 为荧光血管造影 647.3s，可见黄斑区两个明显的水肿囊腔荧光积存，其中一个囊腔内下方的舟状出血荧光遮蔽。C 为经水肿囊腔的纵行扫描，可见水肿囊腔上方的浆液性间隙，以及下方出血的液平

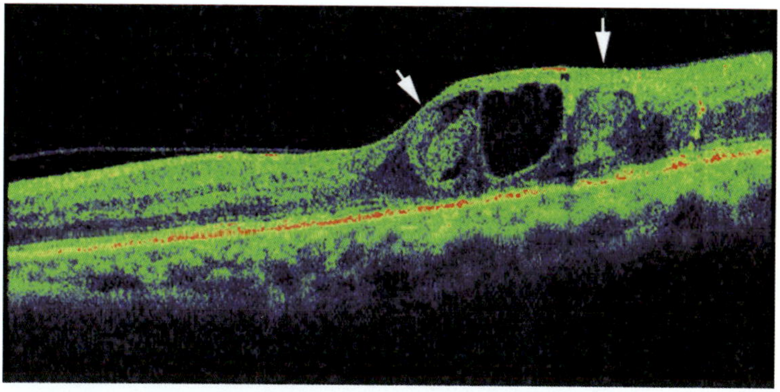

图 84　水肿囊腔内的纤维素性、浆液性渗出物(1)

左眼水平扫描。两侧的囊腔内有纤维素性渗出物(箭头)。中间的囊腔内主要是浆液性渗出物,其与右侧的囊腔之间有一硬性渗出,后方有声影遮挡

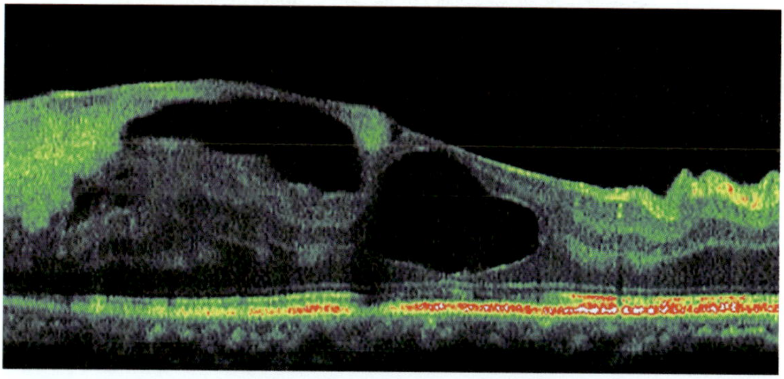

图 85　水肿囊腔内的纤维素性、浆液性渗出物(2)

左侧囊腔的下方为纤维素性渗出物。左侧囊腔的上方和右侧囊腔内为浆液

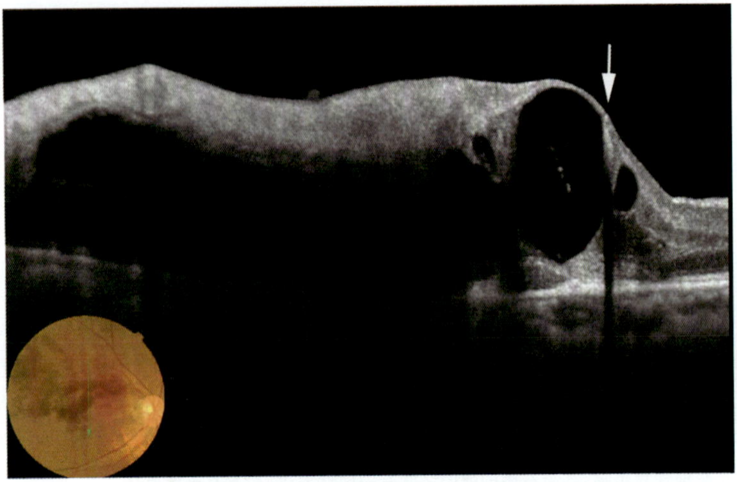

图 86 水肿囊腔内出血(3)

出血有一明显的声影，遮挡其后的结构(箭头)，囊腔内还有纤维素性间隔。左侧视网膜明显增厚、声影遮挡是由于视网膜浅层的浓厚出血所致

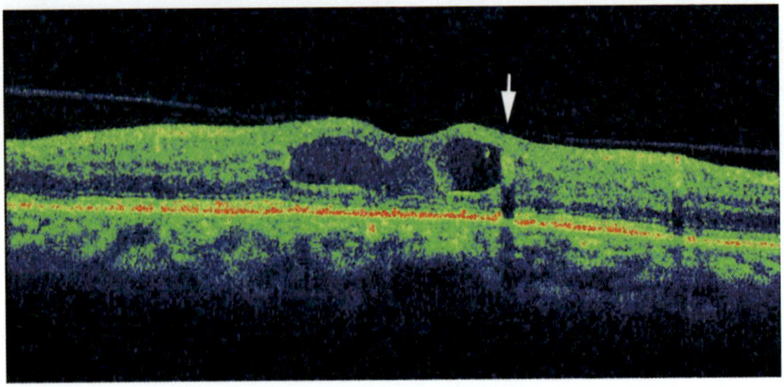

图 87 水肿囊腔内出血(4)

垂直扫描。出血的声影遮挡其后的结构(箭头)

囊腔内的渗出物不同，其吸收的速度、预后也会有所不同，浆液性渗出物的吸收较快，纤维素性次之，囊腔内出血吸收最慢，而且囊腔内的血液还会对周围的神经组织细胞产生毒性作用，影响预后。

3. 水肿囊腔的形态　视网膜内结构比较致密，细胞间隙中的水肿液表现为局限性囊腔。囊腔的形态受很多因素的影响。

(1)眼底组织结构的特点：视网膜的基本组成为垂直结构筑形，因此细胞间隙内的水肿囊腔大多呈垂直双凸椭圆形如内核层、中心小凹的内界膜下囊腔(图 88、图 89)。外丛状层的纤维非常致密，有时液体积聚在内核层和 Henle 纤维层，而其间的外丛状层的纤维连接仍然连续(图 90、图 91)。

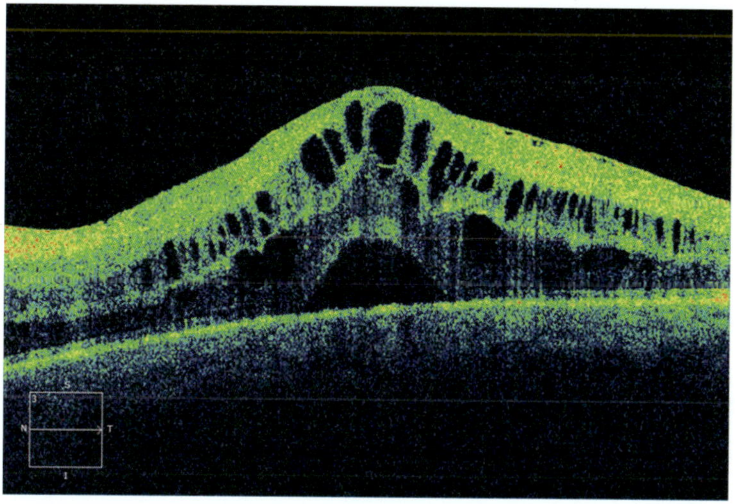

图 88　水肿囊腔的形态(1)

视网膜内的水肿囊腔几乎均呈垂直双凸椭圆形，视网膜下的液体呈富士山形

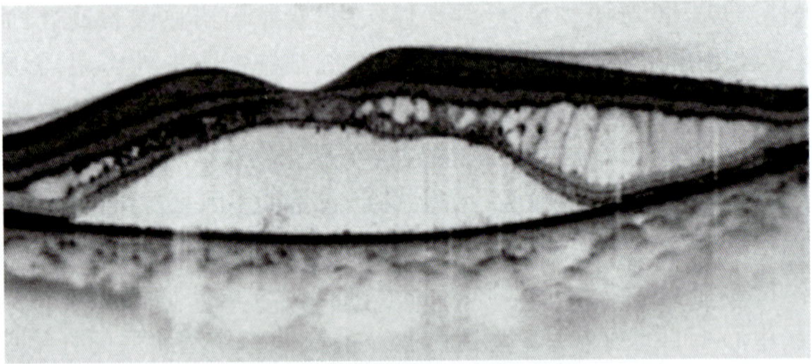

图 89　水肿囊腔的形态(2)

内核层的内段(Henle 纤维)可见大量水肿囊腔,颞侧的呈典型的垂直双凸椭圆形,鼻侧的融合呈类似横纺锤形

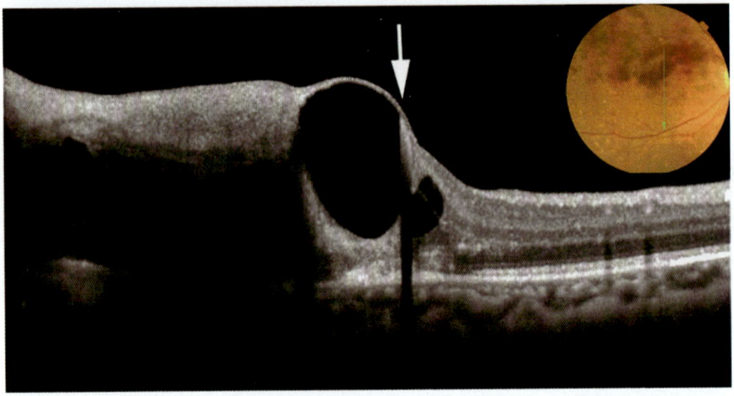

图 90　水肿囊腔的形态(3)

垂直扫描,上方的大囊腔内有出血液平(箭头所指处),其后为声影遮挡。下方的较小囊腔贯穿内核层、外丛状层和 Henle 纤维层,且外丛状层的纤维连接仍然连续。上方视网膜显著增厚,是因视网膜浅层出血、神经纤维层弥漫增厚,且出血遮挡后方结构

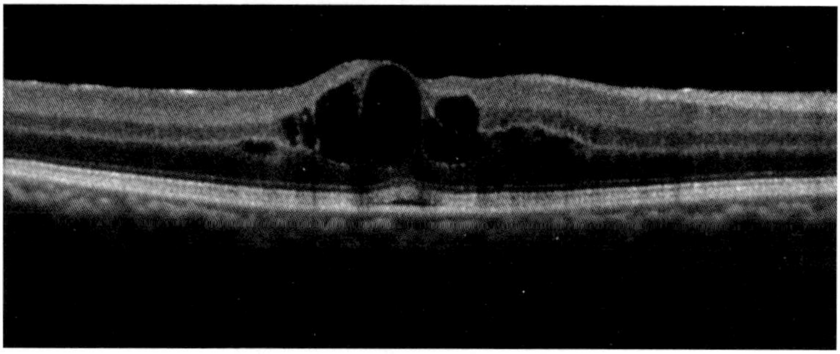

图 91　水肿囊腔的形态(4)

黄斑中心凹鼻侧的水肿囊腔贯通内核层和 Henle 纤维，而且外丛状层的纤维仍然连续，使得 Henle 纤维层的囊腔呈“卧 D”形。其邻近的 Henle 纤维层水肿囊腔呈斜横椭圆形。中心凹颞侧内核层的水肿囊腔呈典型的垂直双凸椭圆形，而 Henle 纤维层的一个孤立水肿囊腔则呈横椭圆形

Henle 纤维常呈接近视网膜表面的斜行走行，因此其中的水肿囊腔常呈斜垂直双凸椭圆形(图 7)。

从节细胞层到神经纤维层的结构是从垂直视网膜直角转变为平行视网膜，因此位于神经纤维层和节细胞层附近的水肿囊腔会呈横不规则形、方形等(图 79)。

当液体积聚在视网膜下时，由于光感受器与色素上皮间连接较疏松，常形成边缘呈潜掘性发展、类似富士山形的局限性神经视网膜脱离(图 77、图 78、图 88)。

(2)囊腔的融合：有些视网膜内的囊腔呈类似横纺锤形，部分是因为囊腔融合所致(图 89、图 91)。

(3)病程的不同阶段：有时液体积聚跨越数层结构，其间的神经纤维间隔仍然连续，使囊腔呈不规则形，通常是因为还处在疾病的急性期、早期阶段，囊腔中的间隔尚未断裂、囊腔尚未融合(图 90～图 92)。

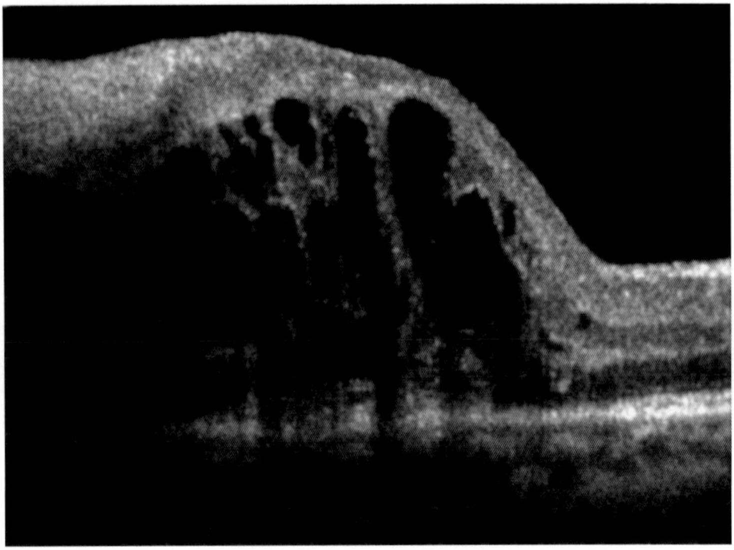

图 92　水肿囊腔的形态(5)

右侧两个大囊腔间的纤维间隔仍然连续

(4)外界因素：当视网膜前膜存在时，由于视网膜前膜的牵拉，会使其下的水肿囊腔呈不规则形，因表面牵拉力的大小、方向不同而可有不同的形态(图 93、图 94)。

4. 影响水肿囊腔分布的因素

(1)眼底组织结构的特点：视网膜内神经纤维连接的部位比细胞核的部位结构相对疏松，液体较易存留，尤其是 Henle 纤维、外丛状层，且较易形成较大的囊腔。

内丛状层由双极细胞、无长突细胞、神经节细胞形成非常致密的突触连接，因此不易有液体积聚。

内核层由水平细胞、双极细胞、Müller 细胞、无长突细胞四种细胞的细胞体构成，而且四种细胞体不在一个平面上，无长突细胞和 Müller 细胞的细胞体靠近内丛状层，水平细胞细胞体靠近外

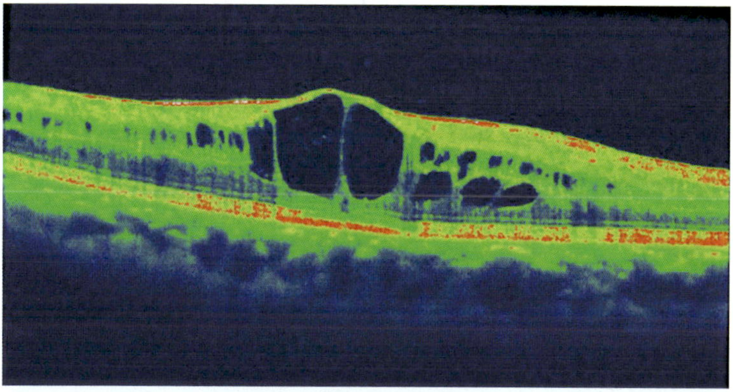

图 93 水肿囊腔的形态(6)

由于表面有非常纤细的视网膜前膜的牵拉，使得水肿囊腔的形态呈多角形。两个大的水肿囊腔位于 Henle 纤维层

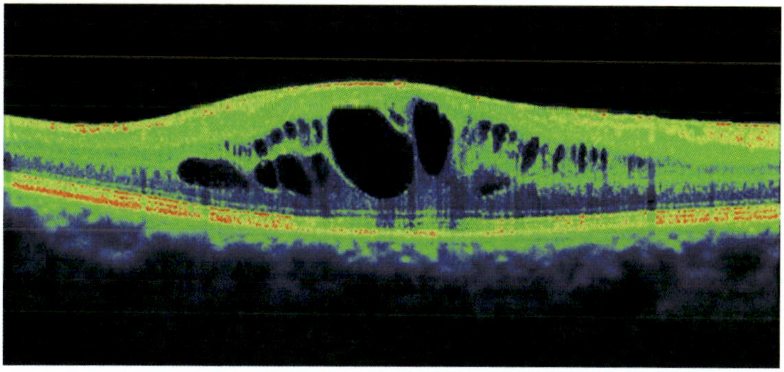

图 94 水肿囊腔的形态(7)

由于表面有非常纤细的视网膜前膜的牵拉，使得水肿囊腔的形态呈不规则形。大的水肿囊腔位于 Henle 纤维层

丛状层，双极细胞的细胞体较位于中间，各细胞体间的间隙是细胞的突起，因此水肿时内核层较容易积聚液体，而且有时可形成多层囊腔（图 95、图 96），或者囊腔呈错落排列（图 97）。

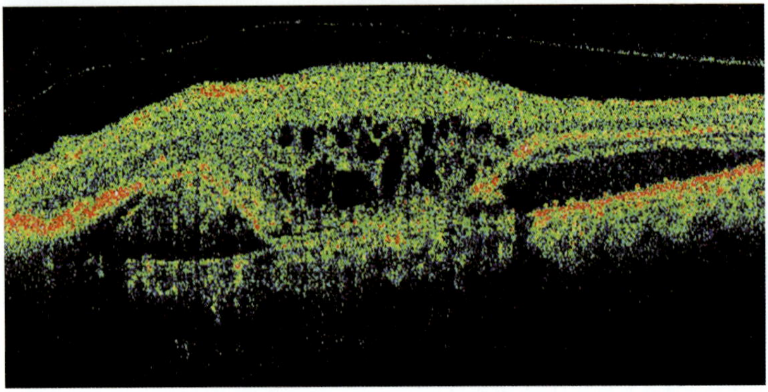

图 95　内核层的多层水肿囊腔(1)

该患者为年龄相关性黄斑变性

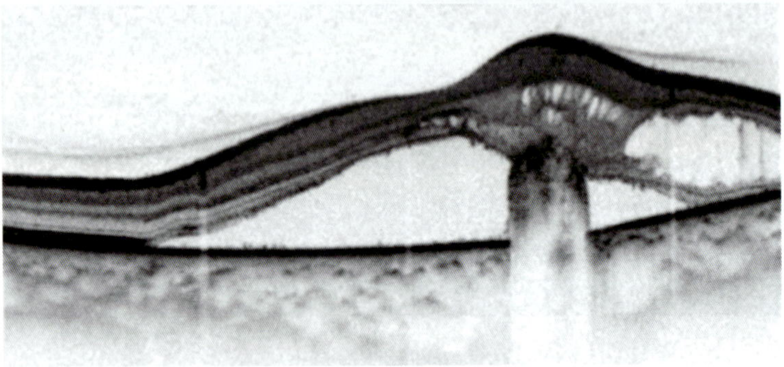

图 96　内核层的多层水肿囊腔(2)

该患者为特发性脉络膜新生血管

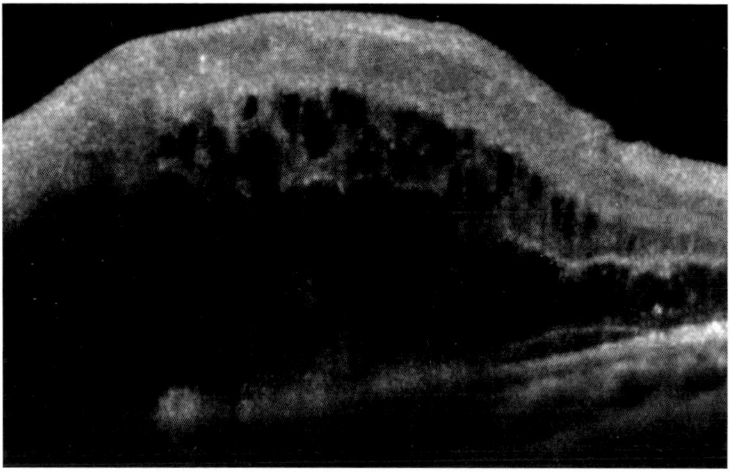

图 97 内核层的多层水肿囊腔错落排列

该患者为分支静脉阻塞

光感受器与色素上皮间连接较疏松，水肿液容易在此存留，并形成边缘呈潜掘性发展的局限性神经上皮脱离（图 77、图 78）。

（2）组织吸收的力量：渗出到视网膜组织间隙的液体，主要通过以下几种方式吸收：①扩散到玻璃体腔再吸收；②通过视网膜毛细血管吸收；③通过视网膜色素上皮细胞吸收。

由视网膜血管病形成的视网膜水肿液，部分仍由视网膜内层的毛细血管吸收，但大部分可能是通过扩散到玻璃体腔后再吸收。这些扩散到玻璃体腔的渗出液，大部分溶解于玻璃体腔液体中，不容易发现。但渗出非常严重时，可见玻璃体腔液体浑浊，甚至出现结晶颗粒（如 Coats 病）。有时渗出液中的脂质、蛋白成分吸附于脱离的玻璃体后界膜或玻璃体纤维上，形成硬性渗出（图 98～图 100）。由 RPE 吸收的水肿液体较少，这不同于视网膜脱离的视网膜下液，后者在手术封闭裂孔后，液体能迅速吸收。这可能与水肿液体与视网膜脱离的视网膜下液性质不同有关（表

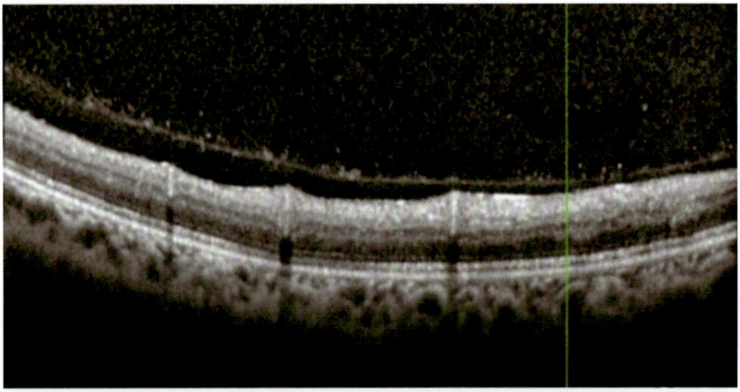

图 98　**硬性渗出(1)**

吸附在玻璃体后界膜周围玻璃体纤维上的高反射颗粒(硬性渗出前体),该患者为视网膜中央静脉阻塞

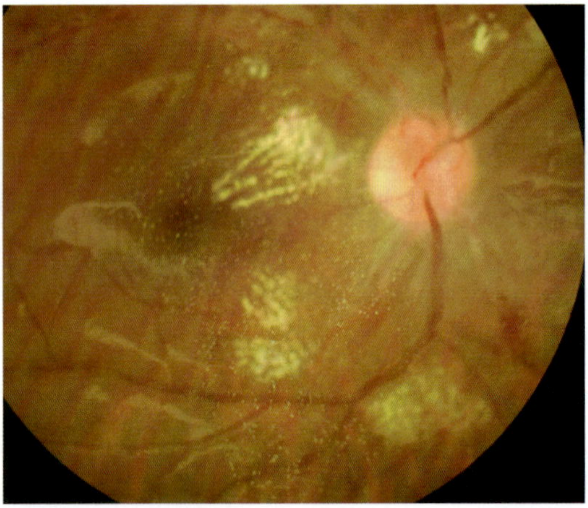

图 99　**硬性渗出(2)**

水肿液进入玻璃体腔后,其中的脂质蛋白等吸附在玻璃体后界膜表面形成硬性渗出颗粒

3)。事实上,长期慢性的视网膜脱离黏稠的视网膜下液中渗出的蛋白等成分较多时,也不容易吸收。脱离后,漂浮的神经视网膜常出现视网膜内水肿,其水肿囊腔常位于外核层(Henle 纤维),可能是由于视网膜脱离后,RPE 泵吸收液体的作用消失所致(图 101、图 179)。

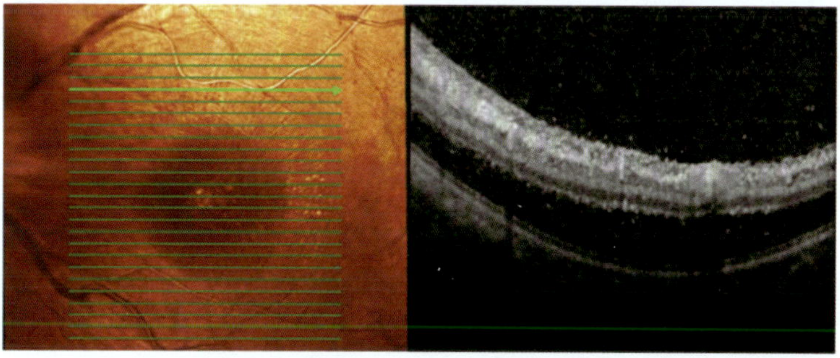

图 100　硬性渗出(3)

水肿液进入玻璃体腔和视网膜下后,在视网膜前的玻璃体和视网膜下液中形成高反射颗粒(硬性渗出的前体)

表 3　视网膜脱离视网膜下液与黄斑水肿液体的鉴别

	视网膜脱离视网膜下液	黄斑水肿液体
性质	漏出液,长期慢性的视网膜脱离类似渗出液	渗出液
类似来源	胸水、腹水、心包积液	炎性水肿液
发病环节	无毛细血管通透性增强	毛细血管通透性增强
蛋白含量	较低,<2.5g%	高,3g%～5g%
细胞数	少,<500/dl	多,可见大量白细胞
液体比重	小,<1.015	大,>1.018

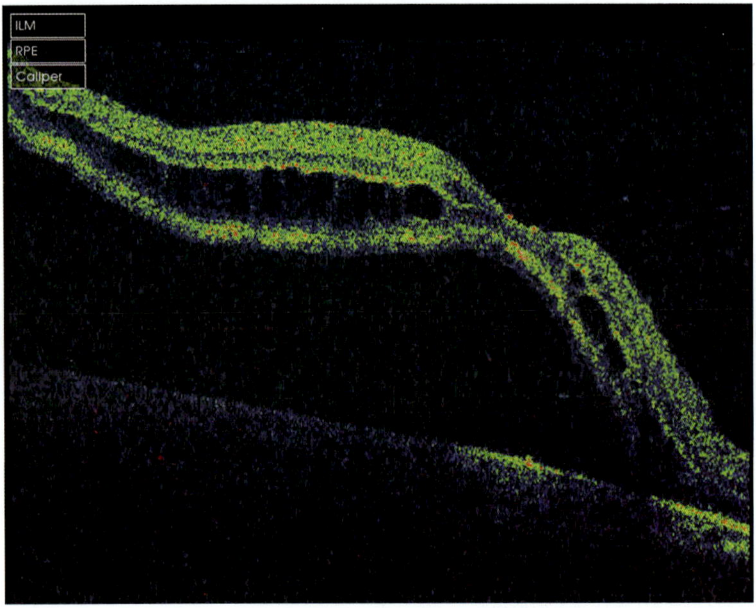

图 101 视网膜脱离后神经视网膜的水肿囊腔

位于 Henle 纤维层

根据以上分析，由视网膜血管渗出的水肿液体大部分通过扩散到玻璃体腔吸收，部分经视网膜血管吸收，少部分经 RPE 吸收，因此视网膜内层的水肿液体能得以较快的吸收，不容易积聚液体。同时由于重力的作用，水肿液体更容易积聚到黄斑区的视网膜外层，而且更不容易吸收。因此，临床上看到大部分水肿囊腔位于视网膜外层，而神经纤维层、节细胞层等鲜有液体积聚。

水肿液从视网膜内层向玻璃体腔扩散必须经过内界膜，视网膜内界膜是半透膜，正常厚度约 1.8μm，糖尿病患者增厚可达 4.8μm。内界膜增厚或者视网膜表面有纤细密闭的膜形成时，有可能阻碍水肿液体的扩散和吸收，使液体积聚在内界膜和RPE之间形成的一个相对封闭的环境内。因此，对于某些神经纤维层或内界膜下有液体积聚的黄斑水肿患者，要注意可能存在内界膜增厚、功能障碍或者内界膜表面膜形成（图 102、图 103）。

（3）重力：由于重力作用，常使液体向下方以及黄斑区扩散，并在这些部位形成硬性渗出。

（4）液体的自由扩散：从血管内渗出的液体会因浓度梯度、渗透压梯度向周围自由扩散。

（5）其他因素：如组织间隙的毛细现象等。

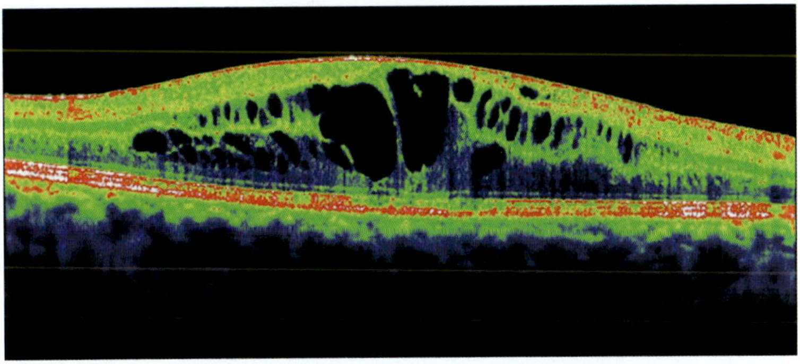

图 102　视网膜水肿的形态与分布

由于表面有非常纤细的视网膜前膜的牵拉，使水肿囊腔的形态不规则。神经纤维层也有水肿囊腔，可能是由于视网膜前膜与内界膜紧密粘连，影响了液体向玻璃体腔扩散

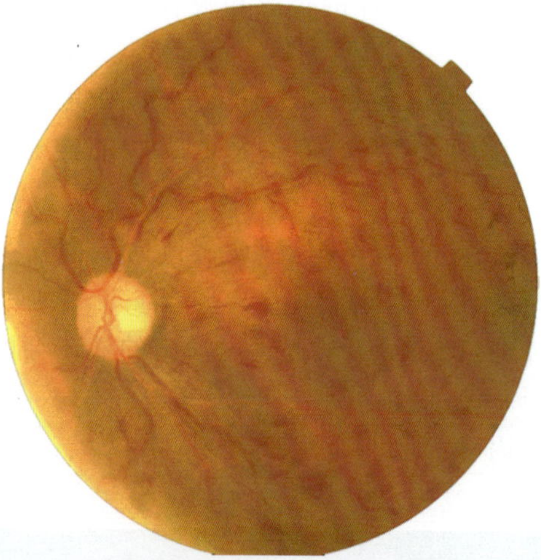

A

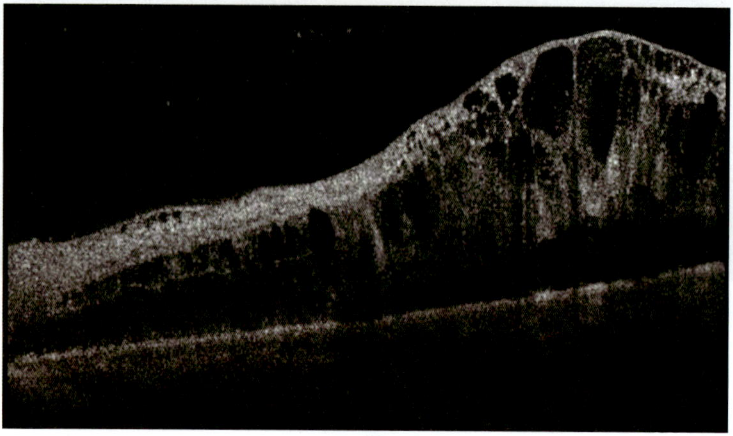

B

图 103 黄斑水肿囊腔的分布

A 为眼底彩照，视网膜静脉迂曲扩张，散在深、浅层出血，黄斑区纤细菲薄的膜形成。B 为经黄斑水平 OCT 扫描，视网膜内大量水肿囊腔，内界膜下神经纤维层也有大量囊腔形成

二、硬性渗出

(一)硬性渗出的基本特征

视网膜屏障功能破坏后,血浆渗出,渗出物中的水分一般数日或数周吸收,而其中的脂质或脂蛋白等吸收缓慢,沉积下来,呈黄色颗粒状、斑点状,也可称板块状、结晶状,称为硬性渗出(hard exudate)。硬性渗出出现在水肿吸收过程中,多沉积在水肿及未水肿组织的交界处。其形态可呈环形、弧形等,其渗出源位于环或弧的中心;黄斑区者可沿 Henle 纤维排列成星芒状或扇形,扇形展开部分所指方向多暗示渗出物的来源,若为星芒状则说明水肿累及到了整个黄斑。

绝大部分视网膜血管病形成的硬性渗出散在分布于视网膜内,而 Coats 病可形成大量团块状硬性渗出沉积于视网膜下。有时,Coats 病以外的其他一些眼底血管性疾病,如糖尿病性视网膜病变、视网膜静脉阻塞等,也可形成大量硬性渗出沉积于视网膜内和/或视网膜下,造成类似于 Coats 病一样的表现,称为继发性 Coats 反应。

硬性渗出主要位于视网膜内,呈黄色颗粒状,也有的呈结晶状(如年龄相关性黄斑变性、视网膜大动脉瘤);也可沉积于视网膜下(如 Coats 病、中心性浆液性脉络膜视网膜病变),呈团块状;或可扩散进入玻璃体腔(图 99、图 100),甚至形成结晶颗粒(如 Coats 病)。

硬性渗出常需数月或经年才吸收,新鲜的硬性渗出边界清晰、锐利,边缘圆钝,颜色鲜艳,饱满;而陈旧的硬性渗出因正在被巨噬细胞吸收过程中,常呈虫蚀状、锯齿状边界,颜色较晦暗,扁平。数量增加也提示有新的渗出,而减少说明为残余渗出(图 104、图 105)。新鲜渗出多分布在视网膜内,陈旧渗出可能残留、吸附于血管周围。

硬性渗出在吸收过程中可沉积在大血管尤其是动脉周围,但

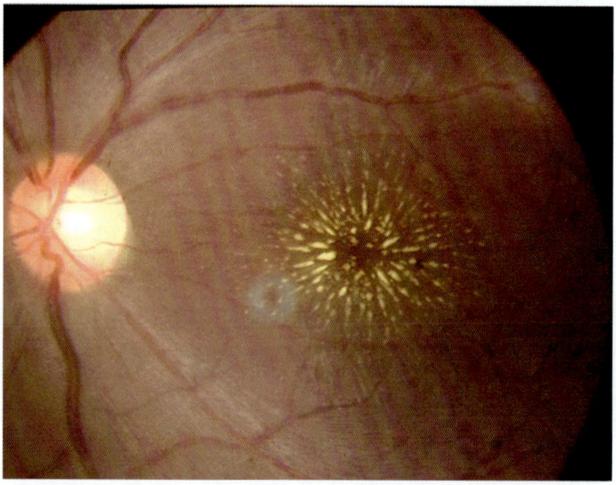

A

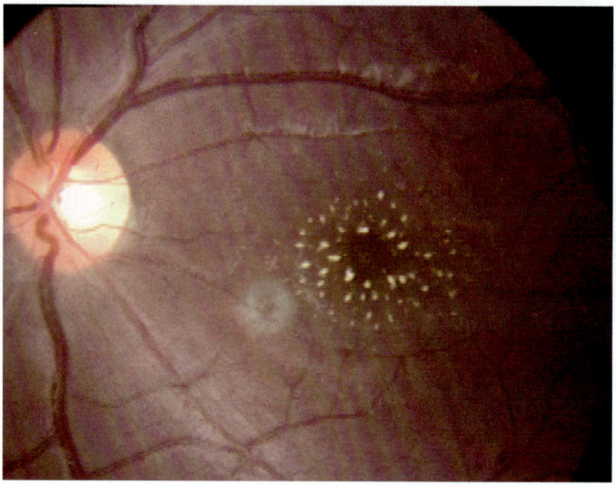

B

图 104 新鲜和陈旧的硬性渗出(1)

A 为新鲜的硬性渗出。B 为 1 个月后陈旧的硬性渗出

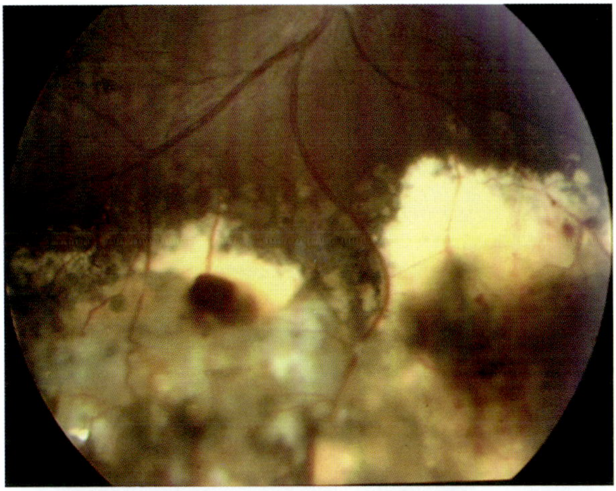

A

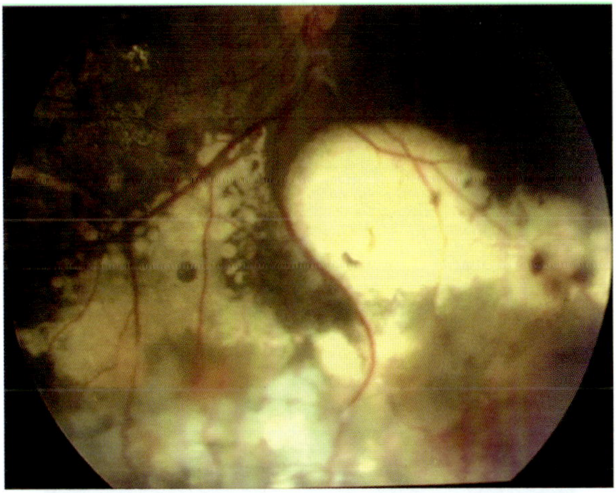

B

图 105　新鲜和陈旧的硬性渗出(2)

A 为陈旧的硬性渗出。B 为 4 个月后又出现新鲜的硬性渗出，说明又有活动性病变

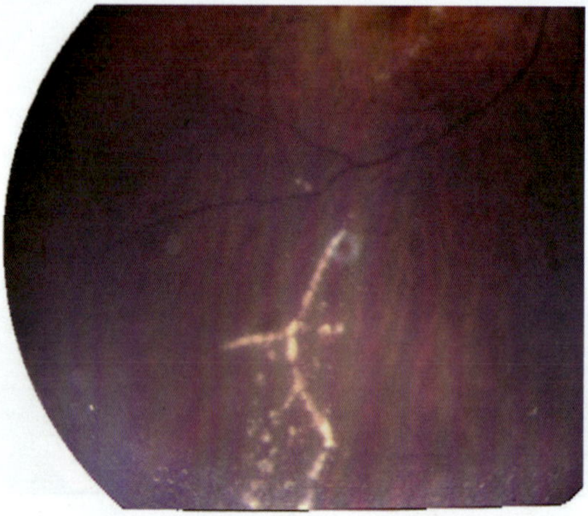

A

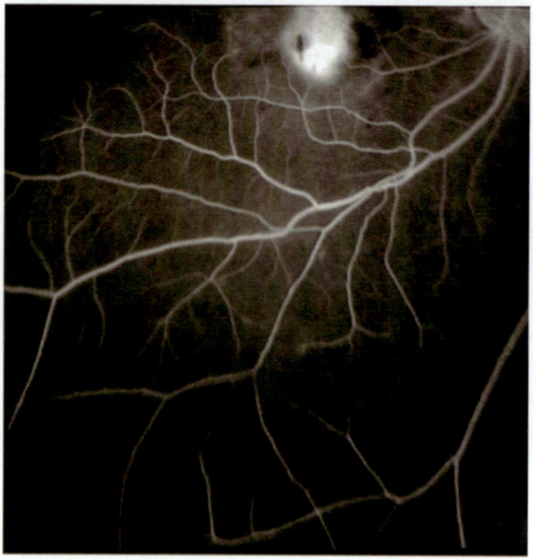

B

图 106 视网膜动脉管壁周围的硬性渗出(1)

该患者为年龄相关性黄斑变性

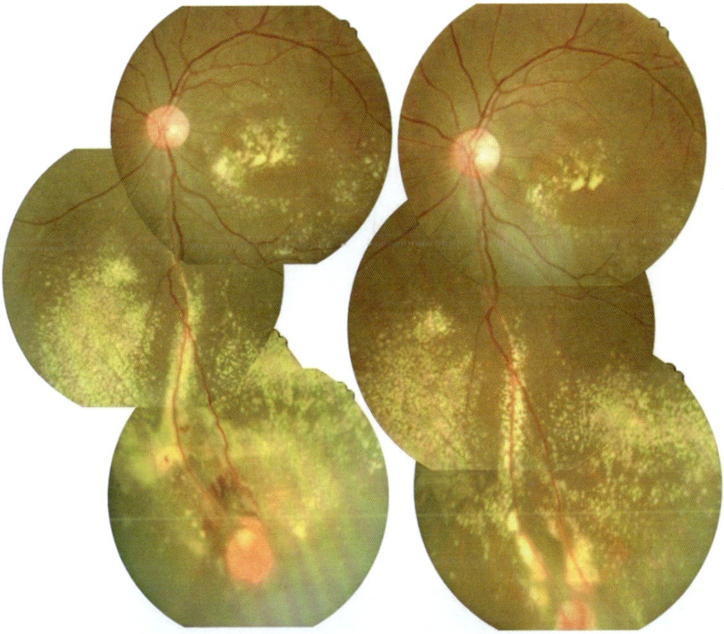

图 107　视网膜动脉管壁周围的硬性渗出(2)

右图为左图治疗 3 个月后，该患者为视网膜血管瘤

这些硬性渗出可能并非自这些大血管壁所渗出(图 106、图 107)。这是由于：大血管尤其是动脉隆起于视网膜表面，易于阻拦和吸附硬性渗出沉积于局部；动脉周围有无毛细血管区，使动脉周围的硬性渗出吸收较静脉周围慢。

(二)硬性渗出的 OCT 特征

OCT 可以清楚的显示硬性渗出主要位于视网膜的外丛状层、外核层，较致密的硬性渗出其后有声影，从而遮挡其后的组织信号(图 108～图 114)。黄斑中心凹的硬性渗出可位于外界膜层。神经视网膜下积液性水肿者硬性渗出可位于神经视网膜的外层，尤其是脱离的神经视网膜外界膜、外丛状层表面和 RPE 表面(图 115、图 116)。进一步可沉积于视网膜下，尤其在 Coats 病、

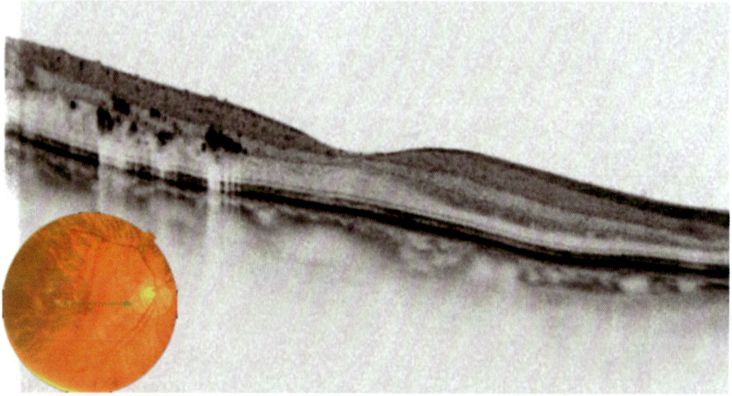

图 108　**硬性渗出(1)**

位于内核层、外丛状层、外核层(Henle 纤维)。其后有明显的声影

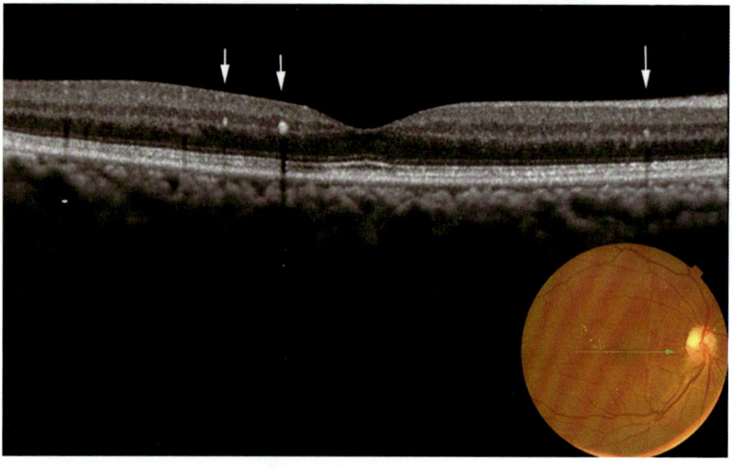

图 109　**硬性渗出(2)**

位于内核层和外丛状层，其后有声影(箭头)

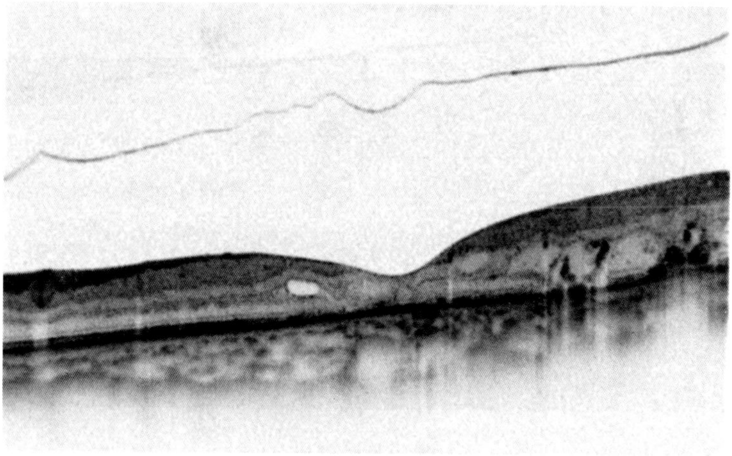

图 110 硬性渗出(3)

位于视网膜外层，累及外丛状层、外核层、外界膜，并排列呈花环状或珍珠项链样结构

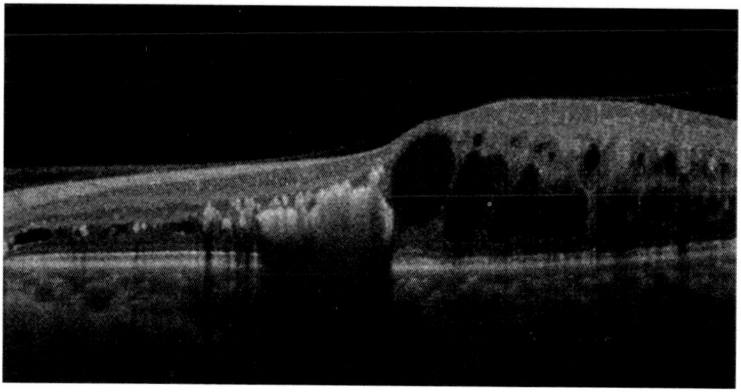

图 111 硬性渗出(4)

位于内核层、外丛状层、外核层

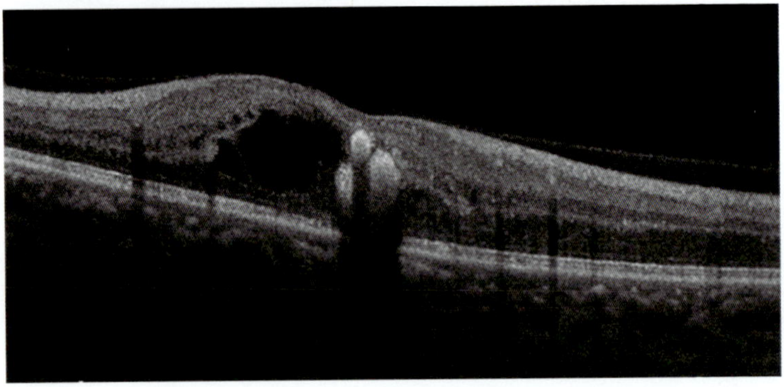

图 112 硬性渗出(5)

位于内核层的一个硬性渗出后方的声影将位于外丛状层的硬性渗出分成两部分

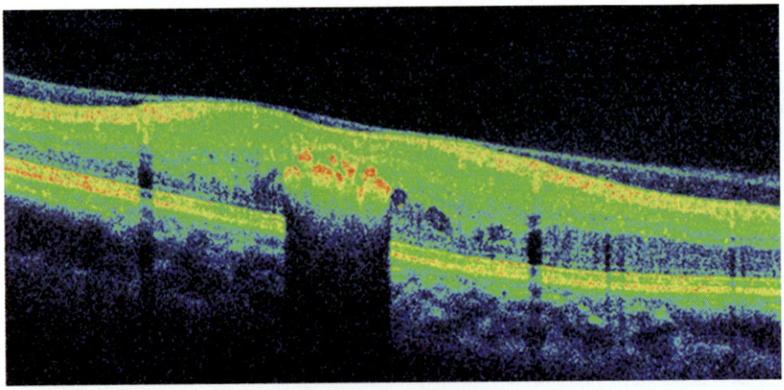

图 113 硬性渗出(6)

位于内核层、外丛状层的簇状硬性渗出及其后方融合在一起的声影

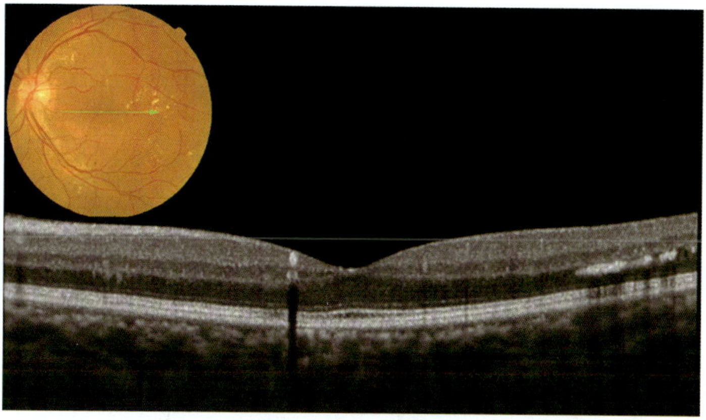

图 114　硬性渗出(7)

黄斑中心鼻侧的硬性渗出位于节细胞层，外核层的强反射可能是光线的伪影，其后有明显的遮蔽声影。黄斑中心颞侧的条索状硬性渗出位于外核层(Henle 纤维层)

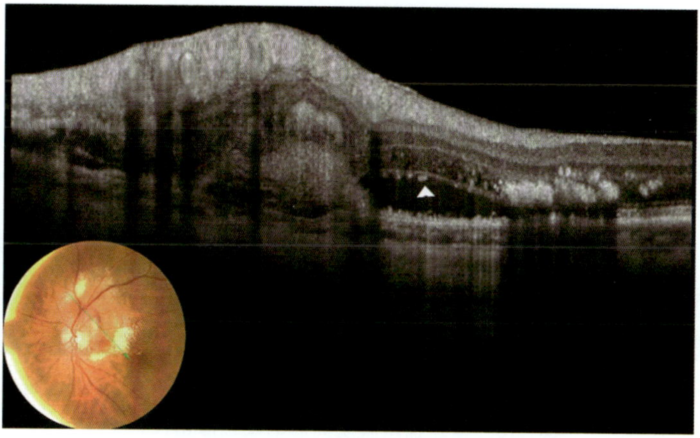

图 115　经视网膜脱离区的硬性渗出(1)

可见硬性渗出颗粒沉积于神经视网膜脱离区的内表面(箭头)和 RPE 表面，邻近区域的 Henle 纤维层、外丛状层、内核层也可见大量硬性渗出

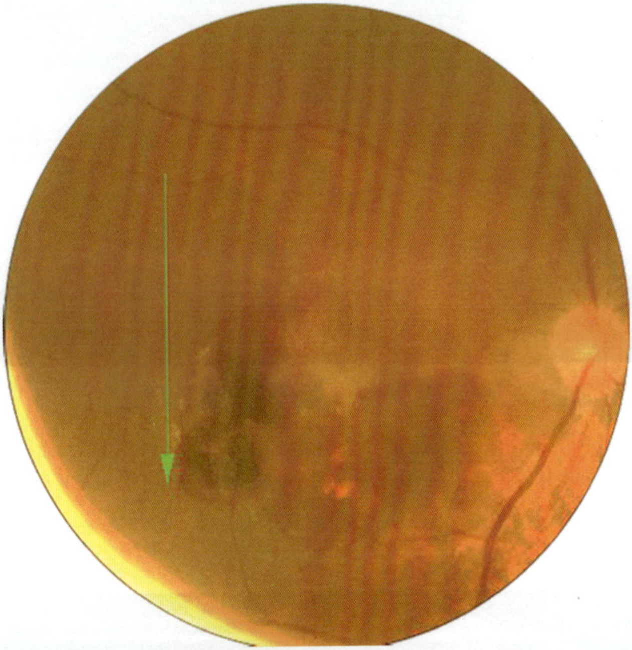

A

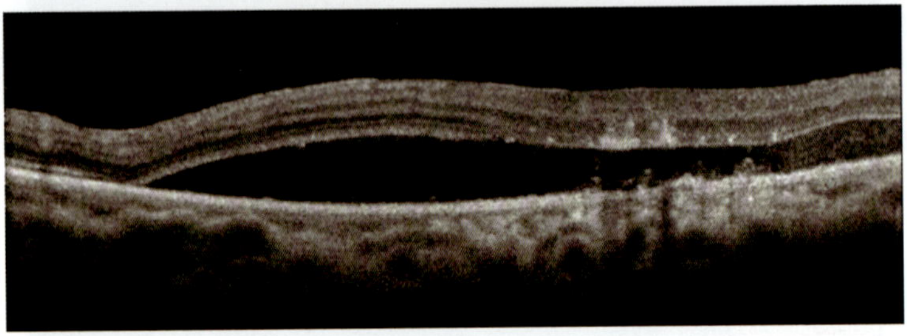

B

图 116 神经视网膜脱离区的硬性渗出(2)

A 为眼底彩照，后极部广泛出血，黄斑区黄白色病灶，出血区的颞侧散在黄白色硬性渗出。B 为经出血区颞侧硬性渗出区的垂直扫描，可见神经视网膜脱离，硬性渗出表现为脱离区神经视网膜外层的高反射，其后有声影

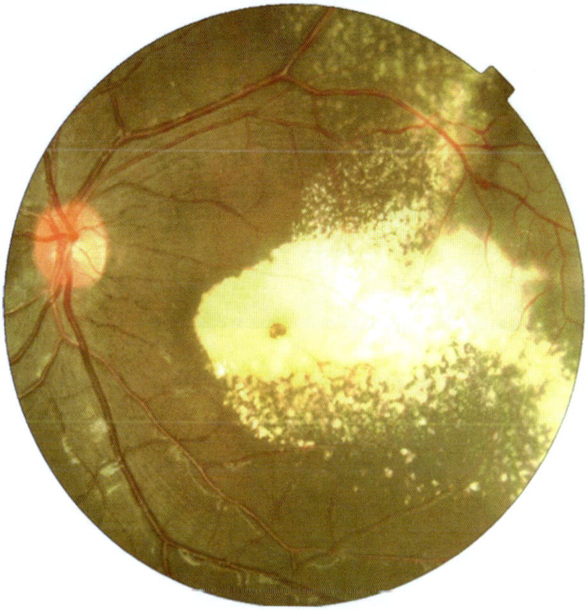

A

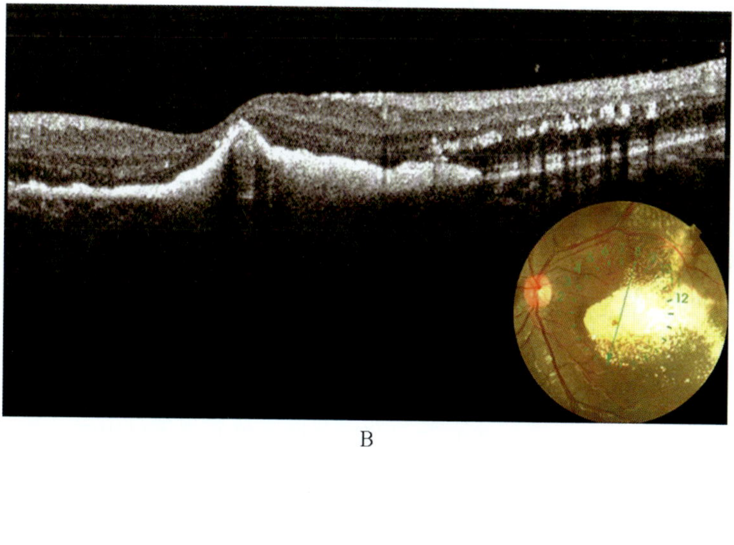

B

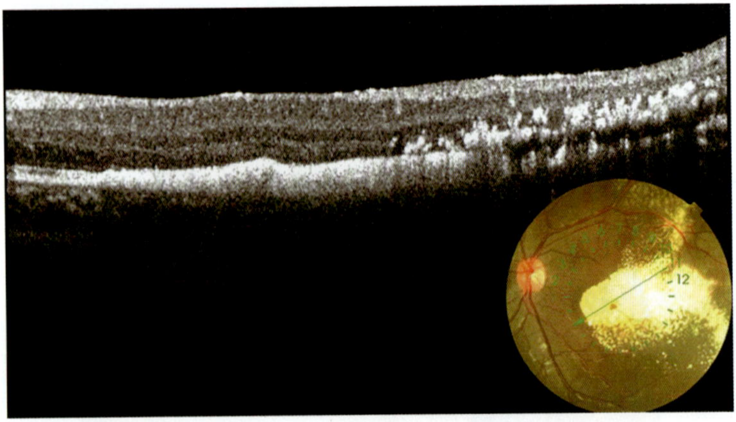

C

图 117　Coats 病的硬性渗出

A 为眼底彩照，可见大量黄白色硬性渗出。B、C 扫描可见大块的硬性渗出位于视网膜下，Henle 纤维层、外丛状层、内核层等也可见硬性渗出，其后有声影

严重中心性浆液性脉络膜视网膜病变（图 117）。玻璃体腔也可见硬性渗出的高反射颗粒（图 99、图 100）。

在硬性渗出出现之前或者在硬性渗出之外的部位，OCT 可以发现在视网膜各层有一些高反射颗粒（heperreflective foci，HF）（图 118、图 119），大小为 20～40μm，这些高反射颗粒可能代表了视网膜内脂质、蛋白的沉积，或者吞噬了脂质、蛋白的巨噬细胞（小胶质细胞），是硬性渗出的前身（在某些疾病，迁移的 RPE 细胞也可能表现为高反射颗粒）。这些沉积物，最终在外核层的边缘、外丛状层内等部位融合，形成硬性渗出。有时从血管渗出的液体很快被组织吸收，沉积下来的脂质未能形成临床可见的硬性渗出，但是 OCT 可以在这些临床前黄斑水肿的患者中发现脂质沉积形成的高反射点。有时沉积在水肿囊腔周围、微管壁瘤附近的高反射颗粒可排列成珍珠项链状。这些排列成珍珠项链形的花冠状高反射颗粒还需要与外层视网膜成管现象（outer retinal tubulation，ORT）鉴别（参见第 404 页）。

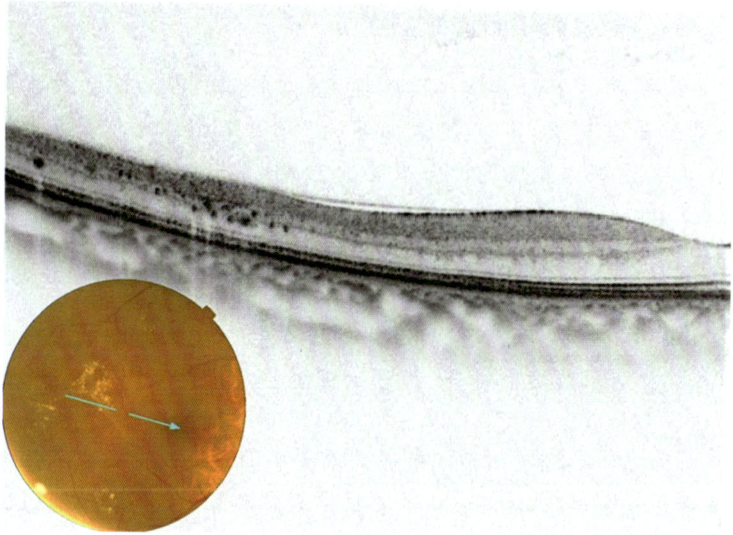

图 118　**硬性渗出的前体(1)**

可见视网膜内广泛高反射点，较大的其后有声影

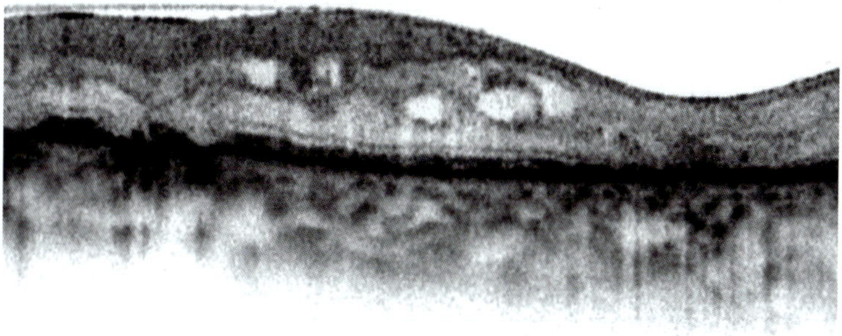

图 119　**硬性渗出的前体(2)**

分布于视网膜各层的高反射颗粒，有时在水肿囊腔的周围，形成珍珠项链样结构

三、棉绒斑和细胞内水肿

视网膜毛细血管前小动脉梗塞后，局部的神经细胞及其神经纤维缺血缺氧，产生细胞水肿（也称为细胞内水肿、混浊肿胀、水变性等），表现为形态不规则、大小不一、边界不清的棉絮状灰白色斑片，因此称为棉绒斑（cotton-wool spot），以往也称为软性渗出。但该病变事实上不是渗出，而是神经组织的缺血梗死。

当较大分支的动脉或者中央动脉阻塞时，更大范围的视网膜甚至整个视网膜缺血梗死，表现为视网膜弥漫性灰白色肿胀，尤以后极部特别是黄斑区明显，其病变实质与棉绒斑类似，都是神经组织的缺血梗死，但范围更大。临床上也常将这种病变描述为“水肿”，但通常所说的水肿是细胞外液体积聚，因此准确地说这种病变宜描述为“视网膜混浊肿胀”（表 4）。

表 4　视网膜水肿与视网膜混浊肿胀的鉴别

视网膜水肿	视网膜混浊肿胀
细胞外水肿	细胞内水肿
视网膜屏障功能破坏、渗漏增加，导致液体在细胞外积聚	视网膜动脉闭塞，组织缺血缺氧，细胞肿胀、增大、细胞内液体增多
视网膜增厚，黄斑区者可有囊样外观	视网膜弥漫灰白混浊，局限性的动脉梗塞呈灰白棉絮状外观（棉绒斑）
液体吸收后遗留硬性渗出	与硬性渗出无关
OCT 可见细胞外液体积聚形成的液性囊腔	OCT 表现为组织增厚、反射增强，细胞外无液体积聚

细胞缺血缺氧引起细胞肿胀增大，但细胞间液体并不增多，因此 OCT 表现为反射增强的视网膜增厚，其后可有声影（图 120）。一般看不到液体囊腔，偶尔伴有血管内液体渗出时，可出现

少量液性囊腔，此时为细胞内水肿合并细胞外水肿。由于视网膜血管位于视网膜内五层，外五层没有血管，因此，不同部位、不同组织的缺血缺氧导致的视网膜肿胀在 OCT 中可有不同的表现：

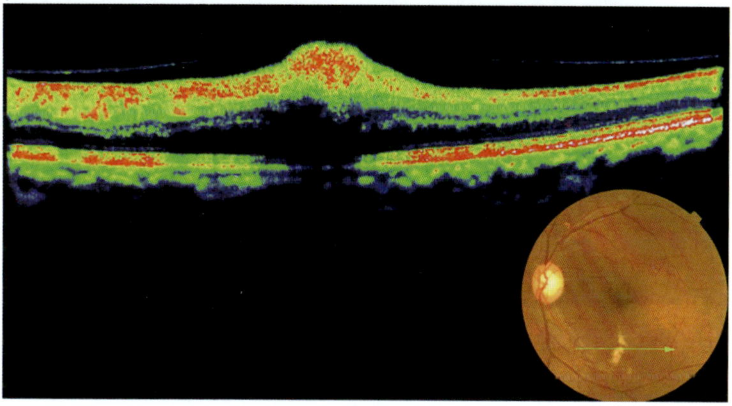

图 120 棉绒斑(1)

表现为视网膜神经纤维层的高反射信号，其后有声影

1. *视网膜第二、二级神经元均受累(内中层病变)* 视网膜血管位于视网膜内五层，涉及这两级神经元，当视网膜中央动脉阻塞、或视网膜分支动脉阻塞时，视网膜内层缺血，第二、三级神经元均缺血肿胀，OCT 表现为外丛状层以内各层均肿胀增厚、反射增强(图 121～图 125)。有时，内层肿胀严重，反射信号太强，以至于后方的声影遮挡太重，OCT 上难以分辨肿胀的具体层次(图 124)。病变消退后，视网膜内中层的细胞因缺血而坏死、丢失，因此，OCT 显示视网膜变薄、内层萎缩丢失(参见第 277 页“视网膜内中层萎缩、变薄”)。

2. *仅第三级神经元受累或仅神经纤维层受累(内层病变)* 如棉绒斑，视网膜前小动脉阻塞。是视网膜的浅层毛细血管网(superficial capillary plexus，SCP)缺血所致。OCT 表现为神经纤维层或神经纤维层及节细胞层肿胀增厚(图 126)。

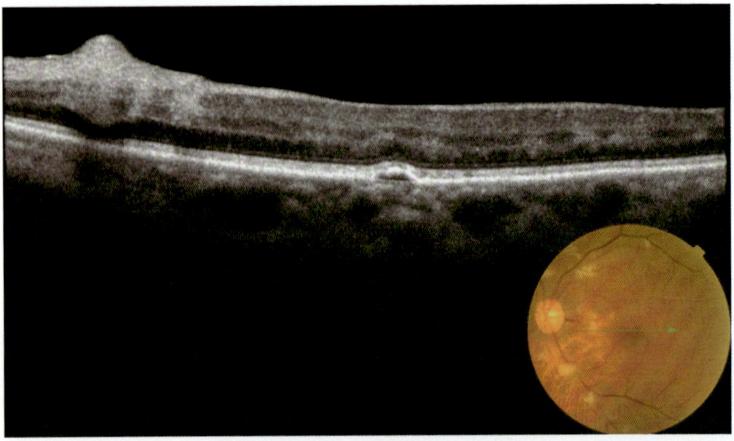

图 121 **棉绒斑(2)**

细胞肿胀，OCT 上表现为视网膜内层的高反射信号及后方声影。高反射信号累及神经纤维层、节细胞层、内丛状层、内核层、外丛状层，说明节细胞、双极细胞均受累。外丛状层的肿胀向外层凸出，神经纤维的肿胀向玻璃体腔凸出

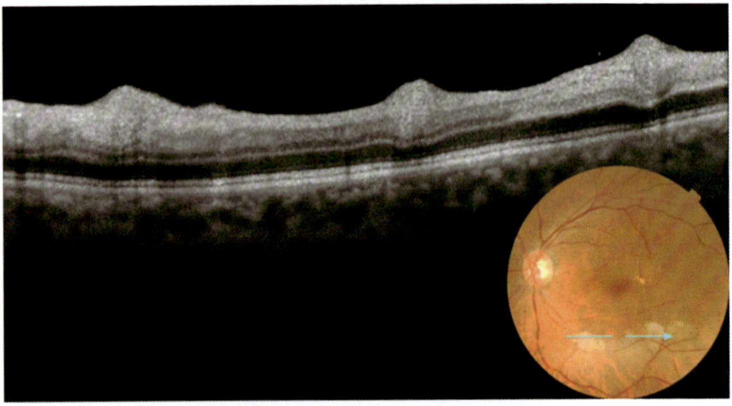

图 122 **视网膜分支动脉阻塞**

OCT 显示视网膜肿胀区域的外丛状层以内均反射增强、增厚，其后有轻微的遮挡效应。几处隆起明显的区域为视网膜血管所在部位

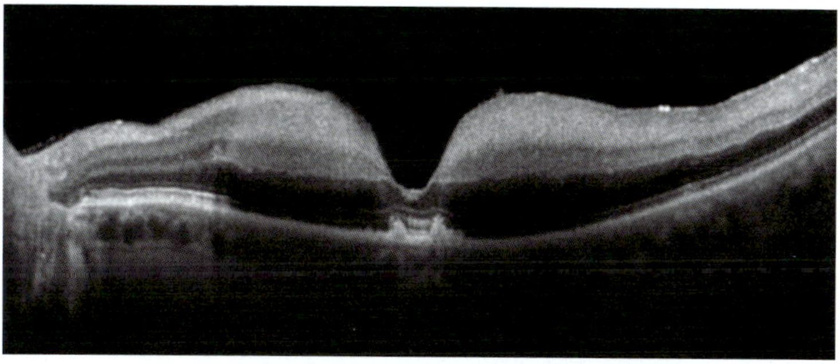

图 123　视网膜细胞内水肿

视网膜动脉阻塞所致。外丛状层及其以内各层均肿胀增厚、反射增强，其后声影遮挡

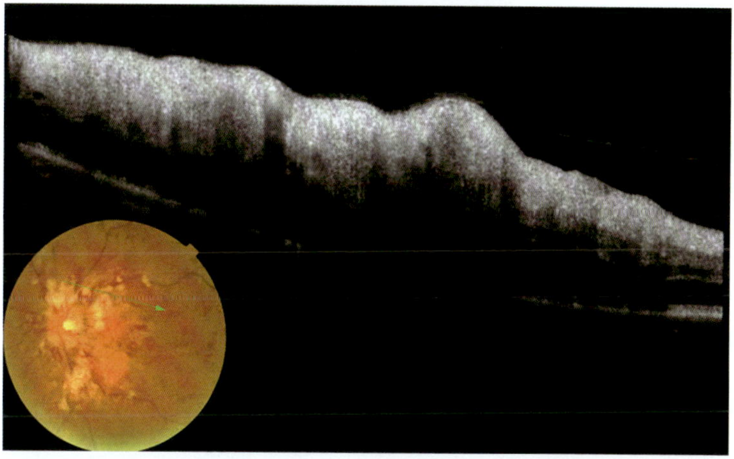

图 124　棉绒斑(3)

可见视网膜肿胀增厚，内层反射增强，并有非常明显的声影

3. 仅第二级神经元受累(中层病变)　OCT 显示双极细胞相关的视网膜各层(内丛状层、内核层、外丛状层)反射信号增强，尤以外丛状层最显著，而视网膜节细胞相关的各层并无反射信号增强。如视网膜分支动脉阻塞(图 127)。是视网膜的深层毛细血管网

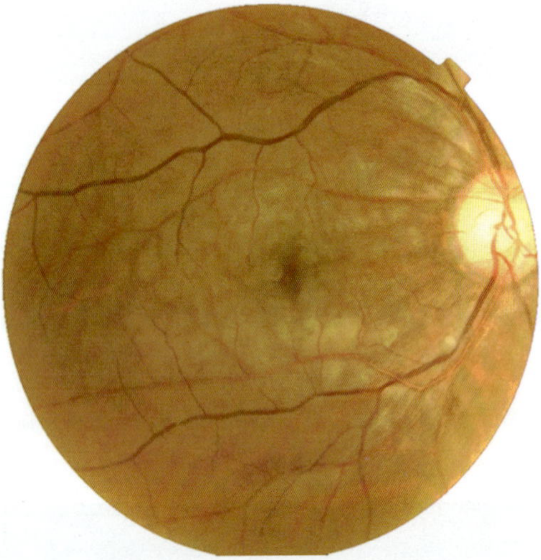

A

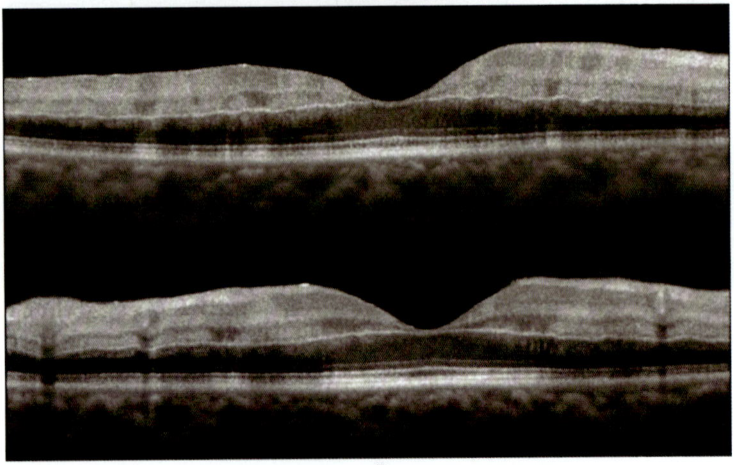

B

图 125 **右眼视网膜中央动脉阻塞**

A 为眼底彩照，可见后极部视网膜弥漫混浊肿胀。B 为经黄斑中央水平（上图）和垂直（下图）扫描，可见外丛状层以内组织反射信号增强，其后轻微声影遮挡

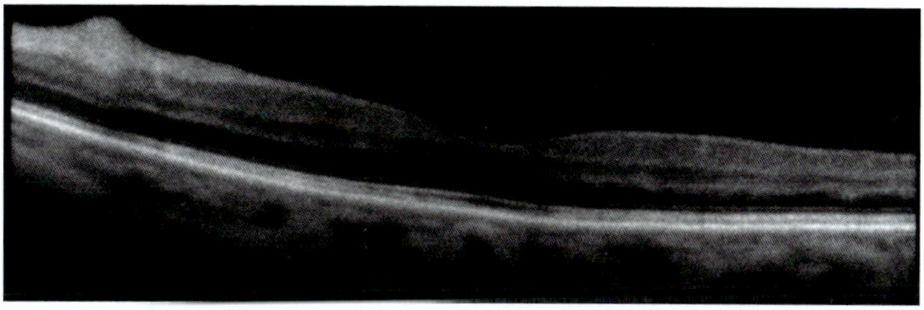

图 126　**棉绒斑(4)**

仅表现为神经纤维的肿胀，其后各层仅受压向后推挤，本身并无增厚

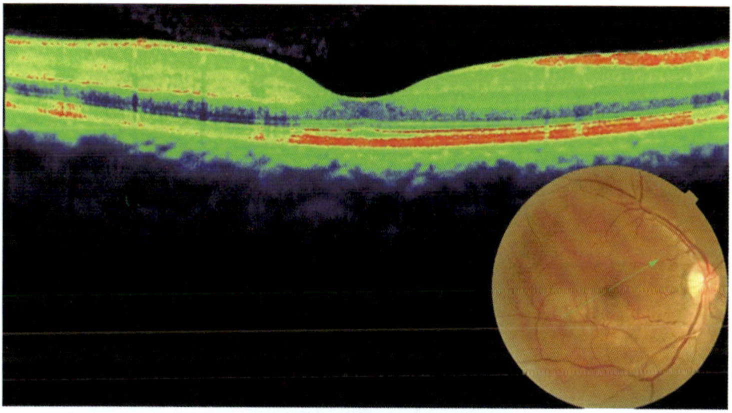

图 127　**细胞内水肿**

视网膜分支动脉阻塞所致。OCT 示双极细胞相关的视网膜各层（内丛状层、内核层、外丛状层）反射信号增强，尤以外丛状层最显著，而视网膜节细胞相关的各层并无反射信号增强

(deep capillary ischemia，DCP)缺血导致，曾有人将其称为急性中层旁中心黄斑病变(paracentral acute middle maculopathy，PAMM)。

4. 视网膜全层三级神经元均受累（全层病变）　眼动脉阻塞时，视网膜中央动脉系统和睫状血管系统均缺血，视网膜全层缺血肿胀。此时，黄斑区肿胀隆起明显，但与囊样黄斑水肿不同的是，肿胀增厚的组织内没有液性囊腔，并有明显的遮挡声影（图 128）。

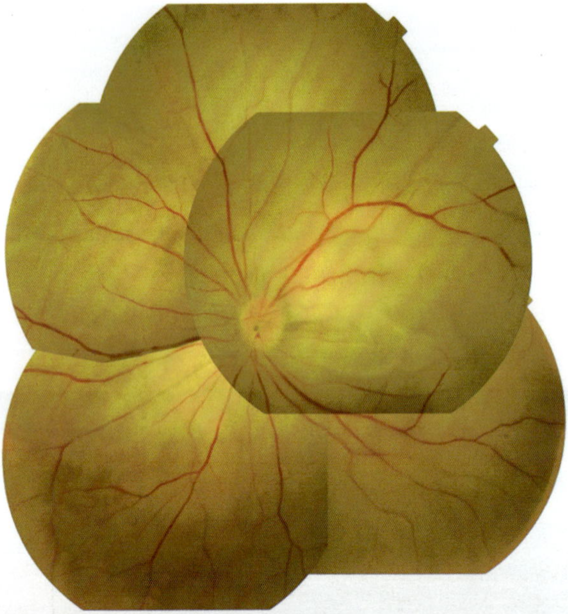

A

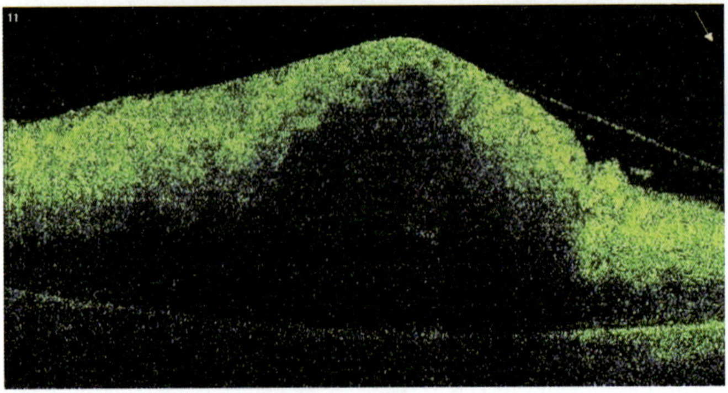

B

图 128 眼动脉阻塞后视网膜全层肿胀增厚

A 为眼底彩照，可见视网膜弥漫缺血肿胀。B 为 OCT 扫面，可见视网膜全层肿胀增厚，由于是细胞内水肿，增厚的视网膜组织内没有液性囊腔（这是与水肿的区别）

四、出血

(一)视网膜浅层出血

由视网膜浅层毛细血管破裂引起的出血，位于神经纤维层。血液沿神经纤维的走向排列，因此呈线状、条状、火焰状。因部位浅，因此颜色较鲜红。

视网膜浅层出血因血液播散在神经纤维层内，因此在 OCT 上表现为神经纤维层增厚，反射增强，由于出血的遮挡效应，常使内层以及外层结构模糊不清，出血渗出的血浆析出后可积聚在附近形成水肿囊腔(图 129～图 132)，薄的浅层出血可仅表现为局部反射增强，神经纤维层增厚不明显，有时后方的声影也不明显(图 132)。

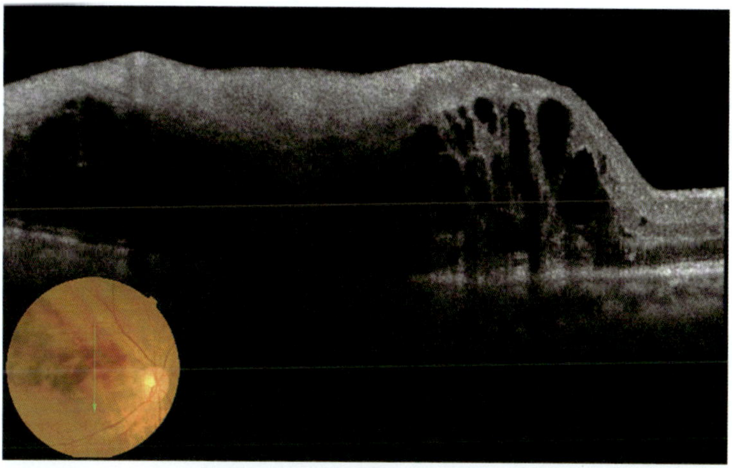

图 129　视网膜浅层出血(1)

可见神经纤维层弥漫增厚，其后因出血遮挡，结构不清，邻近部位可见视网膜水肿囊腔

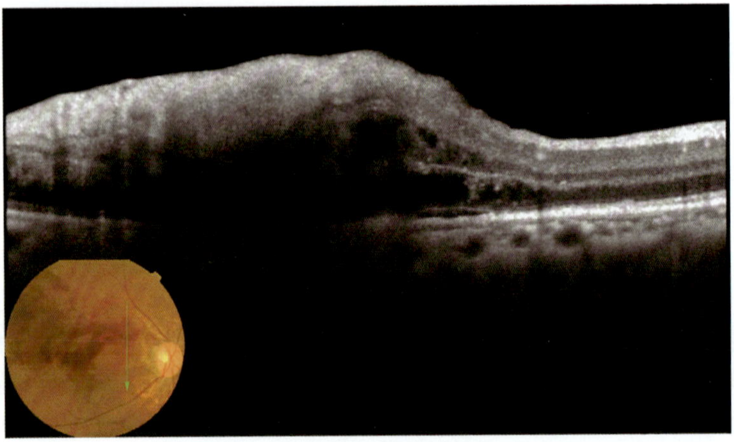

图 130　**视网膜浅层出血(2)**

可见神经纤维层显著增厚,因出血遮挡,其后结构不清

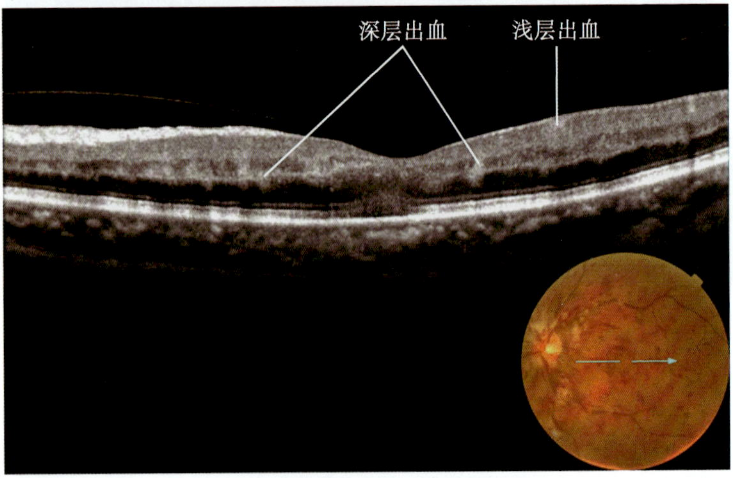

图 131　**视网膜深层和浅层出血(1)**

可见深层出血呈位于内核层、外丛状层、外核层附近的高反射信号;浅层出血为神经纤维层和节细胞层的高反射信号。出血后方常有声影

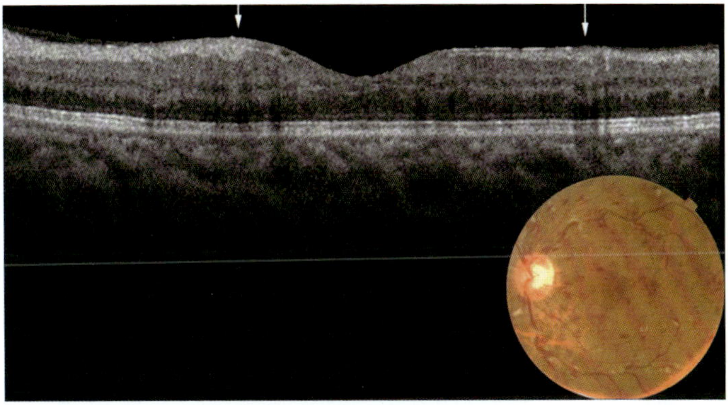

图 132 视网膜浅层出血(3)

可见神经纤维层局部增厚、反射增强，其后有声影(箭头)

(二)视网膜深层出血

由视网膜深层毛细血管破裂引起的出血，位于外丛状层与内核层之间，因此处视网膜呈纵行构筑结构，因此其间的出血呈小圆点状或斑状，部位深在，故色稍暗红，OCT 下表现为内核层、外丛状层附近的高反射信号，其后可有声影(图 131、图 133、图 134)。

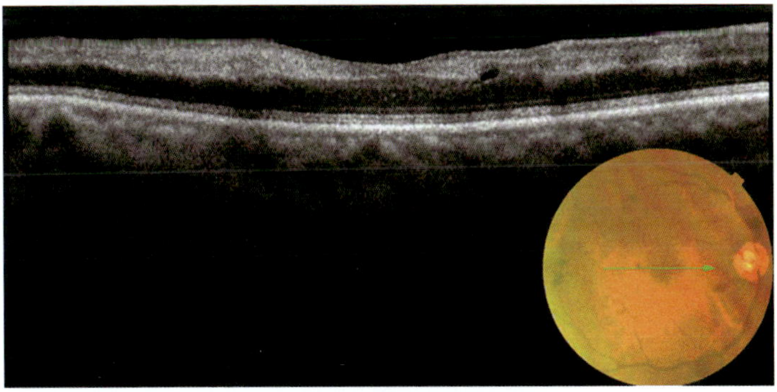

图 133 视网膜深层出血

经黄斑区水平扫描，显示视网膜外丛状层、内核层、内丛状层附近反射增强，其后有轻微声影

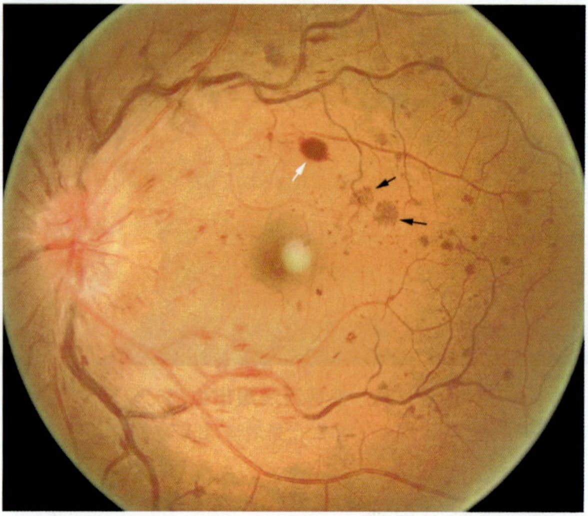

A

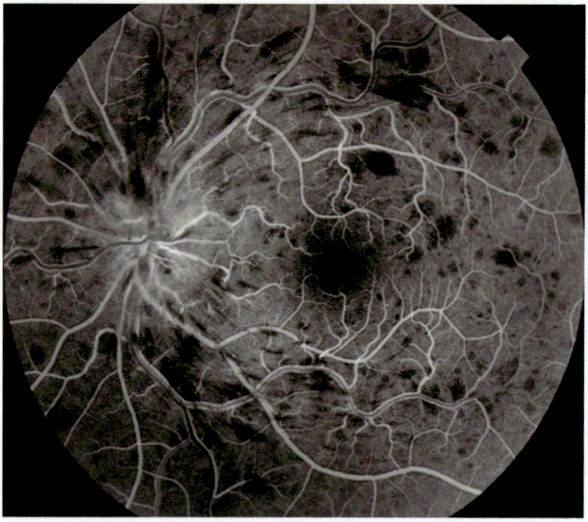

B

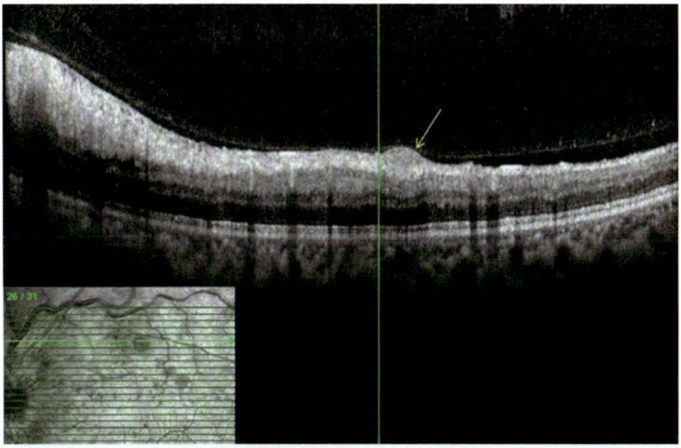

C

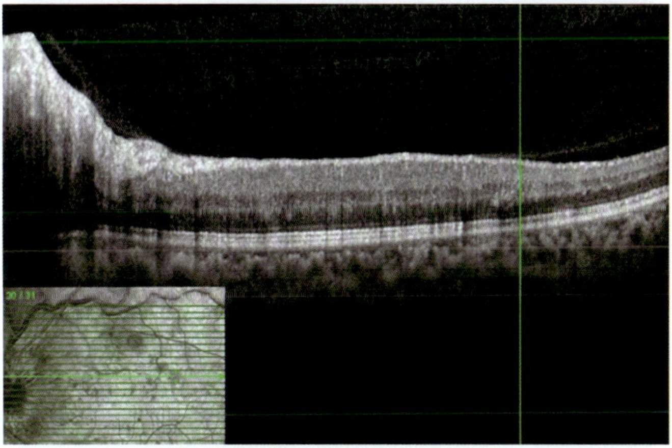

D

图 134　视网膜浅层和深层出血(2)

A 为眼底彩照，可见视乳头充血水肿、视网膜静脉迂曲扩张，视网膜散在浅层火焰状(白箭头)、深层圆点或斑状出血(黑箭头)。B 为 FFA，可见视网膜血管被浅层出血部分遮蔽，但不被深层出血所遮蔽。C、D 分别为经过浅层、深层出血的 OCT 扫描，可见浅层出血表现为视网膜神经纤维层局限性增厚、隆起，反射增强，其后有轻微的声影；深层出血表现为内核层、外丛状层附近的反射增强，其后也有轻微的声影

(三)视网膜前出血

出血位于视网膜内界膜与玻璃体后界膜之间即玻璃体下出血(subhyaloid hemorrhage)(图 135)或者内界膜下出血(sub-internal limiting membrane hemorrhage)(图 136、图 137)。OCT 的

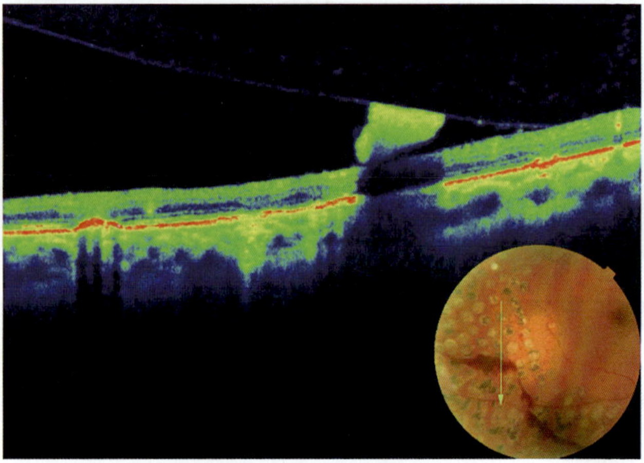

图 135 视网膜前出血(1)

位于玻璃体后界膜和视网膜内界膜之间,玻璃体部分后脱离,出血后方声影明显

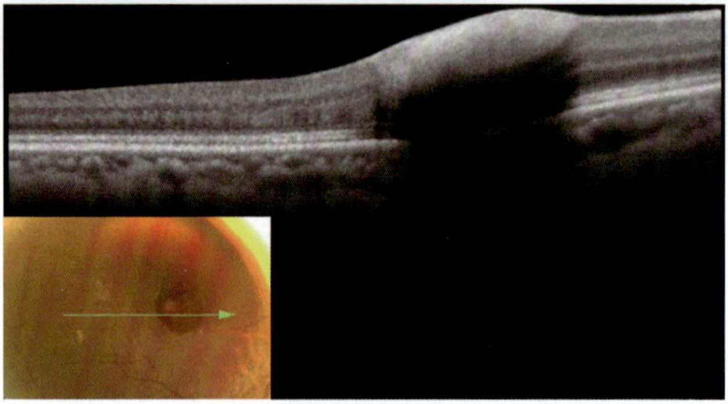

图 136 视网膜前出血(2)

位于内界膜下,推挤神经纤维层。OCT 显示内界膜下神经纤维层高反射,其后声影遮蔽

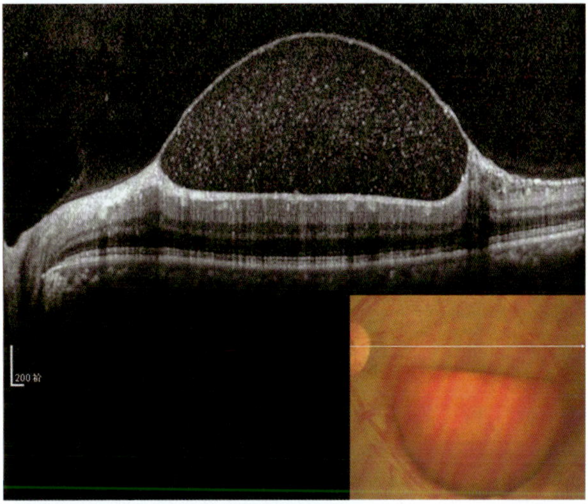

A

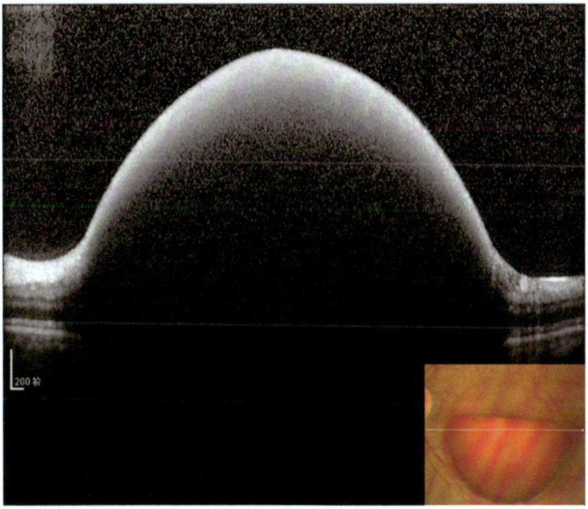

B

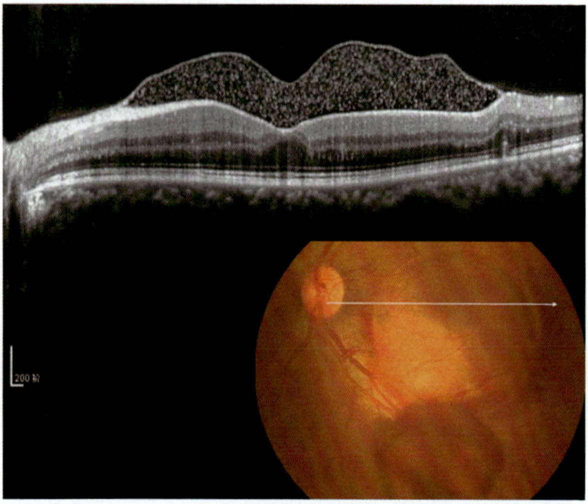

C

图 137 视网膜前出血(3)

位于内界膜下。A 中彩图可见出血呈舟状，下方为红色的血细胞沉积，上方为血清，经上方血清 OCT 扫描显示视网膜内界膜(可能还有少量表层神经纤维)下的液性暗区，其中并有大量点状高反射信号。B 为经下方血细胞沉积区的 OCT 扫描，出血表面呈高反射信号，其下有中高反射信号，随后信号遮蔽，有明显的声影。C 为激光将表面的视网膜内界膜击破、出血引流至下方的玻璃体后，原视网膜前出血的腔内恢复透明，此时 OCT 扫描显示腔内大量高反射颗粒，原先的视网膜前出血是位于视网膜内界膜(可能还有部分神经纤维)与其下方的神经纤维之间，注意鼻侧和颞侧已经部分后脱离的玻璃体后界膜

出现，可以较容易地分辨这两个部位的出血。受重力作用，血细胞下沉，因此出血多呈现为半月形、半球形或舟状，上方可见一水平液面。出血呈高信号，后方有声影。

(四)视网膜下出血

出血位于神经上皮与视网膜色素上皮之间(图 138～图 140)，因表面的神经视网膜为透明结构，因此颜色较鲜红，边界清晰。

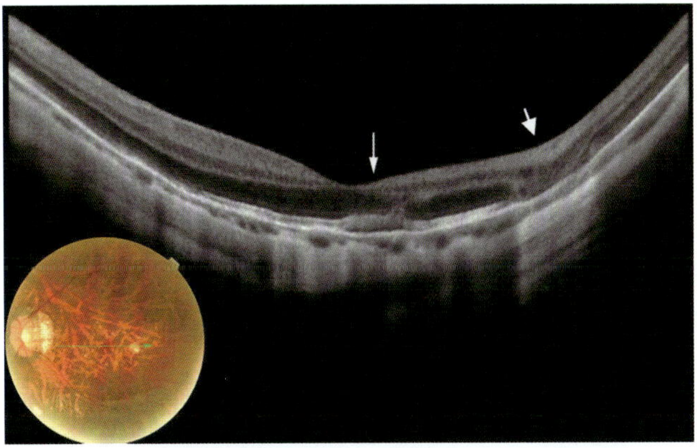

图 138 **视网膜下出血(1)**

高度近视所致黄斑下少量出血，可见出血位于视网膜外层色素上皮表面(小箭头)，大箭头所指处为局限性 RPE 及光感受器、脉络膜毛细血管萎缩，局部视网膜内层组织塌陷

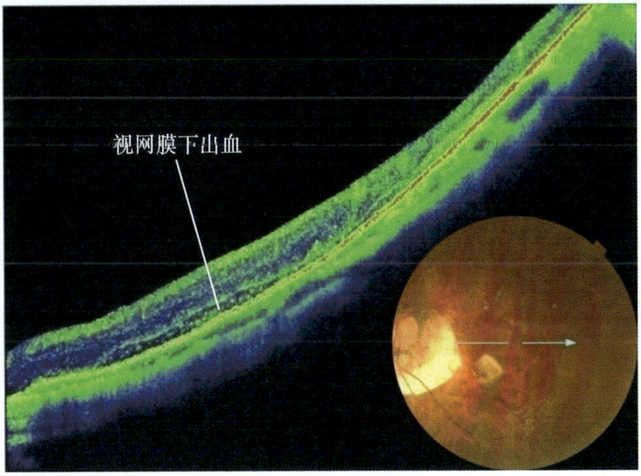

图 139 **视网膜下出血(2)**

清晰显示出血位于 RPE 之前

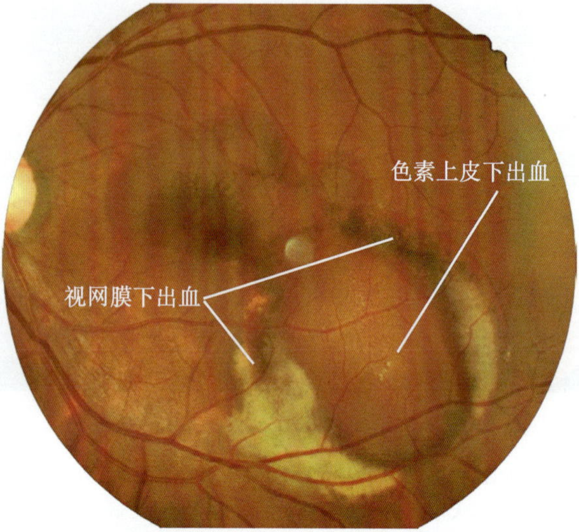

A

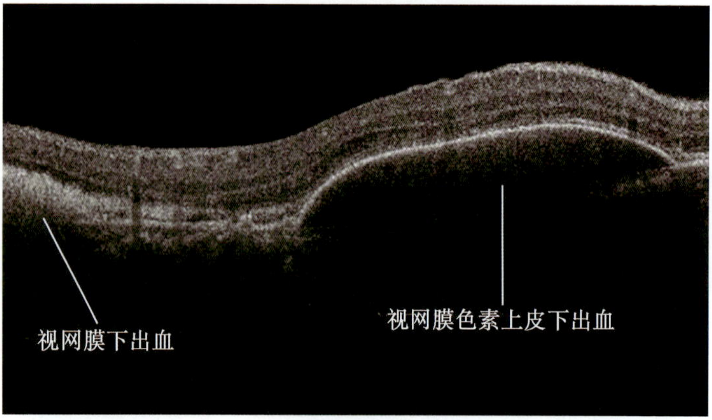

B

图 140　视网膜下出血和视网膜色素上皮下出血

A 为眼底彩像，因出血较为陈旧，出血降解，因此颜色呈黄白色；而色素上皮下的出血由于有 RPE 的遮挡，颜色与正常视网膜的颜色较为接近。B 为 OCT，清晰显示出血位于视网膜的层次，注意视网膜色素上皮下出血的后方还隐约可见 Bruch 膜的反射（其内为浆液血液混合液）

(五)视网膜色素上皮下出血

即出血性色素上皮脱离。来自脉络膜新生血管或者脉络膜毛细血管。出血位于视网膜色素上皮和 Bruch 膜之间,表面有黑色不透明的 RPE 层覆盖,因此颜色与正常视网膜的颜色较近,或者表现为黑灰色或黑红色边界欠锐利的隆起病灶。OCT 下可见 RPE 隆起,在出血的后方有时可见 Bruch 膜和脉络膜的反射信号(图 141～图 143)。出血较厚时,Bruch 膜和脉络膜的反射信号仅在病灶边缘出血较薄的部位才可辨,或模糊不清。可同时伴有神经视网膜下积液、神经视网膜内水肿。

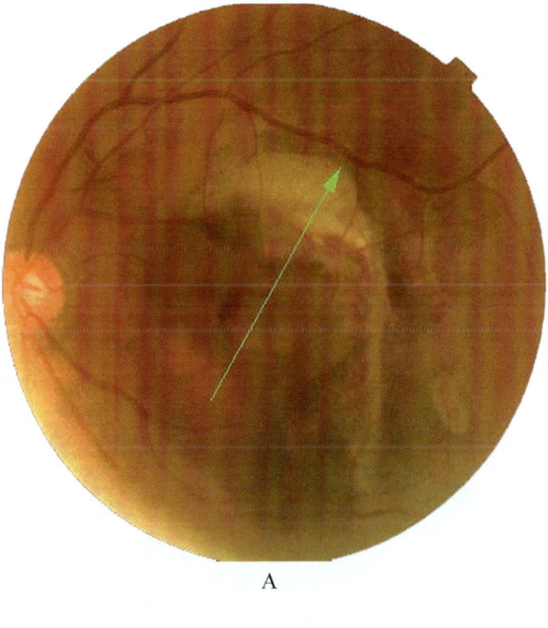

A

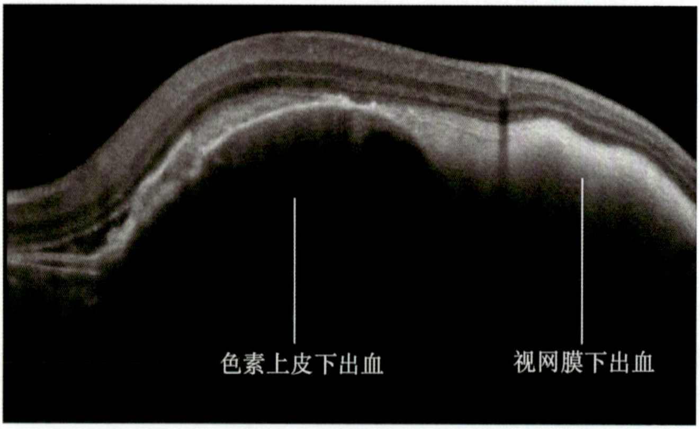

B

图 141 视网膜色素上皮下出血和视网膜下出血

A 为眼底彩照，陈旧的视网膜下出血呈黄白色。B 为 OCT 扫描，清晰显示色素上皮下出血和视网膜下出血的层次

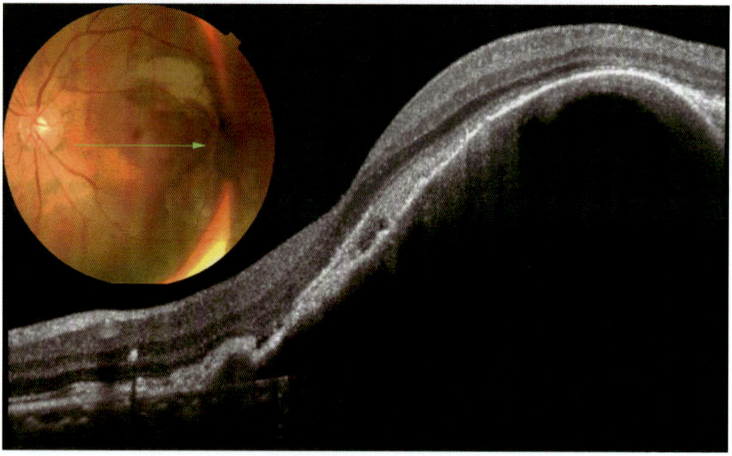

图 142 视网膜色素上皮下出血(1)

出血区边缘仍可见 Bruch 膜反射

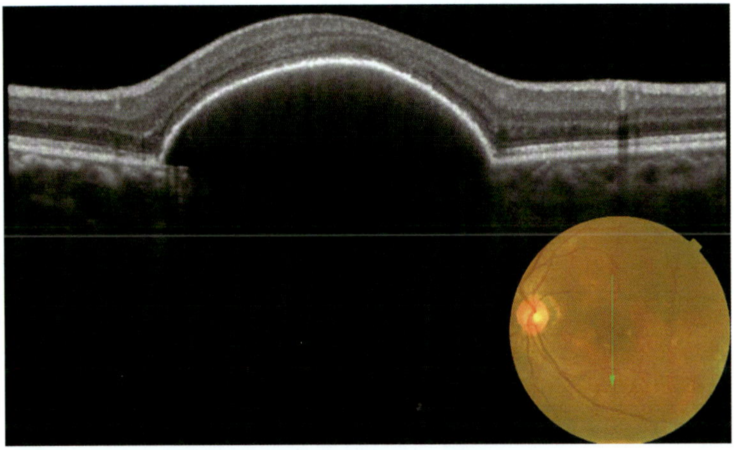

图 143　视网膜色素上皮下出血(2)

出血区边缘仍可见 Bruch 膜反射

(六)脉络膜出血

来自脉络膜新生血管或者脉络膜毛细血管，出血位于脉络膜内(RPE 和 Bruch 膜下)，因表面有黑色不透明的 RPE 层覆盖，因此表现为黑灰色或黑红色边界欠锐利的隆起病灶(血肿)，需注意与脉络膜肿瘤鉴别。OCT 显示出血位于 RPE 以及 Bruch 膜下。

五、视网膜劈裂

视网膜劈裂(retinoschisis)是指由视杯内层发育的神经视网膜内出现层间裂开。视网膜劈裂分为先天性和获得性(表 5)。

(一)先天性视网膜劈裂

先天性视网膜劈裂又称遗传性视网膜劈裂，即青少年性视网膜劈裂(图 144～图 148)。其劈裂腔位于内核层，OCT 表现与囊样黄斑水肿不易鉴别(表 6)。

表 5 先天性视网膜劈裂与获得性视网膜劈裂的鉴别

先天性视网膜劈裂	获得性视网膜劈裂
先天性因素	后天变性性疾病或继发于其他视网膜疾病
劈裂腔位于内核层	劈裂腔可位于神经纤维浅层、神经纤维深层、节细胞层、内核层、Henle 纤维层、外核层等
劈裂腔形态较规整，呈裂隙状，有柱状连接	劈裂腔形态多种多样，不规则

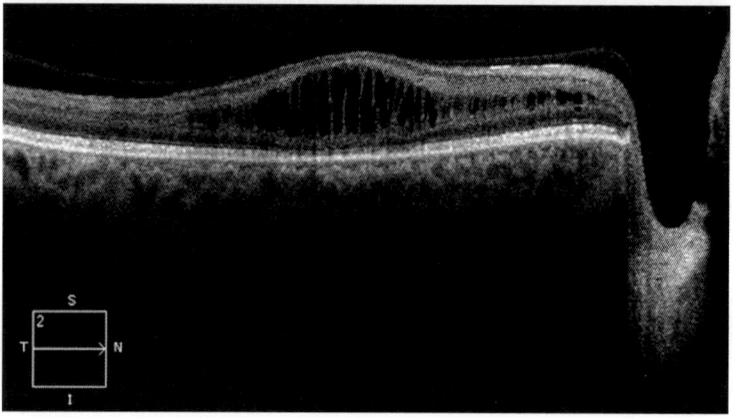

图 144 青少年性视网膜劈裂(1)

可见劈裂腔位于内核层，呈垂直裂隙状，腔隙内有柱状连接，但柱状连接常有断裂呈石笋或石钟乳状

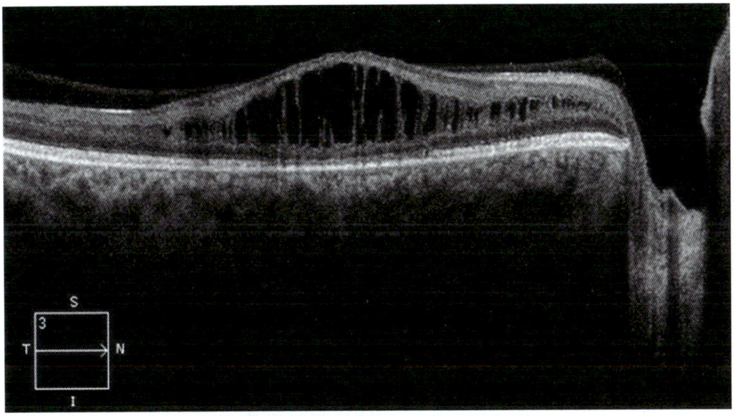

图 145 青少年性视网膜劈裂(2)

内核层劈裂腔内的柱状连接大部分断裂、腔隙扩大

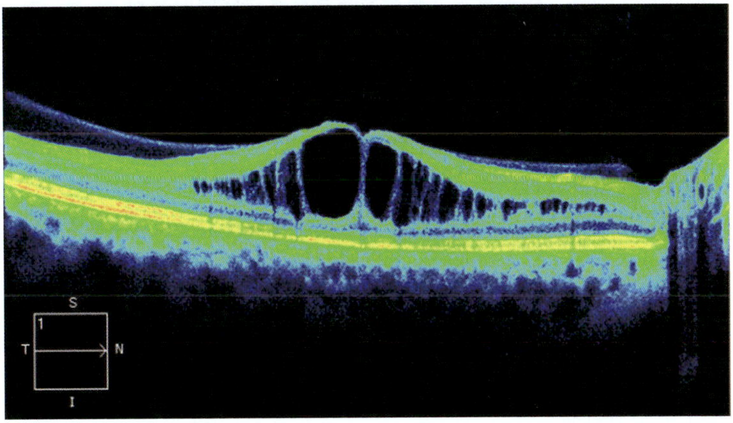

图 146 青少年性视网膜劈裂(3)

中心小凹两侧内核层内的劈裂腔隙较大、柱状连接完整，与囊样黄斑水肿类似，但大囊腔的形态不规则

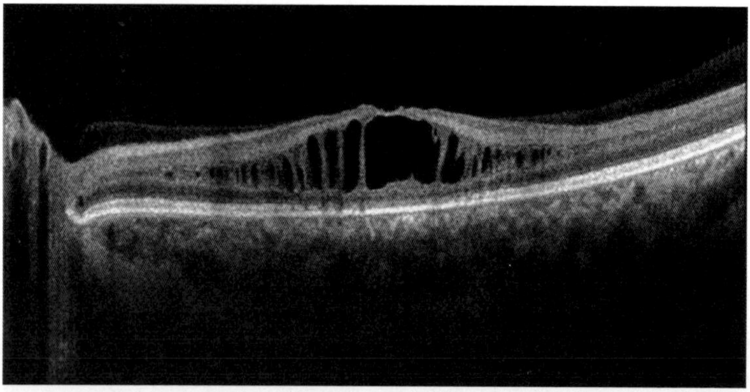

图 147 青少年性视网膜劈裂(4)

中央的劈裂腔内柱状连接消失、囊腔融合，形态不规则，其后外丛状层、外核层等结构清晰完整

表 6 先天性视网膜劈裂与囊样黄斑水肿的鉴别

先天性视网膜劈裂	囊样黄斑水肿
先天因素使视网膜内产生腔隙，主要位于内核层	视网膜血管渗漏使液体积存于组织间隙
造影无荧光渗漏、积存	造影通常有荧光渗漏、积存
OCT 下大的囊腔位于内核层	大的囊腔较常见于 Henle 纤维层
视网膜其他层次一般无囊腔	视网膜其他层次也可有囊腔
囊腔呈裂隙状	因囊腔内液体有压力，囊腔常呈垂直双凸椭圆形
囊腔间的柱状连接常断裂，呈石笋、石钟乳状	囊腔间的柱状连接一般完整
视网膜的其他部位可有类似劈裂表现	视网膜其他部位也可有水肿，以及引起水肿的视网膜血管病或其他病变

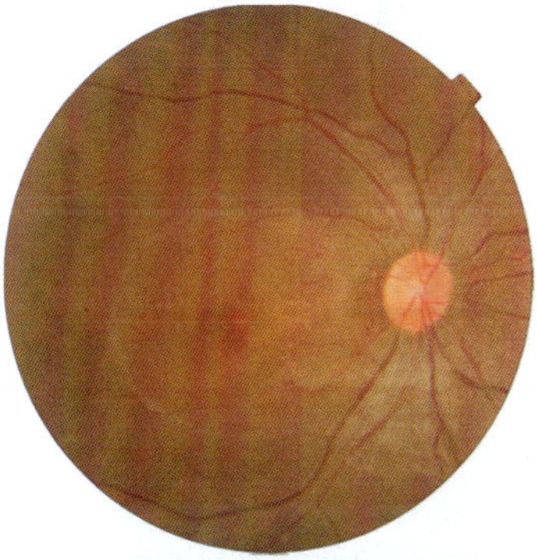

A

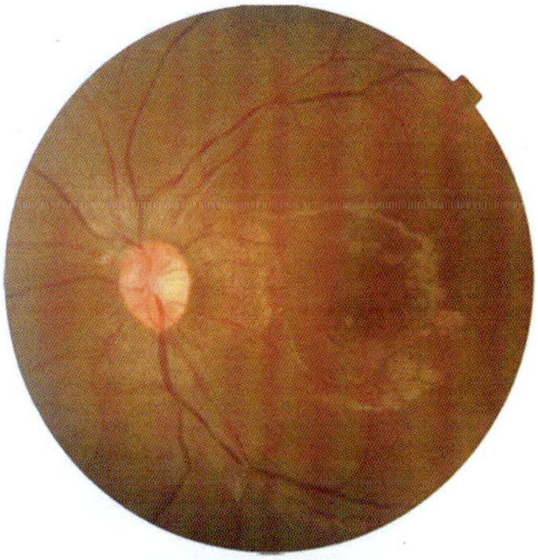

B

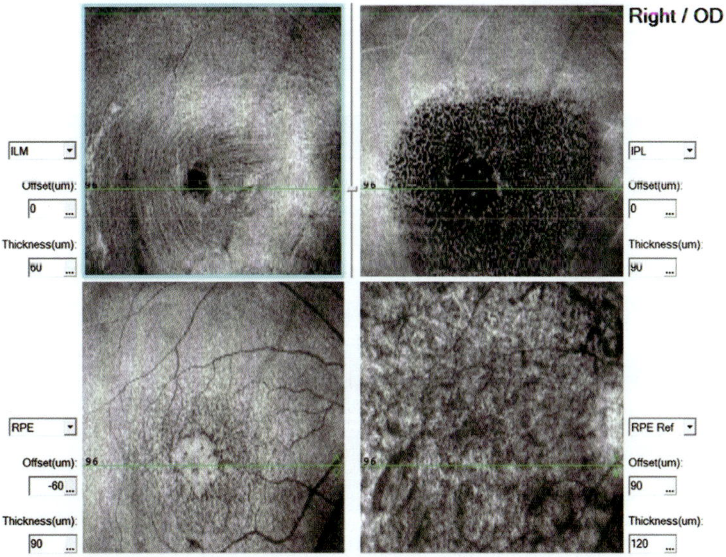
Right / OD
ILM
Offset(um):
0
Thickness(um):
60
IPL
Offset(um):
0
Thickness(um):
90
RPE
Offset(um):
-60
Thickness(um):
90
RPE Ref
Offset(um):
90
Thickness(um):
120

C

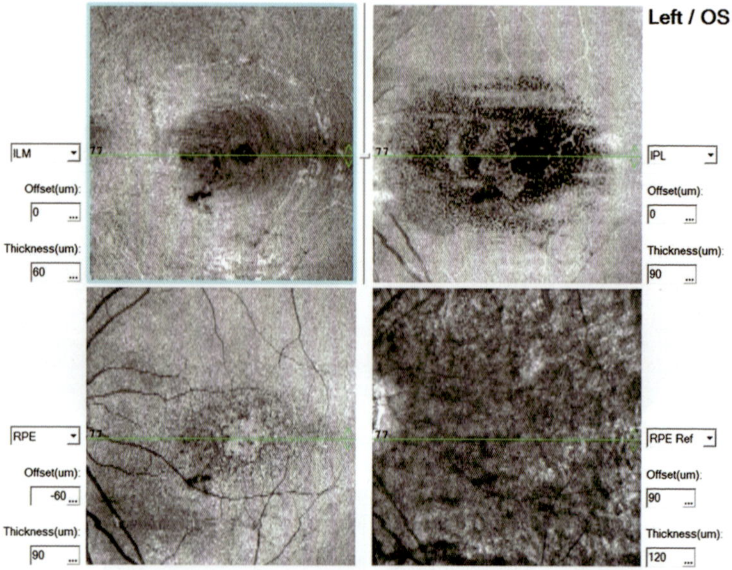
Left / OS
ILM
Offset(um):
0
Thickness(um):
60
IPL
Offset(um):
0
Thickness(um):
90
RPE
Offset(um):
-60
Thickness(um):
90
RPE Ref
Offset(um):
90
Thickness(um):
120

D

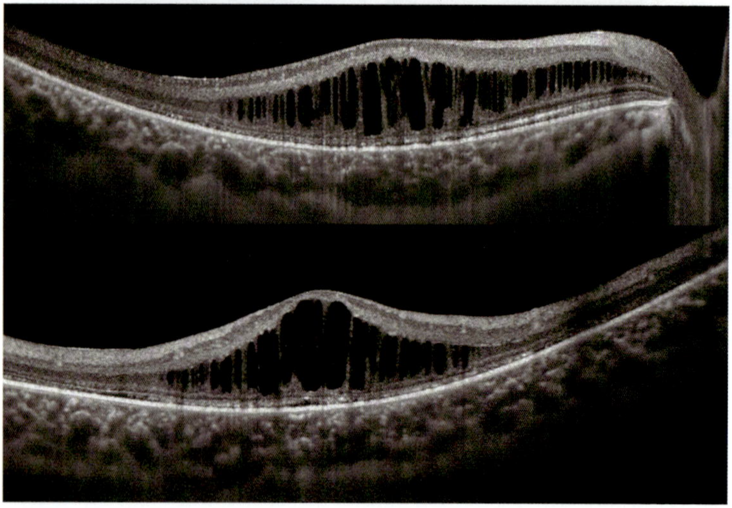

E

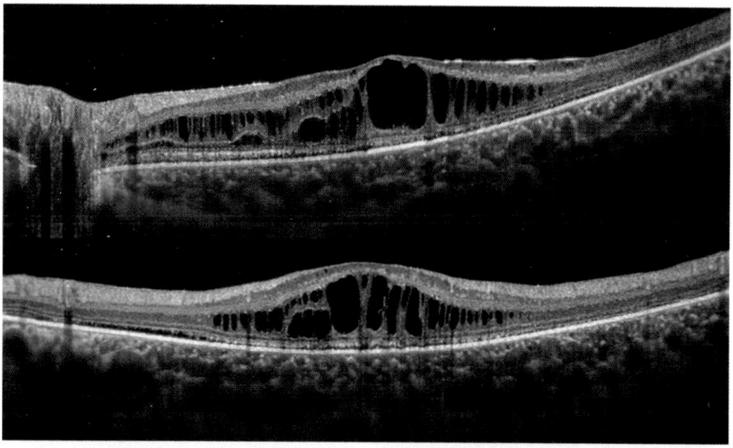

F

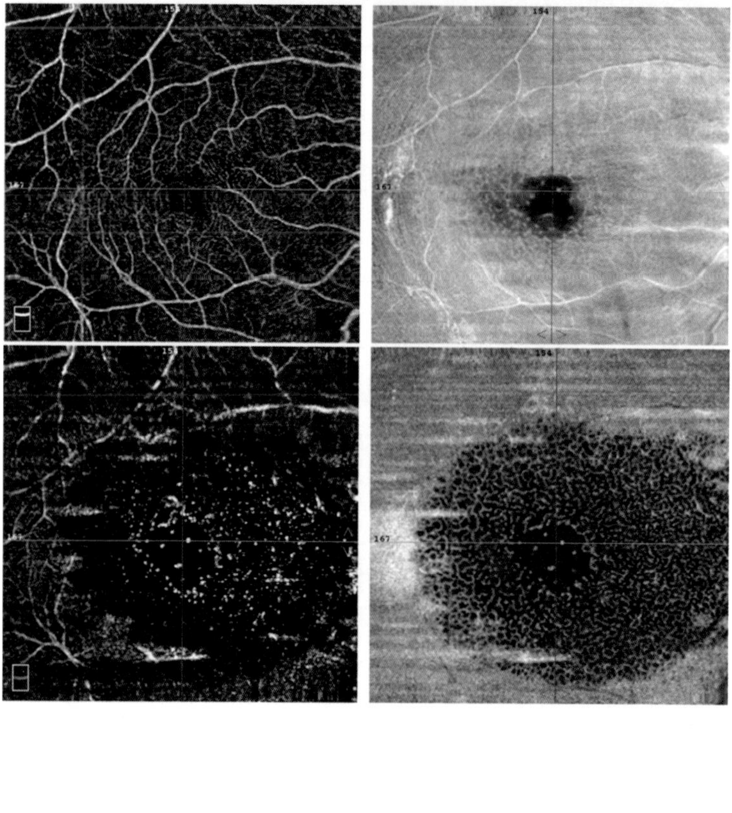

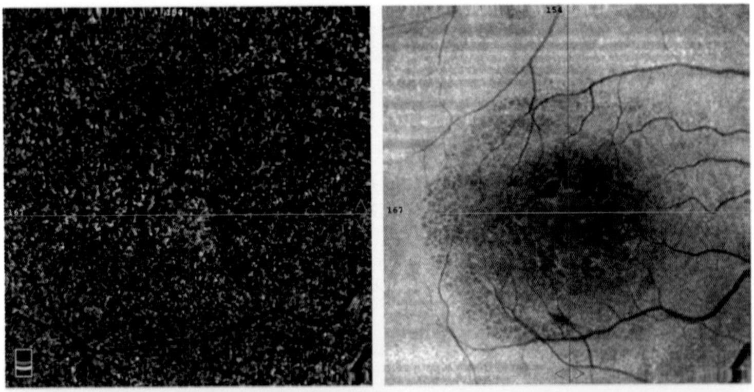

G

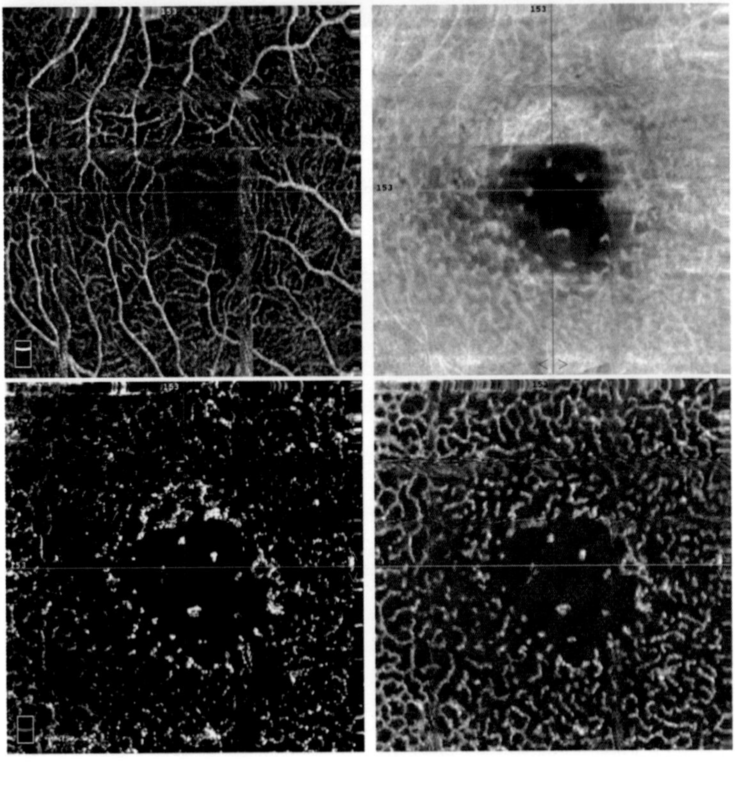

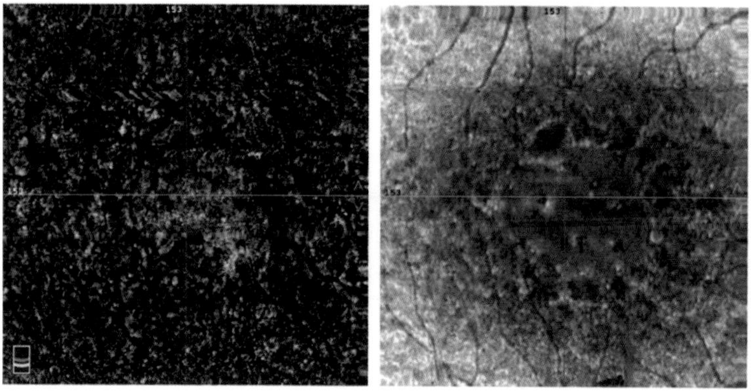

H

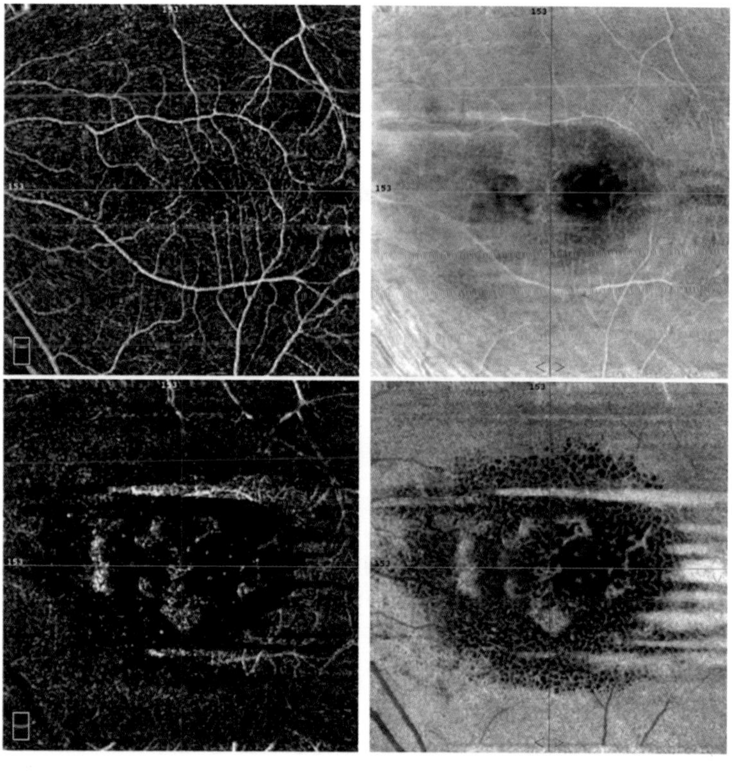

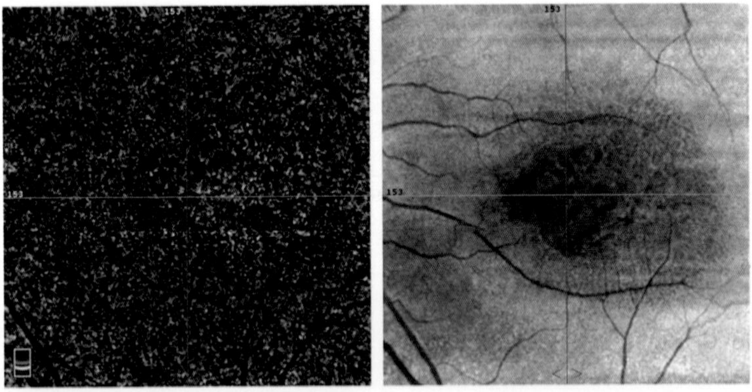

I

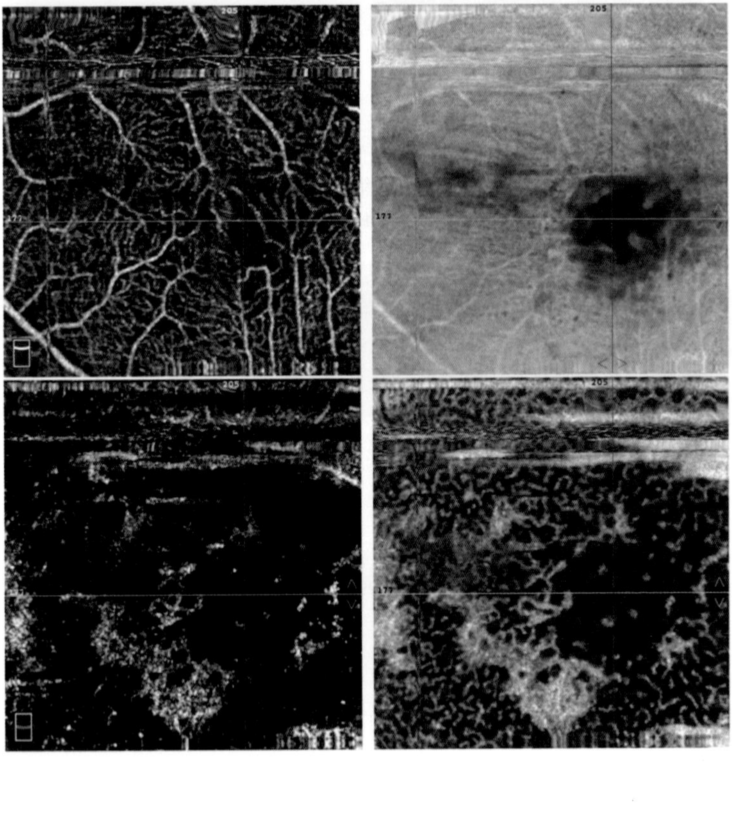

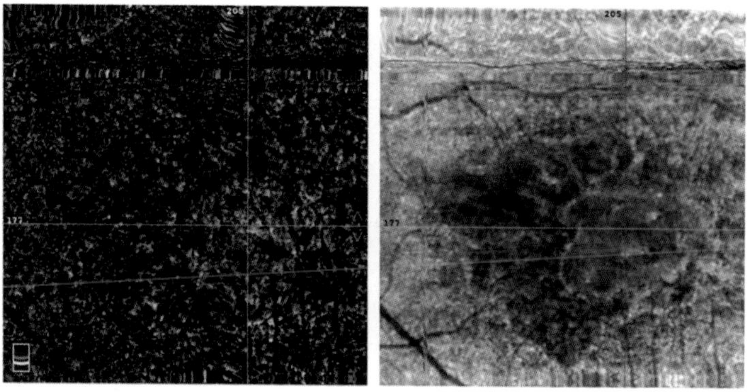

J

图 148 先天性青少年性视网膜劈裂

A、B 分别为右眼、左眼眼底彩照，可见黄斑区劈裂边界的反光，黄斑中心凹反光消失。C、D 分别为右眼、左眼 en face OCT，ILM 层面可见黄斑区视网膜表面类同心圆状排列的皱褶，IPL 层面可见劈裂区的范围和劈裂区内蜂窝状的劈裂囊腔，RPE 层面可见上方劈裂区的伪影。E、F 分别为右眼、左眼黄斑区水平、垂直 B 扫描图像，可见劈裂腔呈垂直裂隙状，腔隙内有柱状连接，但柱状连接常有断裂呈石笋或石钟乳状，右眼劈裂腔位于内核层，而左眼 Henle 纤维层也可见劈裂囊腔。G、H 分别为右眼 OCT 血管成像 6mm×6mm、3mm×3mm 图像，I、J 分别为左眼 OCT 血管成像 6mm×6mm、3mm×3mm 图像，其中上栏、中栏、下栏均分别对应浅层毛细血管、深层毛细血管和外层视网膜层面，深层毛细血管层面的 en face 图像（右图）可见蜂窝状的劈裂腔，血流图（左图）可见劈裂区内血管斑驳状的高信号。左眼眼动造成的伪迹明显

（二）获得性视网膜劈裂

获得性视网膜劈裂，又称后天性视网膜劈裂，包括变性性和继发性。变性性者如高度近视视网膜劈裂；继发性者可发生在陈旧性视网膜脱离、增生性糖尿病性视网膜病变等。

高度近视的劈裂可位于内界膜下神经纤维层浅层、神经纤维层深层、节细胞层、内核层、Henle 纤维层、外核层等（图 149～图 156）。劈裂腔形态多种多样，常不规则。Henle 纤维层、神经纤维层的劈裂腔呈纵行裂隙状，而内界膜下、浅层神经纤维层的劈裂腔可呈不规则的横行（图 149、图 150、图 152、图 157）。

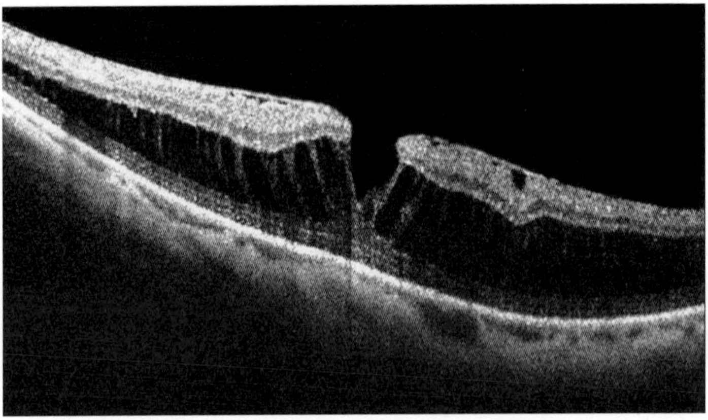

图 149　高度近视视网膜劈裂(1)

可见劈裂腔主要位于外核层内侧的 Henle 纤维层，内界膜下也可见劈裂腔。Henle 纤维层的劈裂腔呈纵行，而内界膜下的劈裂腔呈不规则的横行

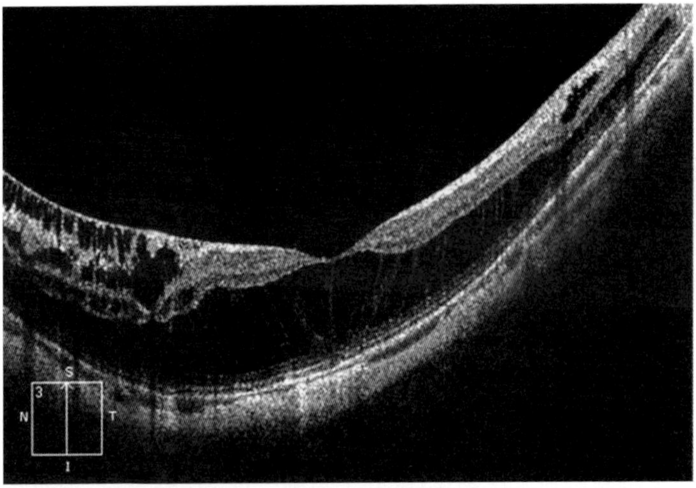

图 150　高度近视视网膜劈裂(2)

劈裂腔可见于内界膜下神经纤维层浅层、神经纤维层、神经节细胞层、内核层、外核层(Henle 纤维层)等

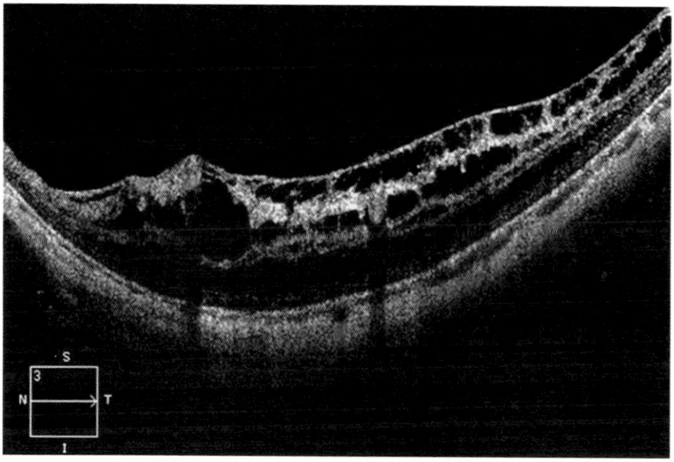

图 151　高度近视视网膜劈裂(3)

可见劈裂腔有四条重点分布带，分别为内界膜下神经纤维层浅层、神经节细胞层、内核层(劈裂腔较小)、外核层(Henle 纤维层)等

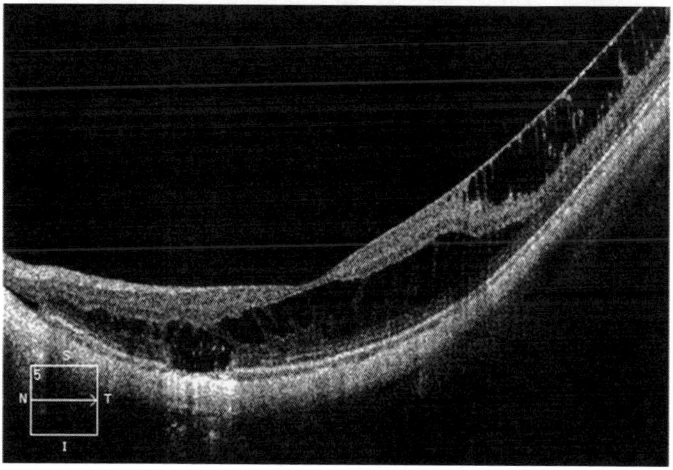

图 152　高度近视视网膜劈裂(4)

Henle 纤维层、颞侧节细胞层的劈裂腔均非常明显

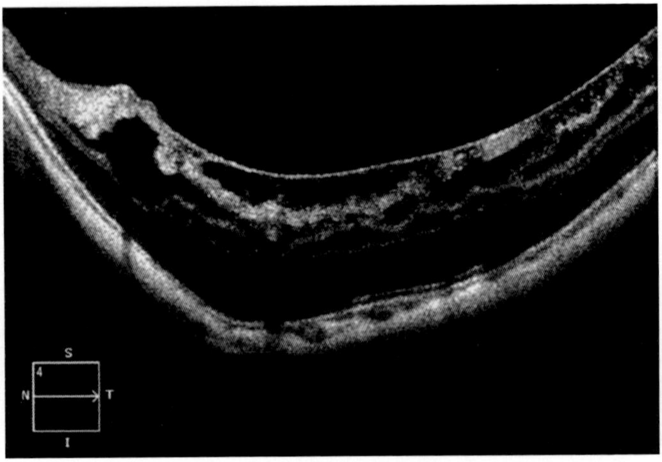

图 153 **高度近视视网膜劈裂(5)**

劈裂腔形态不规则,外核层的劈裂腔非常广泛,类似神经视网膜脱离

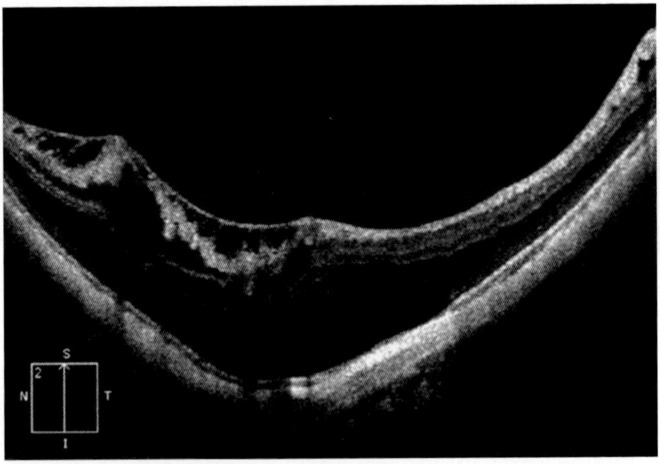

图 154 **高度近视视网膜劈裂(6)**

劈裂腔形态不规则,部分区域外核层劈裂腔外层的外界膜显示不清,类似神经视网膜脱离

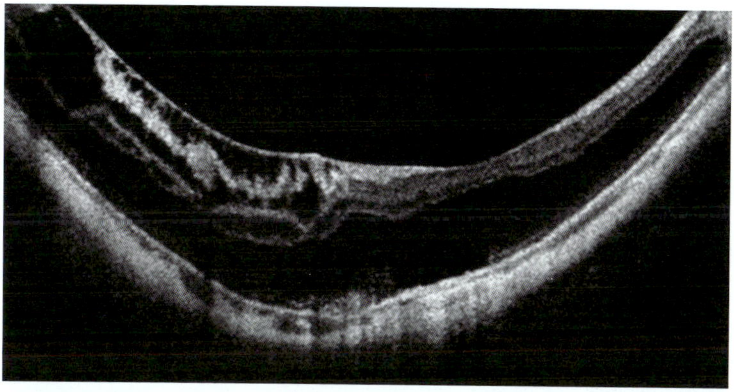

图 155　**高度近视视网膜劈裂(7)**

外核层劈裂腔外层可见部分组织,外核层劈裂腔一直延伸到末端视盘附近

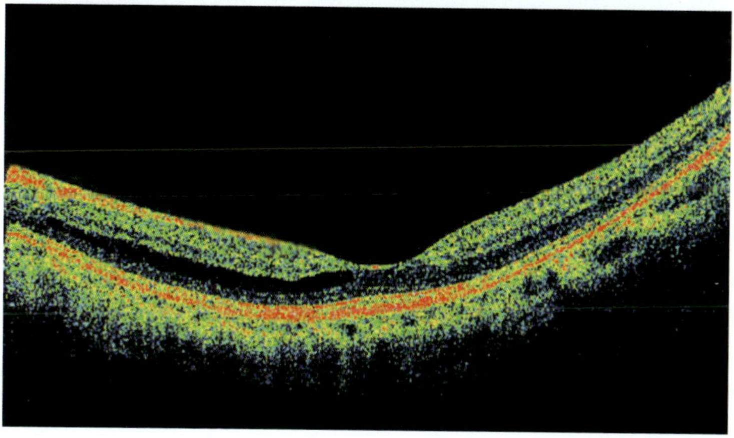

图 156　**高度近视视网膜劈裂(8)**

视网膜内核层的劈裂腔在黄斑区终止形成盲端

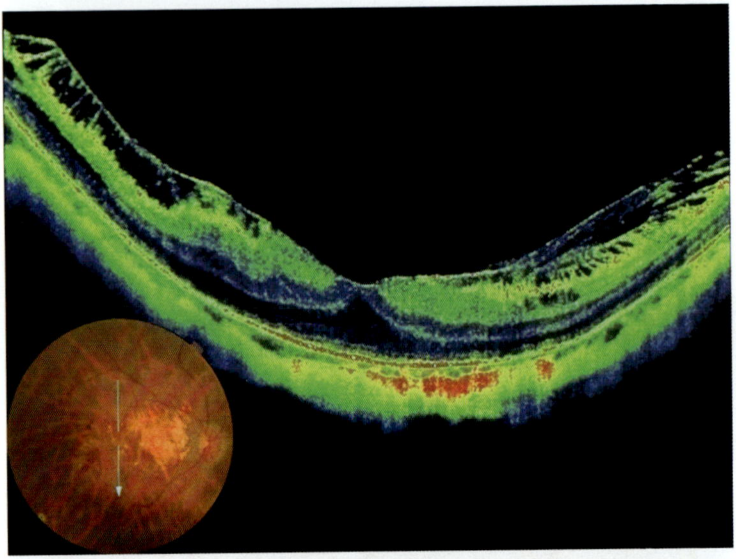

图 157 **视网膜劈裂**

可见劈裂腔呈裂隙状

视网膜外层的大劈裂腔需注意与后极部局限性浆液性神经视网膜脱离鉴别(图 153～图 156、表 7),当前者的外层视网膜结构残留很少时,两者的鉴别更为困难。但事实上高度近视的神经视网膜脱离与孔源性视网膜脱离、渗出性视网膜脱离的产生机制不同,这种神经视网膜脱离可能也是后巩膜葡萄肿形成、视网膜劈裂所致,因此,劈裂腔前壁可因劈裂而凹凸不平、甚至断裂(图 158～图 160)。

表7 视网膜外层大劈裂腔与浆液性神经视网膜脱离的鉴别

视网膜外层大劈裂腔	浆液性神经视网膜脱离
通常是由于外核层的劈裂腔扩大融合所致	神经视网膜与视网膜色素上皮的分离
劈裂腔前壁仍为劈裂的视网膜内层组织	脱离腔前壁为反射增强的视锥视杆层
劈裂腔前壁可因劈裂而凹凸不平、甚至断裂	脱离腔前壁连续、光滑
劈裂腔后壁常还有残留的嵌合体层等外层视网膜结构	脱离腔后壁为光滑的高反射的RPE层
劈裂腔内可能还有垂直的柱状连接	脱离腔内没有柱状连接

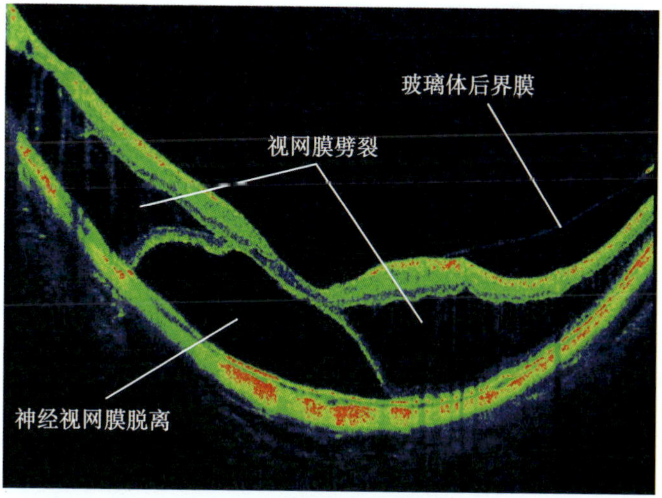

图158 高度近视神经视网膜脱离(1)

脱离腔后方为光滑的高反射的RPE层，前方为视锥视杆层

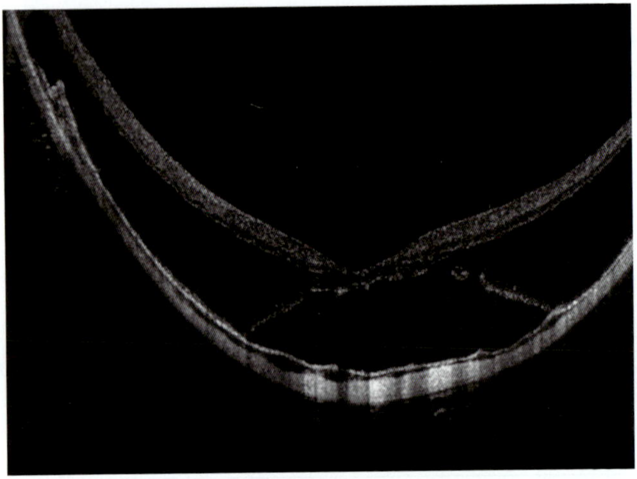

图 159　高度近视神经视网膜脱离(2)

可见脱离腔的前壁不平整,并有组织断裂

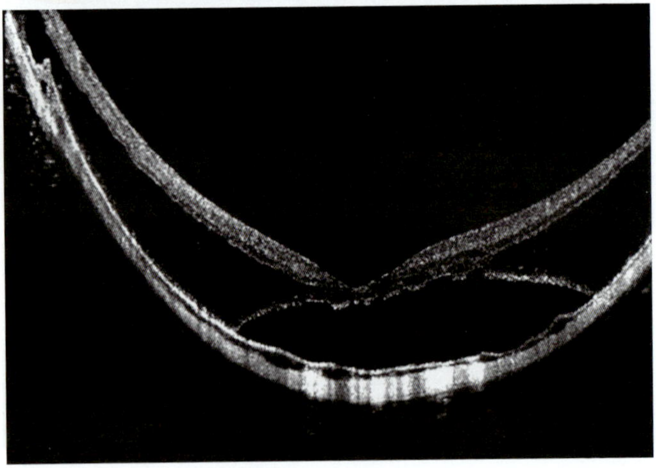

图 160　高度近视神经视网膜脱离(3)

脱离腔前壁不平整

高度近视出现的早期轻度视网膜劈裂也可局限于 Henle 纤维层，不易与囊样黄斑水肿相鉴别，但是水肿囊腔常呈垂直双凸椭圆形，而劈裂腔由于中间柱状连接的分隔，常呈斜方形(图 161)。

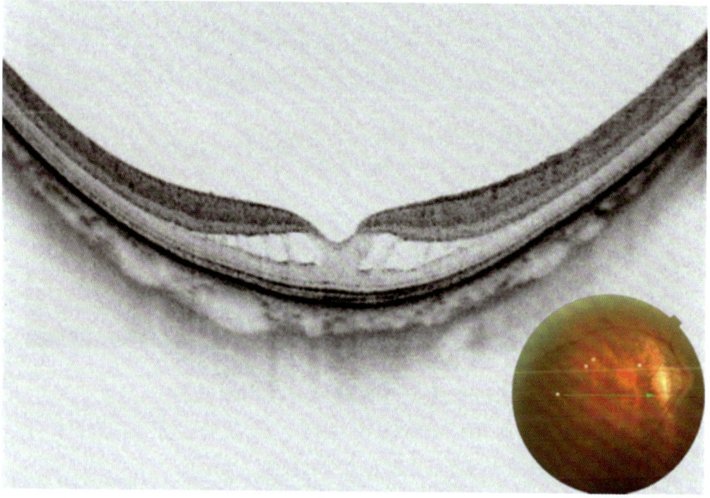

图 161 高度近视早期视网膜劈裂

可见劈裂腔局限于 Henle 纤维层，呈斜方形

高度近视眼眼轴拉长，视网膜脉络膜随巩膜向后扩张，但视网膜内界膜向后扩张的弹性和幅度较小，此时视网膜内组织受到巩膜向后扩张的力量以及视网膜内界膜收缩力量的影响，这两股力量的作用方向相反，使得视网膜内组织被撕裂，这可能是高度近视形成视网膜劈裂的机制。视网膜血管处尤其是血管弓部位玻璃体视网膜粘连较为紧密，这一部位除受上述两种力量的作用外，还受到玻璃体牵拉的作用，这将影响该部位劈裂的形态和程度，甚至出现视网膜裂孔。由于视网膜大血管主要位于神经纤维层，因此这种劈裂主要位于神经纤维层(图 162～图 165)。视盘部位玻璃体视网膜粘连更加紧密，因此，视盘周围也可出现这种视网膜劈裂(图 166、图 167)。

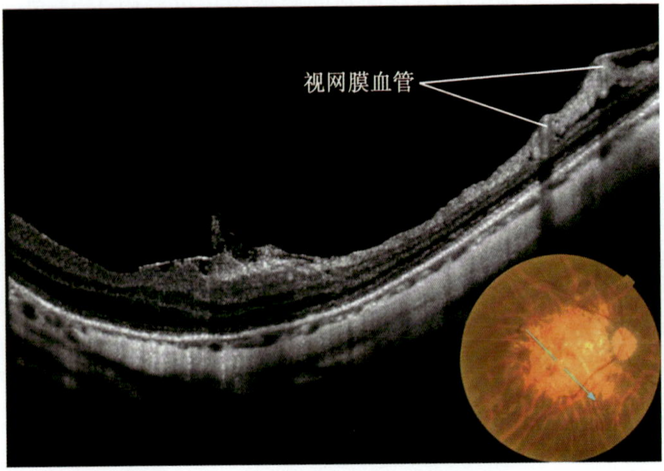

图 162　视网膜血管弓处视网膜劈裂

可见黄斑周围玻璃体视网膜牵拉，视网膜未形成劈裂，但视网膜血管弓处形成劈裂，主要位于神经纤维层和节细胞层间

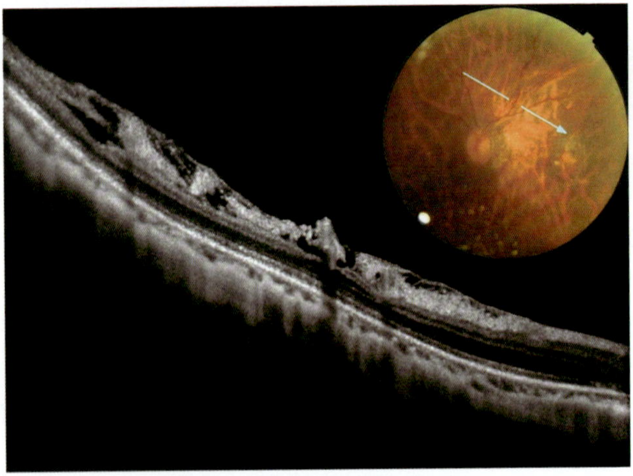

图 163　血管弓处视网膜劈裂(1)

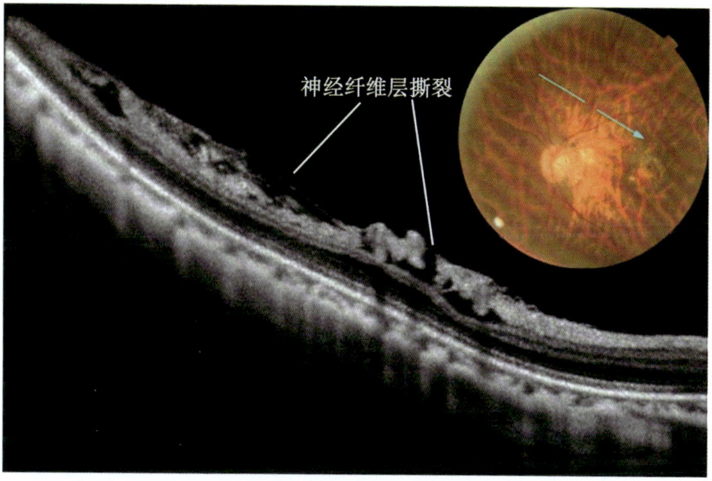

图 164 **血管弓处视网膜劈裂(2)**

可见劈裂主要位于神经纤维层,有些部位甚至神经纤维层断裂或撕裂

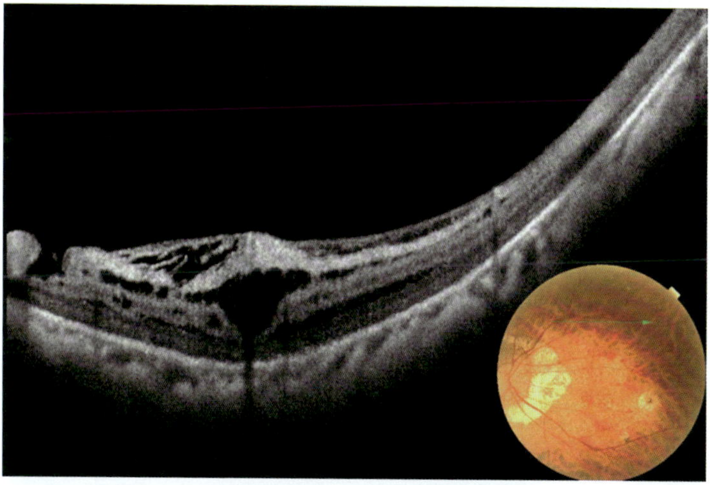

图 165 **血管弓处视网膜劈裂(3)**

神经纤维层内、下分层,以及断裂

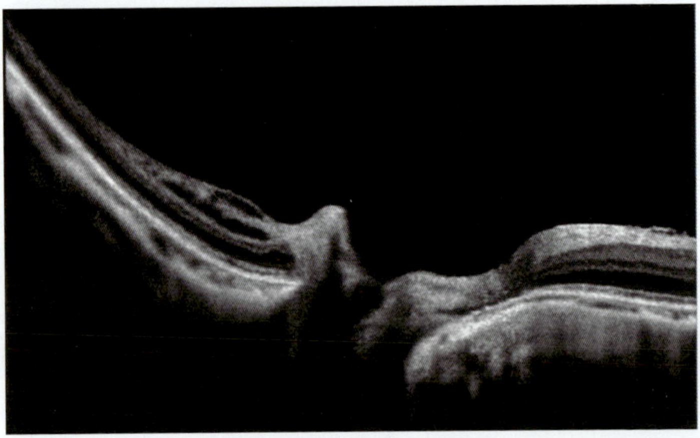

图 166 视盘颞侧的视网膜劈裂

劈裂位于神经纤维层，高度近视眼患者

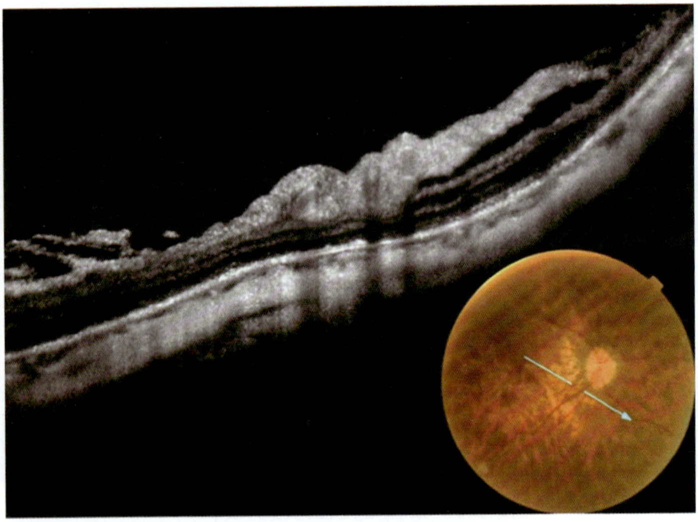

图 167 高度近视视盘周围的视网膜劈裂

有时，视网膜前膜牵拉视网膜，也可继发视网膜层间撕裂(图 168)。

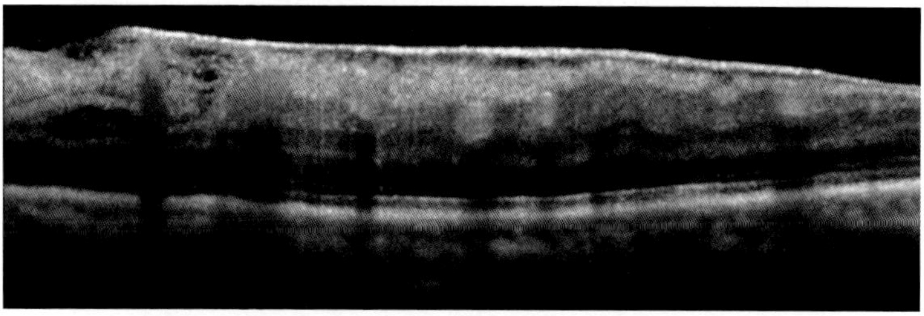

图 168　继发性视网膜劈裂

由于表面黄斑前膜的牵拉，使着力点附近视网膜层间撕裂

六、神经视网膜脱离和视网膜脱离

从组织学上而言，神经视网膜脱离和视网膜脱离都是视网膜内九层与视网膜色素上皮的分离，但是通常将局限性的脱离称为神经视网膜脱离，常位于后极部；比较广泛的分离称为视网膜脱离，但两者之间没有明确的界限。胚胎时期的视杯内层发育成视网膜的内九层，即视网膜神经层，视杯外层发育成色素上皮层，视网膜脱离即是这两层的分离。神经视网膜脱离也称为视网膜神经上皮脱离，这是为了与视网膜色素上皮相对应而将内九层称为神经上皮，但是事实上内九层完全不是上皮组织，因此准确地说应该称为神经视网膜脱离或视网膜神经感觉层脱离。

OCT 下表现为椭圆体带与 RPE 层分离，中间为液性低反射暗区(图 169)。椭圆体带与 RPE 层分离后，光感受器的外节与 RPE 的微绒毛的交错连接断裂，表现为椭圆体带以外呈拉长的毛刷样结构(图 170～图 172)。神经视网膜浆液性脱离的早期，视细胞外节毛刷样结构末端的表面比较光滑、平整，浆液性脱离区内清澈常无反射信号；随着病程延长，视网膜外节末端表面反射增强，外节膜盘脱落，毛刷样结构变秃，浆液性脱离区内可出现点状或颗粒状的中高反射信号(图 171、图 173)。

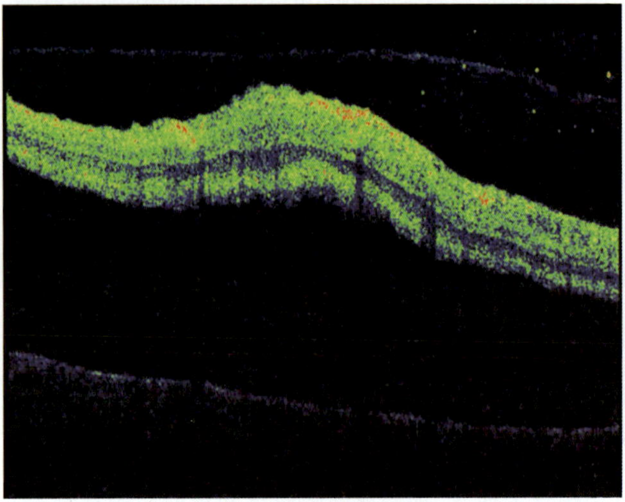

图 169　**视网膜脱离**

注意玻璃体后脱离

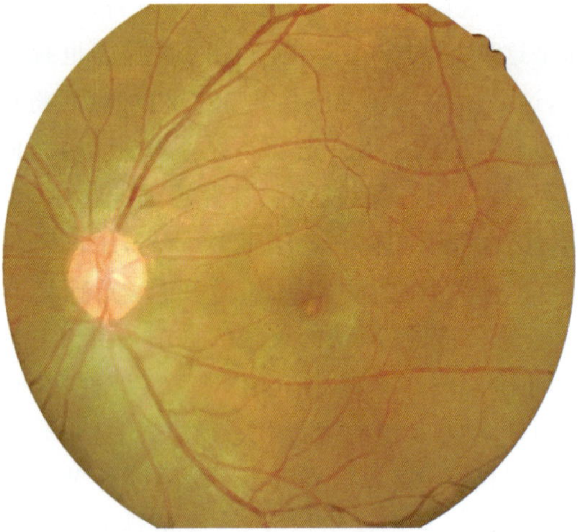

A

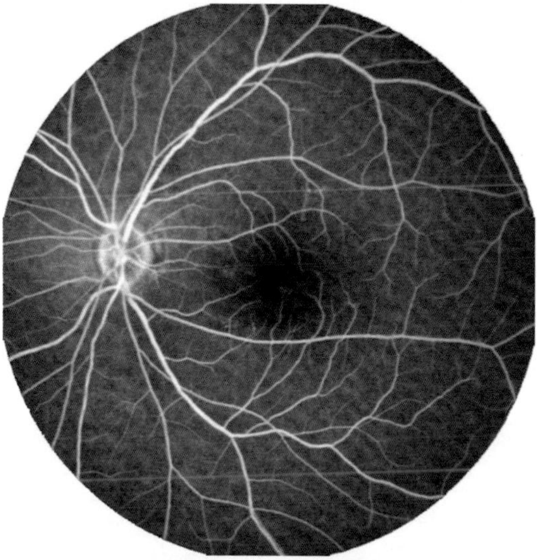

B

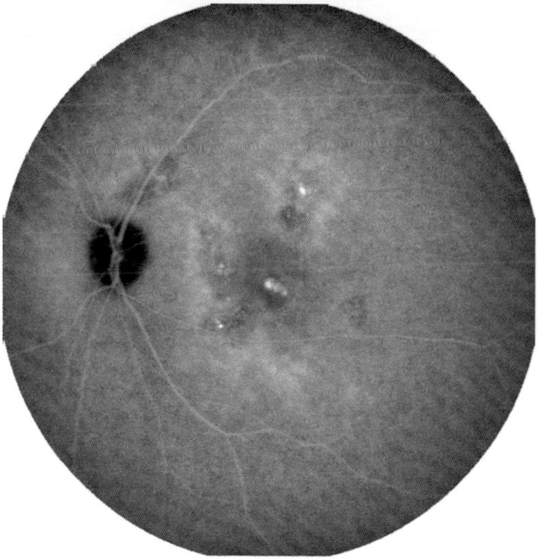

C

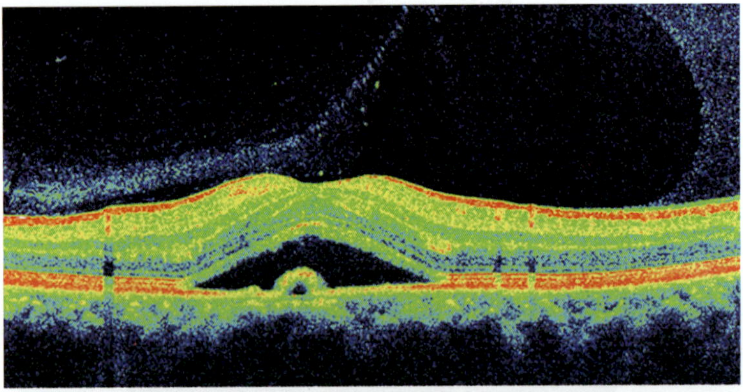

D

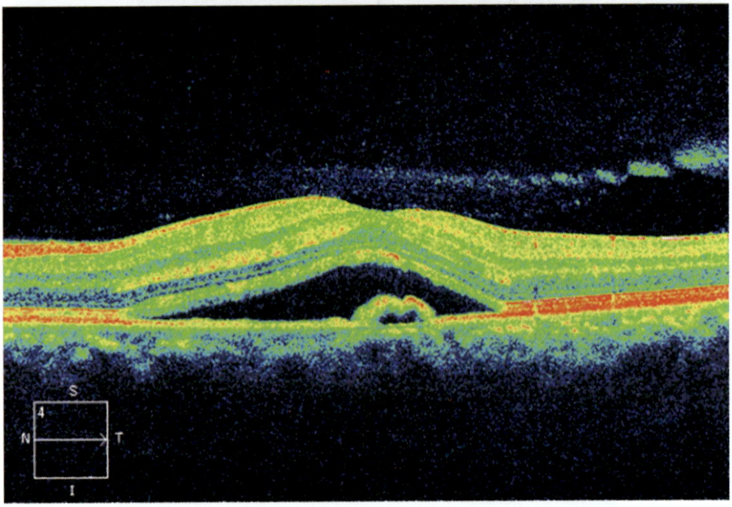

E

图 170　中心性浆液性脉络膜视网膜病变的神经视网膜脱离

A 为眼底彩照，可见后极部神经视网膜脱离，黄斑中心一局限性黄白色斑点。B 为 FFA 晚期像，黄斑中心有一局限性强荧光。C 为 ICGA 晚期像，可见后极部多个强荧光斑点。D、E 为黄斑 OCT 扫描，可见局限性神经视网膜脱离，以及色素上皮脱离，并有玻璃体液化

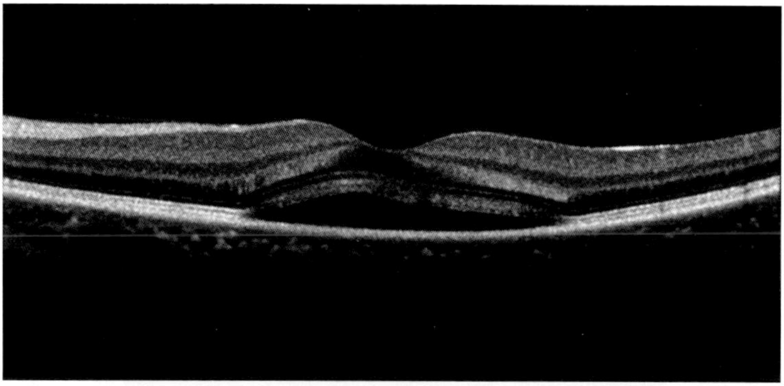

A

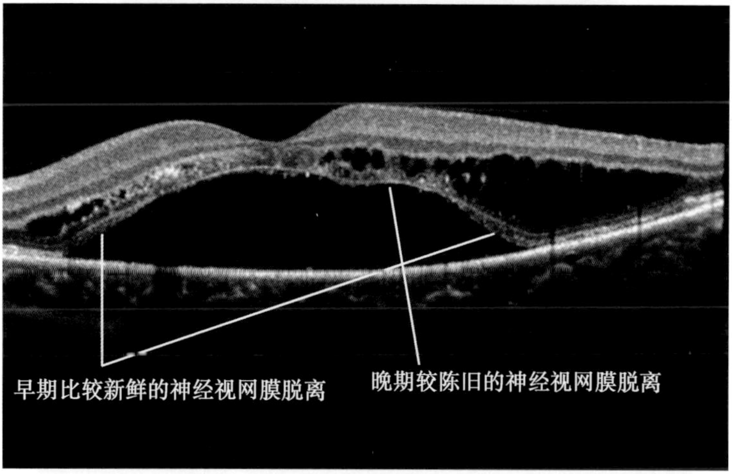

B

图 171　神经视网膜脱离的不同病程

A 为发病初早期新鲜的神经视网膜脱离，视细胞外节呈整齐的毛刷样结构(原发病为中心性浆液性脉络膜视网膜病变)。注意脱离区上方的 Henle 纤维显示异常清晰。B 为发病半年后，神经视网膜脱离区的中央部位是早期即已脱离的部位，视细胞外层的毛刷样结构变秃，表面有一些颗粒状的中高反射信号；周围区域是新近出现的神经视网膜脱离，仍可见毛刷样结构(原发病为特发性脉络膜新生血管)

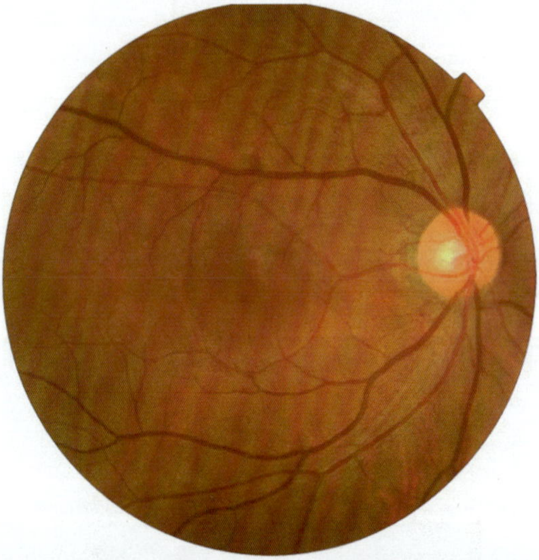

A

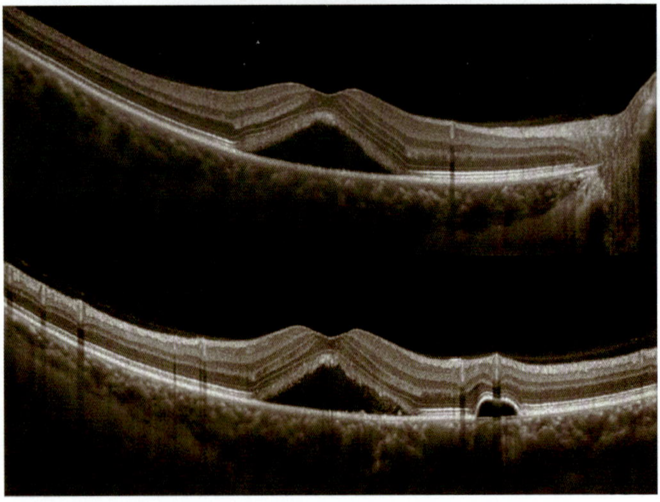

B

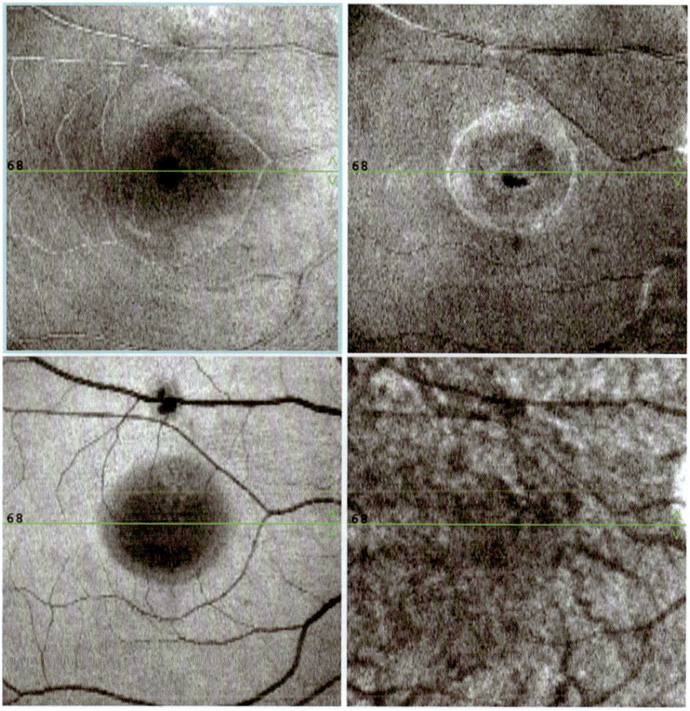

C

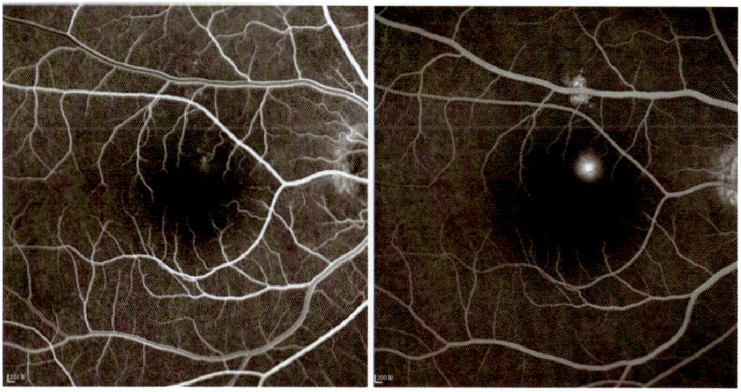

D

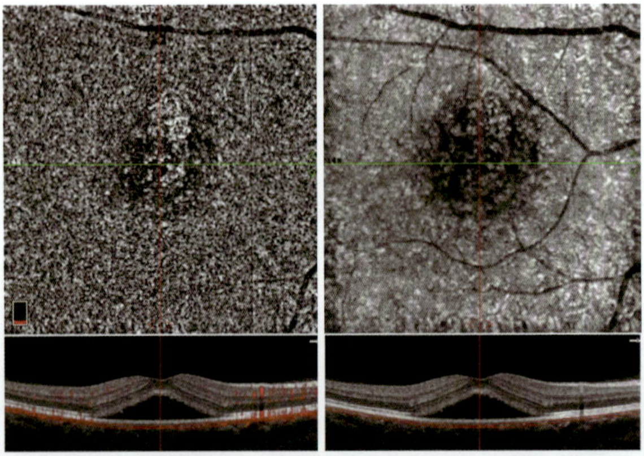

E

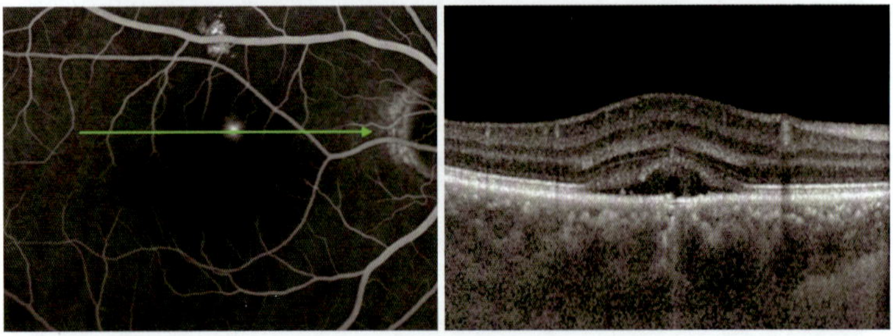

F

图 172　急性中心性浆液性脉络膜视网膜病变

A 为眼底彩照，可见黄斑区 1.5DD 盘状神经视网膜脱离，脱离区上方血管弓处有一暗红色、边界清晰的病灶，大小约 1/5DD。B 为水平、垂直黄斑区的 B 扫描，可见神经视网膜脱离区的视细胞外节呈整齐的毛刷样结构，垂直扫描表明上方血管弓处病灶为色素上皮脱离。C 为 en face OCT，在 IPL 和 RPE 层面可见边界清晰锐利的神经视网膜脱离区，RPE 层面还可见上方血管弓处的色素上皮脱离区呈哑铃状。D 为 FFA 12.90s 和 6m26.68s 图像，可见烟囱样荧光渗漏点及上方血管弓处色素上皮脱离区的荧光积存。E 为 OCT 血管成像脉络膜层面，可见盘状神经视网膜脱离区的上方偏鼻侧即 FFA 渗漏点周围呈高信号，提示脉络膜毛细血管层局灶性血流增强。F 为经过渗漏点的 B 扫描，可见渗漏点处 RPE 错位，其后脉络膜反射信号增强

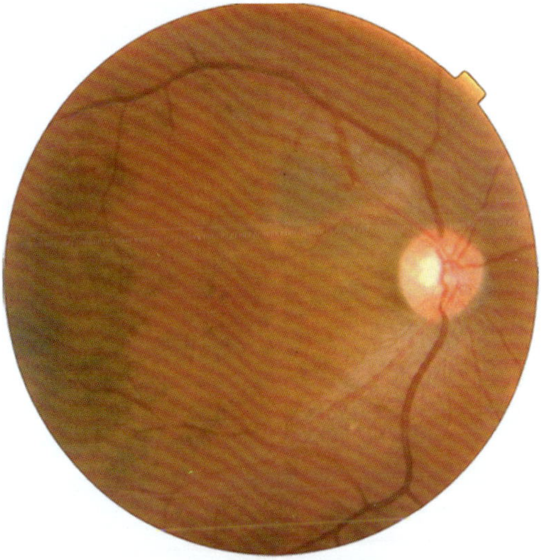

A

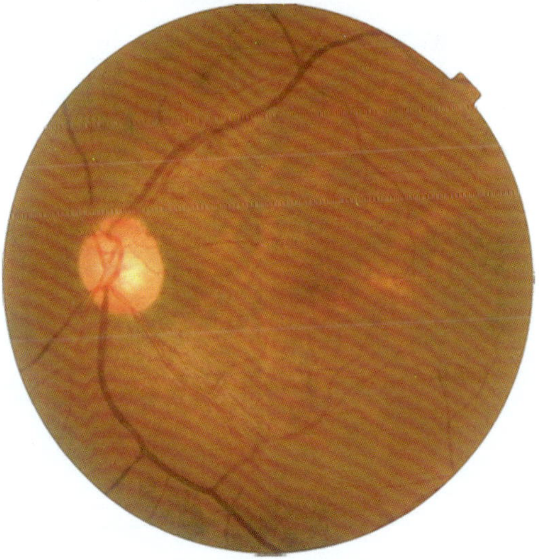

B

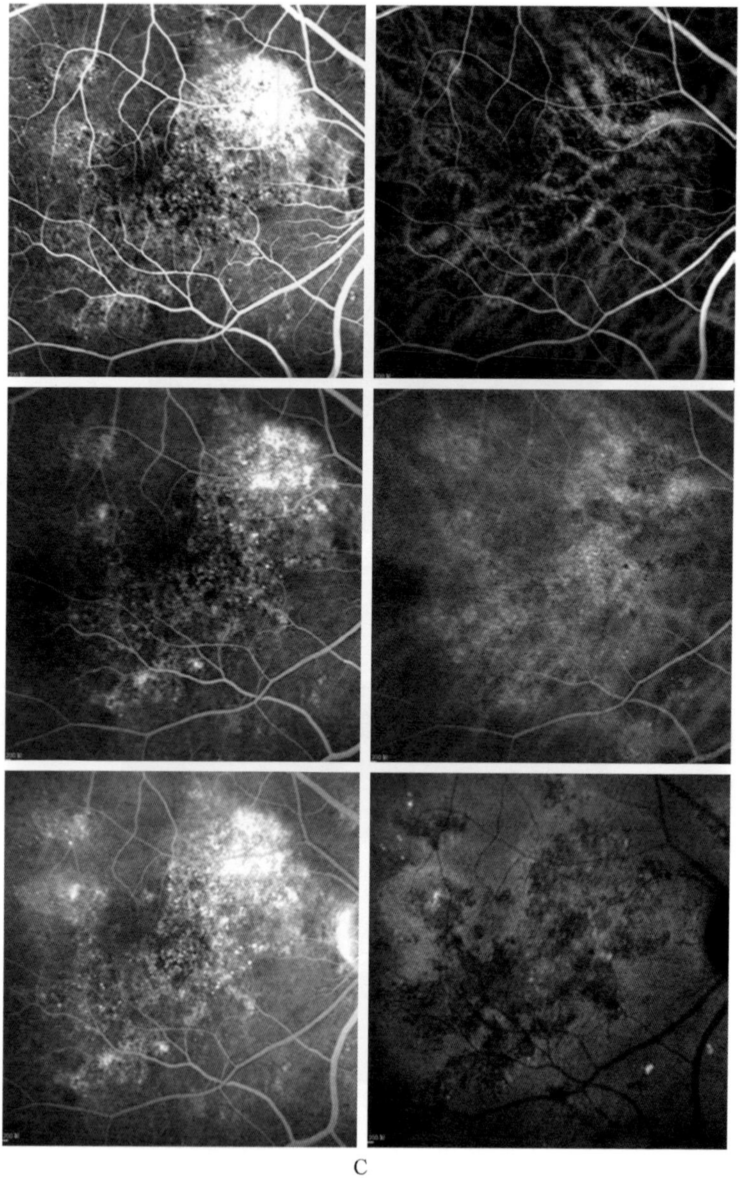

C

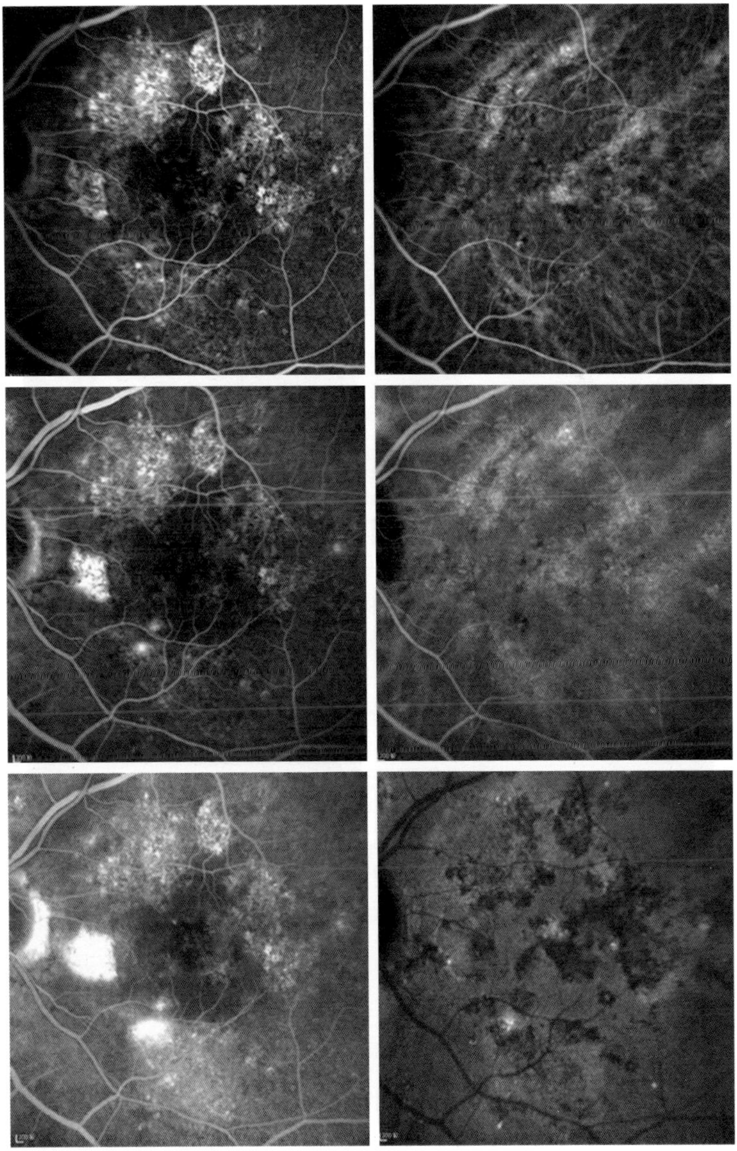

D

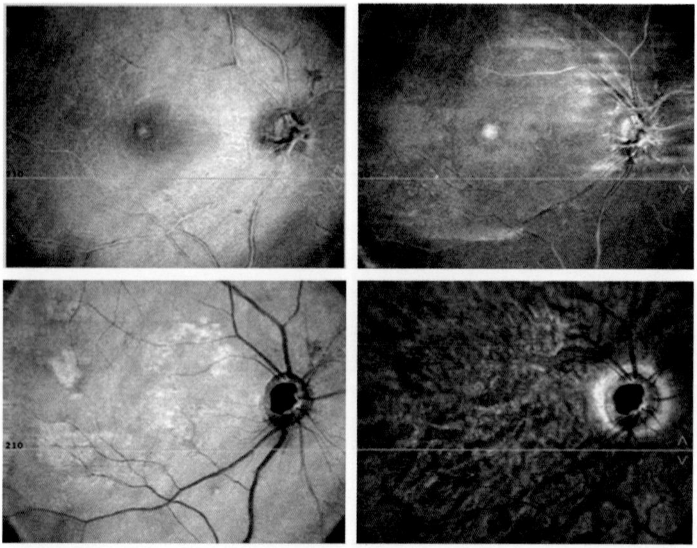

E

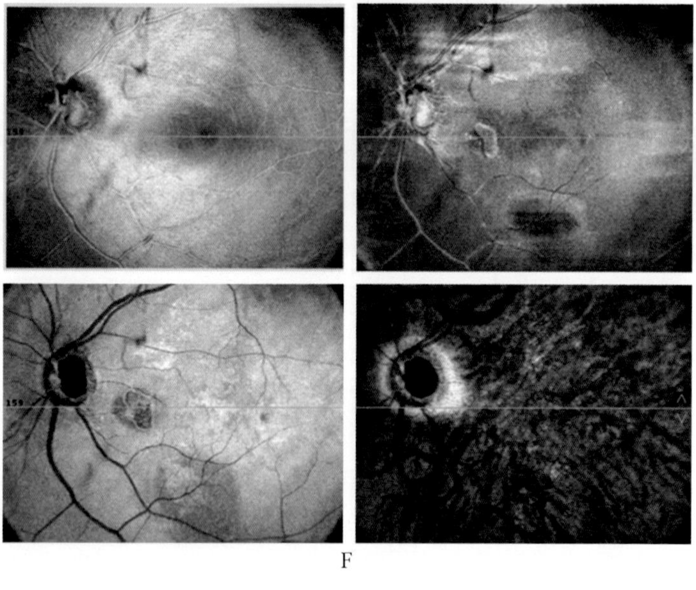

F

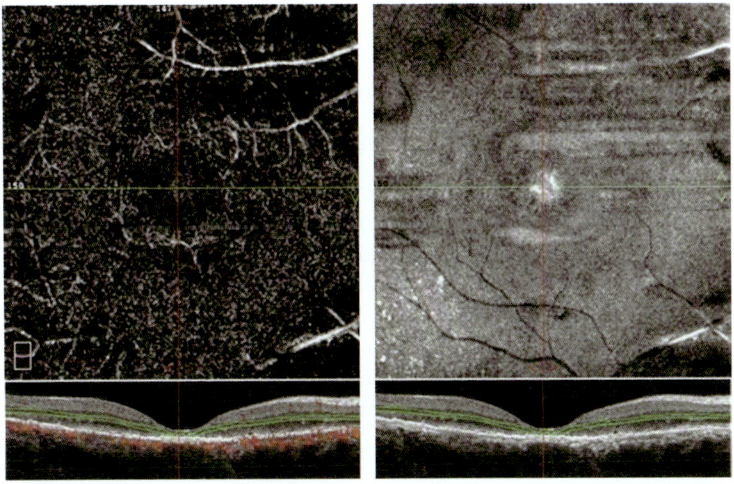

G

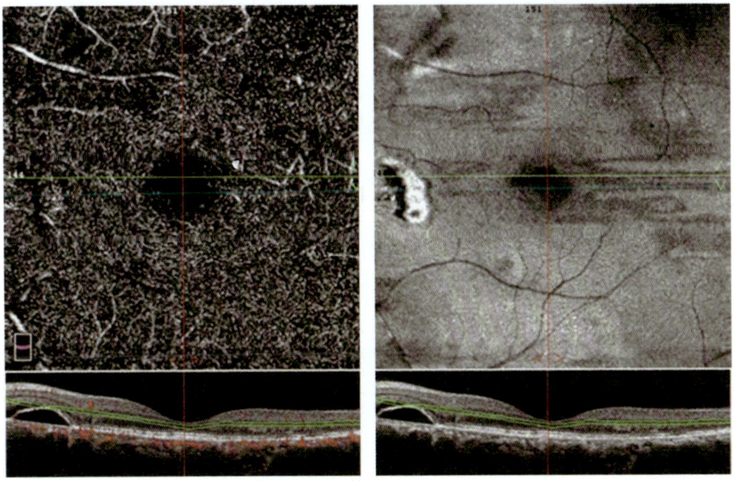

H

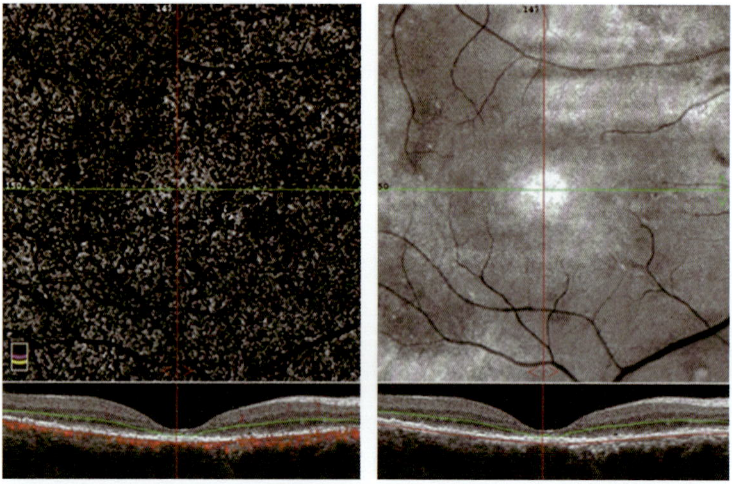

I

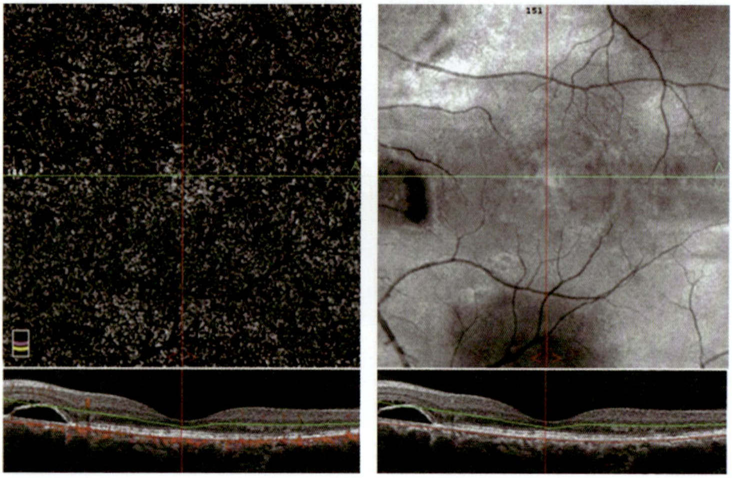

J

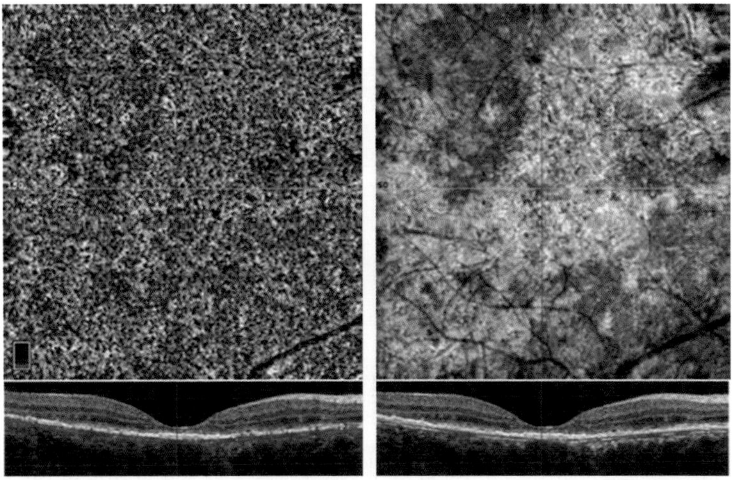

K

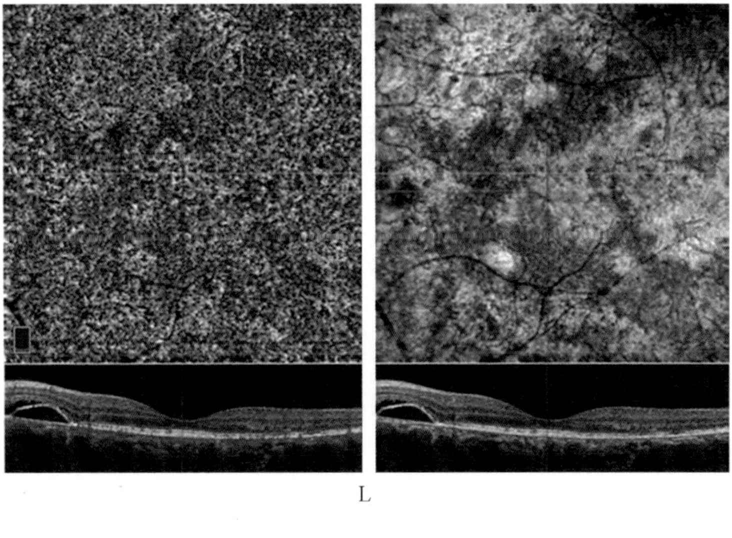

L

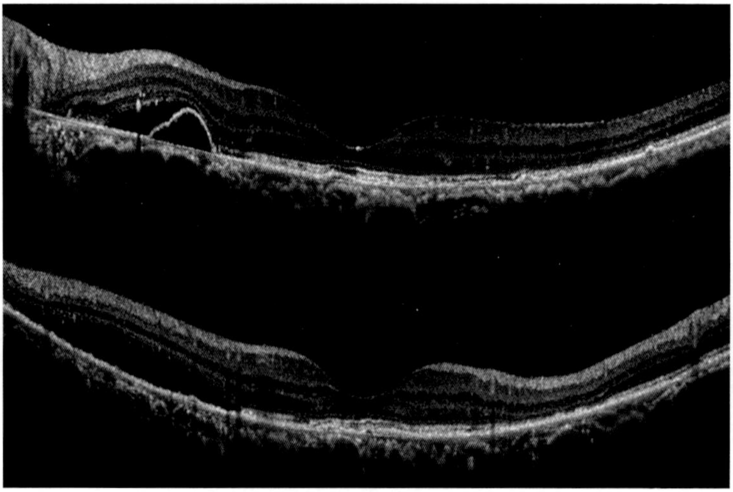

M

图 173　慢性中心性浆液性脉络膜视网膜病变

A、B 分别为右眼、左眼眼底彩照，可见双眼后极部色素紊乱。C 为右眼 FFA、ICGA 同步造影 24.35s、4m7.31s、23m24.25s 图像。D 为左眼 FFA、ICGA 同步造影 40.25s、3m54.59s、23m5.59s，均可见后极部弥漫荧光渗漏，脉络膜血管扩张。E、F 分别为右眼、左眼广角 en face OCT 图像，在 RPE 层面可见黄斑周围不均匀异常高反射信号，提示 RPE 损伤区域，左眼还可见视盘颞侧的 RPE 脱离区，左眼 IPL 层面也可见 RPE 异常区域和脱离区域的异常信号。G、H 分别为右眼、左眼 OCT 血管成像深层视网膜层面图像，左眼对应的 en face 图像显示视盘颞侧的 RPE 脱离区呈高信号，周围的神经视网膜脱离区呈低信号。I、J 分别为右眼、左眼 OCT 血管成像外层视网膜层面图像，左眼对应的 en face 图像显示视盘颞侧的 RPE 脱离区呈极低信号、周围的神经视网膜脱离区呈低信号。K、L 分别为右眼、左眼 OCT 血管成像脉络膜毛细血管层面图像，显示脉络膜层面信号弥漫增强，对应的 en face 图像反射也不均匀增强。M 为经右眼黄斑区水平、垂直 B 扫描，可见视盘鼻侧神经视网膜脱离合并色素上皮脱离，神经视网膜脱离区视细胞外层的毛刷样结构变秃，表面有一些颗粒状的中高反射信号，其余部位 RPE 不平坦，嵌合体带、椭圆体带、外界膜部分丢失

神经视网膜脱离的视网膜下液可为浆液性或纤维素性（图 174～图 177，表 8）。

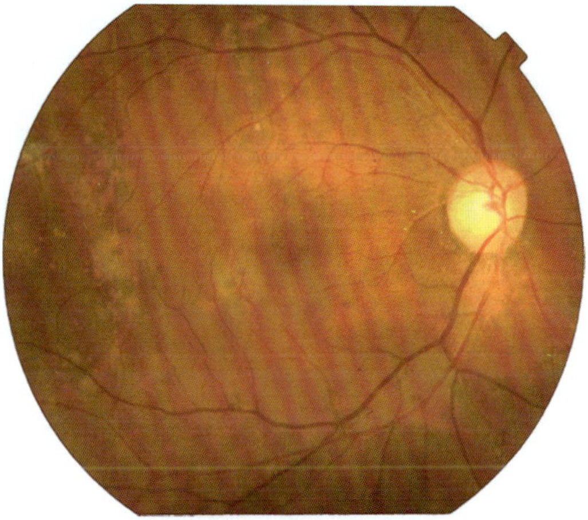

A

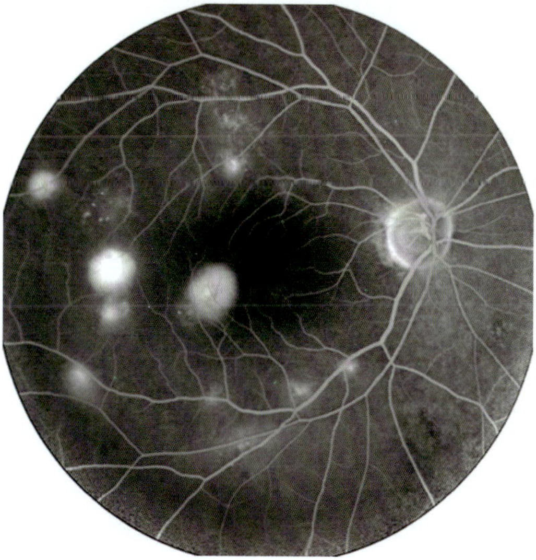

B

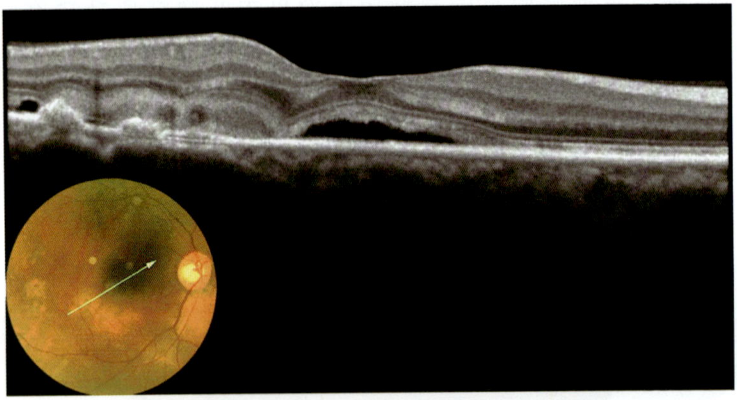

C

图 174 中心性浆液性脉络膜视网膜病变的纤维素性和浆液性视网膜下液

A 为彩色眼底像。眼底散在灰黄色、灰黑色斑状病灶，边界不清。B 为 FFA 晚期，弥漫性荧光渗漏。C 为经过黄斑及其颞下方病灶处的 OCT，可见广泛神经视网膜脱离，病灶处的视网膜下液呈纤维素性，而黄斑中心凹下方的视网膜下液呈浆液性

大部分神经视网膜脱离是孤立的单个区域，但也可出现多个区域的脱离，典型的疾病为原田病，由于视网膜色素上皮层多个部位的强烈渗出使视神经视网膜表现为多囊状积液、脱离（图 178）。

视网膜脱离后，视网膜内层可以出现水肿囊腔，常位于 Henle 纤维层，可能与视网膜脱离、失去 RPE 泵的作用有关（图 179）。

OCT 还可追踪观察视网膜脱离复位术后视网膜下液的吸收情况。视网膜脱离复位术后尤其是外加压手术后，视网膜复位良好，但相当部分患者仍感觉视物变形、视物不清，OCT 检查可以发现残留于视网膜下尚未吸收的少量液体（图 180、图 181），或者视网膜内层间的液体囊腔（图 182）。

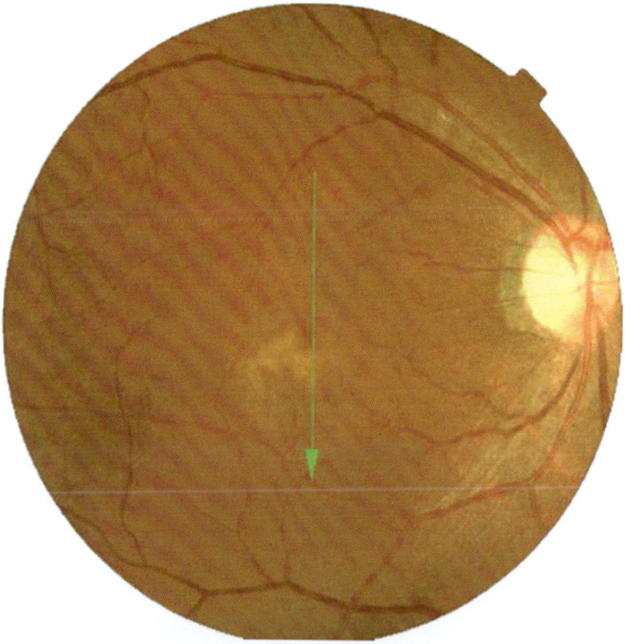

A

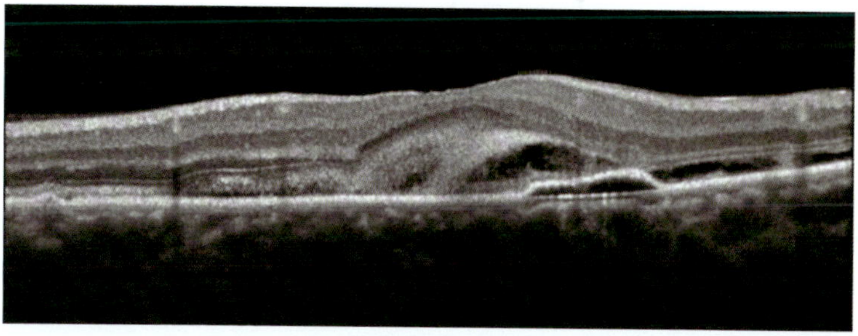

B

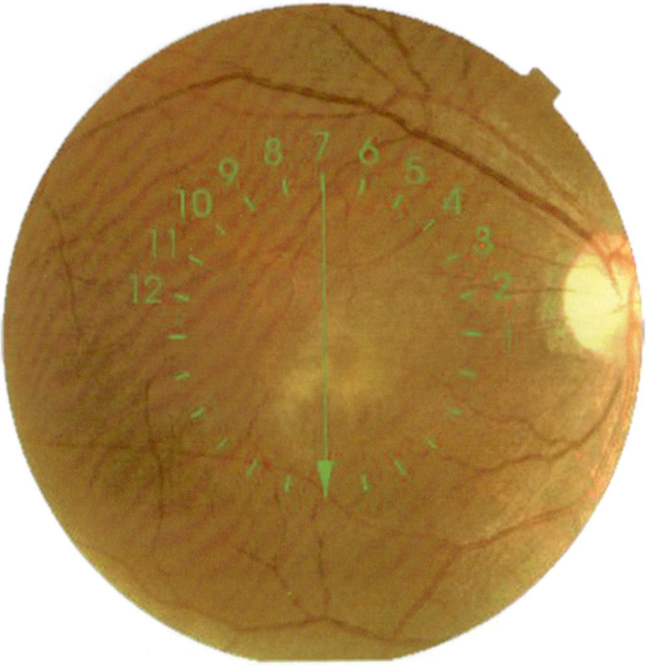

C

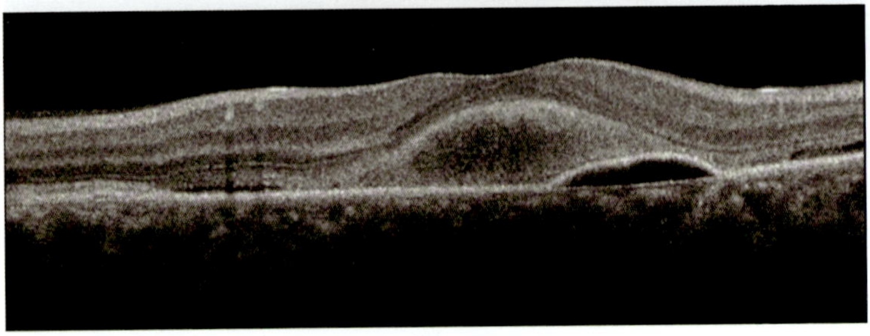

D

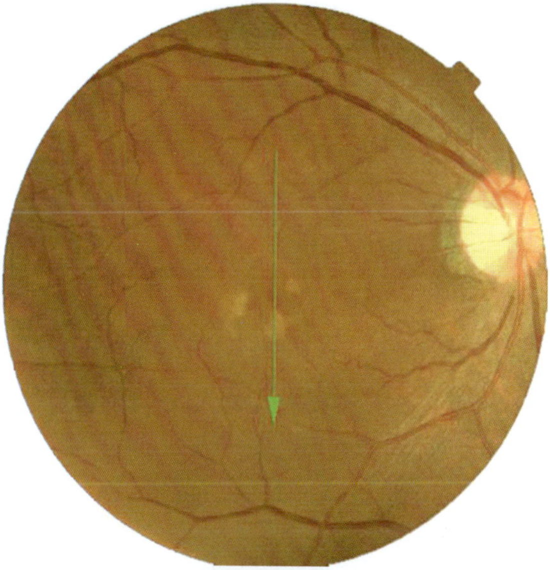

E

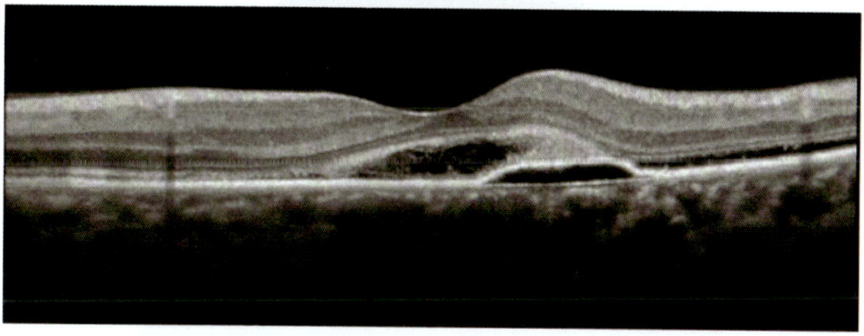

F

图 175 神经视网膜脱离的纤维素性视网膜下液

患者为急性中心性浆液性脉络膜视网膜病变，空腹血糖 24mmol/L，A 为眼底彩照，可见黄斑区神经视网膜脱离，脱离区中央色泽灰黄，边界模糊。B 为垂直扫描 OCT，可见神经视网膜脱离，视网膜下液为纤维素性，呈弥漫高反射信号，伴有色素上皮脱离。C、D 为 12 天后复查，可见眼底像下的灰黄色病灶及 OCT 下的纤维素性渗出液均增多。E、F 为治疗 1 个月后复查，眼底镜下的灰黄色病灶及 OCT 下所见的纤维素性渗出液明显减少

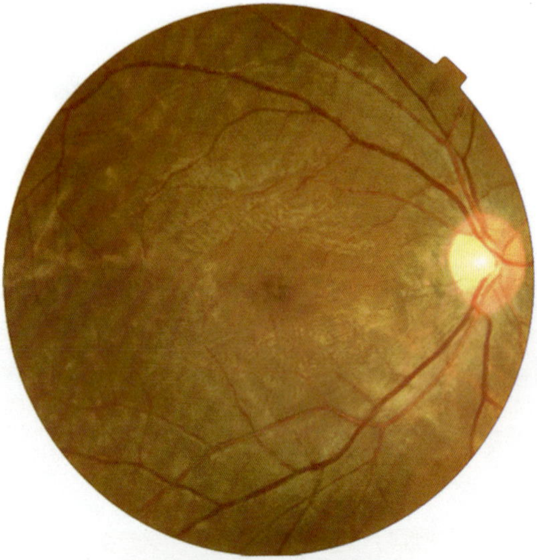

A

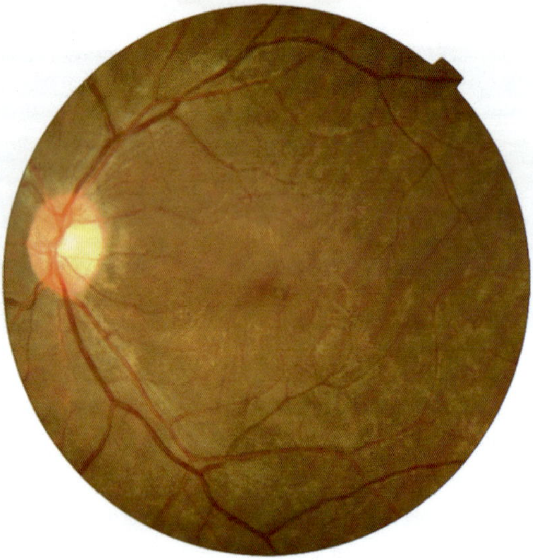

B

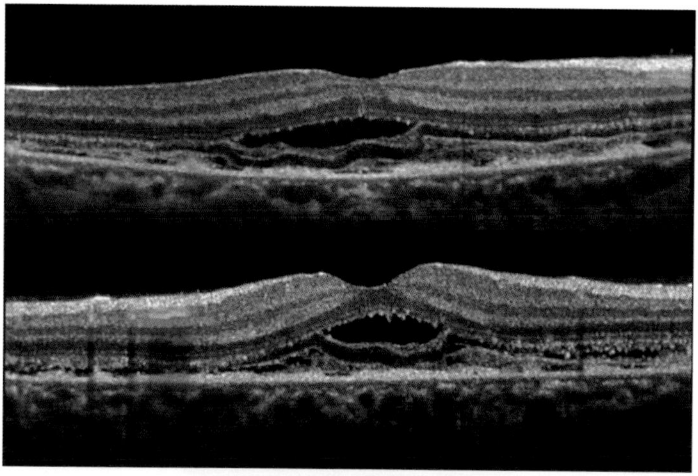

C

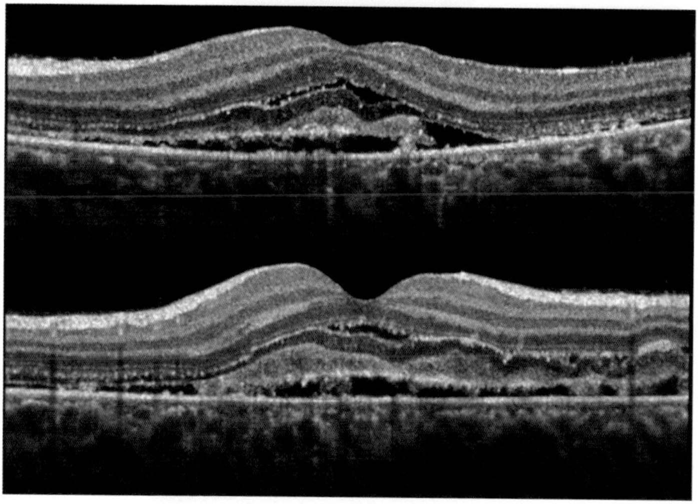

D

图 176 神经视网膜脱离的纤维素性视网膜渗出物(1)

患者为妊娠高血压性视网膜病变。A、B 分别为右眼、左眼彩色眼底像,可见渗出性视网膜脱离,以及视网膜下散在的灰白色渗出物。C、D 分别为右眼、左眼经黄斑水平、垂直 OCT 扫描,可见视网膜下腔浓厚的渗出物

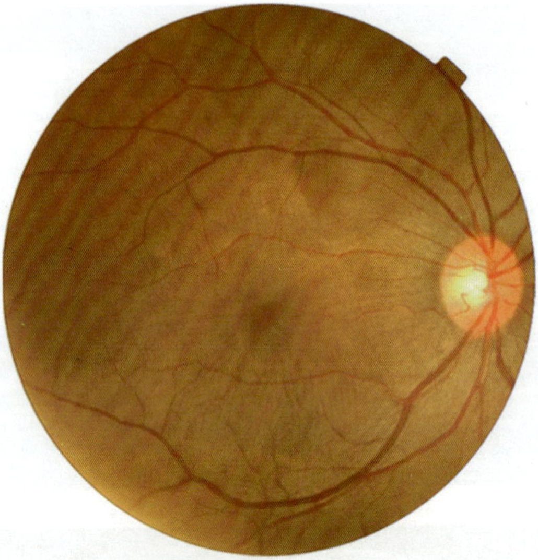

A

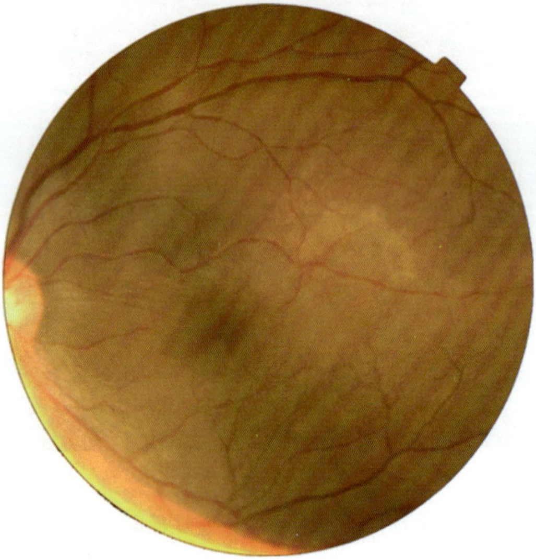

B

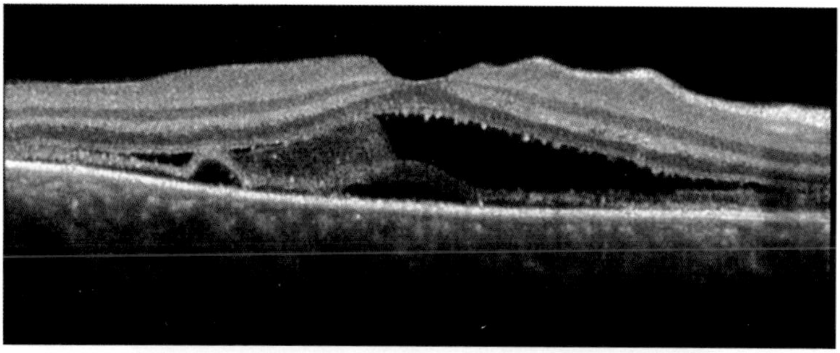

C

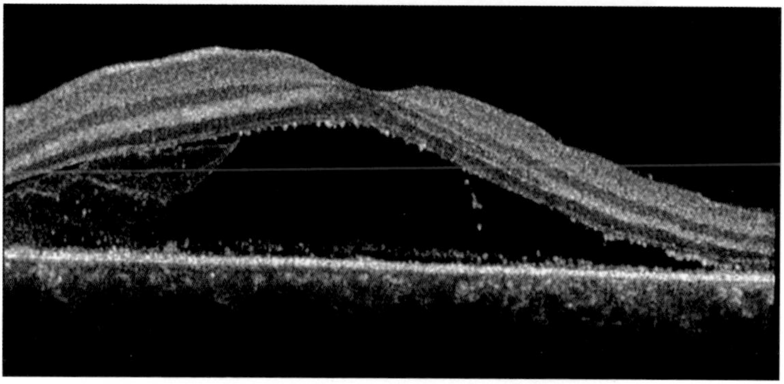

D

图 177 神经视网膜脱离的纤维素性视网膜渗出物(2)

患者为原田病。A、B 分别为右眼、左眼彩色眼底像，可见多处泡状渗出性视网膜脱离。C、D 分别为右眼、左眼经黄斑水平扫描 OCT，可见视网膜下腔纤维素性渗出物

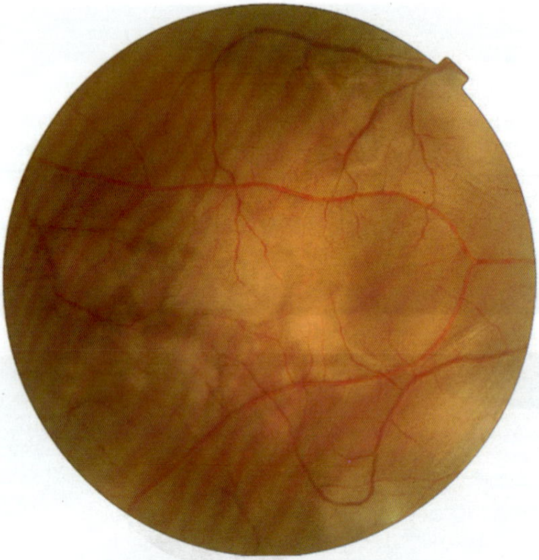

A

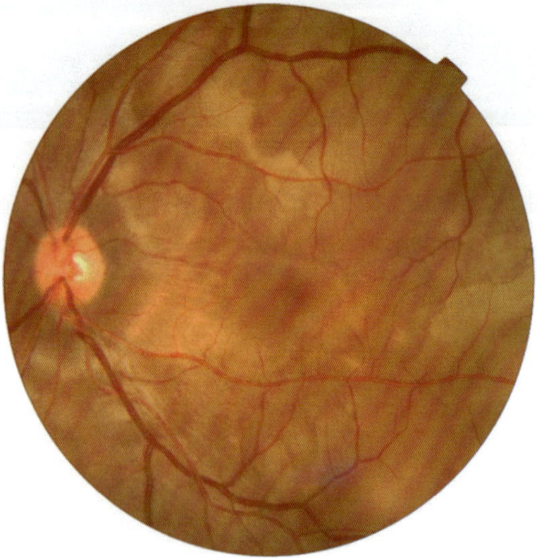

B

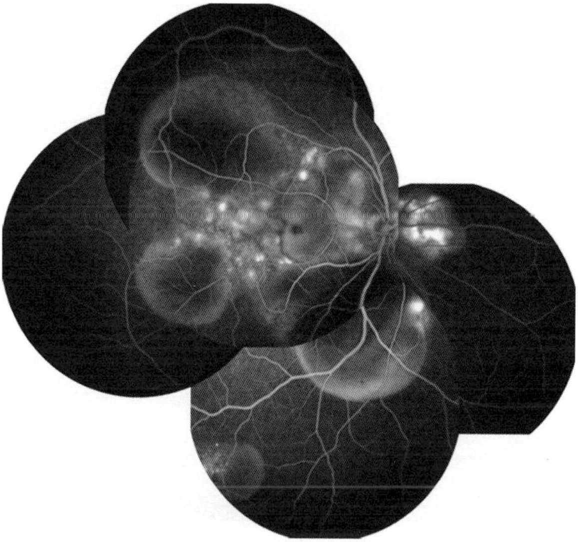

C

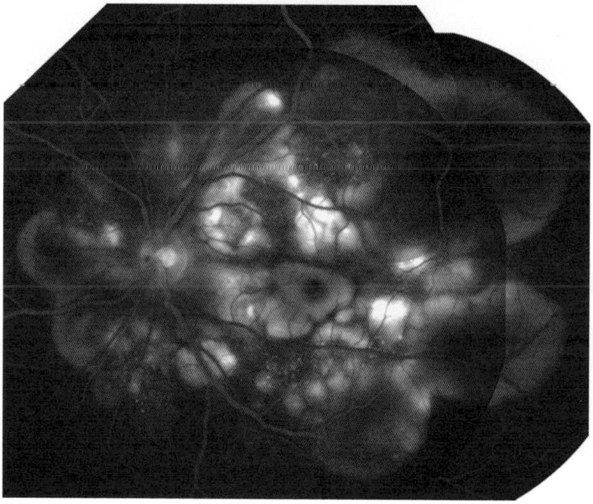

D

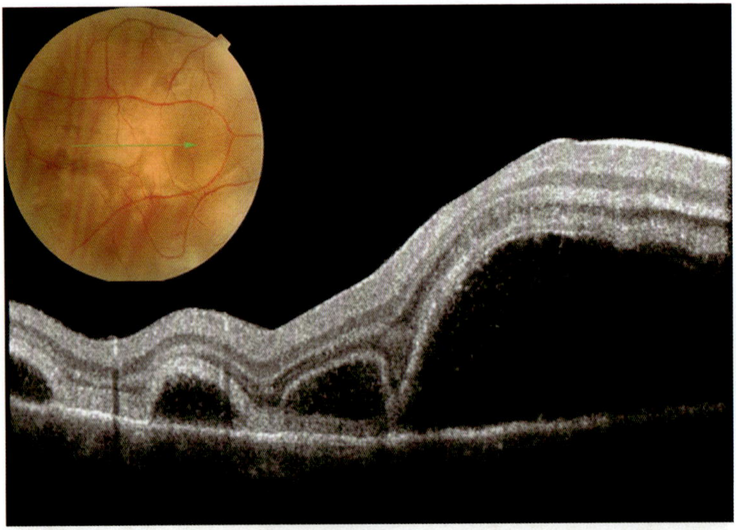

E

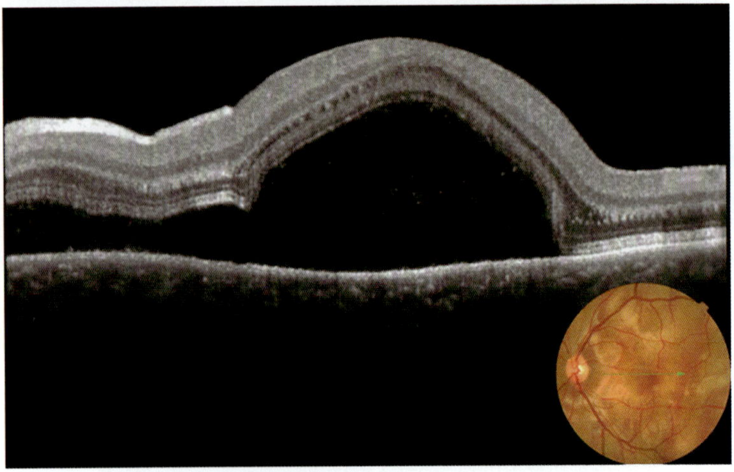

F

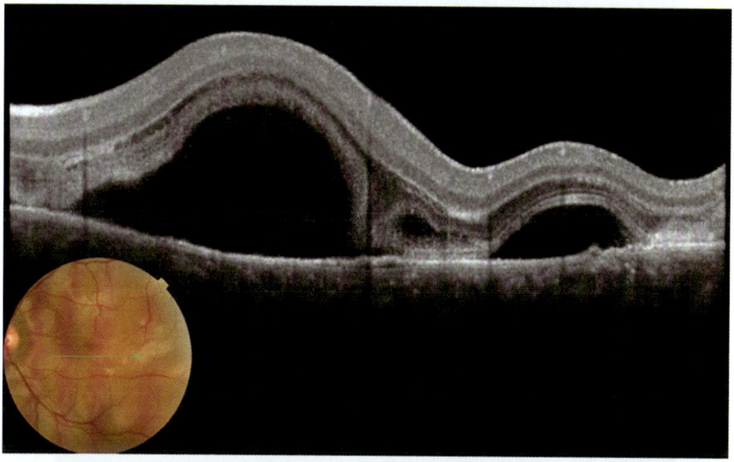

G

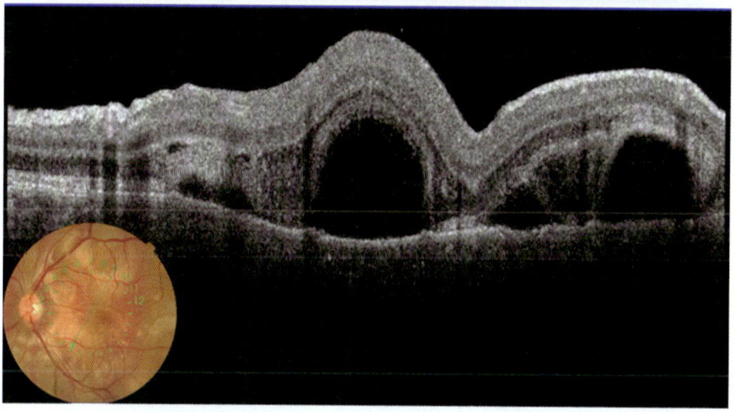

H

图 178 原田病的神经视网膜脱离

A、B 分别为右、左眼底彩照，可见多处广泛的神经视网膜脱离。C、D 为 FFA 拼图，可见弥漫性荧光渗漏、多湖状荧光积存。E 为右眼水平扫描，F～H 为左眼 OCT 扫描，可见神经视网膜多个形态各异的泡状脱离，即将脱离区域的光感受器外层被拉伸（H 图明显）

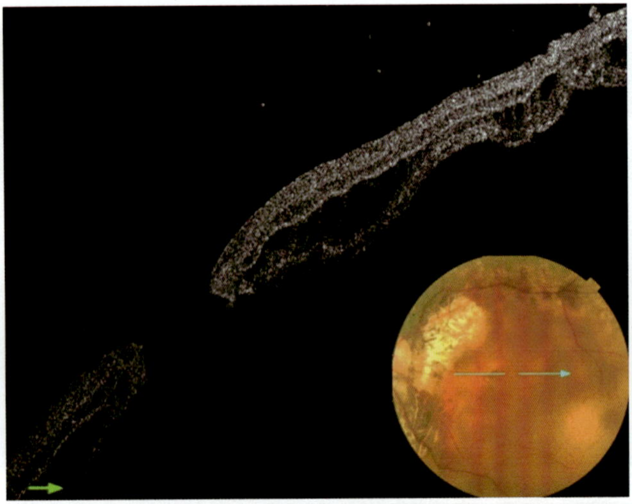

图 179　黄斑裂孔性视网膜脱离

可见神经视网膜脱离、视网膜内水肿、黄斑裂孔。视网膜的水肿囊腔位于外核层内侧的 Henle 纤维

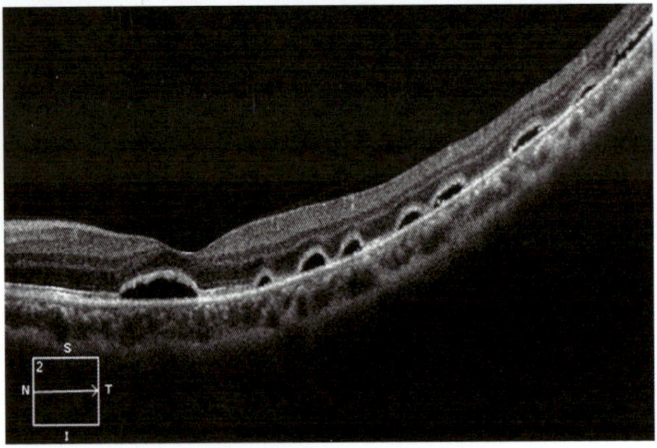

图 180　视网膜脱离外加压术后

视网膜复位良好，但 OCT 检查仍可发现残留尚未吸收的视网膜下液

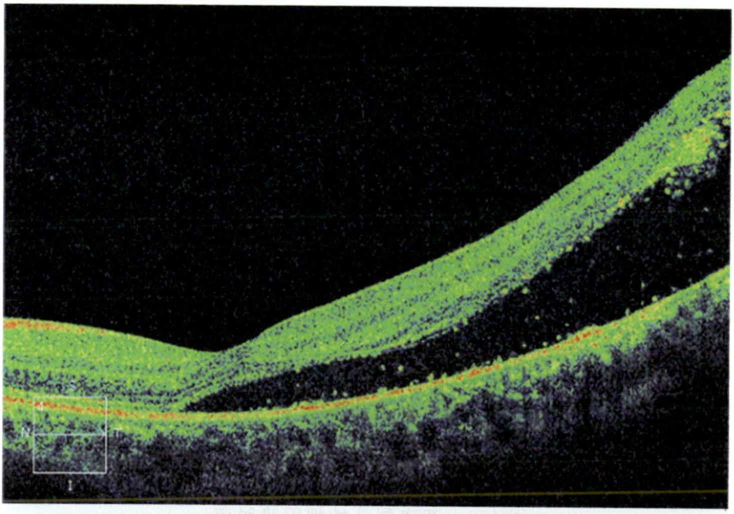

A

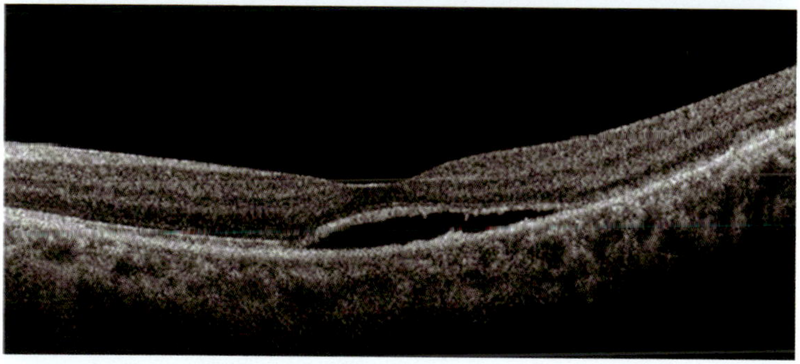

B

图 181　视网膜脱离外加压术后

视网膜裂孔封闭，A 显示仍有较多视网膜下液未吸收，而且视网膜下腔内有大量高反射的颗粒，可能是巨噬细胞。B 为 1.5 个月后，视网膜下液明显吸收减少

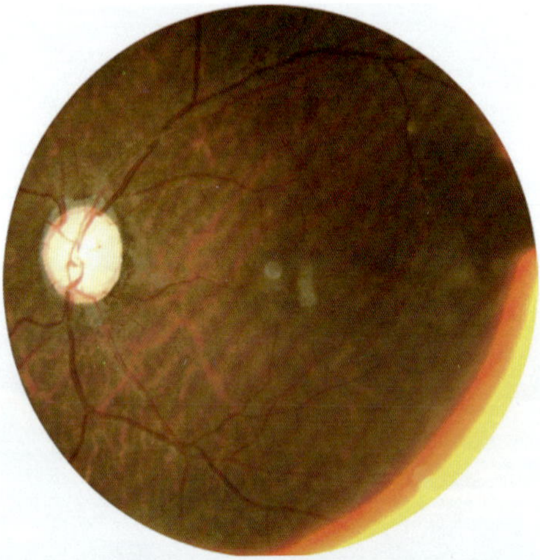

A

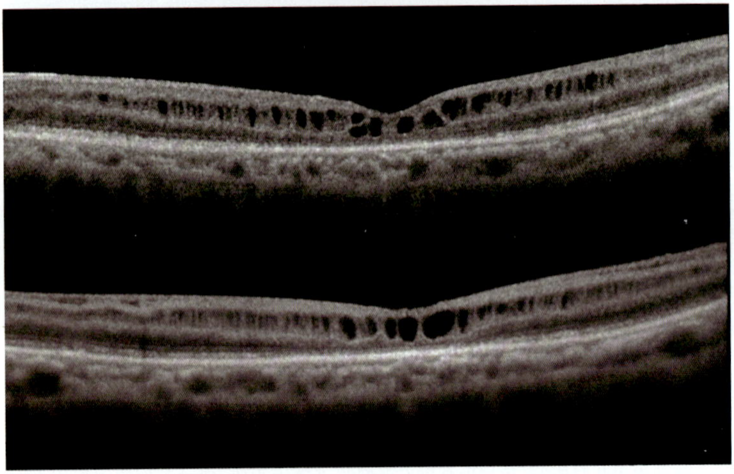

B

图 182 陈旧视网膜脱离玻璃体切割手术复位术后

A 为彩色眼底像，视网膜在位，患者原有慢性青光眼，C/D 约 0.9。B 为 OCT 水平（上图）和垂直（下图）扫描，可见视网膜内仍有多量液性囊腔，甚至内界膜下也有

表 8　浆液性、渗出性、出血性神经视网膜脱离的鉴别

浆液性	渗出性	出血性
视网膜下液为清亮的浆液，如中心性浆液性脉络膜视网膜病变	视网膜下液为渗出液，如原田病	视网膜下液为血液，代表性疾病如 AMD、Valsava 性视网膜病变
脱离区为液性的无反射空腔，其后无声影	脱离区内为弥漫播散的点状中反射，一般无声影	脱离下方有高反射信号，其后有声影
脱离区后色素上皮的高反射信号清晰可见	脱离区后色素上皮的高反射信号可见	脱离区后色素上皮的反射信号减弱，有时不可见

七、视网膜色素上皮脱离

色素上皮脱离（pigment epithelium detachment，PED）是视网膜色素上皮和 Bruch 膜之间的分离。分为玻璃膜疣性（drusenoid）、浆液性（serous）、出血性（hemorrhagic）、纤维血管性（fibrovascular，也有人称为浆液出血性或浆液血液性 serohemorrhagic）。玻璃膜疣性色素上皮脱离参见第 358 页“视网膜玻璃膜疣”，出血性色素上皮脱离参见第 141 页“视网膜色素上皮下出血”。由于视网膜色素上皮与 Bruch 膜的连接相当紧密，而与神经感觉层的连接则不甚牢固，因此 PED 较为少见，而神经视网膜脱离较多见，两者的鉴别见表 9。

OCT 下，浆液性 PED 表现为 RPE 呈光滑的穹隆状隆起，色素上皮层在一无反光区之上呈特征性的边缘陡峭的脱离，其下 Bruch 膜反光带可见（图 183～图 185）；也有的色素上皮脱离的边缘类似于神经视网膜脱离倾斜，特别是一些小的伴有神经视网膜脱离的 PED（图 186）；有些色素上皮脱离形态特殊（图 187），甚至非常扁平、波浪状（图 188～图 190）。出血性和纤维血管性 PED 常会对其后 Bruch 膜信号产生明显的遮挡（表 10、图 140）。

视网膜血管瘤样增生(retinal angiomatous proliferation,RAP)所致的PED,可出现病灶处色素上皮反射条带中断。

表9 浆液性神经视网膜脱离与色素上皮脱离的鉴别

神经视网膜脱离	色素上皮脱离
视网膜内九层与色素上皮之间的分离	视网膜十层与Bruch膜之间的分离
脱离后边界逐渐消失故边界倾斜、不清	由于色素上皮牢固地粘在玻璃膜上,限制其脱离,故边界清楚、陡峭
脱离角度小	脱离角度通常较大
低反射的液化腔后是高反射的RPE层	低反射的液化腔后是中低反射的Bruch膜
神经感觉层脱离后,光感受器的外节盘膜裸露、参差不齐,因此在低反射液化腔之前的组织呈边缘不整、杂乱的中反射信号	RPE从Bruch膜上脱离,边缘较齐整,因此在低反射液化腔之前的组织呈边缘较整齐的高反射信号

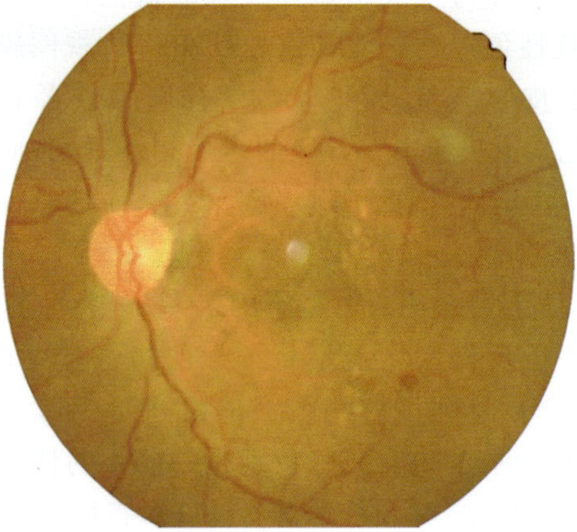

A

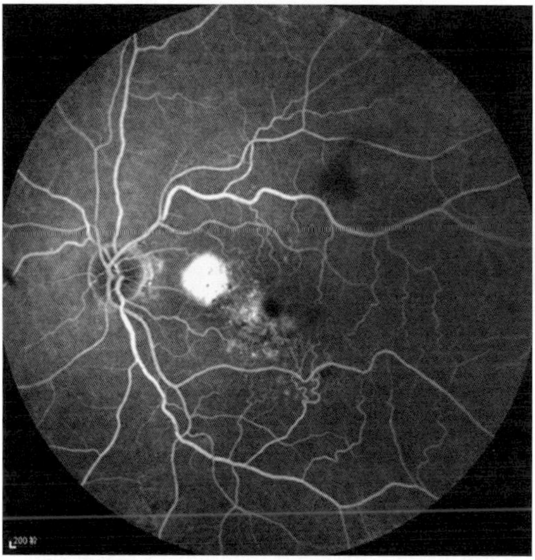

B

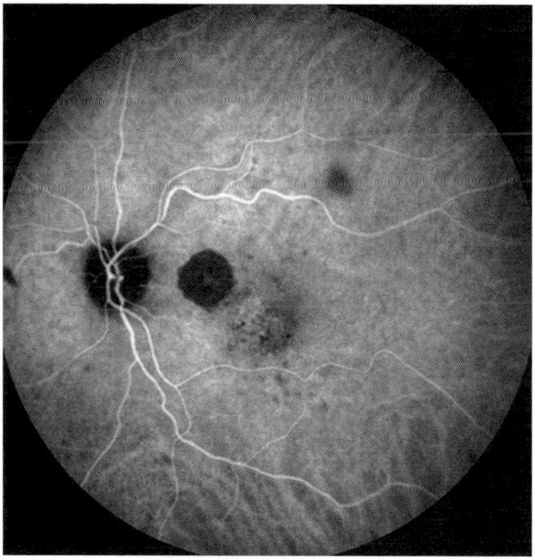

C

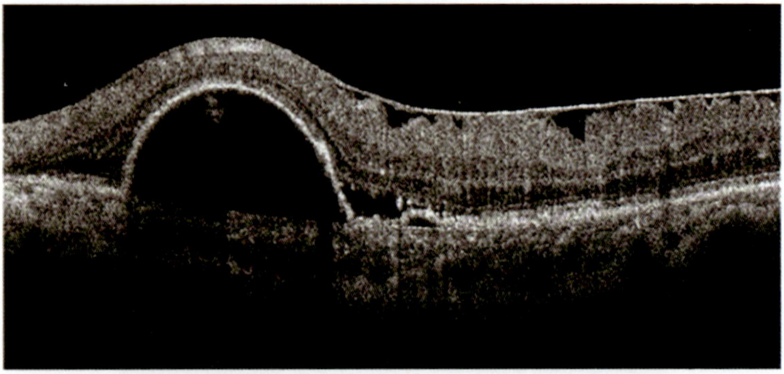

D

图 183　浆液性色素上皮脱离(1)

A 为彩色眼底照，可见乳斑区一圆形浆液性色素上皮脱离区。B 为 FFA 像，可见色素上皮脱离区强烈的荧光积存。C 为 ICGA 像，可见色素上皮脱离区呈遮蔽荧光。D 为 OCT，显示圆形隆起、边缘陡峭，低反射液性暗区后可见清晰的 Bruch 和脉络膜反射带。该患者合并有年龄相关性黄斑变性、视网膜小分支静脉阻塞，合并黄斑前膜

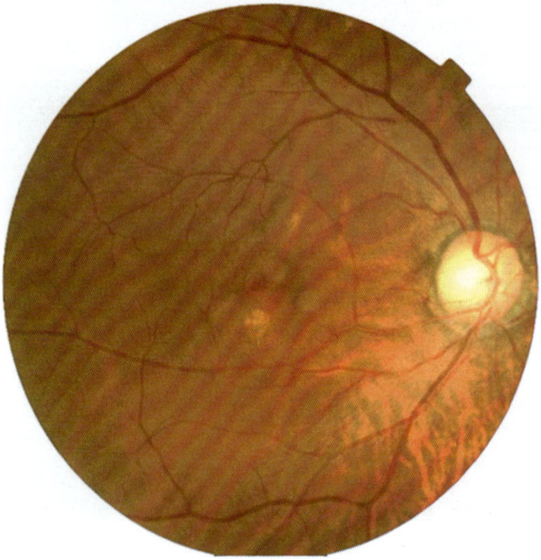

A

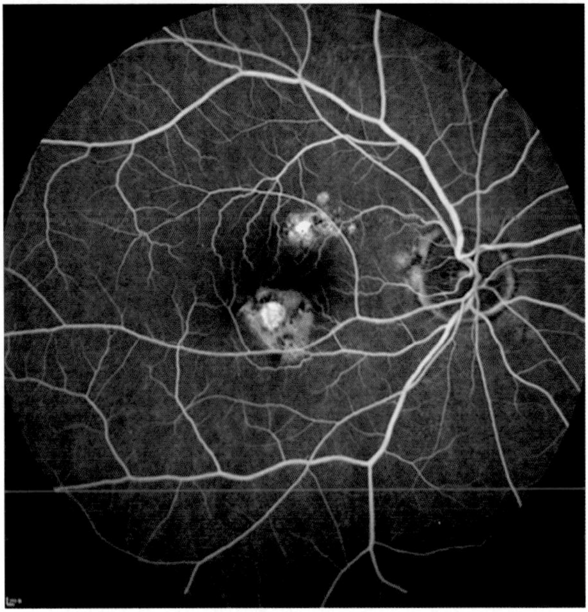

B

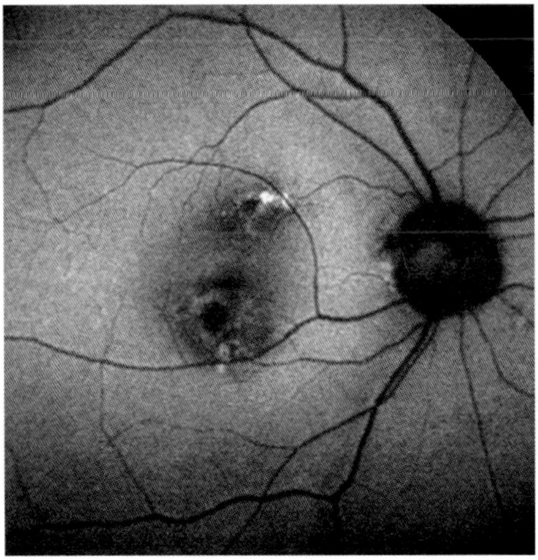

C

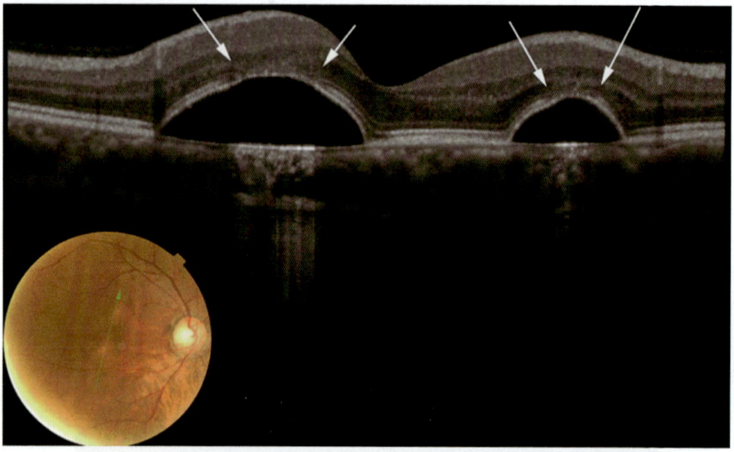

D

图 184　浆液性色素上皮脱离(2)

A 为眼底彩照，可见黄斑下方偏颞侧、上方偏鼻侧各有一色素上皮脱离区，色素上皮脱离区内还有脱色素区。B 为 FFA，可见 PED 区的荧光积存部分被表面的色素所遮挡，而脱色素区的荧光明显增强。C 为自发荧光，显示 PED 区自发荧光较强，而脱色素区自发荧光熄灭。D 为经过两个 PED 区的 B 扫描，可见色素上皮隆起，其内为液性暗区，隆起的色素上皮的脱色素区可见 RPE 萎缩变薄(箭头)，其上的光感受器略向下塌陷，由于脱色素区的穿透效应使得其后的信号明显增强

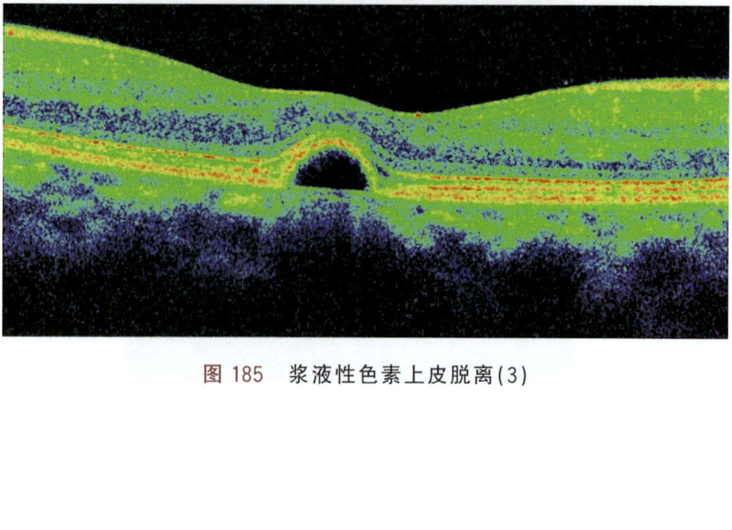

图 185　浆液性色素上皮脱离(3)

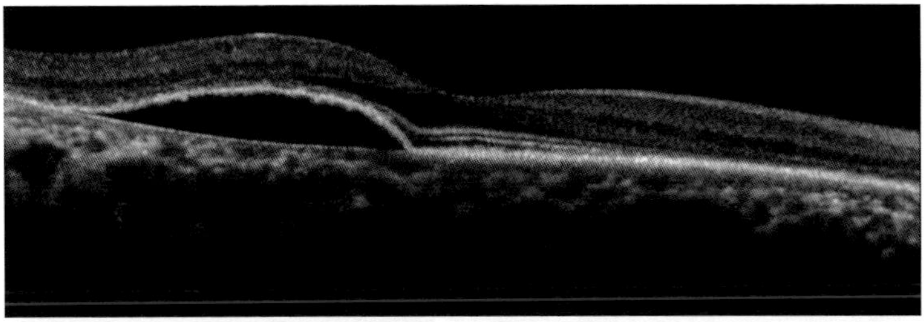

图 186 **视网膜色素上皮脱离(1)**

边缘倾斜、锋利，而不似通常的色素上皮脱离边缘陡峭

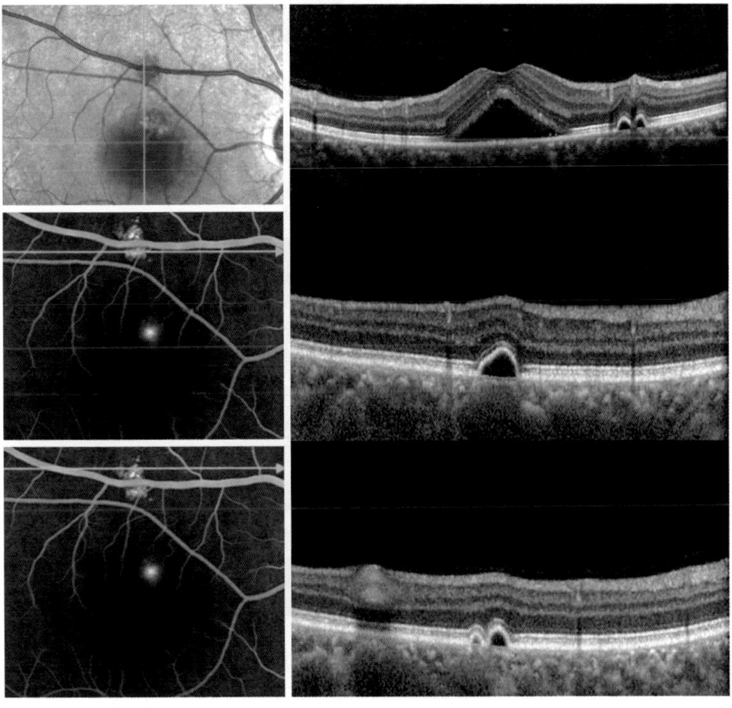

图 187 **视网膜色素上皮脱离(2)**

黄斑区为盘状神经视网膜脱离，上方血管弓处色素上皮脱离，形态特殊。本图与图 172 为同一患者

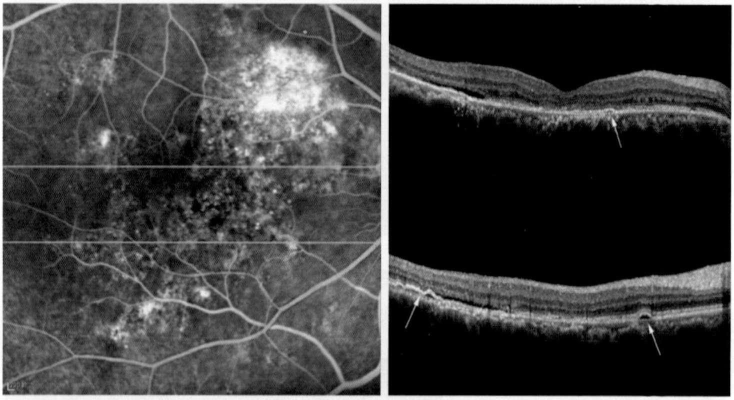

图 188 右眼慢性中心性浆液性脉络膜视网膜病变的扁平色素上皮脱离（箭头）

本图与图 173 为同一患者

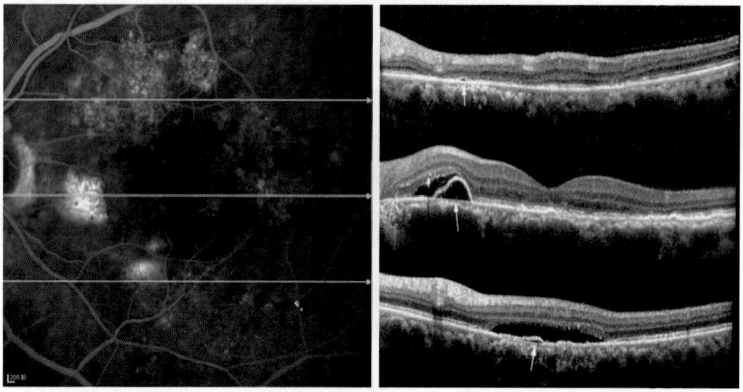

图 189 左眼慢性中心性浆液性脉络膜视网膜病变的扁平色素上皮脱离（箭头）

本图与图 173 为同一患者

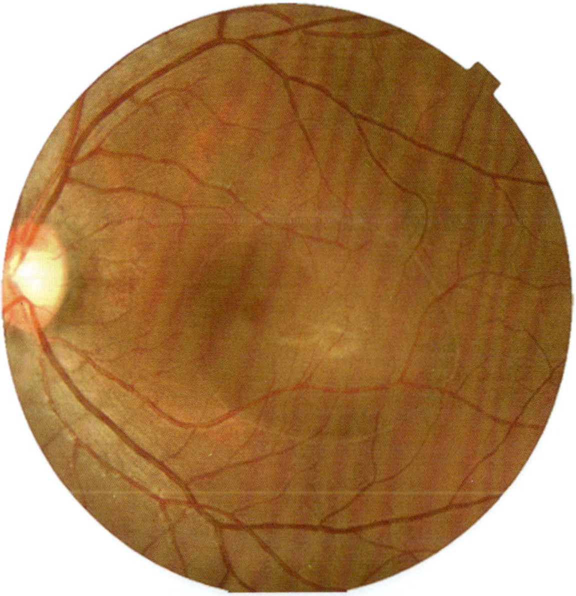

A

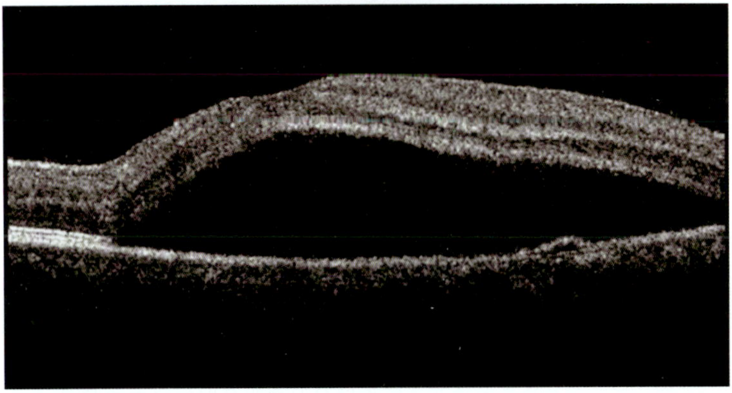

B

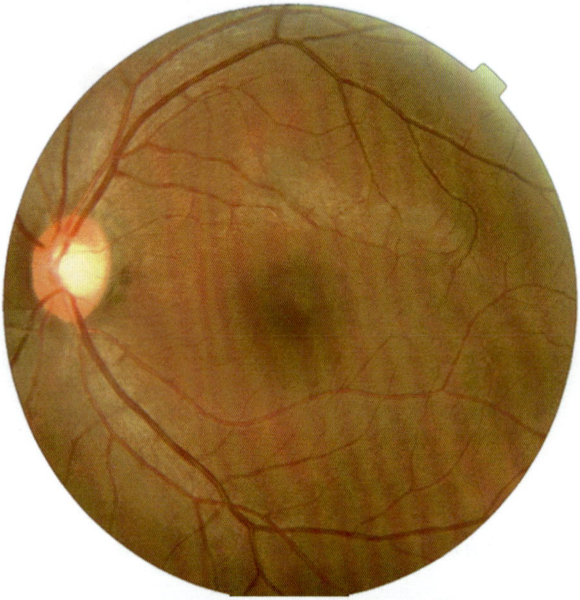

C

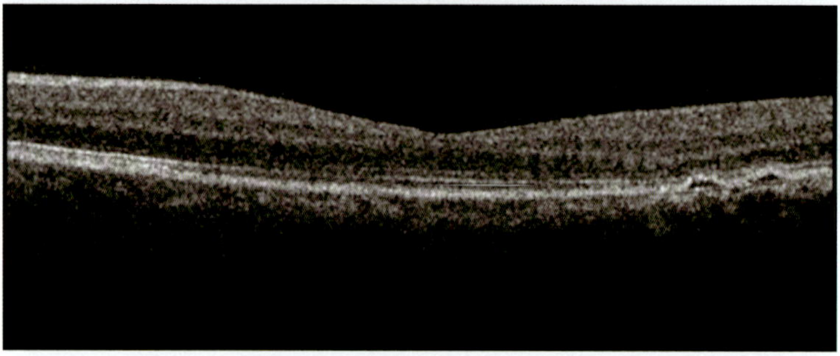

D

图 190　中心性浆液性脉络膜视网膜病变患者的色素上皮脱离

A 为眼底彩照，可见黄斑区椭圆形盘状神经视网膜脱离，边界清晰。B 为经黄斑水平 OCT 扫描，可见神经视网膜脱离，其下还有扁平的色素上皮脱离。C 为治疗 3 个月后眼底彩照，可见神经视网膜脱离平伏。D 为治疗 3 个月后 OCT，可见神经视网膜脱离完全吸收，但色素上皮脱离仍然存在

表 10　浆液性、出血性、纤维血管性色素上皮脱离的鉴别

浆液性	出血性	纤维血管性
CNV 的渗出、增厚的 Bruch 膜阻碍 RPE 下液体排出，或者 RPE 脉络膜毛细血管的渗漏	CNV 膜或 PCV 出血进入 RPE 下，或 RPE 撕裂，出血可进入视网膜下，颜色较神经视网膜下积血浅	Ⅰ型 CNV，特别是 PCV 引起的色素上皮下出血和渗液
眼底镜下呈圆顶状、RPE 平滑隆起，轮廓圆整，可伴 RPE 层色素沉着	规则的圆顶状隆起，深红灰色	病灶轮廓不规则，边界可能不清，可伴视网膜下出血、脂质沉积、视网膜内及下积液
FFA 呈强荧光，晚期染料积存，无弱荧光切迹	出血区遮蔽荧光，可有强荧光的 CNV	1～2min 出现不规则点状强荧光，后期渗漏
ICGA 呈弱荧光，脉络膜结构遮盖，可伴有局灶或斑块状 CNV	可更清晰地显示 FFA 下被出血区遮挡的 CNV	脉络膜结构遮盖，可伴有局灶或斑块状 CNV
FAF：PED 区域强自发荧光，周围是弱自发荧光晕	弱自发荧光	PED 区域强自发荧光，周围是弱自发荧光晕
OCT 显示 RPE 条带圆顶状隆起	RPE 条带圆顶状隆起	RPE 条带扁平隆起
条带清晰、光滑、反射增强，可伴有视网膜内液性囊腔	条带变细、光滑、反射增强	条带可出现增厚，不均匀、不光滑、不连续中、高反射信号
脱离区为液性无反射光学空腔	脱离下方有中高反射信号	病灶内部信号不均匀
对下方组织没有遮蔽效应	对下方组织有明显遮蔽效应	对下方组织有遮蔽效应
通常可见完整的 Bruch 膜	常看不到 Bruch 膜，有时可在脱离区边缘见到	Bruch 膜信号减弱明显，脱离区边缘常可见

八、视网膜色素上皮撕裂和裂缝

视网膜色素上皮可出现细小的裂缝(microrip),OCT 上表现为 RPE 连续性破坏(图 191)。

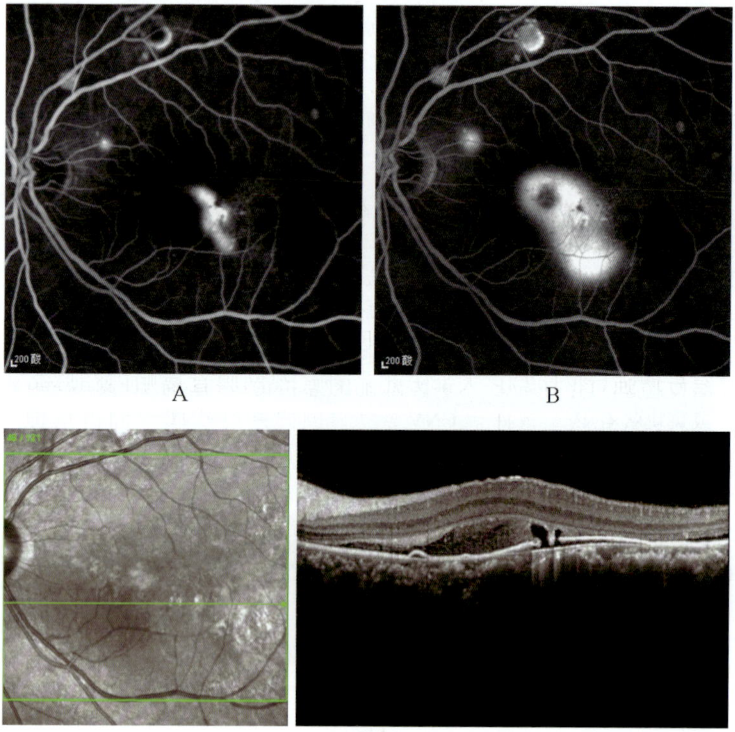

A　　B

C

图 191　视网膜色素上皮裂缝

A 为 FFA 1′48.43″。B 为 FFA7′46.68″,可见多处荧光渗漏,黄斑区渗漏严重。C 为经黄斑 OCT 水平扫描,可见神经视网膜脱离,视网膜下纤维素性渗出,局限性 RPE 脱离和撕裂

更大范围的视网膜色素上皮撕裂（RPE tear; pigment epithelium tear，PET）最早于 1981 年由 Hoskin 报道。PET 可以是隐匿性 CNV、视网膜血管瘤样增生、息肉样脉络膜血管病变等伴发色素上皮脱离后自然病程的一部分，也可以是新生血管性年龄相关性黄斑变性治疗过程中的一种并发症，包括光动力治疗、激光光凝、经瞳孔温热疗法，特别是抗 VEGF 治疗等。现在报道的 PET 大部分都与抗 VEGF 治疗有关。

典型的 PET 在 OCT 下表现为三个部分：第一部分，视网膜外层结构正常；第二部分，视网膜从脉络膜脱离，形成一个圆顶状隆起，在隆起的区域内，RPE 的游离边缘在 OCT 下表现为朝着 CNV 的方向收缩的波浪状的、退缩的 RPE，翻卷的 RPE 则表现为高反射，其后有显著的声影，遮蔽脉络膜；第三部分，RPE 完全缺失，神经视网膜变薄，由于 RPE 单细胞层缺失 OCT 显示其后的信号增强（图 192）。大部分患者神经视网膜直接贴附在脉络膜上，但有些患者在急性期过后神经视网膜和脉络膜之间可出现渗出反应。

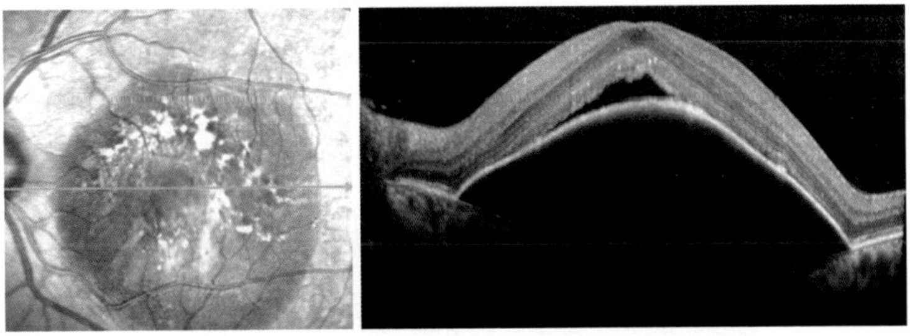

A

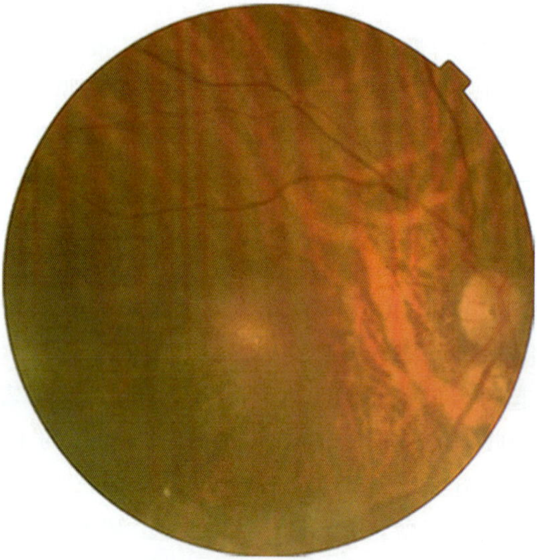

B

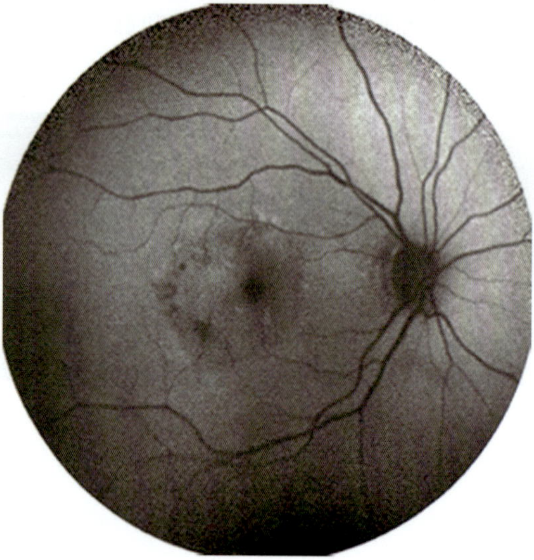

C

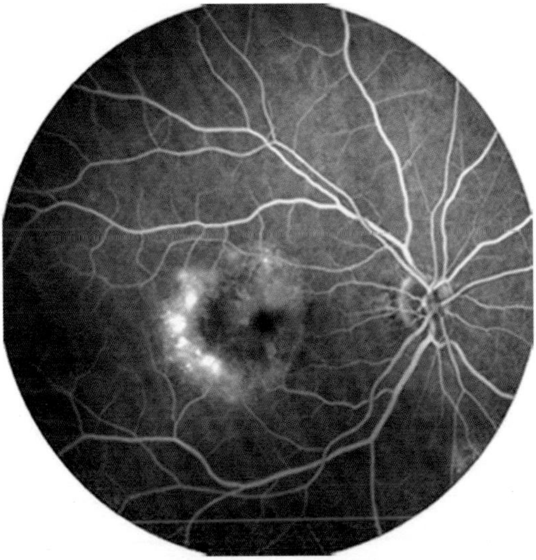

D

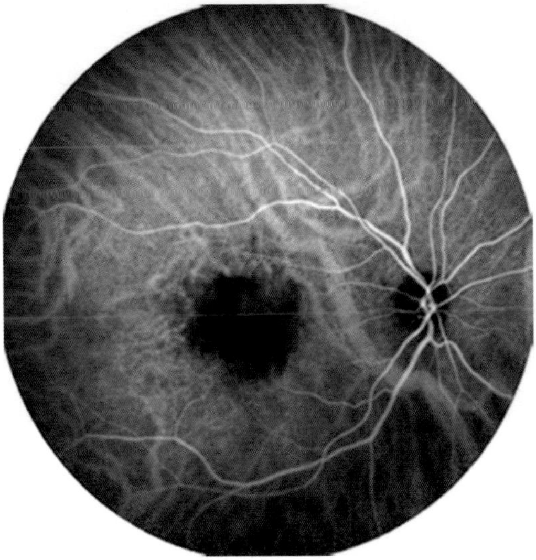

E

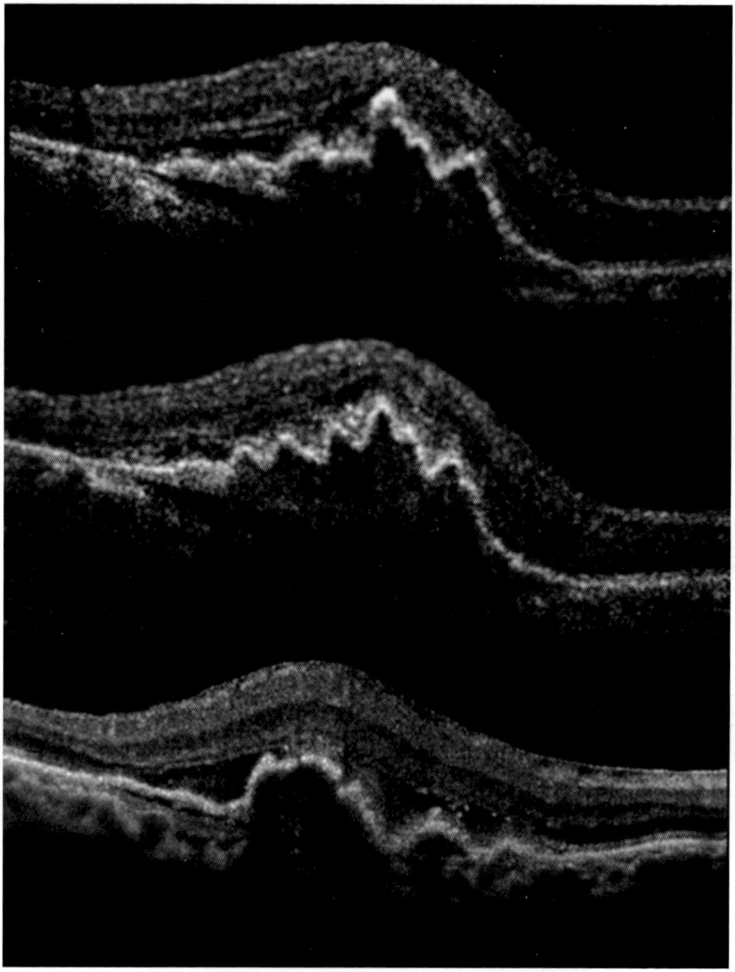

F

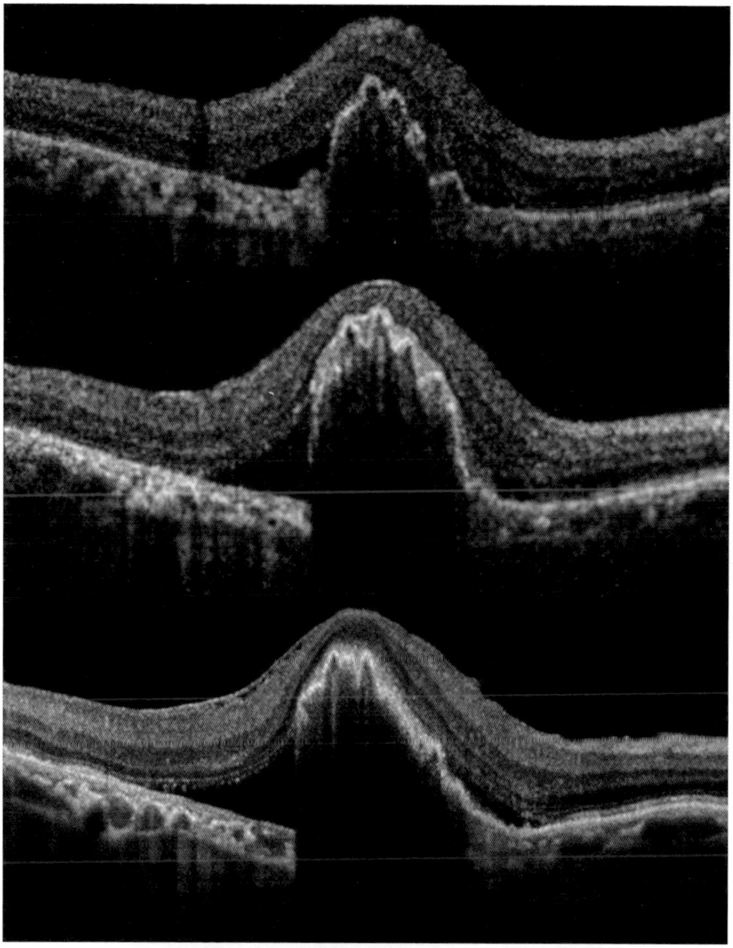

G

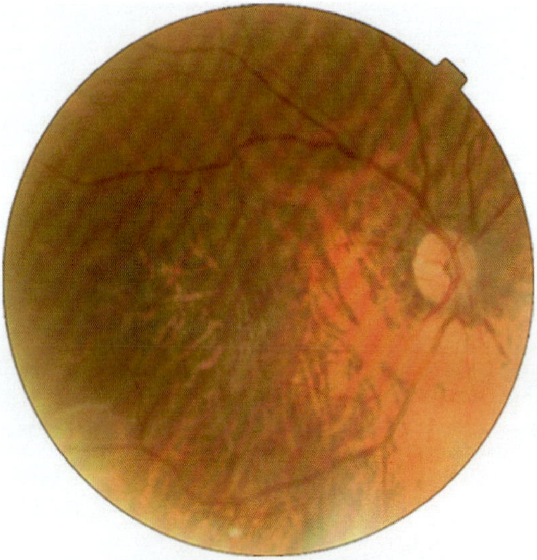

H

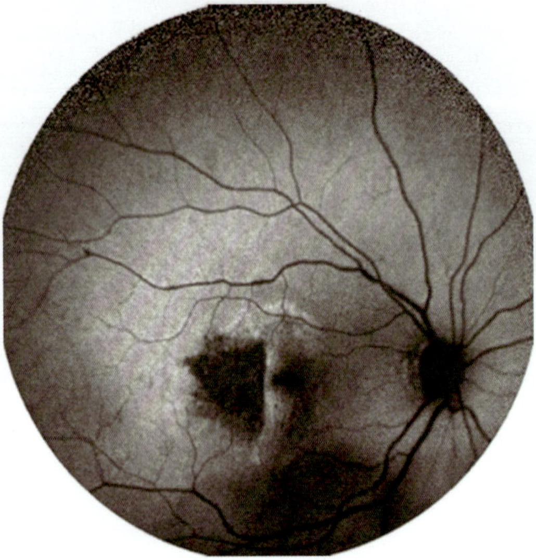

I

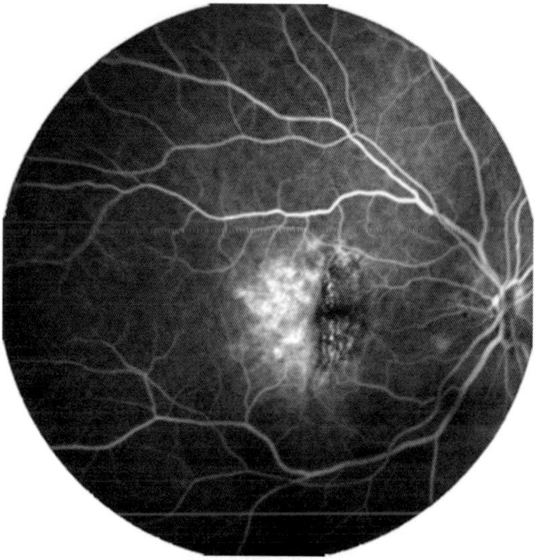

J

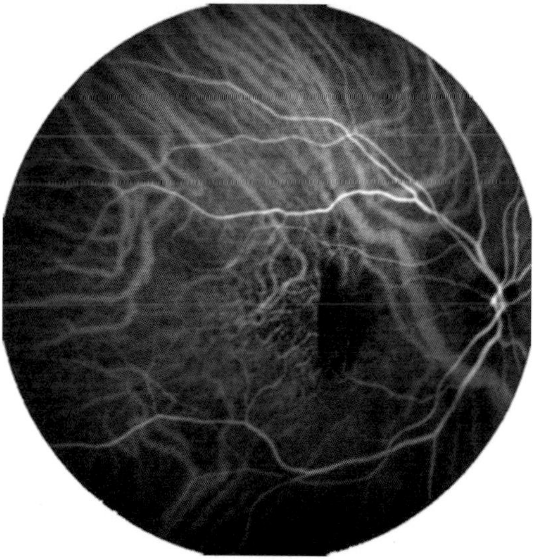

K

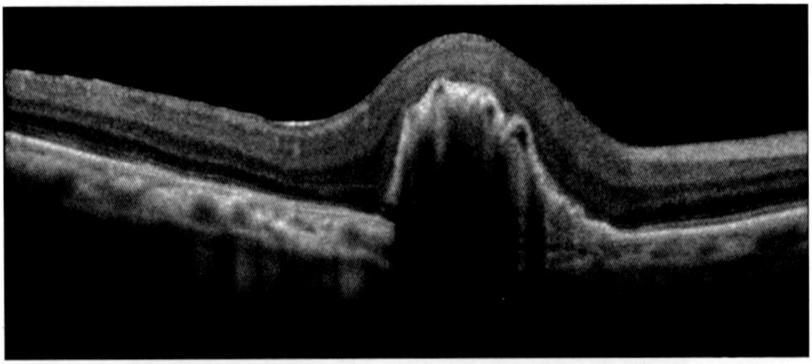

L

图 192　视网膜色素上皮撕裂

A 为初诊时眼底彩照，黄斑区呈边界不清的黄白色病灶。B 为蓝光眼底自发荧光，可见病变区的自发荧光不同程度的减弱。C 为 FFA 8m06.23s，黄白色病灶主要呈遮蔽荧光，其颞侧可见荧光渗漏。D 为 ICGA 8m06.23s，病灶中央呈遮蔽荧光，其颞侧无异常荧光。E 为经过病灶不同部位的水平 OCT 扫描，可见 RPE 呈波浪状卷曲，其下的 CNV 病灶反射信号比较均匀。F 为 5 周后经过病灶不同部位的水平 OCT 扫描，可见卷曲的 RPE 向鼻侧撕裂、退缩，撕裂区 RPE 消失、局部神经视网膜脱离。G 为初诊后 2.5 个月眼底彩照，可见黄斑颞侧色泽暗淡、青灰，脉络膜血管裸露，裸露区鼻侧的视网膜可见皱褶样反光。H 为蓝光眼底自发荧光，可见病变的颞侧部分自发荧光明显减弱（RPE 撕裂区），其颞侧边缘不清（RPE 撕裂边缘）；病变的鼻侧部分自发荧光增强（RPE 翻卷堆积区），与 RPE 撕裂区之间的分界线非常整齐。I 为 FFA 2m46.67s，可见脉络膜裸露区呈弥漫荧光渗漏（RPE 撕裂区），其鼻侧皱褶区呈明暗相间的竖条纹。J 为 ICGA 2m46.67s，脉络膜裸露区深层脉络膜血管暴露，RPE 堆积区呈遮蔽荧光。K 为水平 OCT 扫描，可见 RPE 撕裂区神经视网膜下液体吸收

九、眼底色素异常

眼底的色素由于对光线的反射强烈，因此表现为高信号，而且其后有明显的遮挡效应（图 193～图 195）。

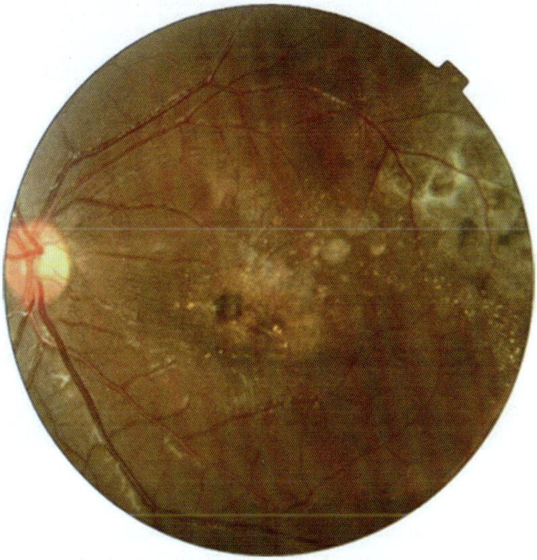

A

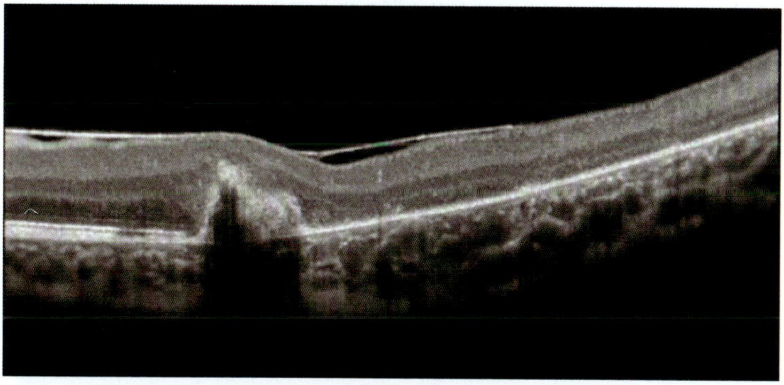

B

图 193　色素瘢痕

A 为眼底彩照，可见黄斑区及颞上方瘢痕、色素紊乱，散在硬性渗出。B 为经瘢痕水平扫描，可见瘢痕位于视网膜下，色素后方有强烈遮蔽声影。该患者为 Coats 病激光治疗后

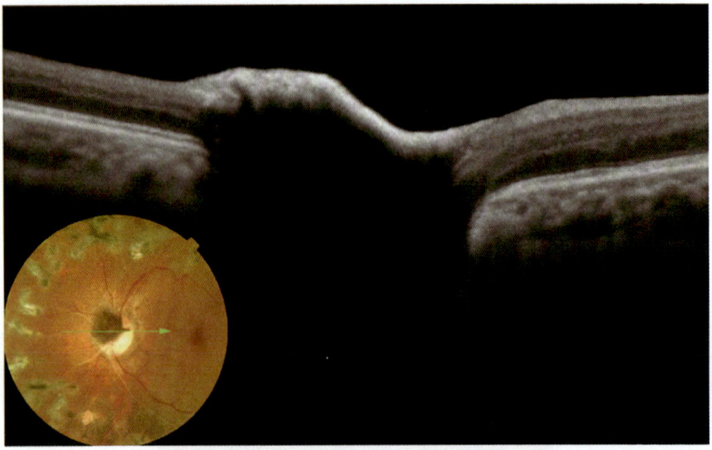

图 194　视盘黑色素细胞瘤(1)

水平扫描，可见视盘表面高反射信号，其后结构均被声影遮挡

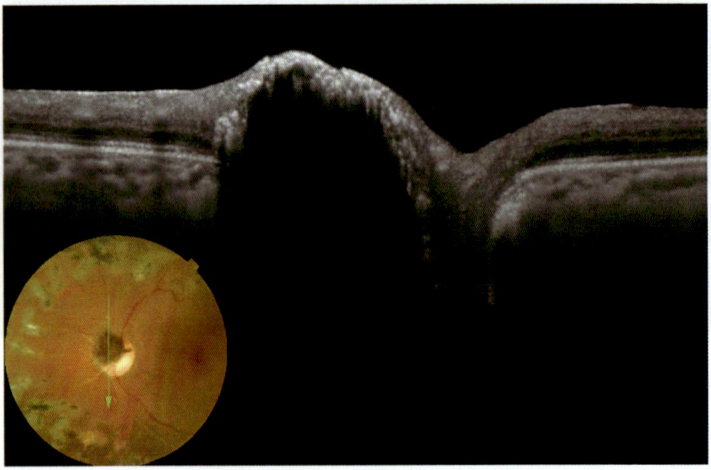

图 195　视盘黑色素细胞瘤(2)

垂直扫描，可见视盘表面高反射信号，其后结构均被声影遮挡

第二节 眼底的其他异常 OCT 表现

一、玻璃体视网膜交界面异常

玻璃体视网膜交界面实际上是玻璃体后界膜与视网膜内界膜之间的界面。玻璃体界膜为玻璃体皮质的浓缩，而非真正的玻璃体膜。玻璃体皮质由胶原纤维、细胞及纤维内间隙的蛋白质和粘多糖积聚而成。胶原纤维走行方向不规则，粗约 10nm，胶原纤维把玻璃体与其接触的内界膜连接起来。玻璃体基底部的纤维作为一薄层膜，从玻璃体基底部稍后方沿着视网膜内面向赤道部延伸至后极部，形成玻璃体后界膜。玻璃体后界膜的胶原微丝以不同角度进入视网膜的 Müller 细胞及胶质细胞的基底膜，形成玻璃体视网膜的粘连。玻璃体视网膜粘连事实上是玻璃体后界膜与视网膜内界膜之间的附着。正常情况下，玻璃体视网膜粘连最紧密的地方依次是：玻璃体基底部、视盘、黄斑、血管弓。OCT 能清晰显示黄斑、视盘、血管弓等部位的玻璃体视网膜交界面的状况，包括形态、范围等，尤其是长范围的深度 OCT 扫描（图 196）。

玻璃体后界膜与视网膜内界膜之间分离即称为玻璃体后脱离（posterior vitreous detachment，PVD）（图 1、图 197）。发生 PVD 要具备两个条件，即玻璃体液化和后皮质与视网膜内界膜间的生物联系减弱。PVD 常由后极部开始，然后扩展到中周部，一直到达玻璃体基底部后缘。一经分离，玻璃体皮质即发生浓缩，形成后玻璃膜。但玻璃体后皮质也可形成裂孔（图 198）。玻璃体后界膜和视网膜内界膜分离与未分离区之间可形成各种形式的粘连、甚至牵拉（图 199）。这种粘连、牵拉可以在玻璃体后脱离时撕破粘连处的视网膜而产生裂孔，甚至出现孔源性视网膜脱离。这种裂孔多为马蹄形，尖端朝向视盘，底部对着玻璃体基底部。

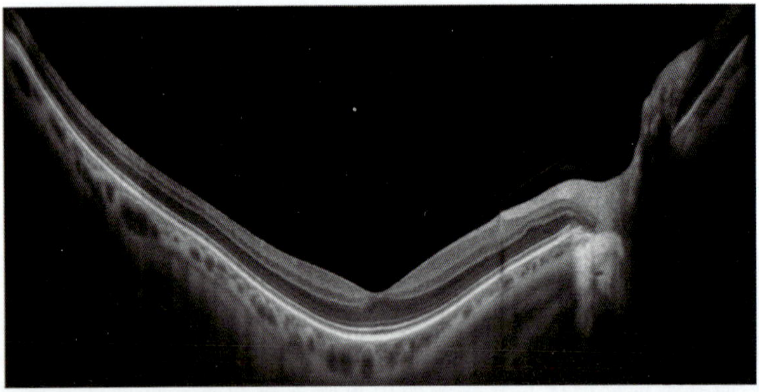

图 196 玻璃体视网膜交界面

长范围、深度扫描，清晰显示黄斑区和视盘的玻璃体视网膜粘连

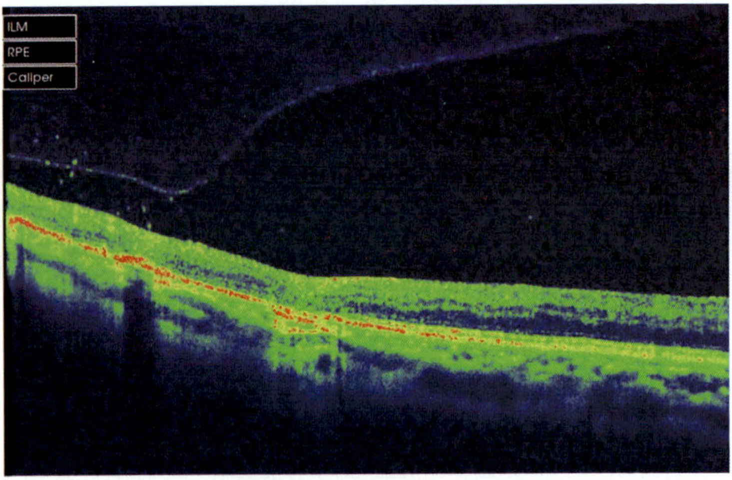

图 197 玻璃体后脱离(1)

玻璃体后界膜与视网膜内界膜完全分离，说明该部位有玻璃体后脱离

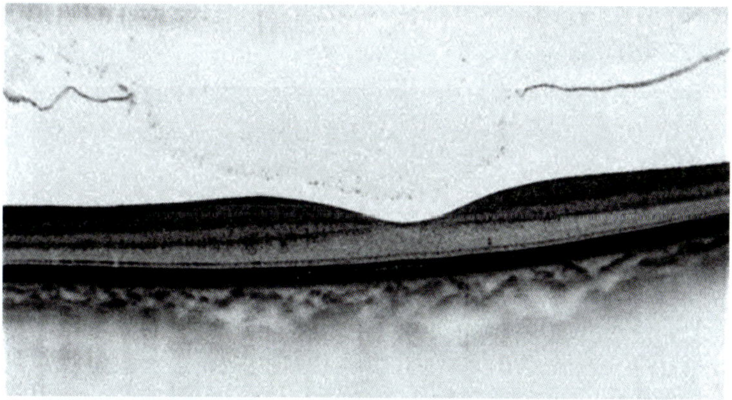

图 198 玻璃体后脱离(2)

玻璃体后界膜破孔，玻璃体经破孔疝出

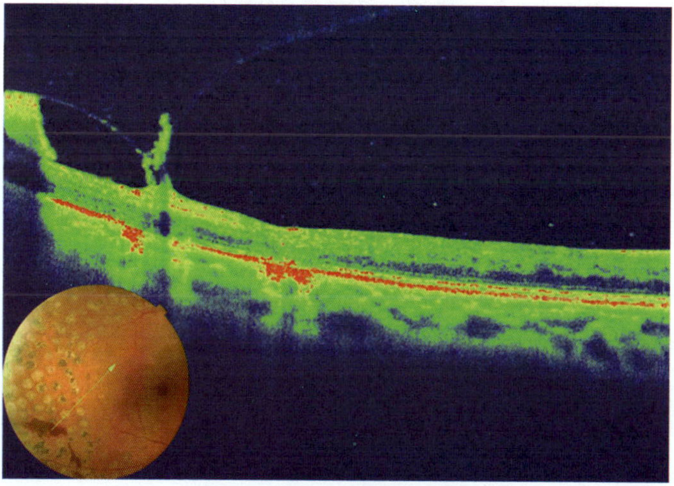

图 199 玻璃体视网膜牵引

可见玻璃体部分后脱离，其中一处玻璃体视网膜粘连、牵拉，下方视网膜前出血

玻璃体液化后，玻璃体后皮质可形成劈裂，表现为玻璃体后皮质呈多层状（图 200～图 202）。

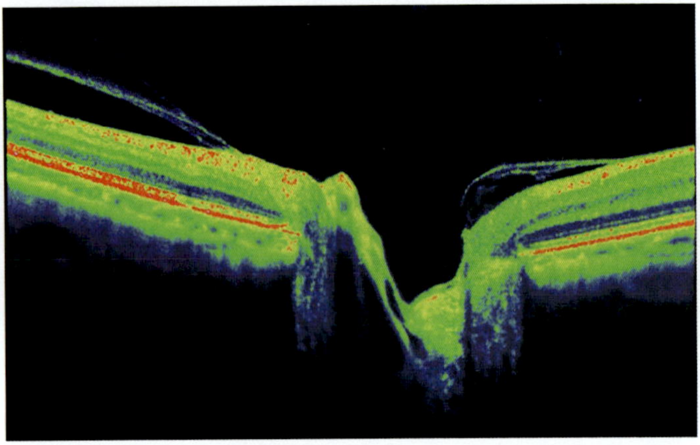

图 200　**玻璃体劈裂(1)**

可见玻璃体后皮质分成多层

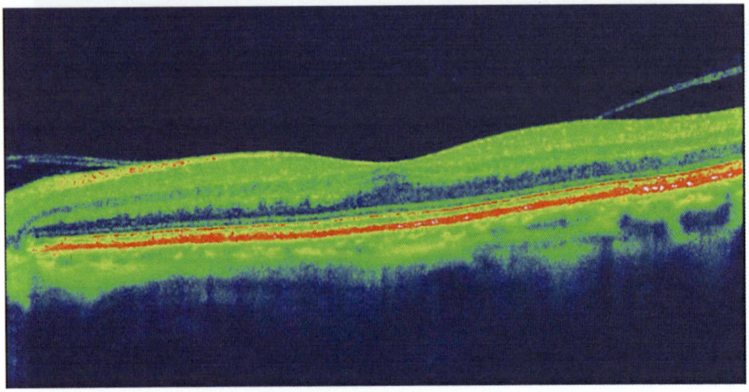

图 201　**玻璃体劈裂(2)**

可见玻璃体后皮质分成多层

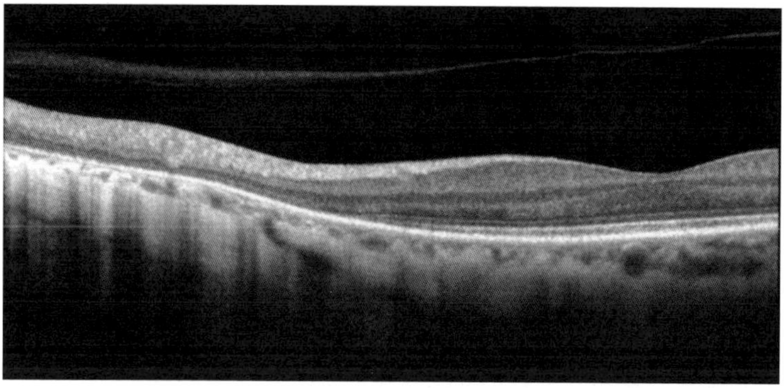

图 202　玻璃体劈裂(3)

从左眼下方血管弓鼻侧向黄斑区 B 扫描，可见黄斑区玻璃体后脱离，下方血管弓鼻侧(即视盘下方)玻璃体后皮质劈裂。患者为视网膜色素变性，下方血管弓处视网膜外层丢失

需注意将玻璃体后脱离与玻璃体液化的皮质鉴别(表 11、图 203)。

表 11　玻璃体后脱离与玻璃体液化的鉴别

玻璃体后脱离	玻璃体液化
玻璃体后界膜与视网膜内界膜的分离	玻璃体皮质内的分离，常伴有玻璃体后脱离
视网膜表面光滑，其内是均一的低反射间隙	玻璃体液化腔的后表面是轻微毛糙的玻璃体皮质。如果伴有玻璃体部分后脱离，在玻璃体后脱离与未脱离的交界区同时可见脱离的玻璃体后界膜
可见玻璃体后界膜的线状中低反射	可见液化腔边界前后皮质的低反射

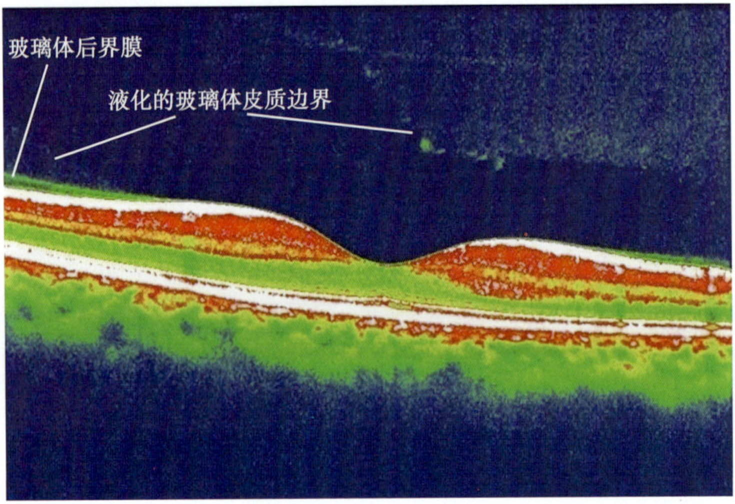

图 203 玻璃体液化与玻璃体后皮质的关系和鉴别

(一)黄斑区玻璃体视网膜交界面异常

玻璃体后脱离通常先从黄斑区开始。最初,黄斑前玻璃体出现局部液化,玻璃体皮质塌陷,黄斑旁有局部的玻璃体后脱离,围绕黄斑缓慢进展成为黄斑周玻璃体后脱离,而中心凹处玻璃体仍可与视网膜紧密粘连(图 204、图 205)。也可出现黄斑中心处已经分离,而周围仍有粘连(图 206)。

当粘连区域的直径较小时(如在 500μm 或以下),玻璃体的牵拉可能产生黄斑裂孔或板层孔;当粘连区域的直径较大时(如直径在 1500μm 或以上)则引起玻璃体黄斑牵拉综合征(图 207)、黄斑前膜、病理性近视中心凹劈裂等。

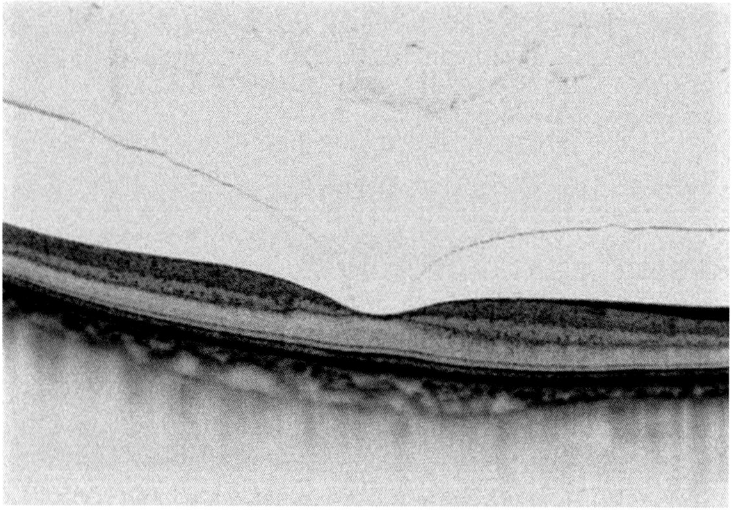

图 204　玻璃体黄斑粘连

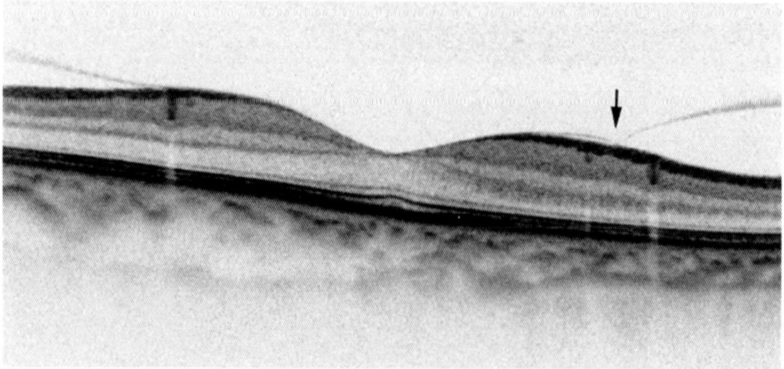

图 205　黄斑区玻璃体视网膜粘连

左眼上下垂直扫描。黄斑周围区域已经玻璃体后脱离，下方玻璃体后脱离与未脱离的交界区形成明显的粘连(箭头)

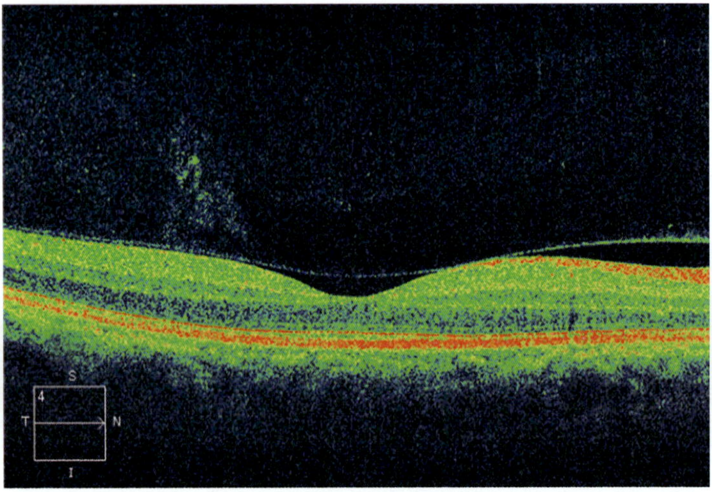

图 206　黄斑区玻璃体视网膜交界面

可见黄斑中心已经玻璃体后脱离，周围玻璃体仍与视网膜粘连，颞侧明显，并有玻璃体浓缩

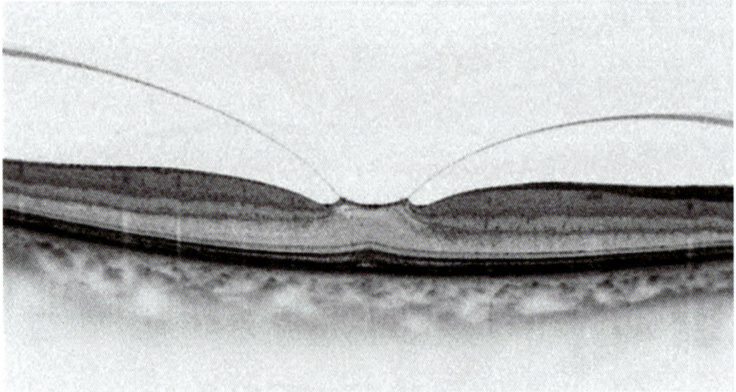

图 207　玻璃体黄斑粘连牵拉

OCT 清晰显示玻璃体黄斑粘连紧密，黄斑中心牵拉隆起

(二)视盘玻璃体视网膜交界面异常

视盘处的玻璃体视网膜粘连非常紧密。玻璃体视网膜粘连是玻璃体后界膜与视网膜内界膜之间的粘连。视盘 OCT 可以清晰显示玻璃体与视盘附着在视杯边缘及其以外的组织,即盘沿和盘周视网膜的内界膜,而视盘中央即视杯的部位没有视网膜内界膜,此处常表现为玻璃体液化腔,玻璃体后界膜与视杯表面的关系不清楚(图 208~图 210)。此处的玻璃体后界膜是与视网膜内界膜一起中断于视杯边缘,还是玻璃体后界膜直接粘连于视盘神经纤维层的表面,尚不清楚。玻璃体后界膜与视杯边缘的附着点形成一个完整的环,玻璃体后脱离时形成的 Weiss 环其实就是这个环及其上的胶质组织随同后皮质一起撕脱形成的,Weiss 环的中间就是视杯部位不完整甚至缺失的玻璃体后界膜。因此,从这一临床现象来看,视杯处可能没有至少是没有完整的玻璃体后界膜。但 OCT 有时可发现视杯处可疑的玻璃体后界膜与神经纤维的粘连(图 211、图 212)。

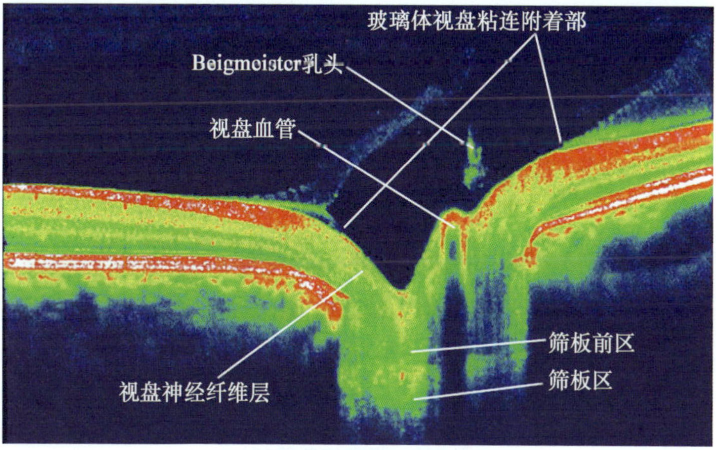

图 208 视盘横断面(1)

显示玻璃体视盘交界面及其他结构。玻璃体后界膜附着于视杯边缘,视杯前的玻璃体为液化空腔

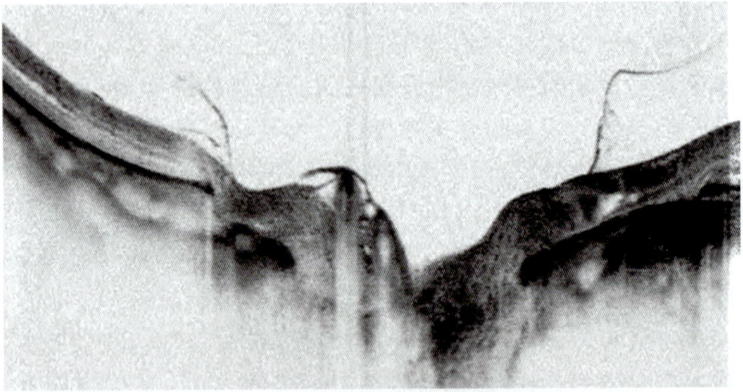

图 209　**视盘横断面(2)**

显示玻璃体视盘粘连部位

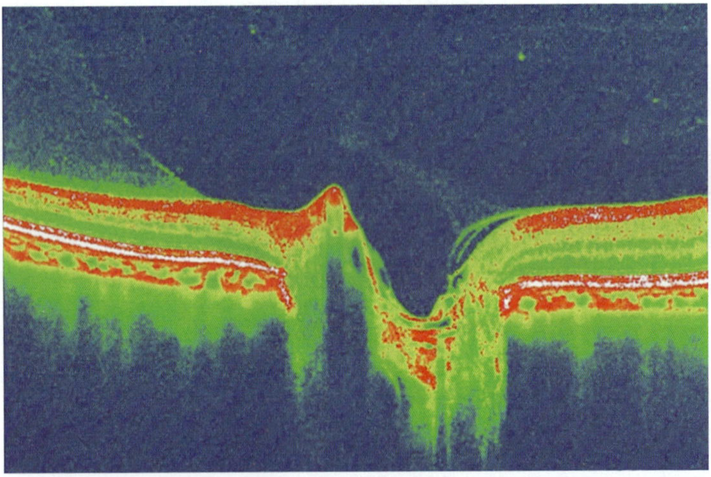

图 210　**视盘横断面(3)**

注意玻璃体视网膜粘连部位,鼻侧玻璃体后皮质分层劈裂。视杯对应处的视网膜前玻璃体出现液化腔

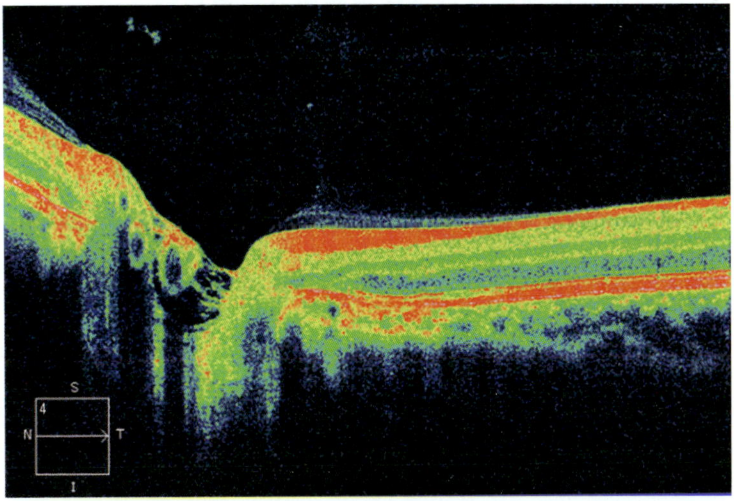

图 211　**视盘横断面(4)**

注意视杯中央的神经纤维、玻璃体视盘粘连附着、玻璃体后皮质的劈裂

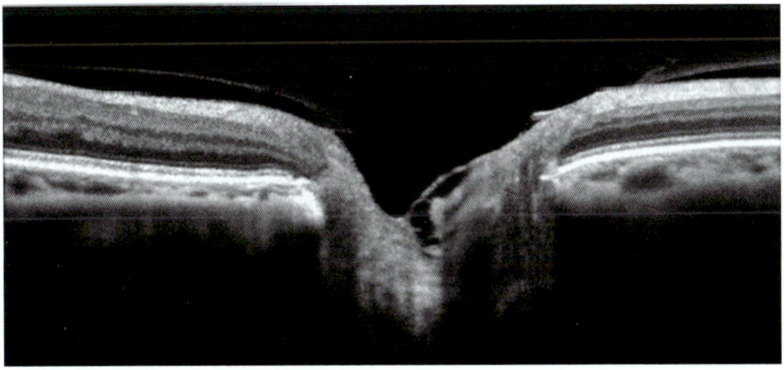

图 212　**视盘横断面(5)**

视盘周围玻璃体已经后脱离，视杯中央的视神经纤维，而不是神经纤维与玻璃体后界膜的粘连

(三)视网膜血管处玻璃体视网膜交界面异常

视网膜血管尤其是血管弓附近是玻璃体视网膜粘连较为紧密的地方(图 213)。有些患者,特别是高度近视眼,血管弓处的玻璃体视网膜粘连、牵引会造成该部位视网膜的劈裂(图 214～图 217,参见 153 页)。

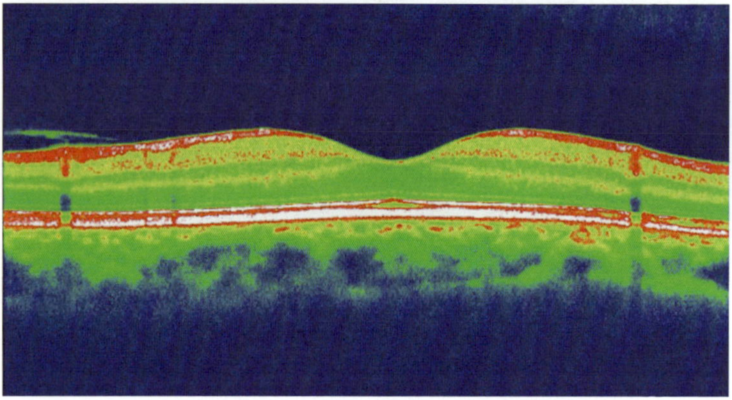

图 213 **血管弓处玻璃体视网膜粘连**

可见玻璃体后界膜与血管表面的内界膜的粘连附着处玻璃体后界膜分层、劈裂,血管表现为内层的高信号,其后有明显的声影

血管弓处玻璃体视网膜粘连较紧,以及血管弓处玻璃体视网膜牵拉会造成局部神经纤维层劈裂,说明血管弓处玻璃体视网膜的粘连不仅仅是玻璃体后界膜与视网膜内界膜之间的附着,此处视网膜内界膜甚至玻璃体后界膜还与血管壁或者血管周围组织有进一步的粘连或附着。

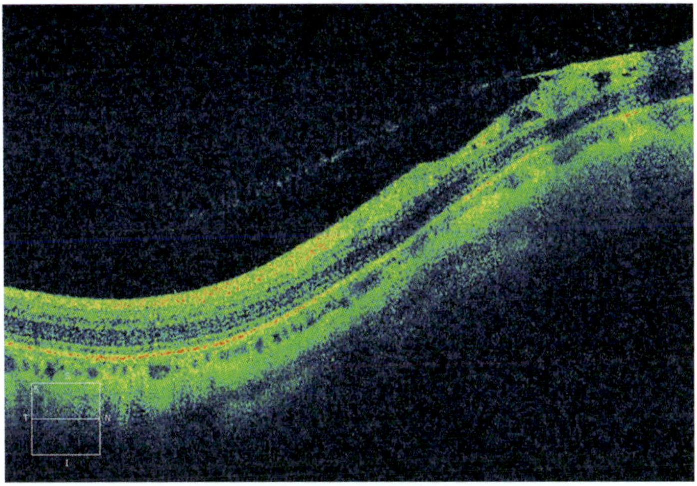

图 214　**血管弓处玻璃体视网膜粘连牵拉(1)**

局部的神经纤维组织已经出现劈裂

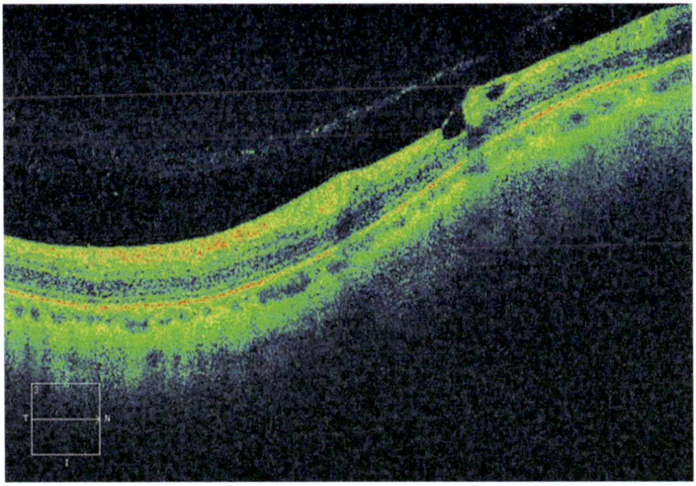

图 215　**血管弓处玻璃体视网膜粘连牵拉(2)**

局部神经纤维层劈裂

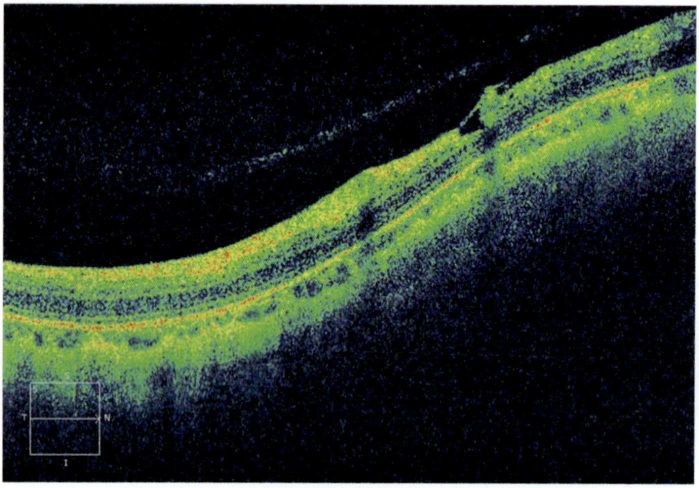

图 216 血管弓处玻璃体视网膜粘连牵拉(3)

局部神经纤维层劈裂

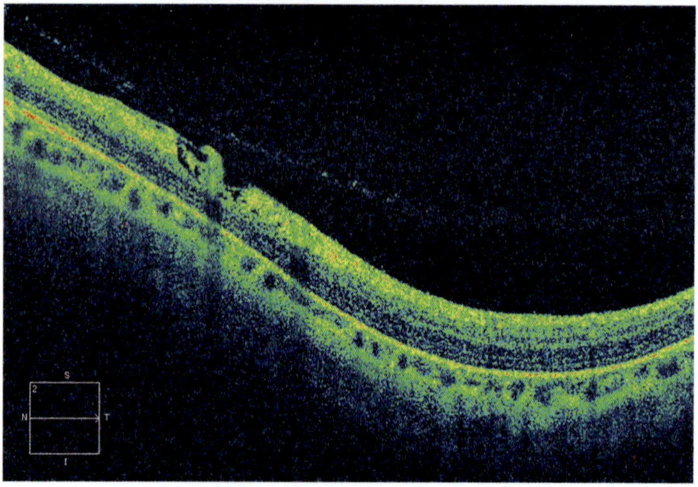

图 217 血管弓处玻璃体视网膜粘连牵拉(4)

局部神经纤维层劈裂

二、眼底结构的缺失、变薄

(一)视网膜外层变薄、缺失

OCT 是诊断视网膜外层病变最有效的手段，能非常直观地看到外层病变的部位、受累的层次和范围。在没有 OCT 的时候，许多外层病变被认为是隐匿性疾病。OCT 使这些隐匿性疾病的病变特征昭然若揭、清晰明了。

光感受器作为视觉信号传导的第一级神经元，位于视网膜外层，其与视网膜色素上皮细胞的连接在 OCT 下为嵌合体带；与第二级神经元双极细胞的突触连接为外丛状层。外层视网膜病变即为光感受器病变，可能是原发光感受器病变，也可能是继发于视网膜色素上皮病变。

1. *光感受器部分或全层受损*　外层视网膜病变可仅累及光感受器的一部分，外界膜以外，即光感受器的内节和外节，在 OCT 下表现为嵌合体带、椭圆体带断裂、消失。同时肌样体带、光感受器外节也断裂、丢失，但由于它们的反射信号低，断裂后不能像嵌合体带和椭圆体带一样，能有清晰直观的显示。代表性疾病有电焊弧光性视网膜病变(welding arc maculopathy)(图 218)、黄斑微小视锥细胞损伤(图 219)、隐匿性黄斑营养不良(图 220)、视网膜震荡(图 221)、中心性浆液性脉络膜视网膜病变(图 222)、急性后极部多发性鳞状色素上皮病变(图 223)、急性视网膜色素上皮炎(图 224)、视网膜激光光凝后等，以及急性区域性隐匿性外层视网膜病变(acute zonal occult outer retinopathy，AZOOR)(图 225)、急性黄斑部神经视网膜病变(acute macular neuromaculopathy，AMN)、多发性一过性白点综合征(multiple evanescent white dot syndrome，MEWDS)、急性特发性生理盲点扩大综合征(acute idiopathic blind spot enlargement syndrome，AIBSES)、多灶性脉络膜炎伴全葡萄膜炎(multifocal choroiditis with panuveitis，MCP)、点状内层脉络膜病变(punctate inner choroidopathy，PIC)、

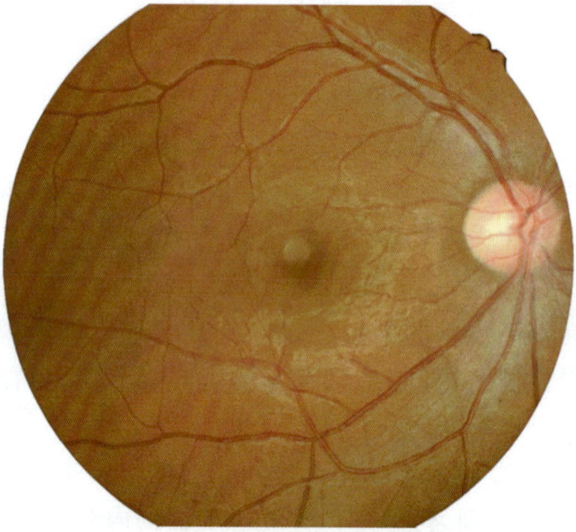

A

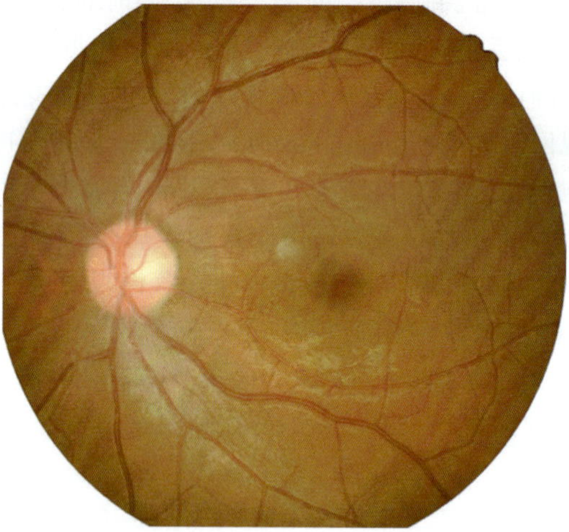

B

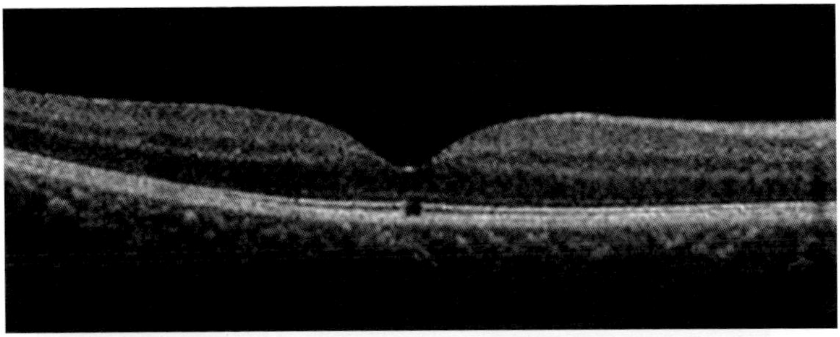

C

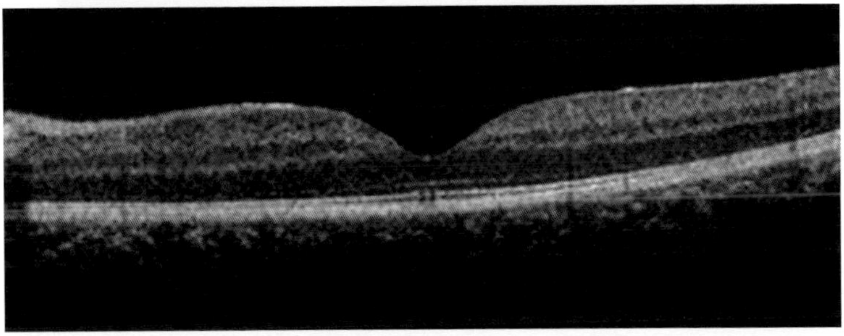

D

图 218 电焊弧光性视网膜病变

患者为 25 岁男性，自觉视物模糊，双眼视力均 0.5，电焊工人，经常在无有效防护下从事电焊工作。A、B 为双眼眼底彩像，未见异常。C、D 为黄斑去水平 OCT 扫描，清晰显示黄斑中心凹椭圆体带断裂

拟眼组织胞浆菌病（presumed ocular histoplasmosis syndrome，POHS）等。

外层视网膜病变也可累及光感受器全层，即外界膜以内也受累。外界膜以内为内核层，是光感受器的细胞体和细胞核所在位置，当胞体受累，则其轴突以及与双极细胞的突触（即外丛状层）也受累。因此，OCT 下表现为外丛状层、外核层变薄或消失，其后的外界膜、肌样体带、椭圆体带、光感受器外节、嵌合体带均消失，意味着该部位的光感受器已经丢失、死亡。代表性疾病包括

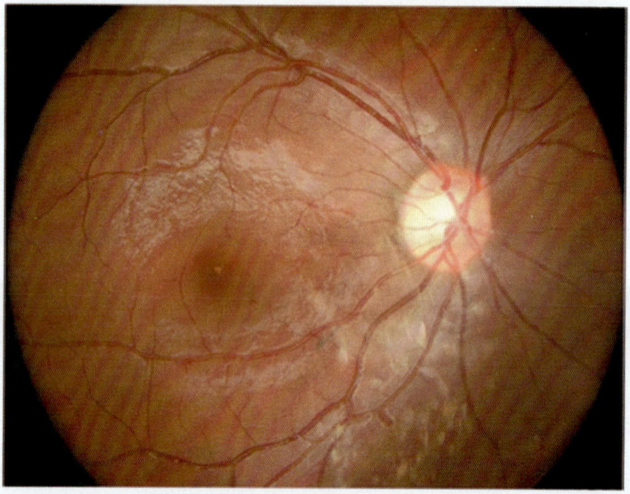

A

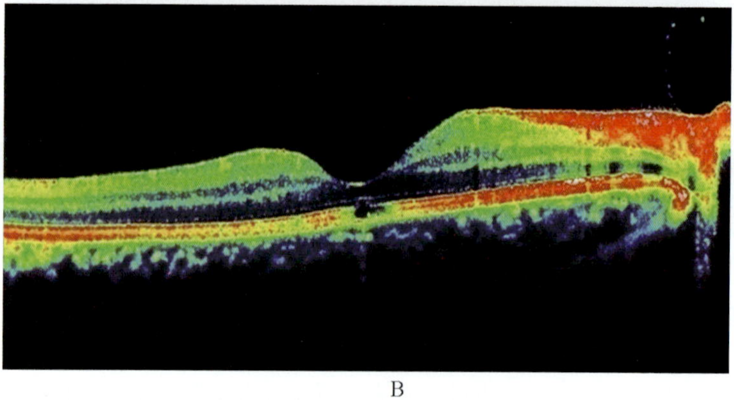

B

图 219　黄斑微小视锥细胞损伤

患者为21岁男性，右眼被棍子击伤后半年，自觉视物模糊，右眼视力0.5。A为眼底彩像，可见黄斑中心凹一脱色素点。B为黄斑OCT，清晰显示黄斑中心凹外层椭圆体带、嵌合体带等均断裂

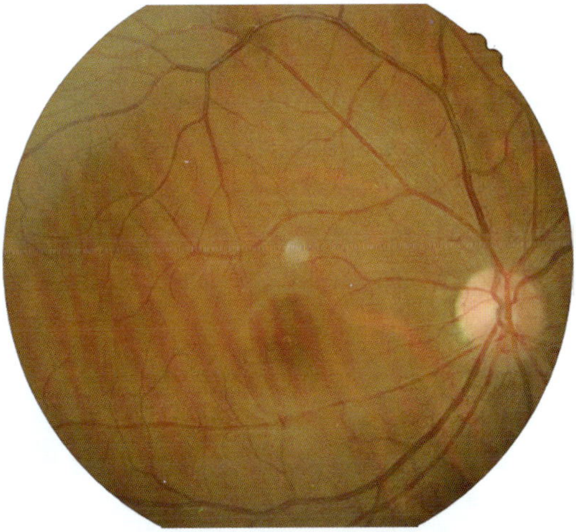

A

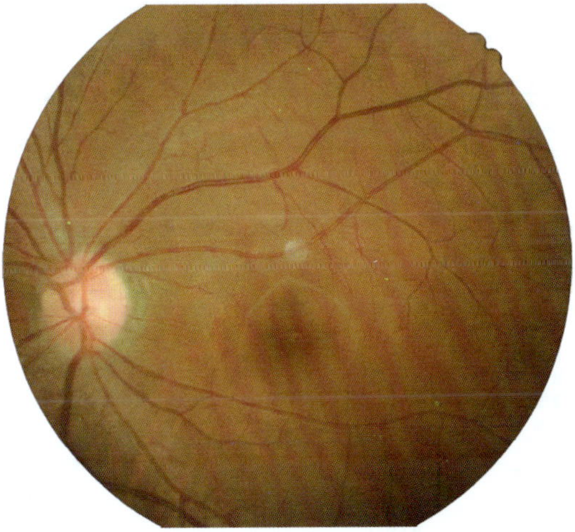

B

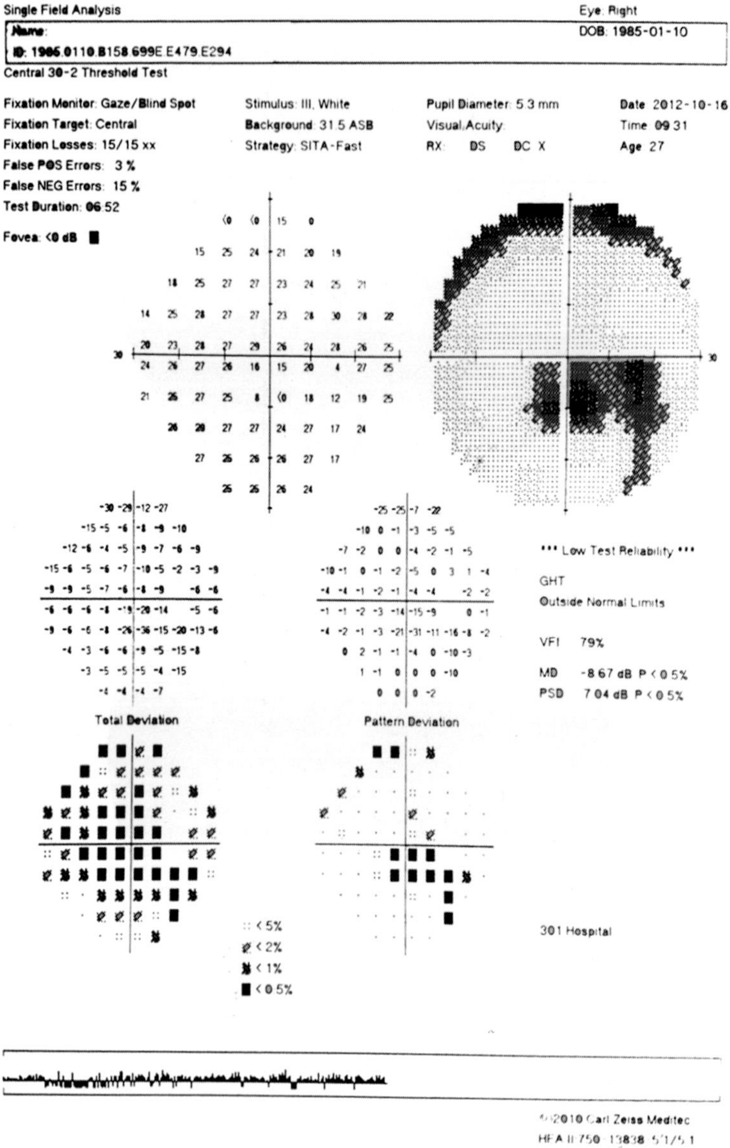
Single Field Analysis
Eye: Right
Name:
DOB: 1985-01-10
ID: 1985.0110.B158.699E.E479.E294
Central 30-2 Threshold Test
Fixation Monitor: Gaze/Blind Spot
Fixation Target: Central
Fixation Losses: 15/15 xx
False POS Errors: 3 %
False NEG Errors: 15 %
Test Duration: 06:52
Fovea: <0 dB
Stimulus: III, White
Background: 31.5 ASB
Strategy: SITA-Fast
Pupil Diameter: 5.3 mm
Visual Acuity:
RX: DS DC X
Date: 2012-10-16
Time: 09:31
Age: 27
*** Low Test Reliability ***
GHT
Outside Normal Limits
VFI 79%
MD -8.67 dB P < 0.5%
PSD 7.04 dB P < 0.5%
Total Deviation
Pattern Deviation
< 5%
< 2%
< 1%
< 0.5%
301 Hospital
©2010 Carl Zeiss Meditec

C

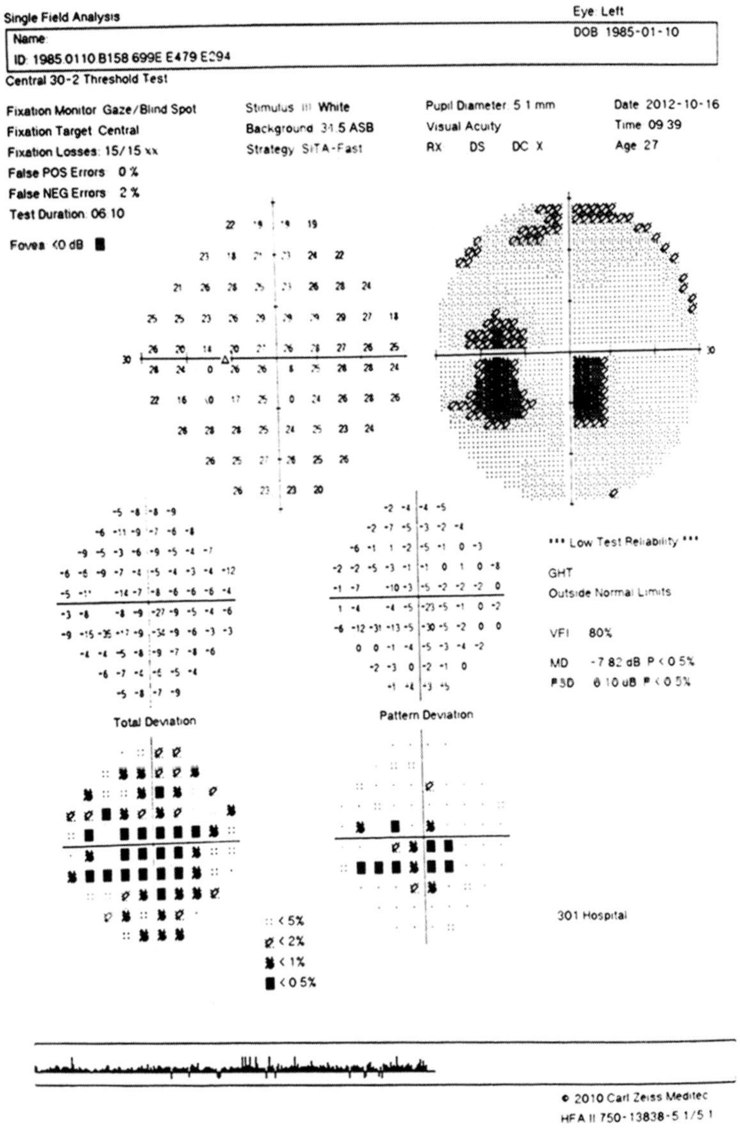
Single Field Analysis
Eye: Left
Name:
DOB 1985-01-10
Central 30-2 Threshold Test
Fixation Monitor: Gaze/Blind Spot
Fixation Target: Central
Fixation Losses: 15/15 xx
False POS Errors: 0 %
False NEG Errors: 2 %
Test Duration: 06:10
Fovea: <0 dB
Stimulus: III, White
Background: 31.5 ASB
Strategy: SITA-Fast
Pupil Diameter: 5.1 mm
Visual Acuity:
RX DS DC X
Date: 2012-10-16
Time: 09:39
Age: 27
*** Low Test Reliability ***
GHT
Outside Normal Limits
VFI 80%
MD -7.82 dB P < 0.5%
PSD 8.10 dB P < 0.5%
Total Deviation
Pattern Deviation
< 5%
< 2%
< 1%
< 0.5%
301 Hospital
© 2010 Carl Zeiss Meditec

D

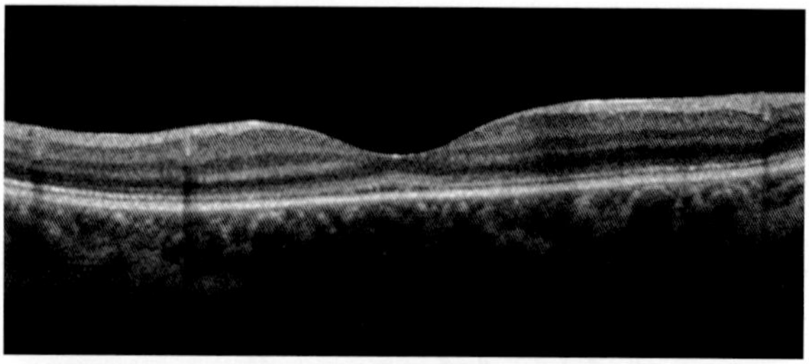

E

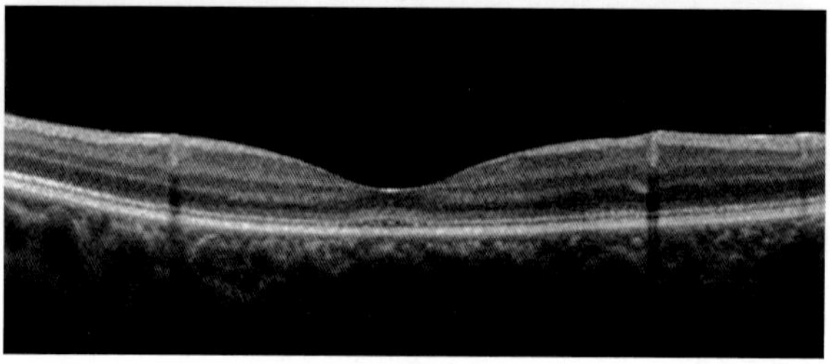

F

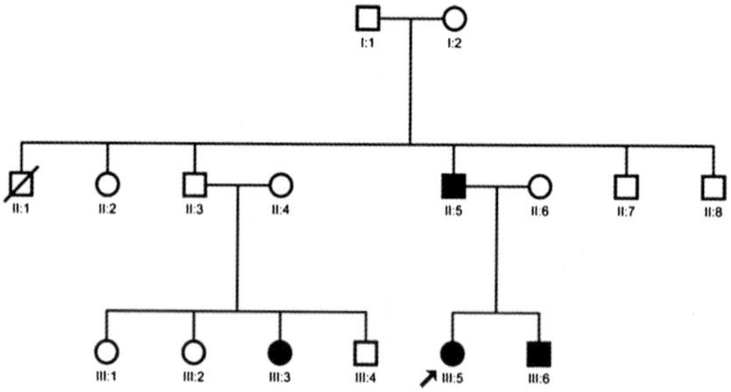

G

图 220　隐匿性黄斑营养不良

27 岁女性，双眼逐渐视力下降 5 年。既往史、个人史、全身检查等均无异常。VOD 0.12，VOS 0.07。A、B 为眼底彩像，未见异常。C、D 分为为右眼、左眼视野，呈中心暗点。E、F 为黄斑 OCT，显示黄斑中心外层包括外界膜、椭圆体带结构紊乱、疏松，嵌合体带在黄斑区显示不清，但在黄斑周围可见。G 为家系图，呈常染色体显性遗传。该患者双眼蓝光、近红外光眼底自发荧光检查未见异常，双眼全视野视网膜电图、视觉诱发电位未见异常，双眼多焦视网膜电图示黄斑区反应密度弥漫低平，尖峰消失

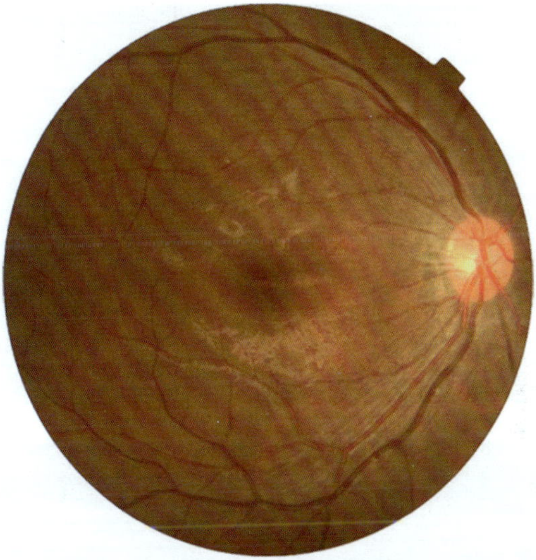

A

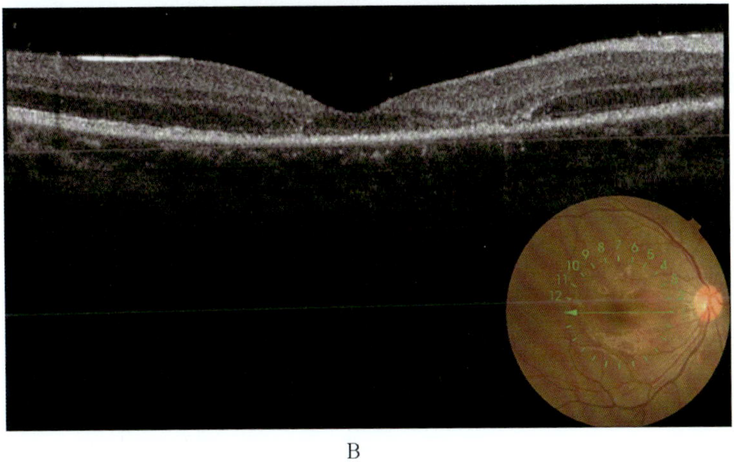

B

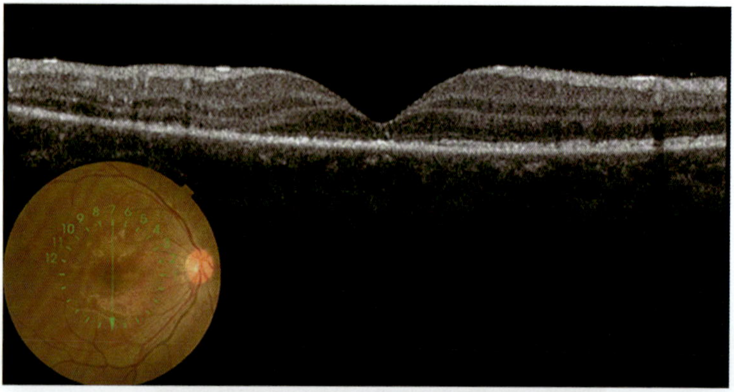

C

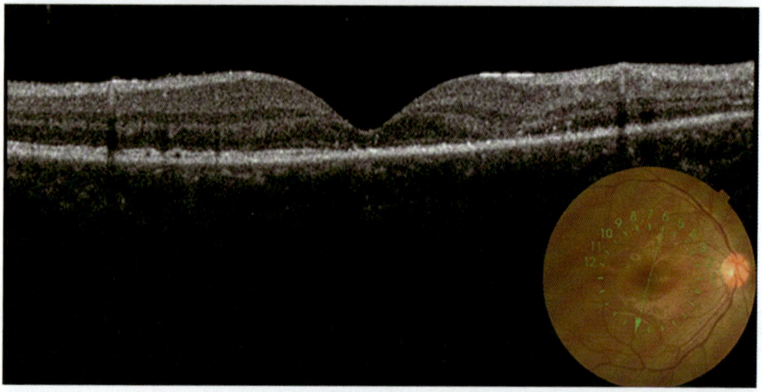

D

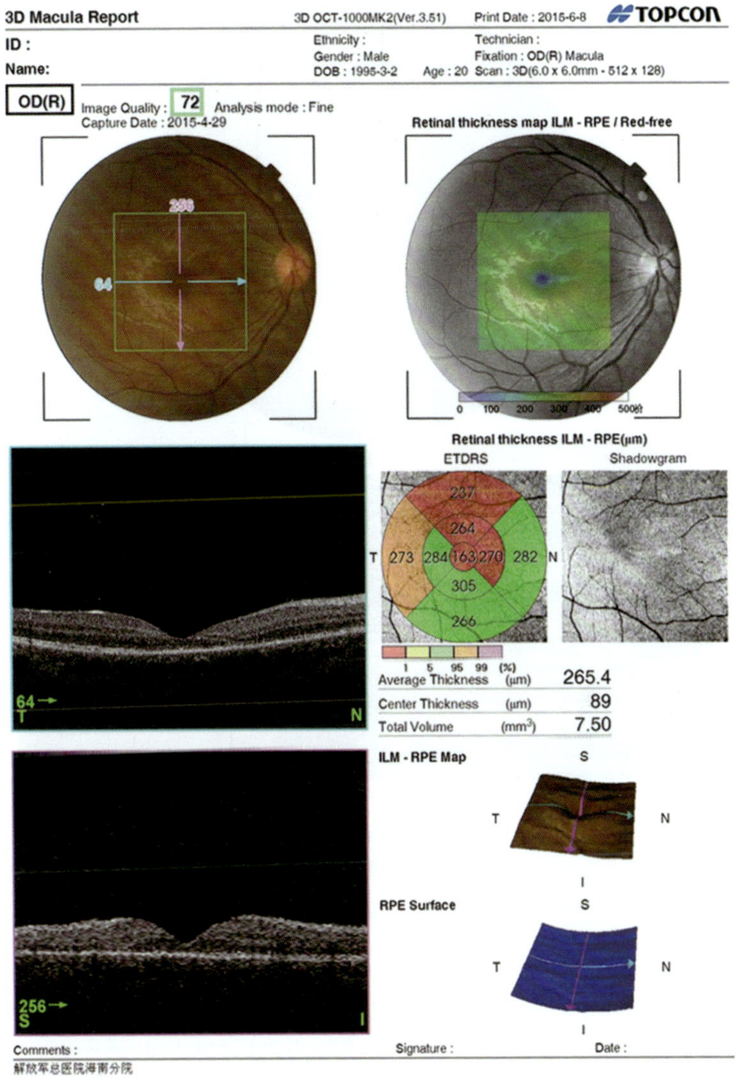
3D Macula Report
3D OCT-1000MK2(Ver.3.51)
Print Date : 2015-6-8
TOPCON
ID :
Name:
Ethnicity :
Gender : Male
DOB : 1995-3-2
Age : 20
Technician :
Fixation : OD(R) Macula
Scan : 3D(6.0 x 6.0mm - 512 x 128)
OD(R)
Image Quality :
72
Analysis mode : Fine
Capture Date : 2015-4-29
256
64
Retinal thickness map ILM - RPE / Red-free
0
100
200
300
400
500
Retinal thickness ILM - RPE(μm)
ETDRS
Shadowgram
237
264
T
273
284
163
270
282
N
305
266
1
5
95
99
(%)
Average Thickness
(μm)
265.4
Center Thickness
(μm)
89
Total Volume
(mm3)
7.50
64
T
N
ILM - RPE Map
S
T
N
I
RPE Surface
S
T
N
I
256
S
I
Comments :
Signature :
Date :
解放军总医院海南分院

E

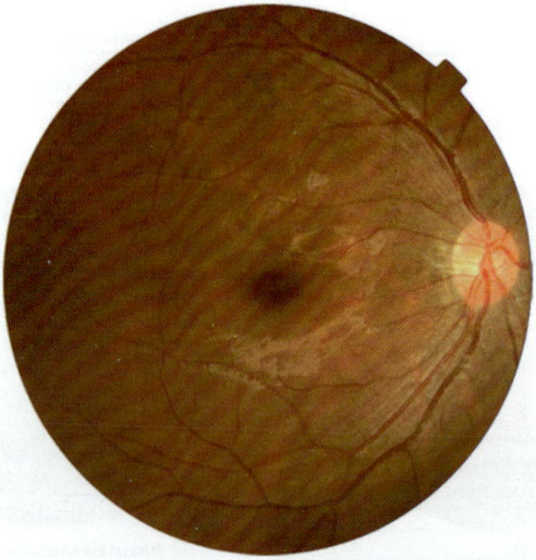

F

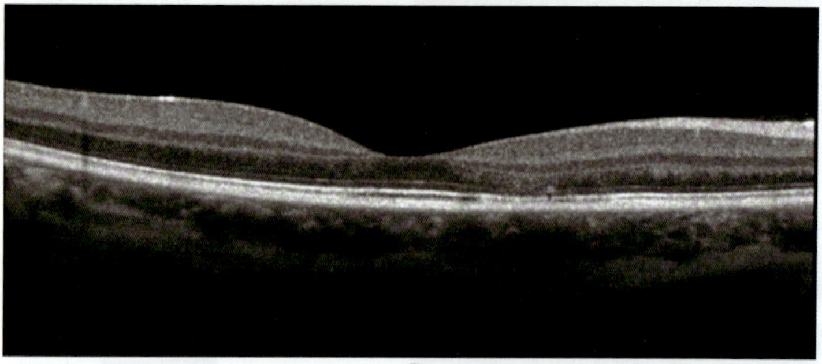

G

图 221　视网膜震荡

A 为急性期眼底彩照，可见黄斑中央及其鼻侧有一水平黄白色混浊带，黄斑鼻侧明显。B 为经黄斑去水平混浊带水平扫描，可见外层丢失，以黄斑鼻侧明显。C 为经黄斑中央垂直扫描，可见黄斑上方视网膜外层也丢失。D 为经 1-7 点位扫描，可见黄斑上方偏鼻侧 RPE 层轻微脱离，下方偏颞侧视网膜外层丢失。E 为黄斑视网膜厚度测量，可见视网膜震荡后视网膜厚度变薄，而没有水肿增厚。F 为 11 个月后复查眼底，黄斑区黄白色混浊带消失。G 为复查 OCT，可见黄斑外层结构基本恢复正常，仅黄斑鼻侧椭圆体带反射信号不连续、外核层轻微变薄

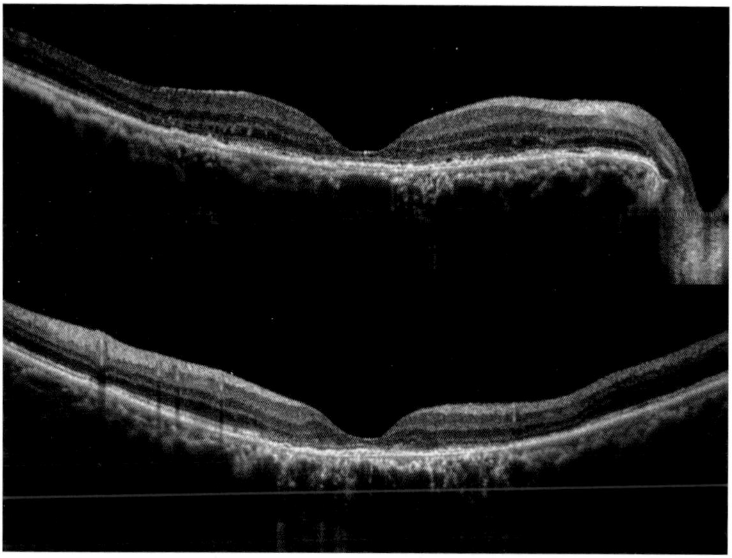

图 222　慢性中心性浆液性脉络膜视网膜病变

经过黄斑区的水平和垂直扫描，可见黄斑及周围的外层丢失、变薄，包括部分外核层、外界膜、肌样体带、椭圆体带、外节、嵌合体带，以及 RPE

视杆细胞营养不良或视网膜色素变性（图 226、图 227）、癌症相关性视网膜病变（cancer associated retinopathy，CAR）（图 228）、癌症相关性视锥细胞功能障碍（cancer-associated cone dysfunction，CACD）（图 229）等。

有些疾病早期仅累及光感受器的一部分，即外界膜以外，随着病变的进展，光感受器损伤加重、凋亡，则整个外层（外丛状层以外）均变薄、消失。近累及外界膜以外的外层视网膜病变，由于光感受器的细胞体和细胞核未受累，往往预后较好，结构常可逐渐修复，功能也可逐步改善。但一旦累及细胞体，光感受器死亡，则结构损害和功能障碍不可逆。代表性疾病如上述 AZOOR 复合体疾病。

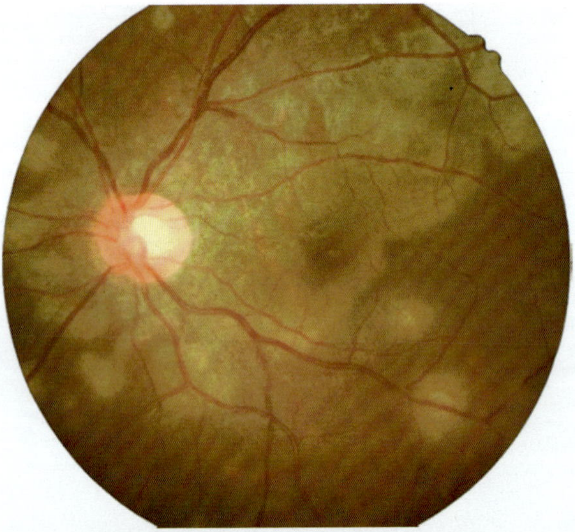

A

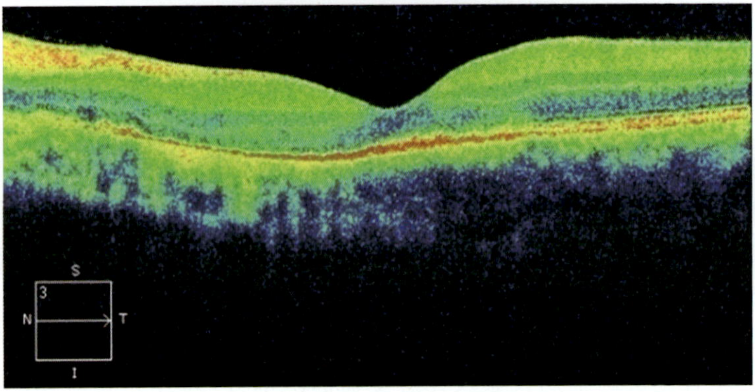

B

图 223　急性后极部多发性鳞状色素上皮病变

A 为眼底彩照，可见眼底弥漫灰白色混浊病灶，有融合。B 为经黄斑水平扫描 OCT，可见对应于眼底灰白色混浊部位视网膜外层丢失，累及外界膜、肌样体带、椭圆体带、外节、嵌合体带等，外核层也有变薄趋势

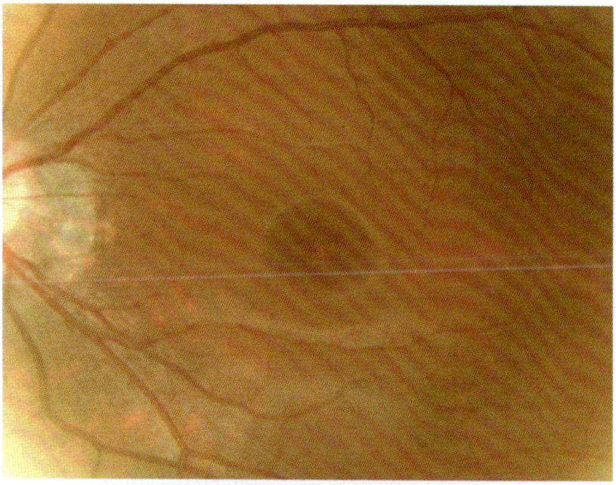

A

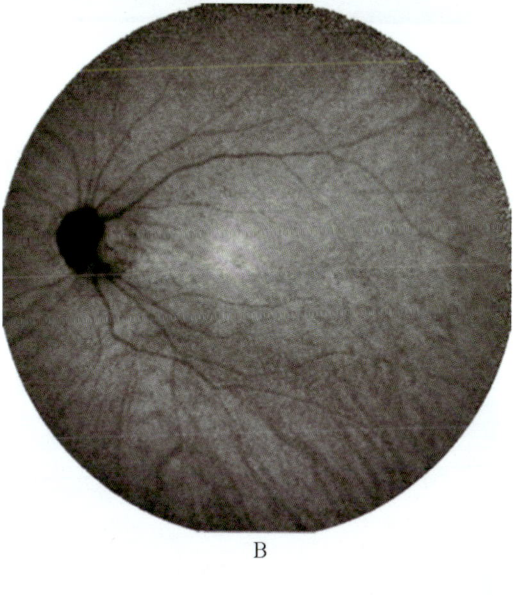

B

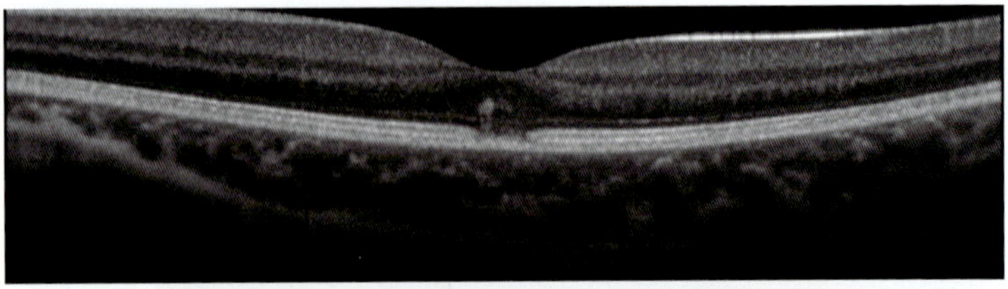

C

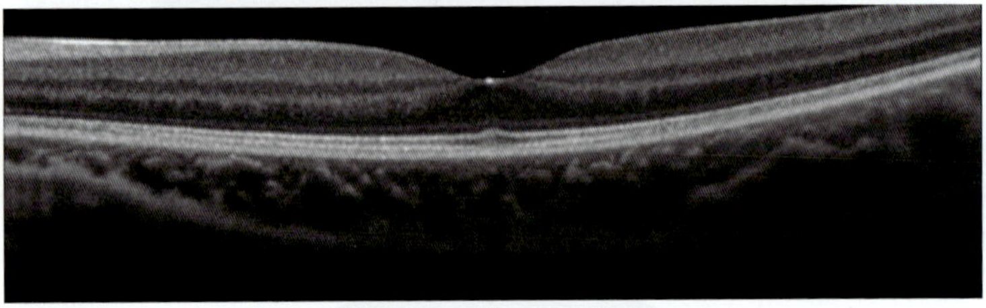

D

图 224　急性视网膜色素上皮炎

A 为眼底彩照，可见黄斑中央黄白色小点。B 为红外光眼底自发荧光，可见黄斑中央正常的明亮自发荧光中央有一中亮外黑的异常荧光。C 为经过病灶的水平 OCT 扫描，可见黄斑中央椭圆体带、嵌合体带断裂，并有高反射病灶凸向内核层。D 为 38 天后复查 OCT，可见原先病灶基本消失，结构恢复正常

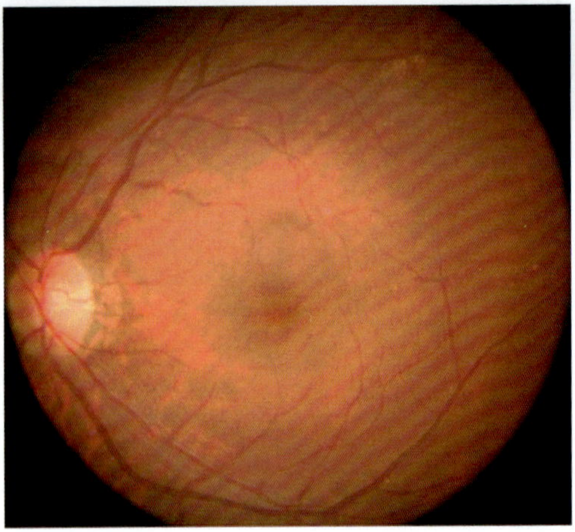

A

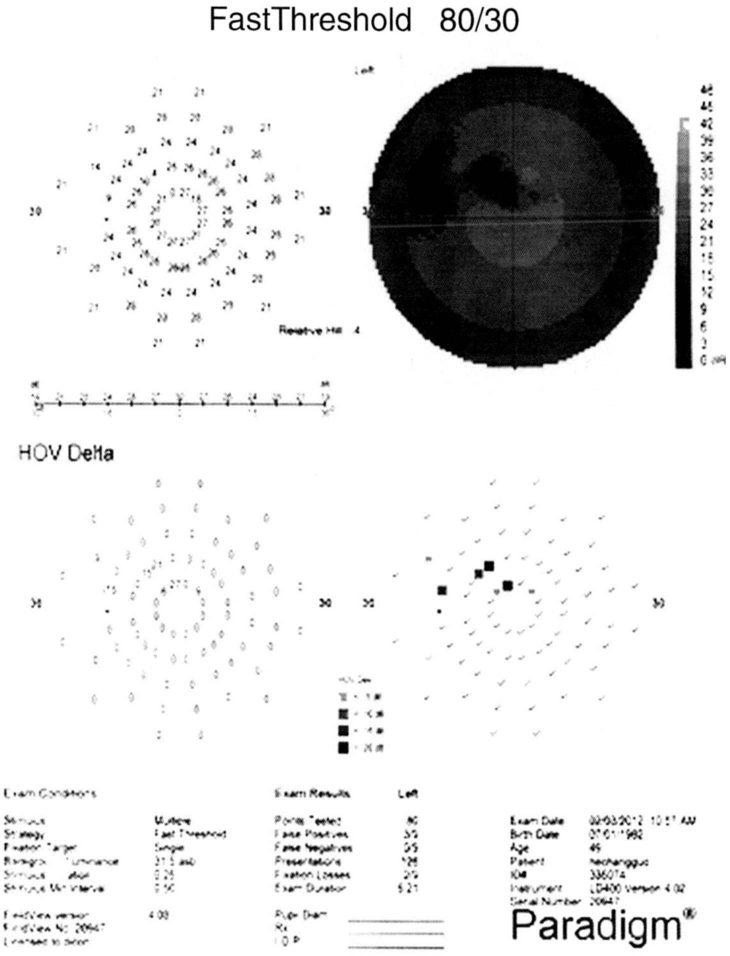
FastThreshold 80/30
HOV Delta
Exam Conditions
Exam Results
Left
Paradigm®

B

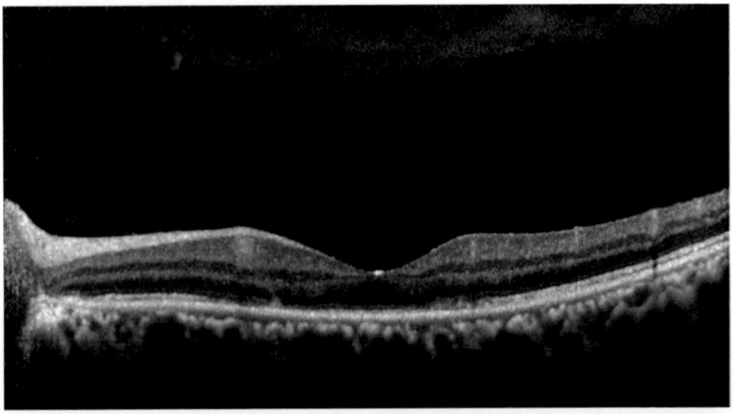

C

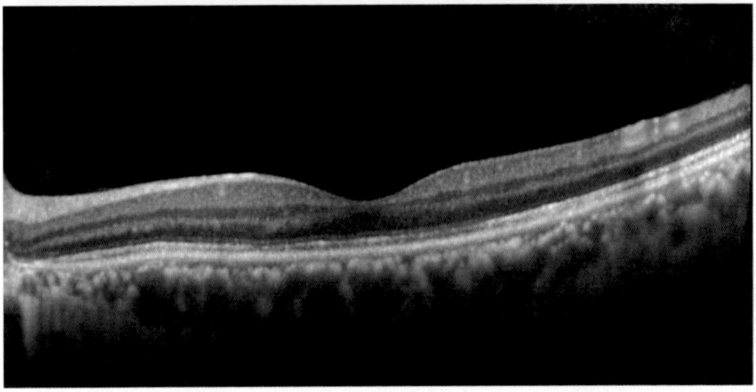

D

图 225　急性区域性隐匿性外层视网膜病变

患者男性，50 岁，左眼视物模糊 1 个月。视力：右眼 0.8，+0.75DS=1.0；左眼 0.01，+1.25-2.00×95°=0.05，1 个月后左眼视力 0.2，+1.25DS−2.00DC×95°=0.5。RAPD(−)，左眼 VEP 低平，ERG 轻度异常。A 为左眼底彩照，未见异常。B 视野示中心暗点和旁中心暗点。C 为左眼黄斑水平扫描 OCT 图像，显示黄斑区外层椭圆体带、嵌合体层结构不清、断裂，甚至消失，自 RPE 层还有散在齿状凸起朝向神经视网膜。D 为 1 个月后 OCT 复查结果，黄斑区外层结构基本恢复正常

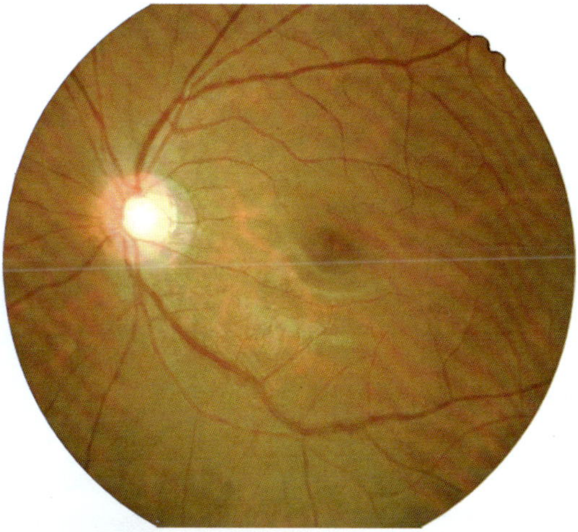

A

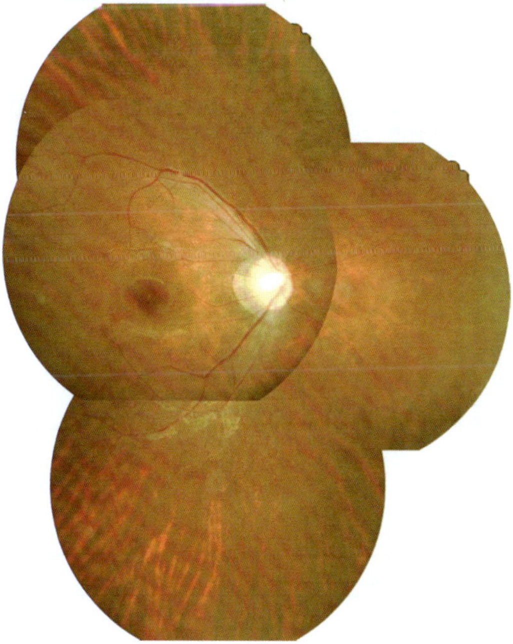

B

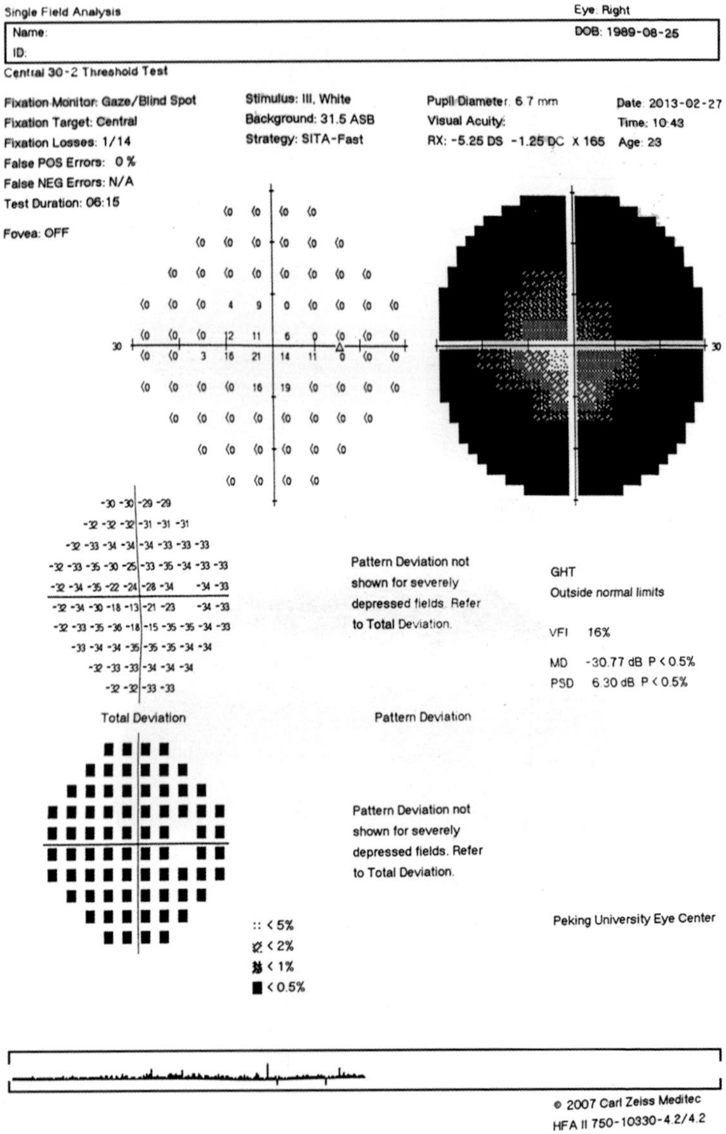
Single Field Analysis
Eye: Right
Name:
DOB: 1989-08-25
ID:
Central 30-2 Threshold Test
Fixation Monitor: Gaze/Blind Spot
Fixation Target: Central
Fixation Losses: 1/14
False POS Errors: 0 %
False NEG Errors: N/A
Test Duration: 06:15
Fovea: OFF
Stimulus: III, White
Background: 31.5 ASB
Strategy: SITA-Fast
Pupil Diameter: 6.7 mm
Visual Acuity:
RX: -5.25 DS -1.25 DC X 165
Date: 2013-02-27
Time: 10:43
Age: 23
Pattern Deviation not shown for severely depressed fields. Refer to Total Deviation.
GHT
Outside normal limits
VFI 16%
MD -30.77 dB P < 0.5%
PSD 6.30 dB P < 0.5%
Total Deviation
Pattern Deviation
Pattern Deviation not shown for severely depressed fields. Refer to Total Deviation.
:: < 5%
< 2%
< 1%
< 0.5%
Peking University Eye Center
© 2007 Carl Zeiss Meditec
HFA II 750-10330-4.2/4.2

C

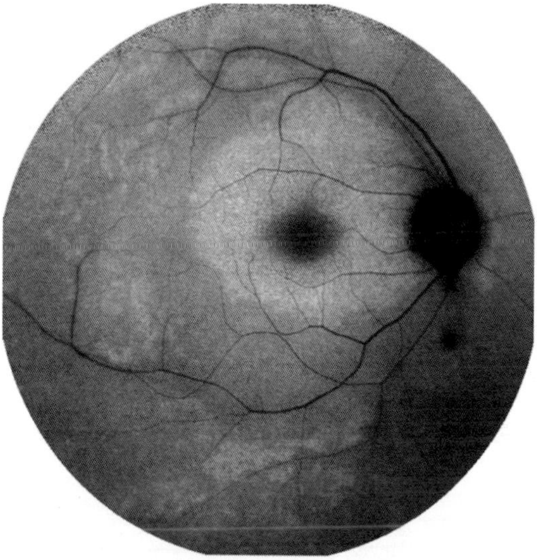

D

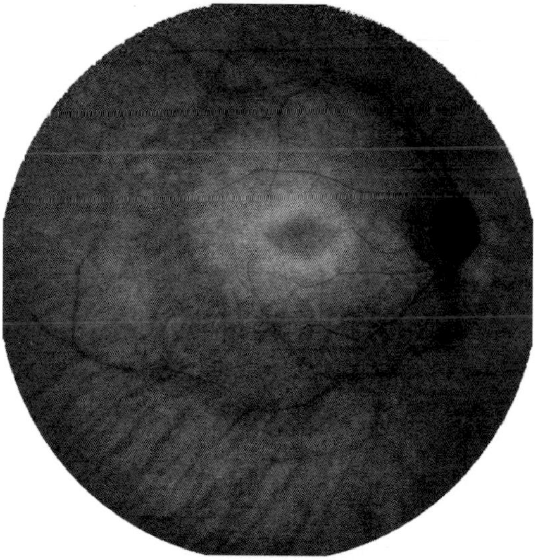

E

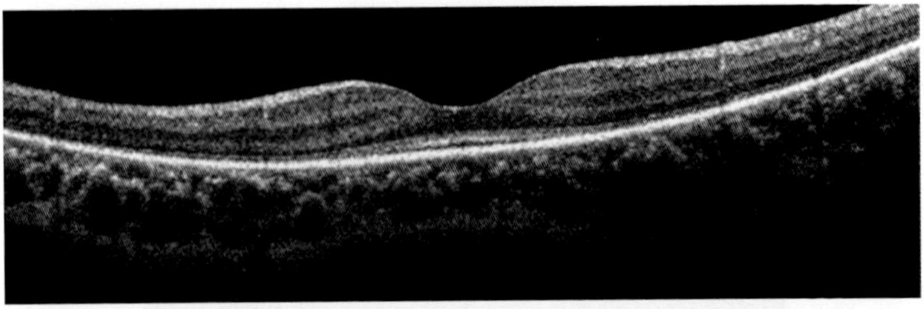

F

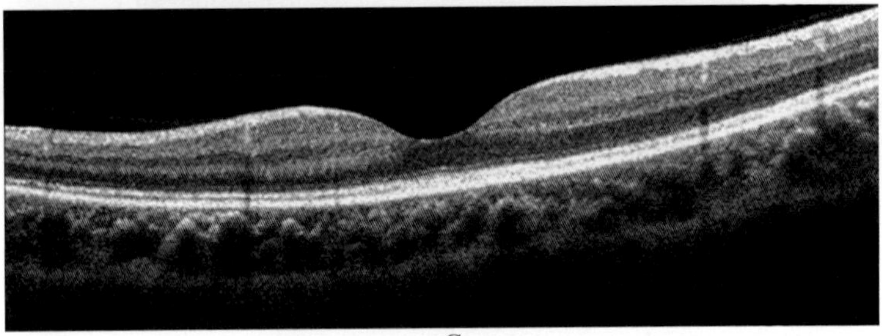

G

图 226　视杆细胞营养不良

A 为左眼眼底彩像。B 为右眼眼底彩像拼图。C 显示右眼呈管状视野。D 为右眼蓝光眼底自发荧光，提示黄斑区外弥漫自发荧光减弱。E 为右眼近红外光眼底自发荧光，提示黄斑区自发荧光减弱(正常黄斑中心凹应为高自发荧光)。F 为右眼黄斑区 OCT 垂直扫描，可见黄斑区周围外层(从外丛状层直至嵌合体层)丢失，说明光感受器丢失。G 为左眼黄斑区 OCT 垂直扫描，未见异常

急性外层视网膜病变的早期，眼底的色泽可表现为混浊样外观，容易误认为视网膜肿胀或水肿增厚，但 OCT 检查发现视网膜并无肿胀或水肿外观，反而是外层的丢失。这种混浊样表现数周后逐渐消退。如 APMPPE(图 224)、AZOOR 复合体疾病急性期的早期等。

有时光感受器的异常仅表现为反射信号强弱的变化，但各层结构仍完整，如视锥细胞营养不良可仅表现为受累光感受器的反射信号减弱(图 230)。

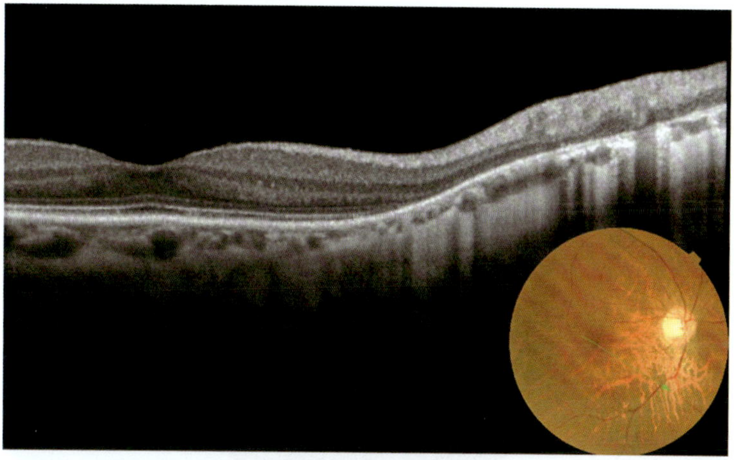

A

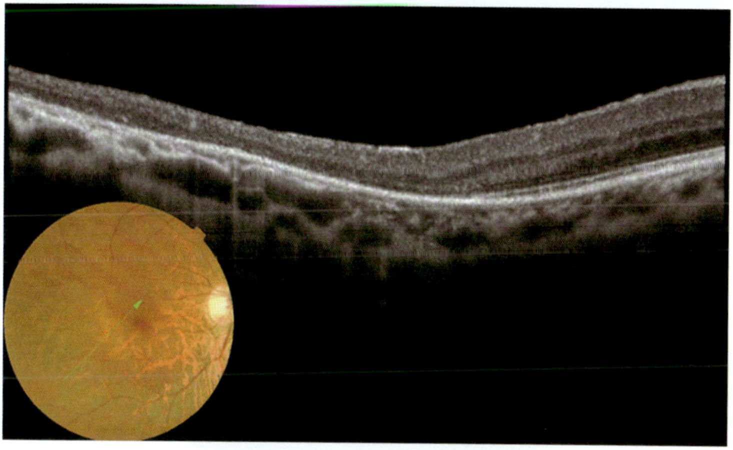

B

图 227　**视网膜色素变性**

A 为经黄斑区和下方血管弓鼻侧扫描。B 为经黄斑区和下方血管弓颞侧扫描，可见黄斑区视网膜各层结构完整，但黄斑周围视网膜外层丢失，视网膜明显变薄

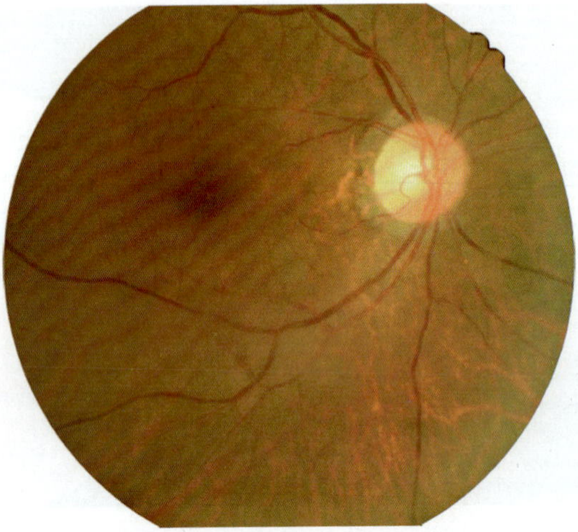

A

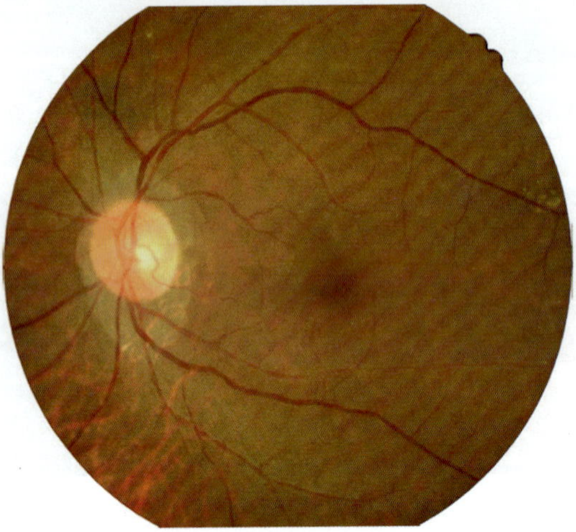

B

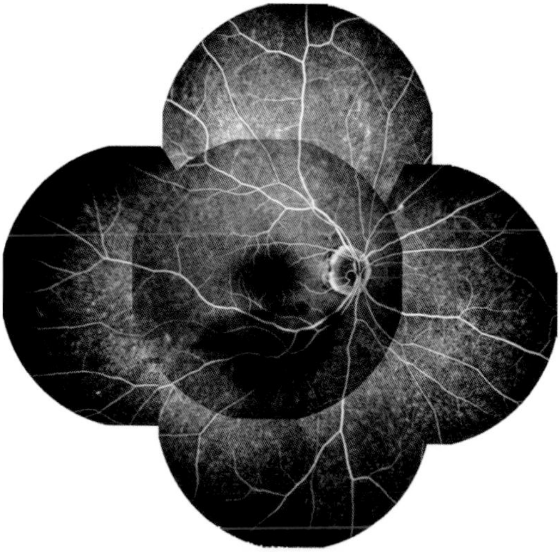

C

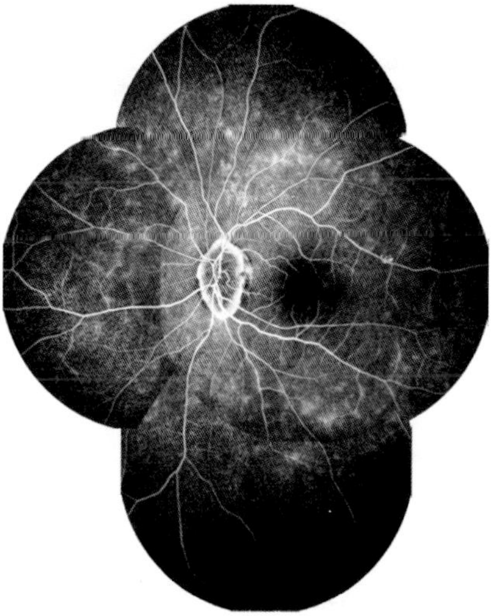

D

FERG: 暗适应 0.01

暗适应,无背景光,0.01cd*s/m2白色闪光

Grid X: 20 ms/d.

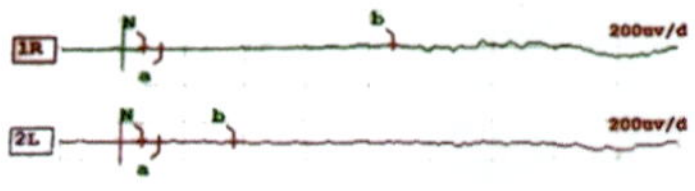

No.	a [ms]	b [ms]	N-a [μv]	a-b [μv]
1R	12.5	88.0	10.0	21.3
2L	12.5	37.0	8.0	4.2

FERG: 暗适应 3.0

暗适应,无背景光,3.0cd*s/m2白色闪光

Grid X: 20 ms/d.

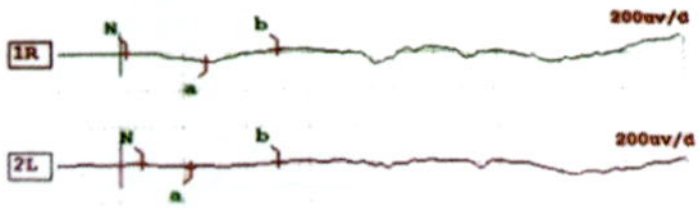

No.	a [ms]	b [ms]	N-a [μv]	a-b [μv]	b/a
1R	27.5	50.0	53.8	73.2	1.36
2L	22.5	50.0	25.7	28.9	1.13

FERG: 暗适应 3.0 震荡电位

暗适应,无背景光,3.0cd*s/m2白色闪光

Grid X: 10 ms/d.

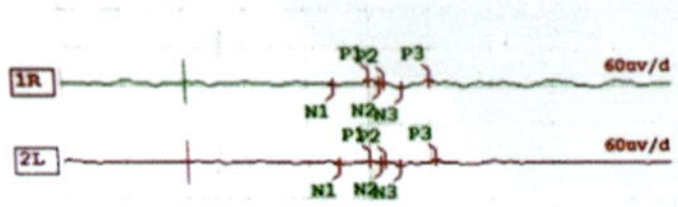

No.	OS1 [μv]	OS2 [μv]	OS3 [μv]	OS
1R	9.7	-1.7	14.5	22.52
2L	6.1	0.6	10.9	17.60

FERG: 明适应 3.0

明适应,30 cd/m2背景光,3.0 cd*s/m2白色闪光

Grid X: 15 ms/d.

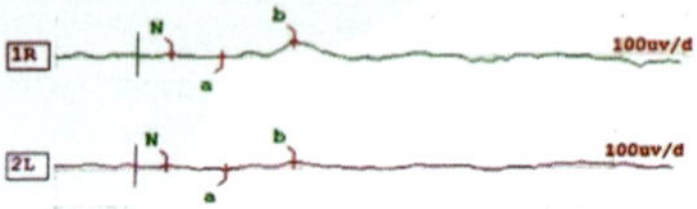

No.	a [ms]	b [ms]	N-a [μv]	a-b [μv]	b/a
1R	20.5	37.5	13.6	42.7	3.13
2L	22.0	38.5	14.9	24.5	1.65

FERG: 明适应 3.0 闪烁

明适应,30 cd/m2背景光,3.0 cd*s/m2白色闪光

Grid X: 20 ms/d.

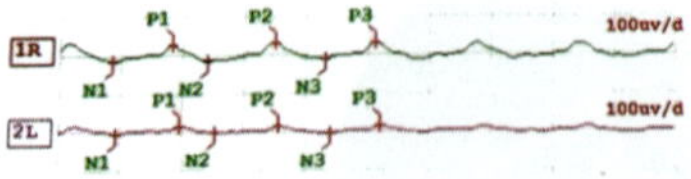

FERG: 暗适应 30.0

暗适应,无背景光,30 cd*s/m2白色闪光

Grid X: 20 ms/d.

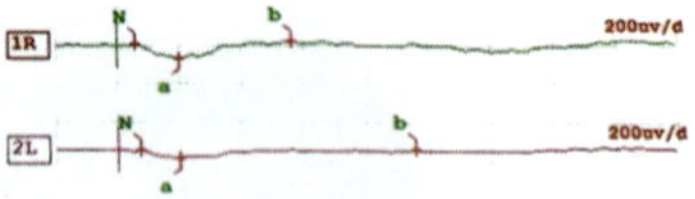

No.	a [ms]	b [ms]	N-a [μv]	a-b [μv]
1R	20.0	56.5	82.7	100.5
2L	20.0	95.5	41.2	56.2

FERG: 明适应 3.0 闪烁

No.	N1 [ms]	P1 [ms]	N1-P1 [μv]	N2-P2 [μv]	N3-P3 [μv]	Flicker Amp [μv]
1R	17.5	36.5	46.2	49.8	47.1	47.7
2L	19.0	39.5	23.8	21.4	22.9	22.7

诊断日期: 2013-04-10, OD:, OS:

结 果: F-ERG五项

暗适应0.01(杆反应)、暗适应3.0(锥杆混合反应)、暗适应3.0震荡电位双眼均无明显波形。

明适应3.0(锥反应): a波潜伏时、b波潜伏时均略有延时, a波振幅b波振幅均显著降低。

明适应3.0闪烁(30Hz闪烁光锥反应): 双眼Flicker Amp均显著降低。

请结合临床。

E

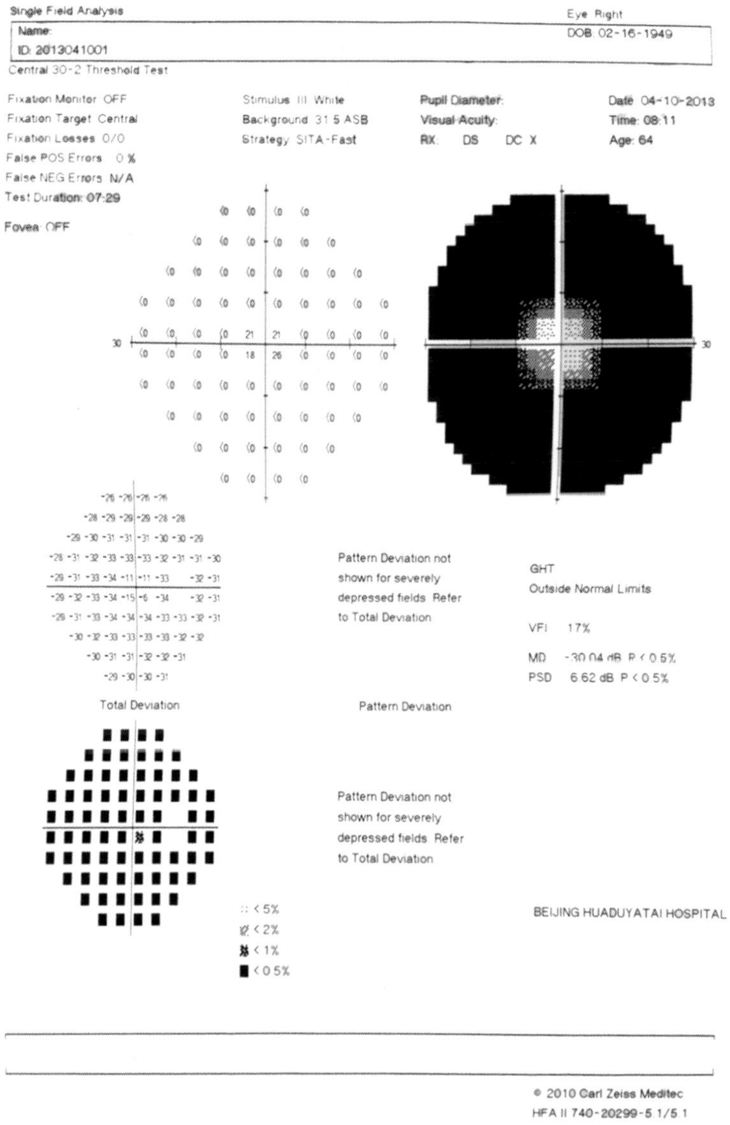
Single Field Analysis
Eye Right
Name:
DOB 02-16-1949
ID: 2013041001
Central 30-2 Threshold Test
Fixation Monitor OFF
Fixation Target Central
Fixation Losses 0/0
False POS Errors 0 %
False NEG Errors N/A
Test Duration: 07:29
Fovea: OFF
Stimulus III White
Background 31.5 ASB
Strategy SITA-Fast
Pupil Diameter:
Visual Acuity:
RX: DS DC X
Date 04-10-2013
Time: 08:11
Age: 64
Total Deviation
Pattern Deviation not shown for severely depressed fields. Refer to Total Deviation
Pattern Deviation
GHT
Outside Normal Limits
VFI 17%
MD -30.04 dB P < 0.5%
PSD 6.62 dB P < 0.5%
< 5%
< 2%
< 1%
< 0.5%
BEIJING HUADUYATAI HOSPITAL
© 2010 Carl Zeiss Meditec
HFA II 740-20299-5.1/5.1

F

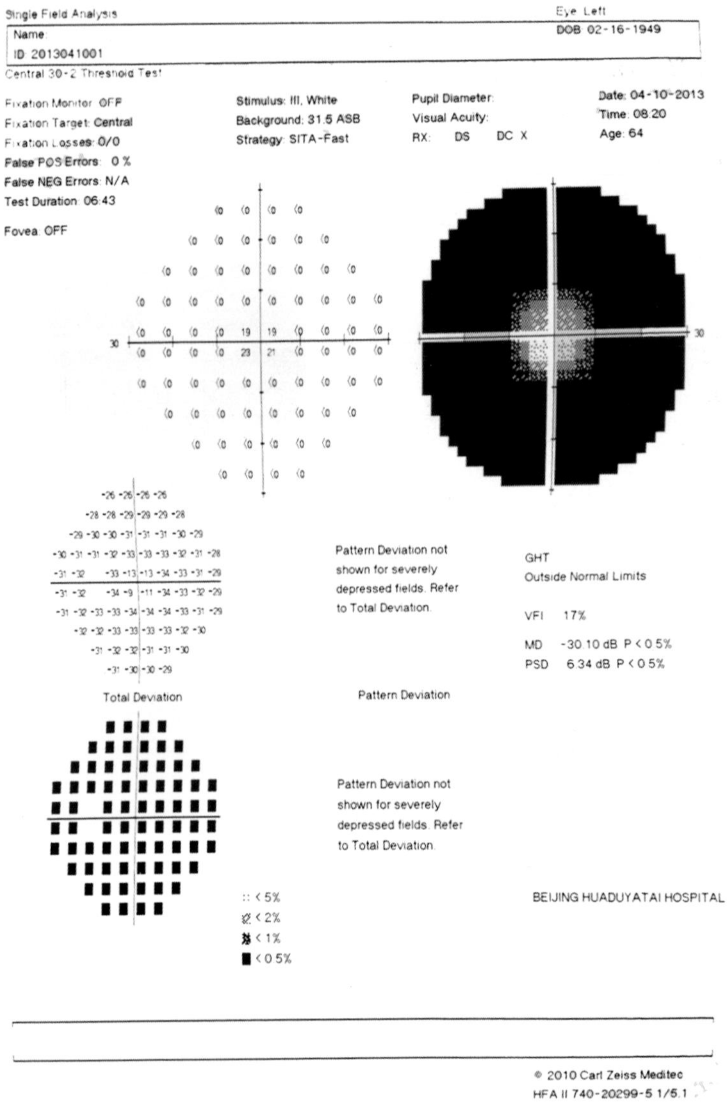
Single Field Analysis
Eye Left
Name:
DOB 02-16-1949
ID 2013041001
Central 30-2 Threshold Test
Fixation Monitor: OFF
Fixation Target: Central
Fixation Losses: 0/0
False POS Errors: 0 %
False NEG Errors: N/A
Test Duration: 06:43
Fovea: OFF
Stimulus: III, White
Background: 31.5 ASB
Strategy: SITA-Fast
Pupil Diameter:
Visual Acuity:
RX: DS DC X
Date: 04-10-2013
Time: 08:20
Age: 64
Pattern Deviation not shown for severely depressed fields. Refer to Total Deviation.
GHT
Outside Normal Limits
VFI 17%
MD -30.10 dB P < 0.5%
PSD 6.34 dB P < 0.5%
Total Deviation
Pattern Deviation
Pattern Deviation not shown for severely depressed fields. Refer to Total Deviation.
:: < 5%
< 2%
< 1%
< 0.5%
BEIJING HUADUYATAI HOSPITAL
© 2010 Carl Zeiss Meditec
HFA II 740-20299-5.1/5.1

G

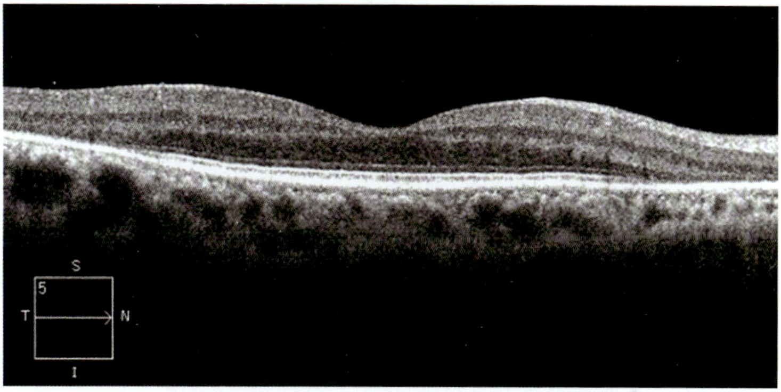

H

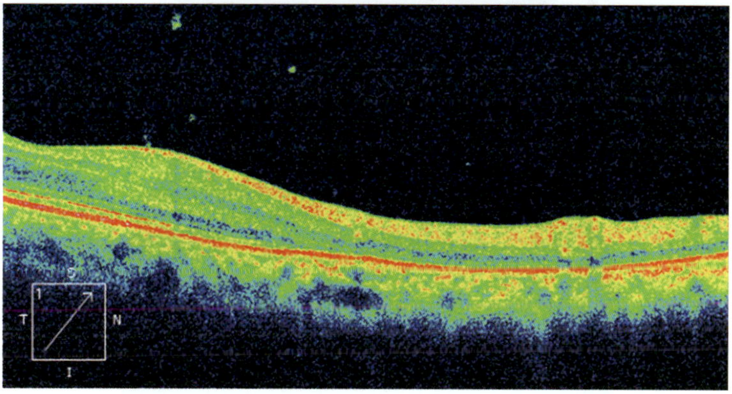

I

图 228　癌症相关性视网膜病变

患者为 63 岁男性，双眼前闪光、周边视野缺损 3 个月，暗光下、强光下视力均下降。4 个月前行右耳前“黑痣”切除术，术后病理提示基底细胞癌。B 超示双侧颈部多发肿大淋巴结。VOD 0.8，VOS 0.8。A、B 为双眼底彩照，未见异常。C、D 为 FFA 拼图，可见散在透见荧光，视网膜血管轻微渗漏。E 为闪光 ERG，可见暗视各波均呈熄灭状态，明视波形重度下降。F、G 为双眼视野，呈管状。H 为经黄斑区 OCT 水平扫描。I 为经黄斑向鼻上血管弓扫描 OCT，均可见视网膜内层正常，但外层自外丛状层直至嵌合体层全部丢失，提示光感受器细胞丢失

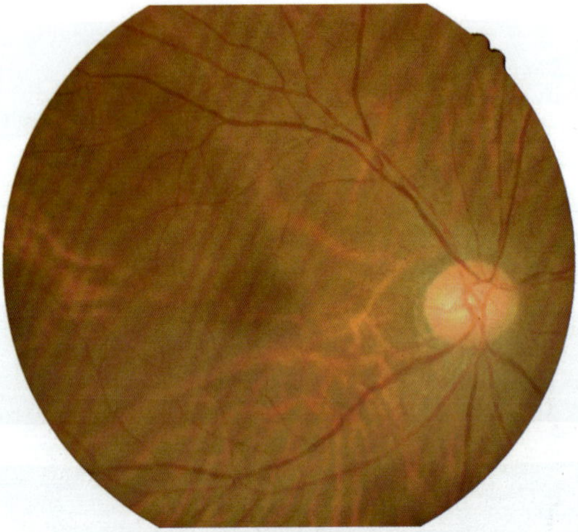

A

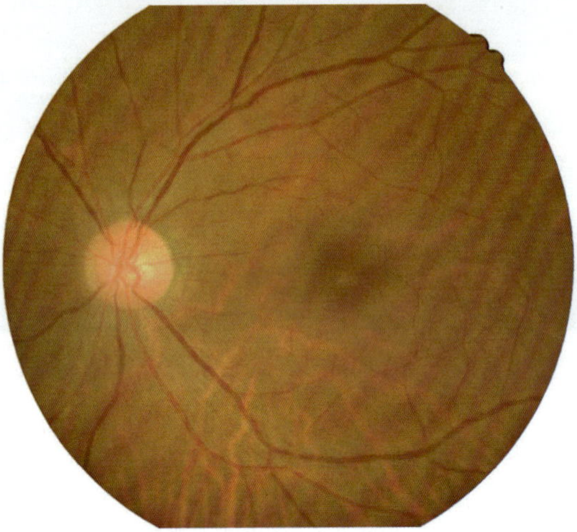

B

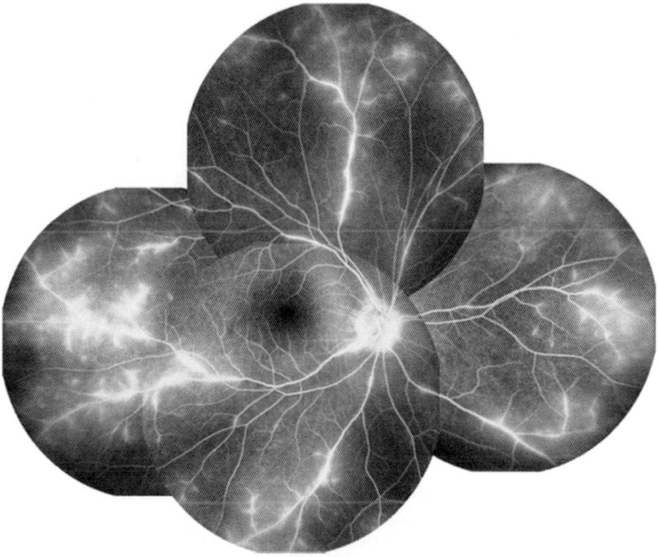

C

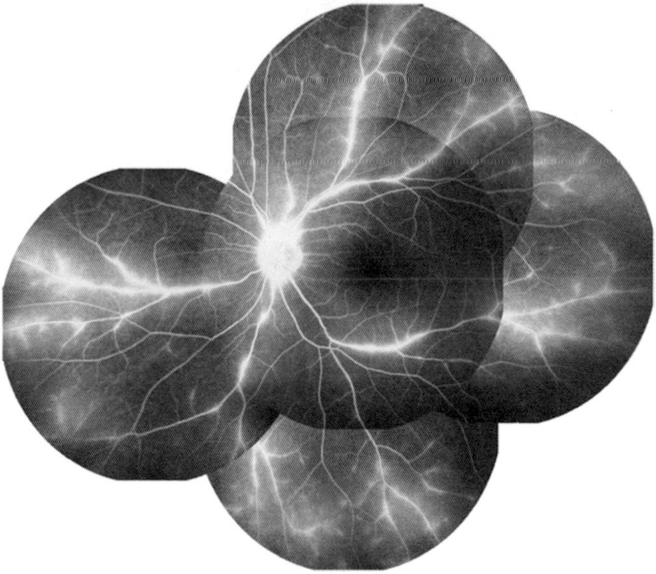

D

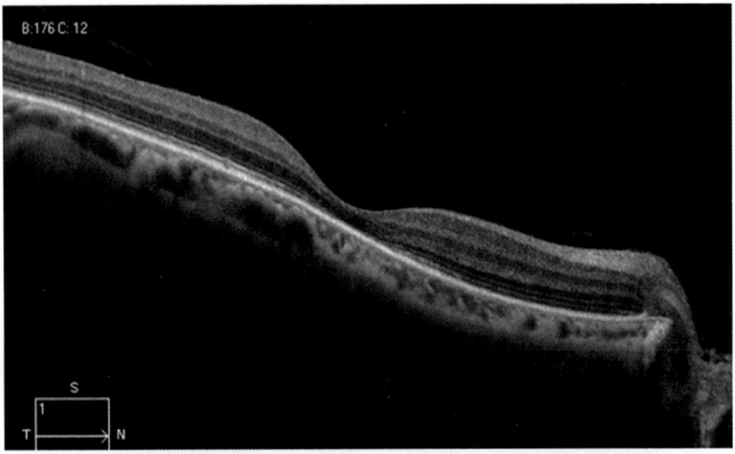

E

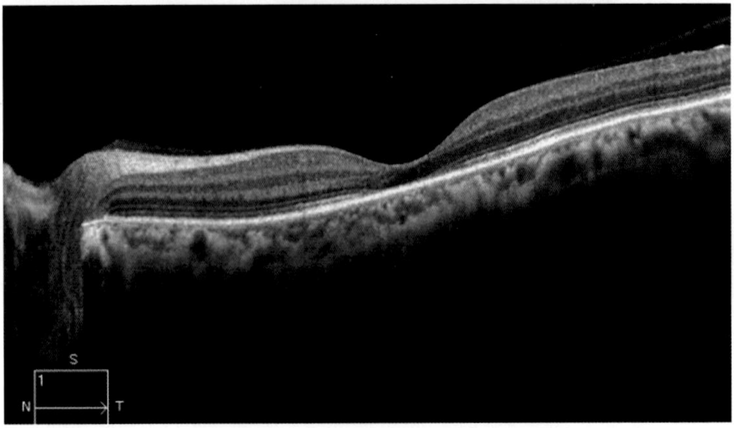

F

图 229　癌症相关性视锥细胞功能障碍

患者 54 岁女性，双眼进行性视力下降 1 年，伴畏光、色觉异常、昼盲。初发病时双眼视力均 0.6，现在视力右眼 0.05、左眼 0.04。闪光视网膜电图视杆反应低平，视锥反应完全熄灭。全身检查证实胸腺癌。A、B 为眼底彩照，视网膜动脉略细，余未见异常。C、D 为 FFA 拼图，可见弥漫性静脉周围炎、荧光渗漏。E、F 为黄斑 OCT，可见黄斑区外层自外核层向外组织均丢失

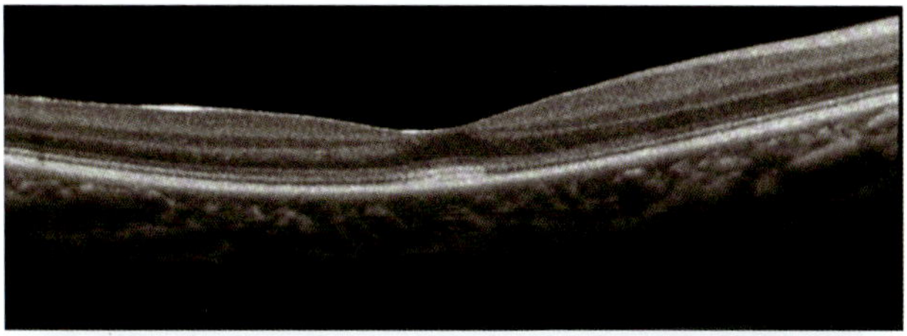

A

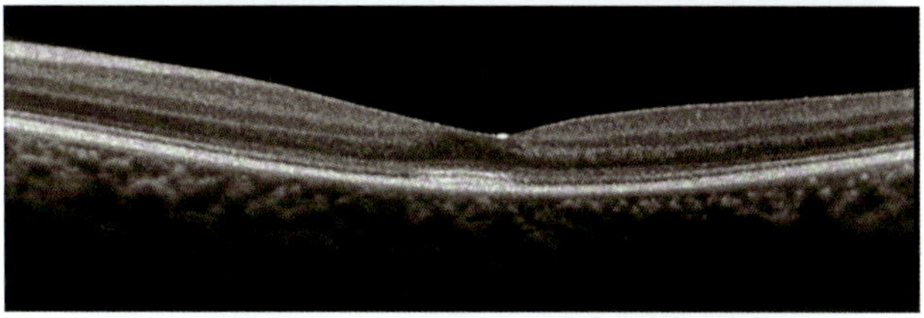

B

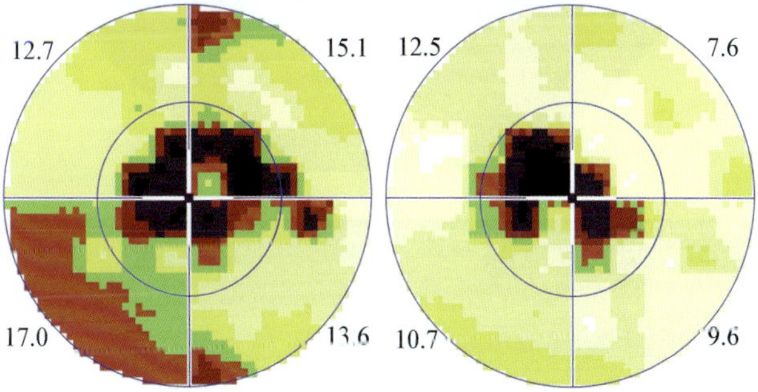

C

图 230 周围型视锥细胞营养不良

患者为 26 岁女性，自由畏光，双眼最佳矫正视力均 1.0，双眼眼底像未见异常，FERG 暗视反应正常，明视反应消失。A、B 分别为右眼、左眼经黄斑水平扫描 OCT，可见黄斑中心外层反射信号正常，但其周围反射信号明显减弱。C 为左、右眼 10°视野，提示中心暗点。

2. 局限性或弥漫性光感受器病变　外层视网膜病变可以是局限性，仅累及黄斑中心或其他某一局部的视网膜外层，如黄斑微孔（macular microholes）、电焊弧光性视网膜病变、激光损伤（图 231）、隐匿性黄斑营养不良、癌症相关性视锥细胞功能障碍、视网

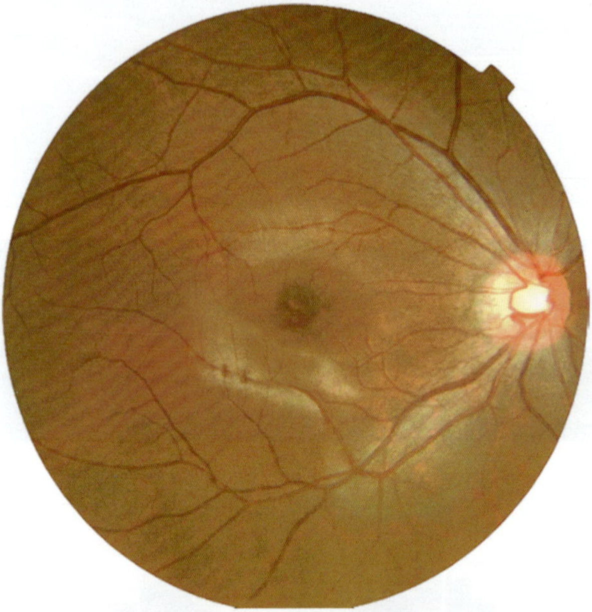

A

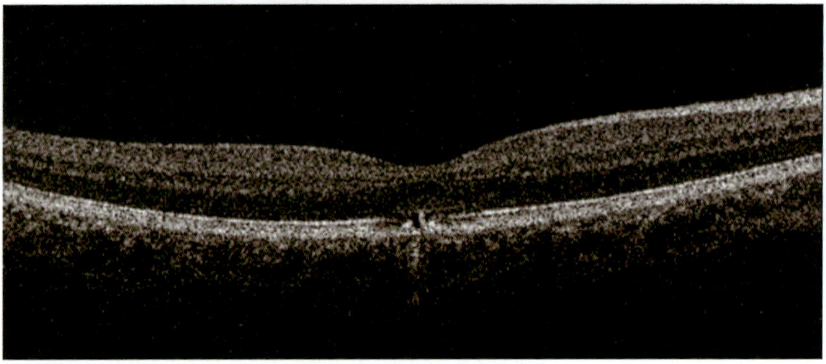

B

图 231　黄斑激光损伤

激光笔照射后半个月，视力 0.8。A 为眼底彩照，可见黄斑中心小凹偏颞上方黄白色点。B 为水平扫描 OCT，可见椭圆体带、嵌合体带、RPE 层断裂，RPE 翻卷样表现

膜震荡、局灶性 RPE 萎缩(图 232、图 233)等;也可是弥漫性病变,累及眼底广泛区域的外层视网膜,如癌症相关性视网膜病变等。弥漫性外层视网膜病变闪光 ERG 将明显低平或熄灭。

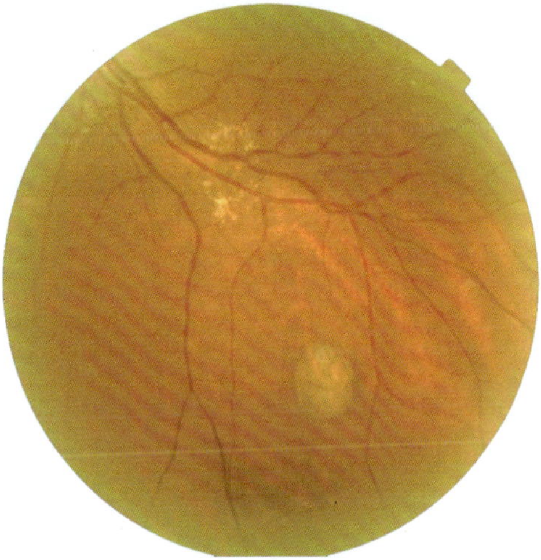

A

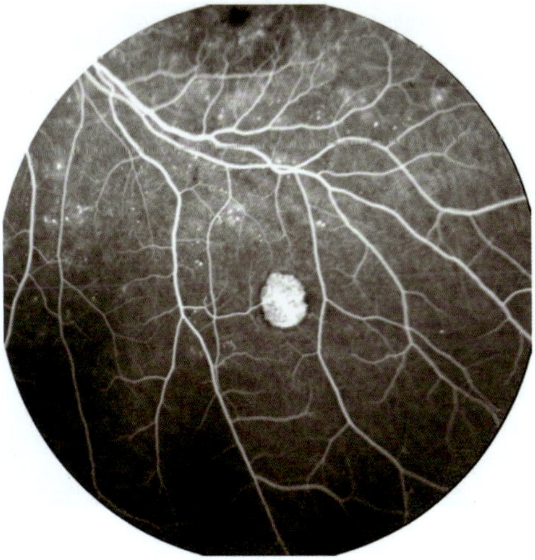

B

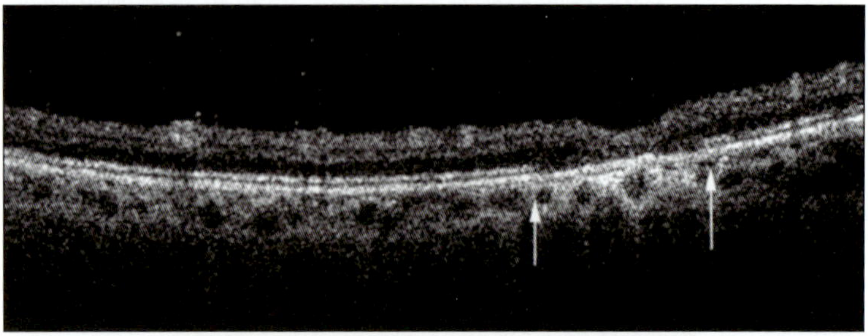

C

图 232　RPE 萎缩(1)

A 为眼底彩照，下方可见一局限性、边界清晰、青灰色、大小约 1DD 的 RPE 萎缩灶，下方血管处可见硬性渗出(患者有糖尿病史)。B 为 FFA，可见 RPE 萎缩灶呈强透见荧光，视网膜散在微管壁瘤。C 为经 RPE 萎缩灶的 OCT 扫描，可见病灶处视网膜外层丢失，视网膜组织塌陷，但 RPE/Bruch 复合体的厚度并未见明显变薄(两个箭头之间)

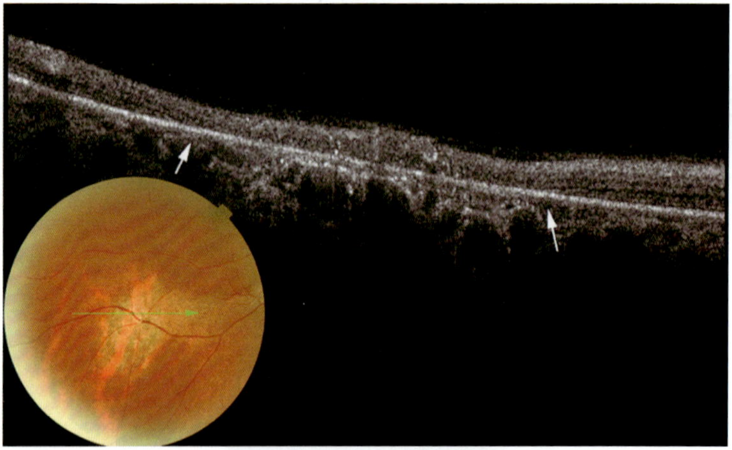

图 233　RPE 萎缩(2)

OCT 扫描可见视网膜变薄，外层丢失，RPE/Bruch 复合体厚度基本正常(两个箭头之间)

(二)视网膜中层变薄、缺失

有些病变可以仅累及视网膜的中层,即第二级神经元双极细胞,如黑色素瘤相关性视网膜病变等。中层病变极为罕见,而且在 OCT 出现以前,中层病变难以发现和诊断,往往通过其他一些手段间接推测,如全视野 ERG 暗视 3.0 反应呈负波形(图 234)。

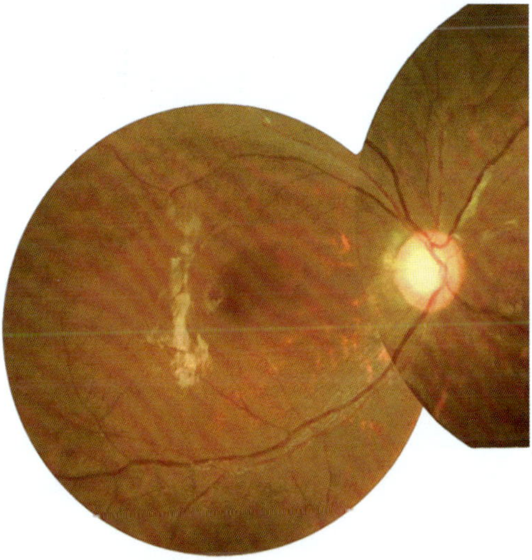

A

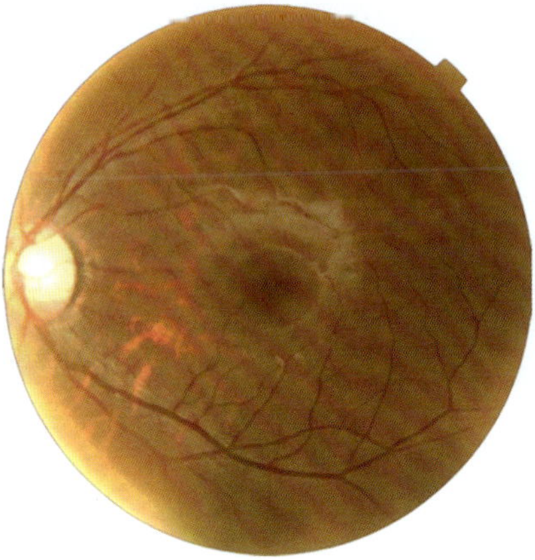

B

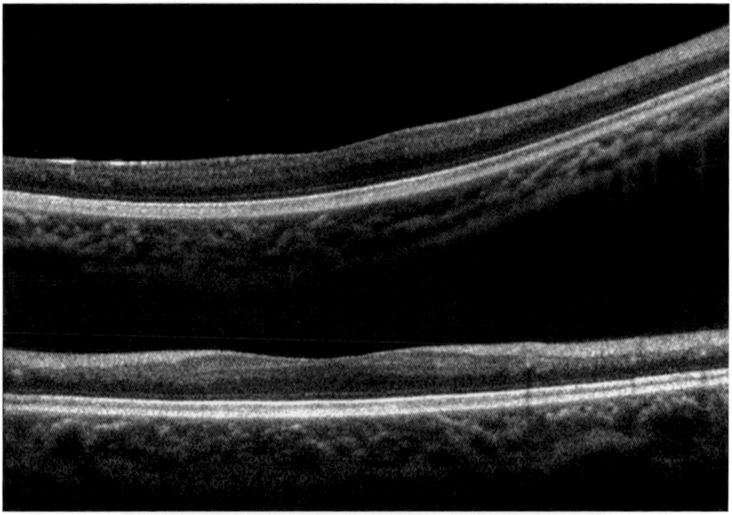

C

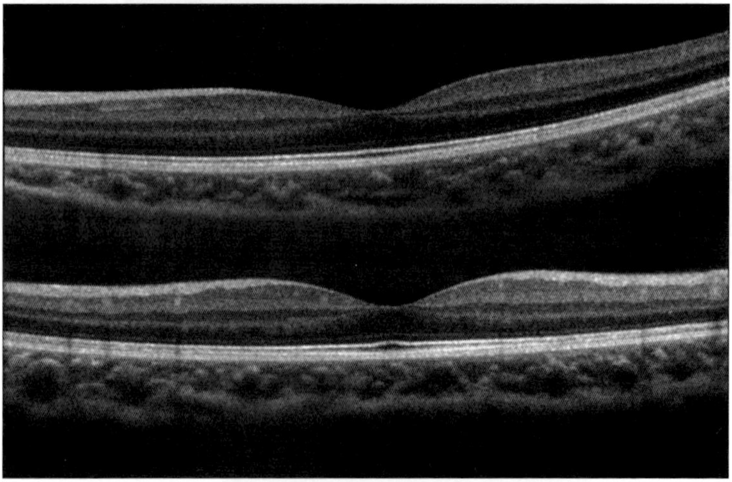

D

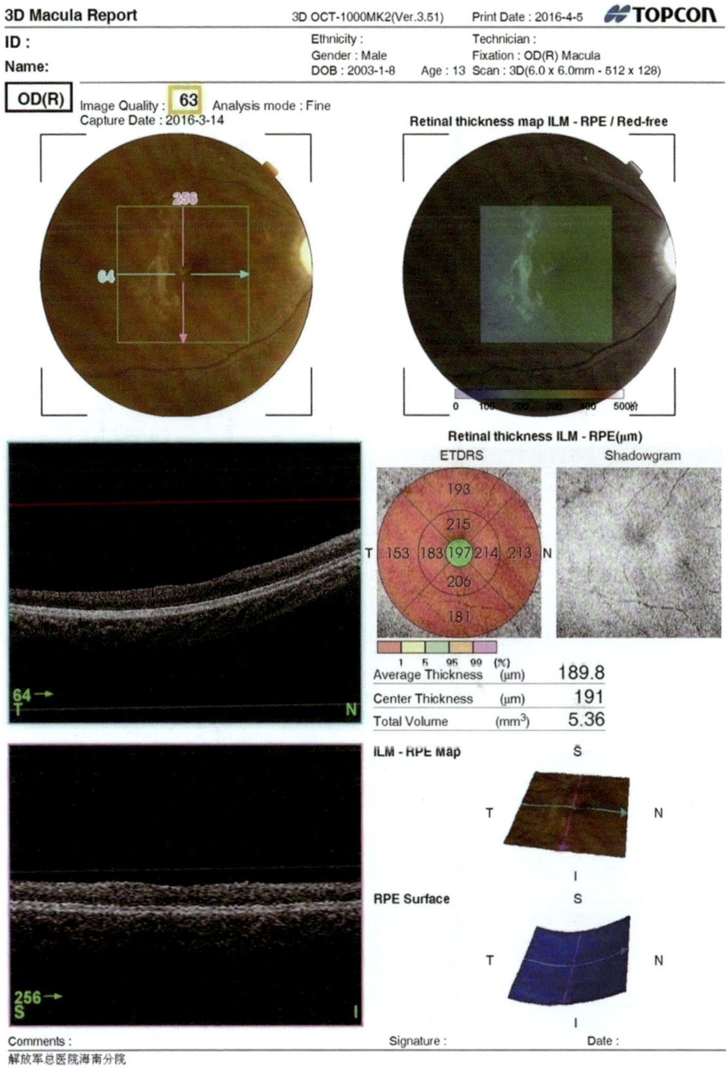
3D Macula Report
3D OCT-1000MK2(Ver.3.51)
Print Date : 2016-4-5
TOPCON
ID :
Name:
Ethnicity :
Gender : Male
DOB : 2003-1-8
Age : 13
Technician :
Fixation : OD(R) Macula
Scan : 3D(6.0 x 6.0mm - 512 x 128)
OD(R)
Image Quality : 63
Analysis mode : Fine
Capture Date : 2016-3-14
256
64
Retinal thickness map ILM - RPE / Red-free
0
100
200
300
400
500
Retinal thickness ILM - RPE(μm)
ETDRS
Shadowgram
193
215
T
153
183
197
214
213
N
206
181
1
5
95
99
(%)
Average Thickness (μm) 189.8
Center Thickness (μm) 191
Total Volume (mm3) 5.36
64
T
N
ILM - RPE Map
S
T
N
I
RPE Surface
S
T
N
I
256
S
I
Comments :
Signature :
Date :
解放军总医院海南分院

E

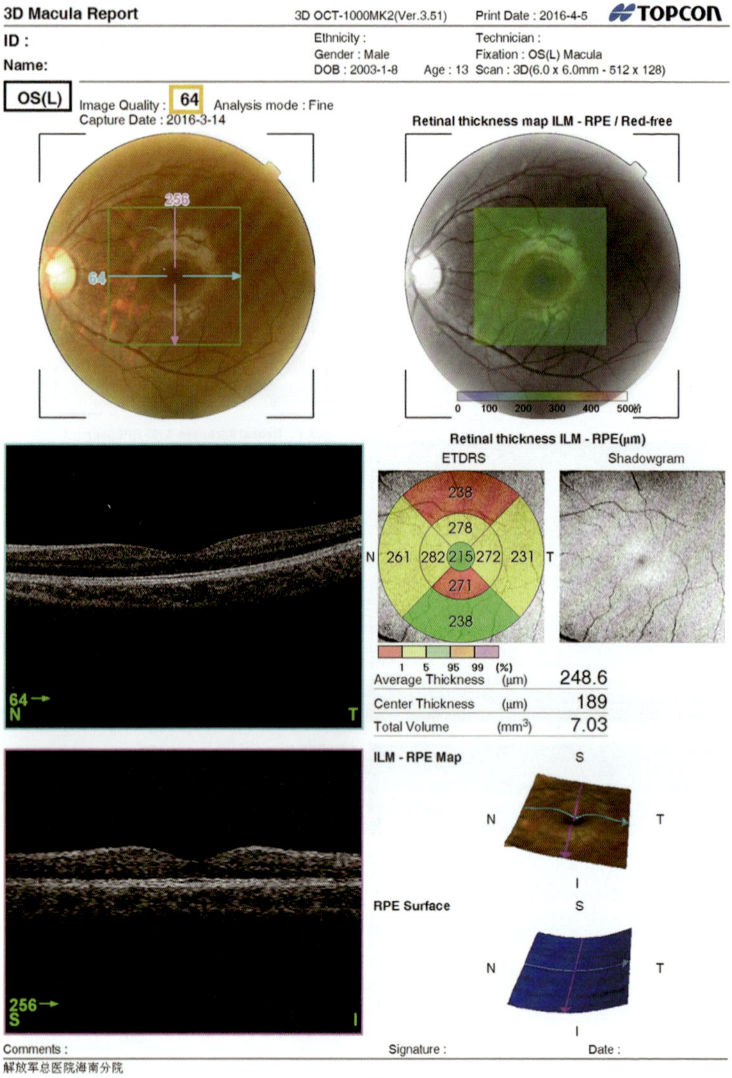
3D Macula Report
3D OCT-1000MK2(Ver.3.51)
Print Date : 2016-4-5
TOPCON
ID :
Name:
Ethnicity :
Gender : Male
DOB : 2003-1-8
Age : 13
Technician :
Fixation : OS(L) Macula
Scan : 3D(6.0 x 6.0mm - 512 x 128)
OS(L)
Image Quality : 64
Analysis mode : Fine
Capture Date : 2016-3-14
256
64
Retinal thickness map ILM - RPE / Red-free
0 100 200 300 400 500
Retinal thickness ILM - RPE(μm)
ETDRS
Shadowgram
238
278
N 261 282 215 272 231 T
271
238
1 5 95 99 (%)
Average Thickness (μm) 248.6
Center Thickness (μm) 189
Total Volume (mm3) 7.03
64
N
T
ILM - RPE Map
S
N
T
I
RPE Surface
S
N
T
I
256
S
I
Comments :
Signature :
Date :
解放军总医院海南分院

F

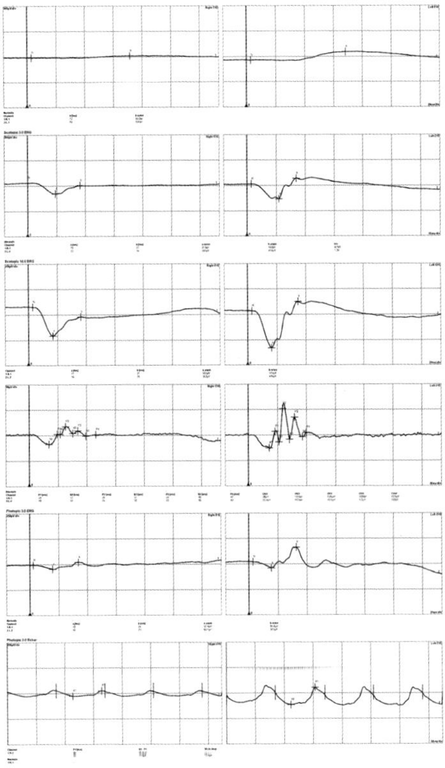

G

图 234 双极细胞病变

A、B 分别为右、左眼底彩照，可见右眼视盘色略淡，视网膜色泽暗淡；左眼底正常。C 为右眼 OCT 水平(上图)和垂直(下图)扫描，神经纤维层、节细胞层等内层结构，以及外核层、外界膜、椭圆体带等外层结构均正常，但内核层以及内、外丛状层消失或变薄。D 为左眼 OCT 水平(上图)和垂直(下图)扫描，左眼视网膜各层结构均正常。E 为右眼黄斑厚度扫描，除黄斑中心外，其余部位均明显变薄。F 为左眼黄斑厚度扫描，显示也有轻微变薄。G 为全视野 ERG，右眼呈明显的负波形。患者 13 岁男性，视力右 0.1，左 1.0

有些患者可出现外丛状层、Henle 纤维层厚薄不均，病因、发病机制不明（图 235）。

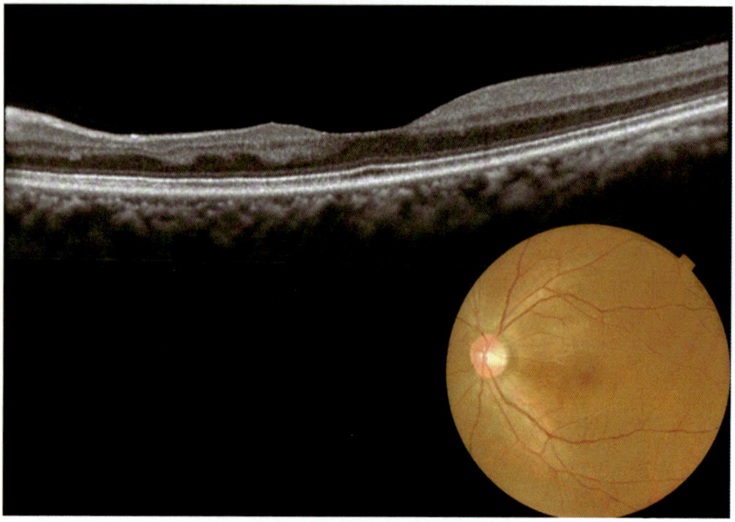

图 235 外丛状层病变

患者 35 岁女性，有系统性红斑狼疮病史。左眼视力 1.0，左下角的眼底彩像未见异常，经黄斑水平 OCT 扫描可见黄斑中心凹变扁平，黄斑鼻侧外丛状层及 Henle 纤维层不规则变薄，视网膜厚度也变薄

（三）视网膜内层变薄、缺失

视网膜含有三级神经元，最内层的神经元即视网膜节细胞。当内层神经元受损时，如视神经萎缩，将出现神经纤维层和节细胞层丢失，甚至内丛状层变薄（图 236、图 237）。神经纤维层检测或 GCC 检测能有效的测量视网膜内层的变薄、丢失（参见第 41、42 页）。有些患者仅出现局部视网膜的内层变薄、丢失，如青光眼的神经纤维缺损、Leber 遗传性视神经病变（图 43、图 44）等。手术有时也可能造成视网膜表面的损伤（图 238）。

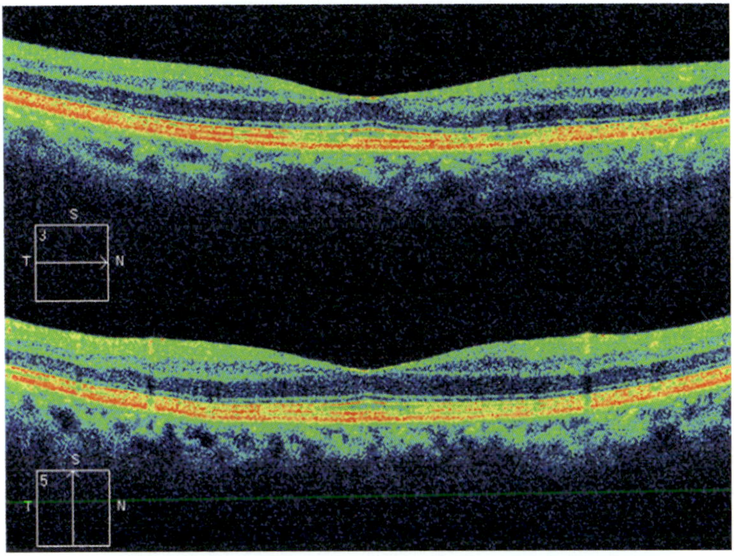

A

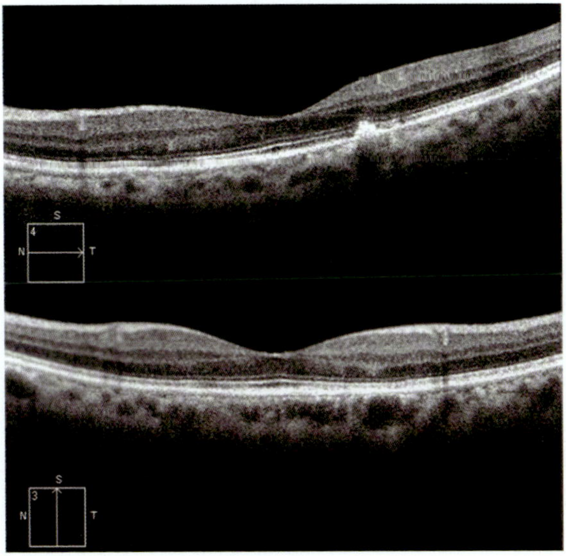

B

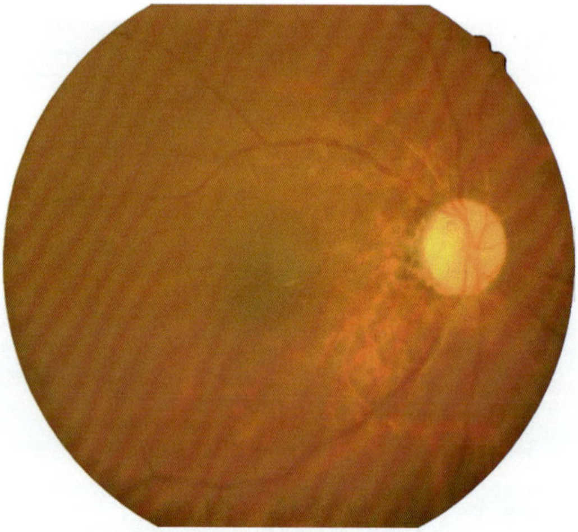

C

图 236　**视网膜内层萎缩(1)**

A 为右眼黄斑区水平和垂直扫描，视网膜内层的神经纤维层和节细胞层均消失，如果没有扫描标示，将无法辨别眼别和扫描方向。B 为左眼黄斑区水平和垂直扫描，可见视网膜各层结构清晰、完整。C 为右眼底彩照，可见视盘苍白、视神经萎缩

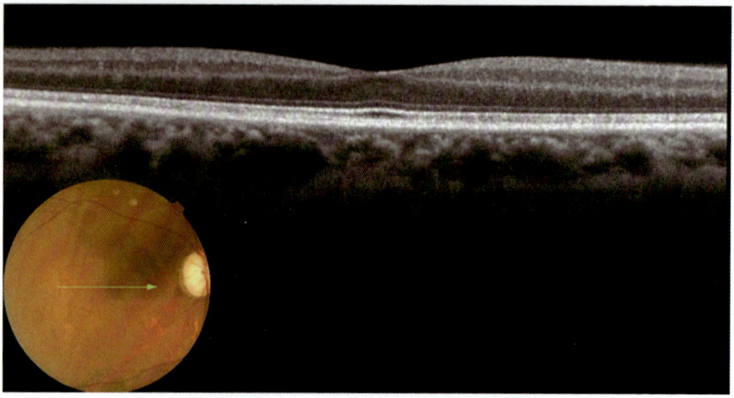

A

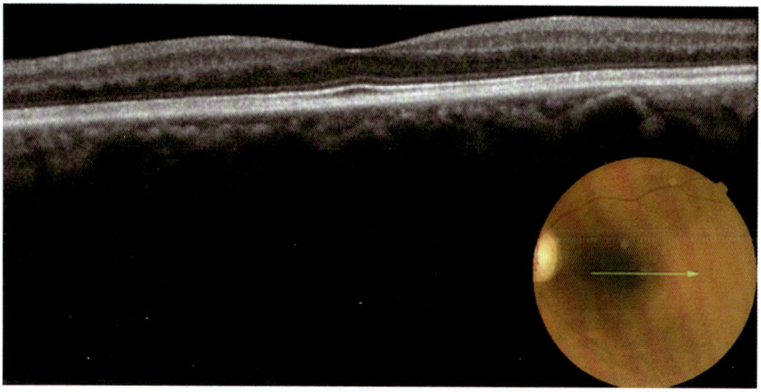

B

图 237　视网膜内层萎缩(2)

患者为晚期青光眼。A、B 分别为右、左眼水平扫描，可见视网膜神经纤维层丢失

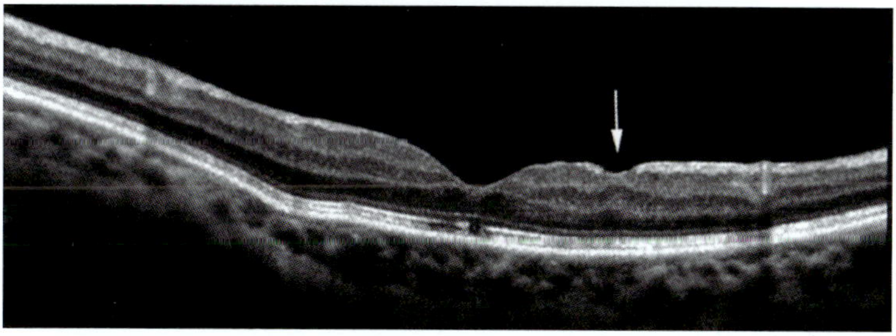

图 238　视网膜组织的局限性丢失

患者为黄斑裂孔术后，自上而下垂直扫描，可见裂孔已闭合，黄斑中心凹外层的嵌合体带和椭圆体带仍局限性断裂，黄斑下方视网膜神经纤维层局限性缺失(箭头)，可能为术中撕除内界膜时造成的损伤

(四)视网膜内中层变薄、缺失

视网膜血管位于内五层，视网膜血管闭塞、内层缺血，将直接影响内五层神经细胞的供血，位于内五层的神经细胞主要包括视网膜节细胞和双极细胞，虽然视网膜血管只位于内五层，但是受

累的这两级神经元的结构却一直到外丛状层，因此，当内层急性缺血时，外丛状层以内各层结构均可出现混浊肿胀（参见第 124 页“棉绒斑和细胞内水肿”），肿胀消退后，这些层次结构都可萎缩、变薄。因此视网膜内中层变薄、缺失意味着既往有过视网膜血管闭塞性疾病，如视网膜动脉闭塞（图 239～图 241）、远达性视网膜病变（图 242）等。

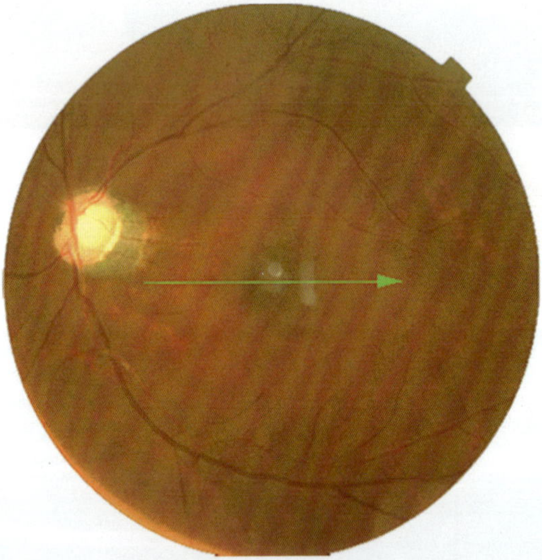

A

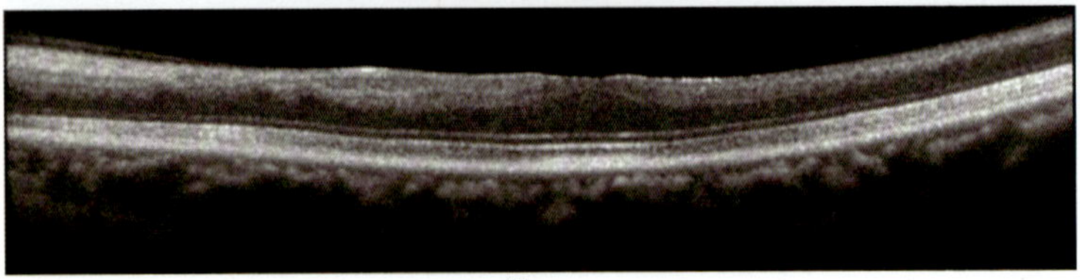

B

图 239　视网膜内中层变薄、萎缩(1)

A 为眼底彩像，陈旧视网膜中央动脉阻塞。B 为经黄斑区水平 OCT 扫描，可见外丛状层以内结构均不清楚，视网膜内中层变薄、萎缩

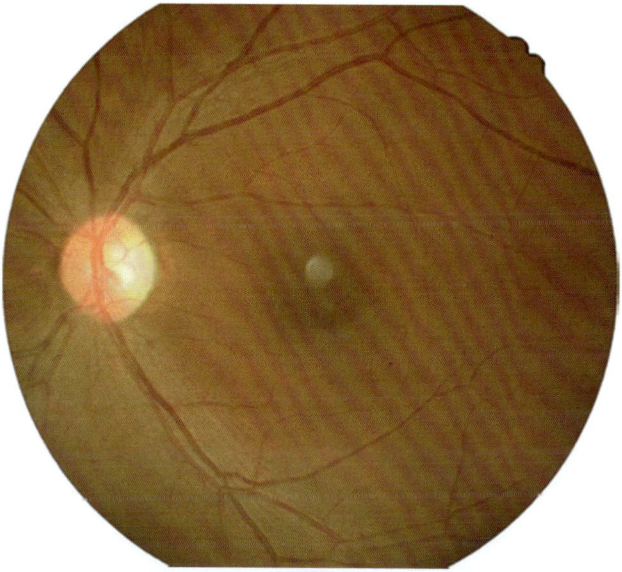

A

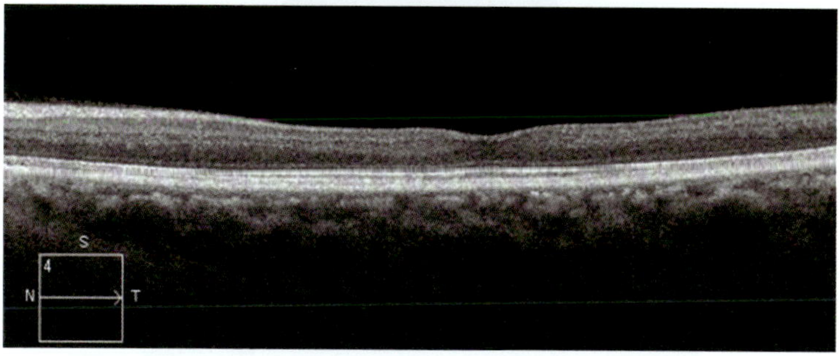

B

图 240 视网膜内中层变薄、萎缩(2)

A 为眼底彩照，可见后极部视网膜变薄。B 为经黄斑水平扫描 OCT 图像，显示黄斑颞侧内中层变薄、萎缩

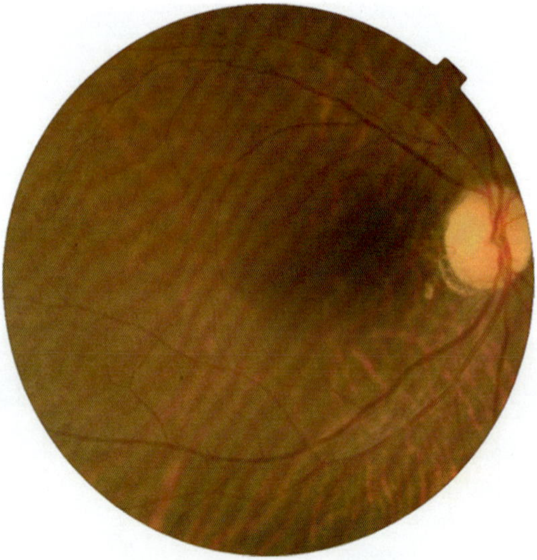

A

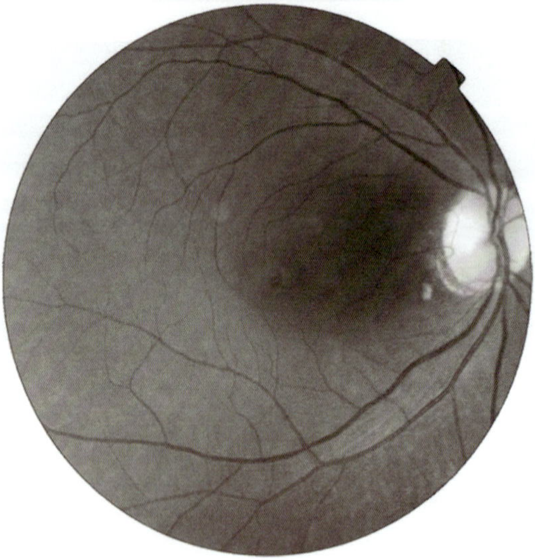

B

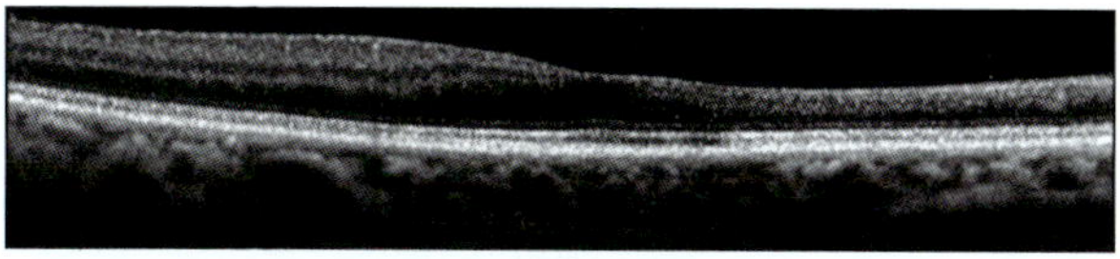

C

图 241　视网膜内中层变薄、萎缩(3)

患者为陈旧睫状视网膜阻塞。A 为彩色眼底像。B 为无赤光眼底像，可见乳斑间神经纤维丢失，呈暗影。C 为经黄斑区水平扫描，可见黄斑鼻侧内中层结构变薄、丢失，因穿透效应外层的反射增强

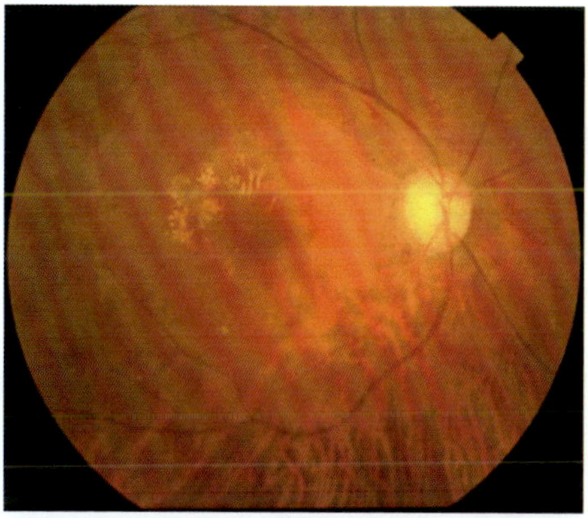

A

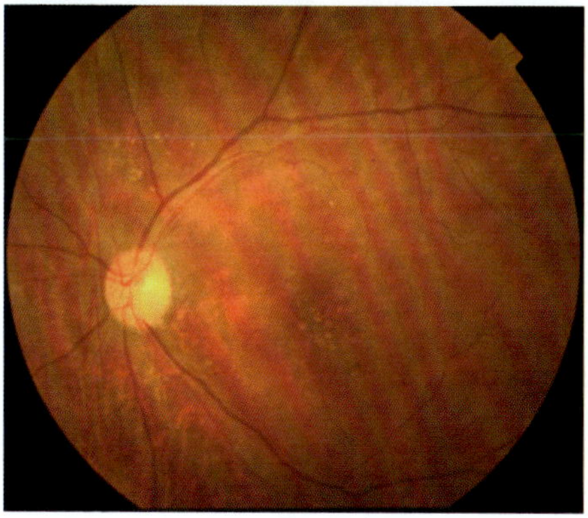

B

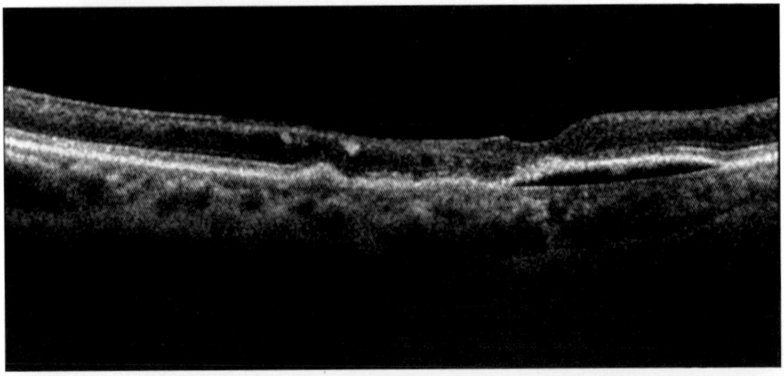

C

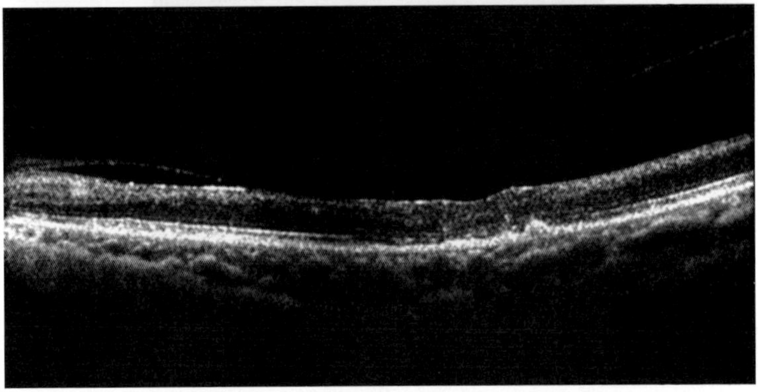

D

图 242　陈旧的远达性视网膜病变

A、B 分别为右、左眼底彩照，可见视盘色淡白，视网膜动脉略变细，眼底散在黄白色斑点。C、D 分别为右、左眼水平 OCT 扫描，可见视网膜内中层变薄、萎缩，外层结构尚存，右眼并可见 RPE 扁平脱离，左眼可见玻璃体部分后脱离，RPE 有玻璃膜疣状隆起

(五)视网膜全层变薄、萎缩

有些病变可使视网膜全层变薄、萎缩，如 Stargardt 病、视网膜色素变性性疾病、视网膜光凝后、玻璃体视网膜手术后、陈旧外伤等(图 243)。

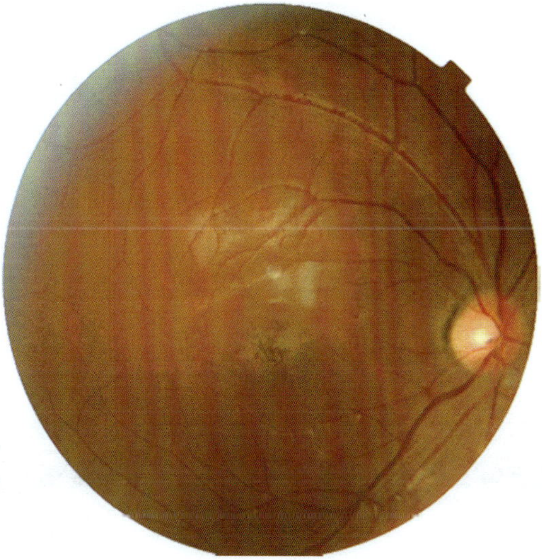

A

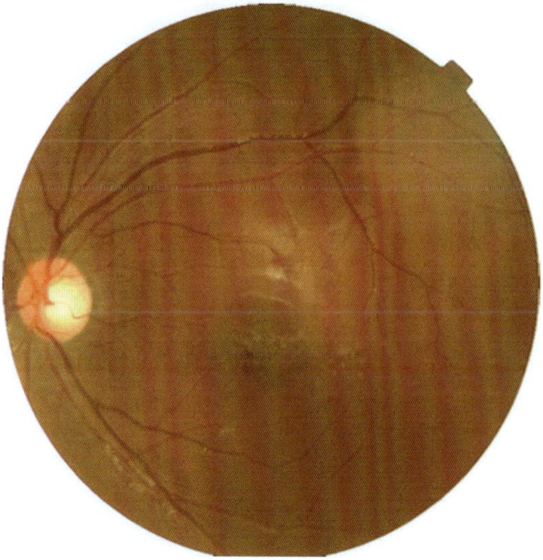

B

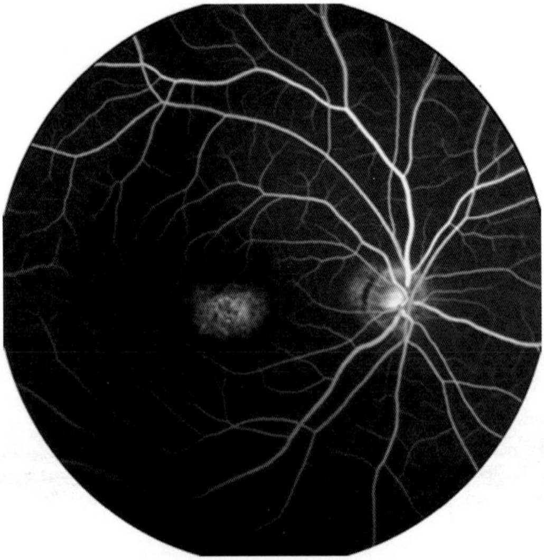

C

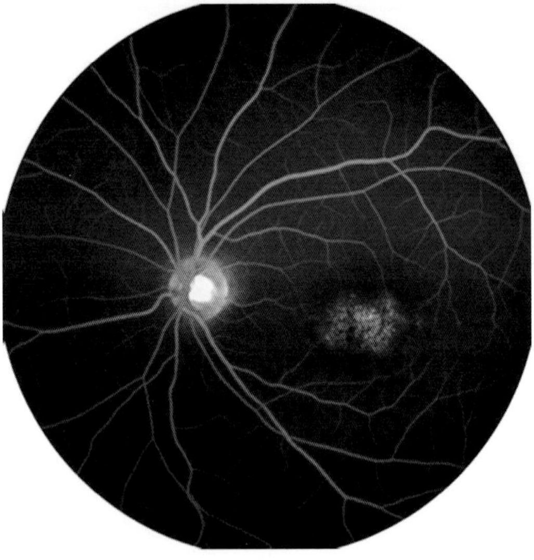

D

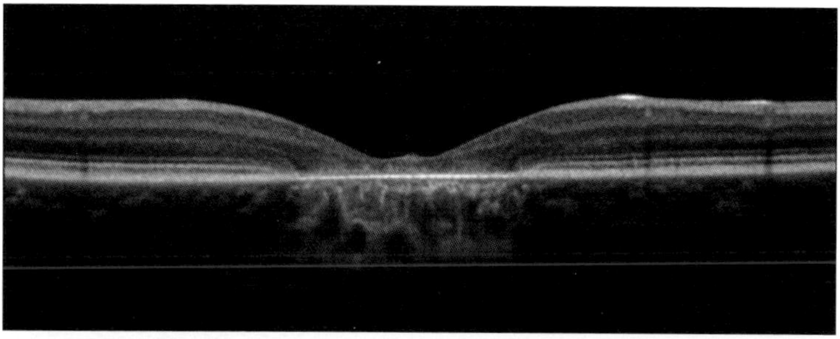

E

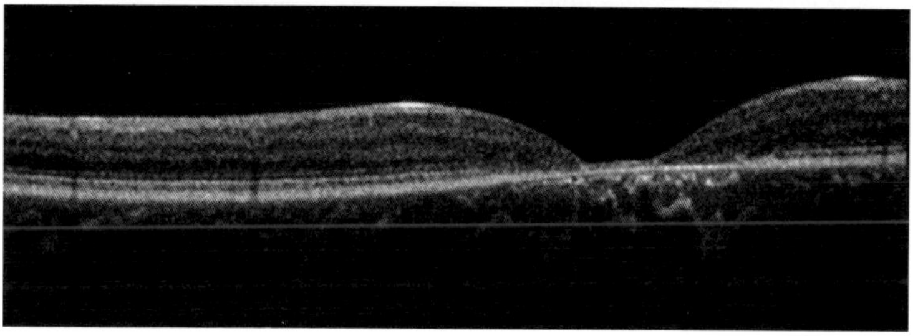

F

图 243　Stargardt 病

A、B 为眼底彩像，可见黄斑区椒盐状，周围散在黄白色斑点。C、D 为 FFA 晚期，可见黄斑区呈斑驳状透见荧光。E、F 为黄斑 OCT，可见黄斑中心明显萎缩、变薄，周围视网膜也明显变薄。

（六）黄斑裂孔

黄斑裂孔为黄斑区神经视网膜全层或部分的组织缺失，大多数为特发性，与异常的玻璃体黄斑牵引有关，少数与外伤有关。黄斑中心凹表面部分层次组织丢失称为板层黄斑裂孔，常伴有黄斑前膜（图 245～图 248）。

Gass 将特发性黄斑裂孔分为 4 期：（图 244）

Ⅰ期：黄斑中心脱离、隆起，即将形成全层裂孔（impending macular hole），没有玻璃体后脱离（PVD）（图 249～图 251）。大约 60%此期患者自发出现玻璃体黄斑分离，从而解除了视网膜的牵拉，病变不再进展（图 252）。

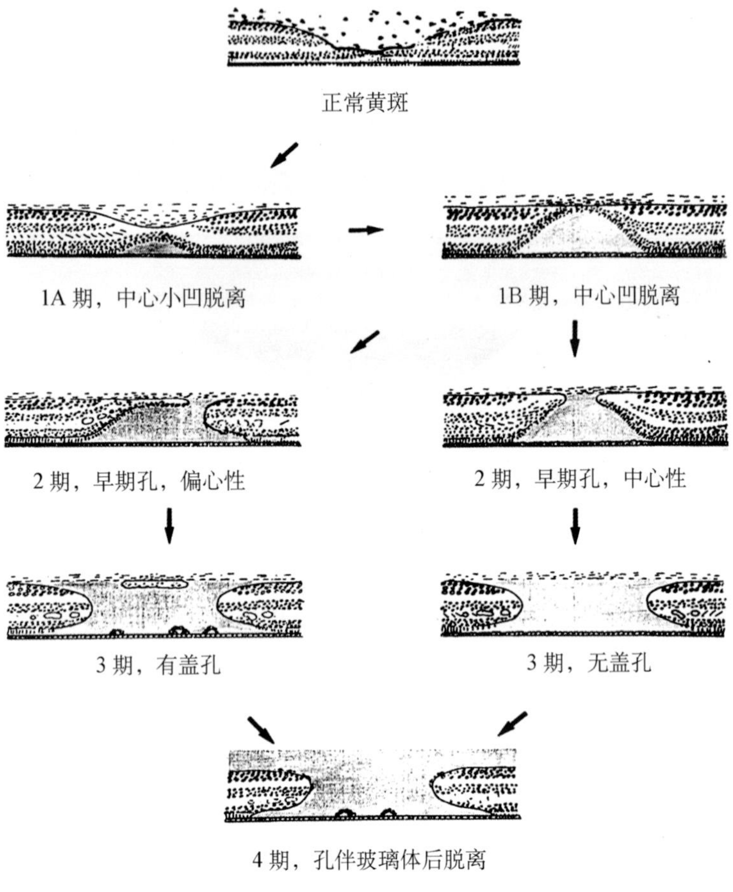

图 244　黄斑裂孔的分期

引自：Gass JD. Idiopathic senile macular hole. Its early stages and pathogenesis. Arch Ophthalmol. 1988,106(5):629-639

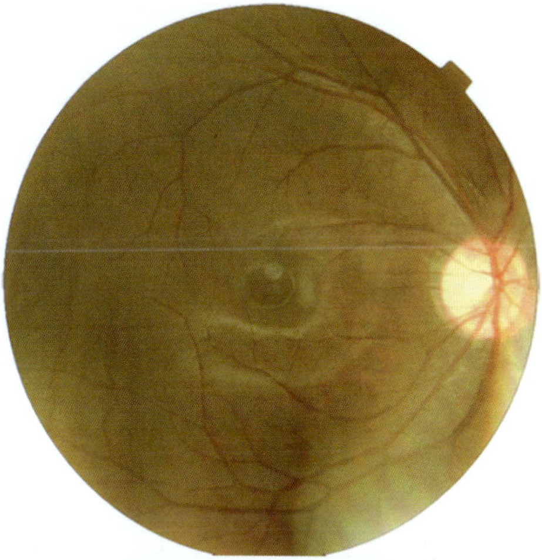

A

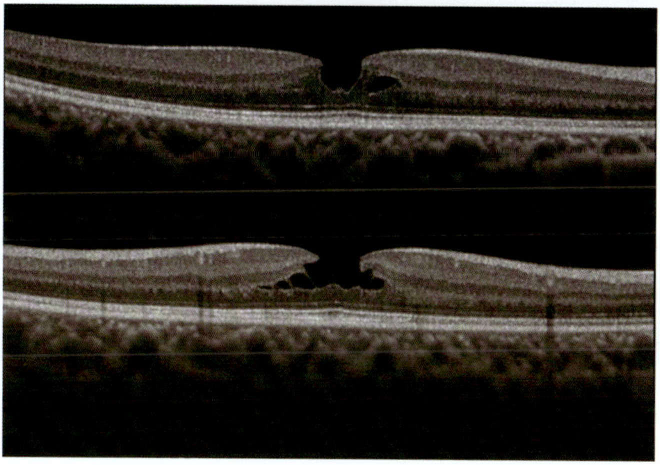

B

图 245 板层黄斑裂孔(1)

A 为右眼眼底彩像。B 为右眼 OCT 水平和垂直扫描图像，可见黄斑板层裂孔，并有假性囊腔形成。患者为 19 岁男性，无外伤史，左眼已行黄斑裂孔手术

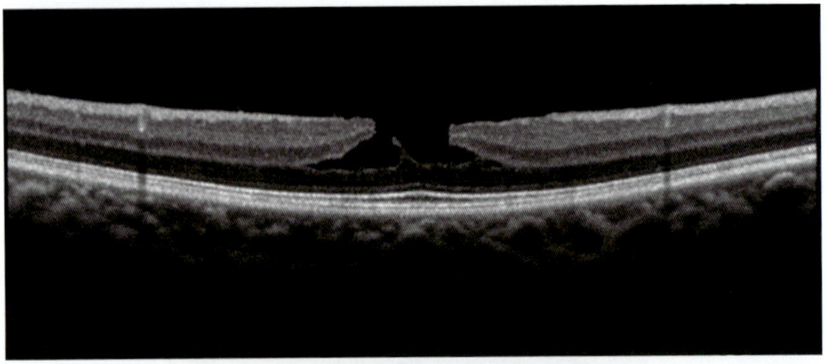

图 246　板层黄斑裂孔(2)

伴有黄斑前膜、假性劈裂

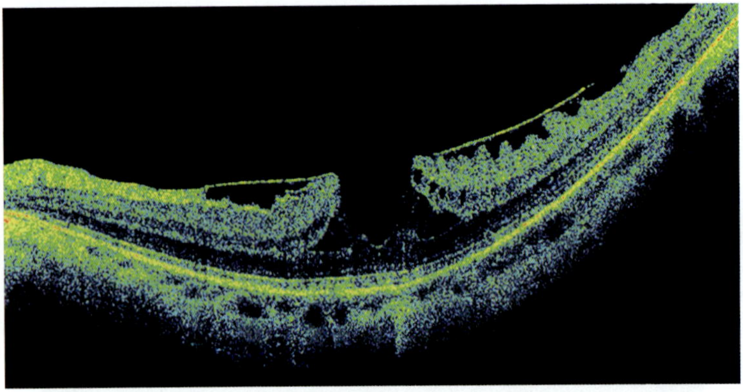

图 247　板层黄斑裂孔(3)

黄斑前膜牵拉黄斑中心凹边缘，使边缘翘起形成黄斑裂孔样外观，边缘处视网膜组织撕裂形成劈裂

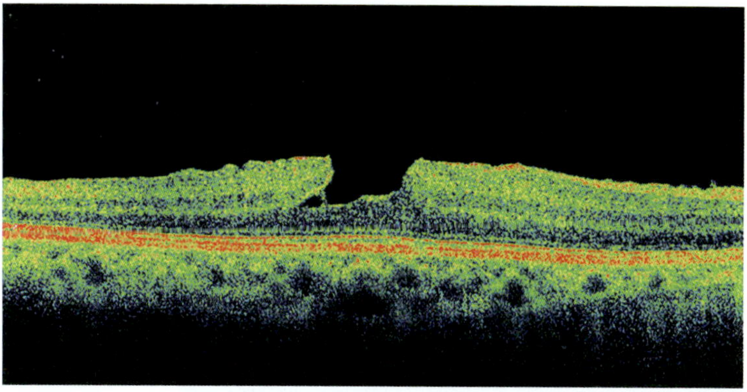

图 248 **板层黄斑裂孔(4)**

伴有黄斑前膜，前膜对黄斑中心凹边缘的牵拉力量不均匀、不对称

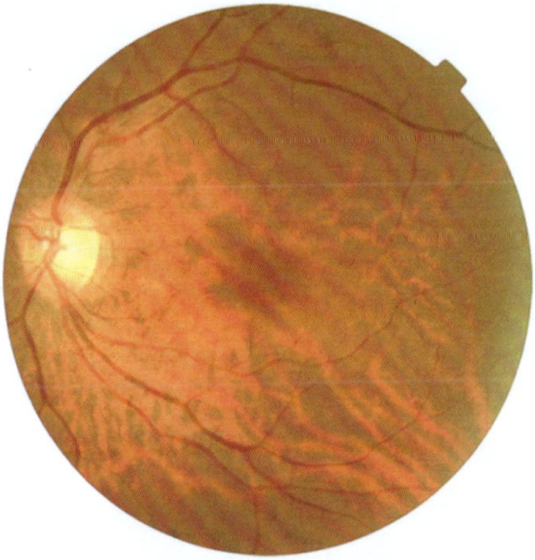

A

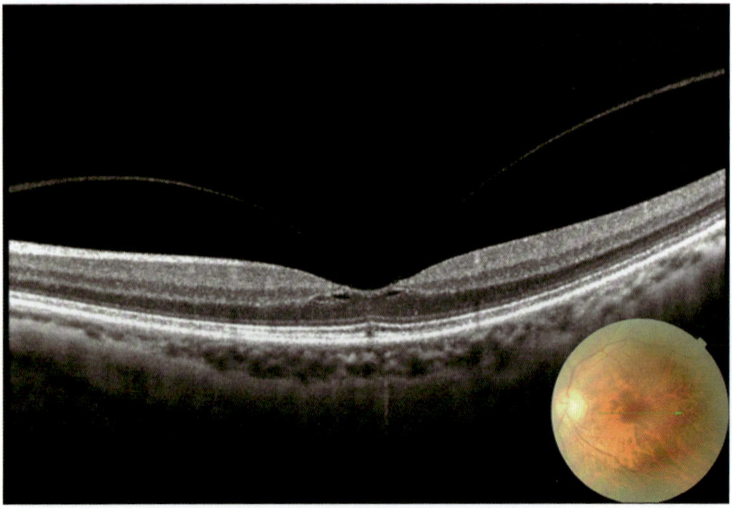

B

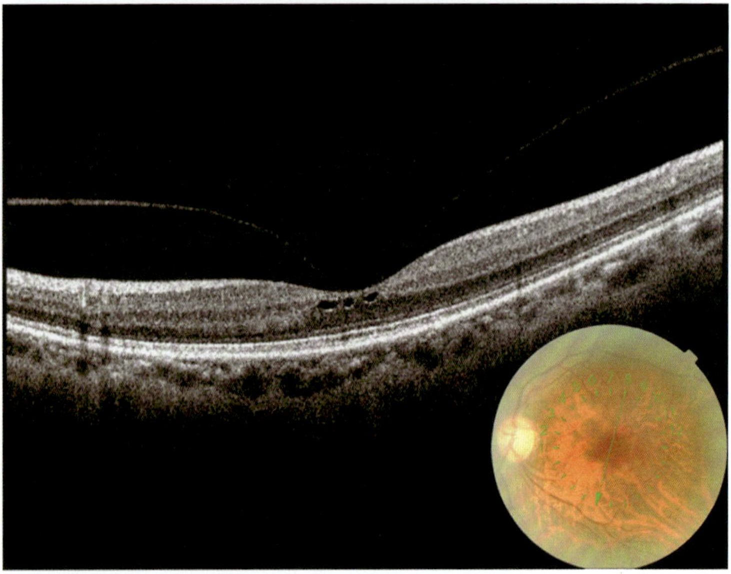

C

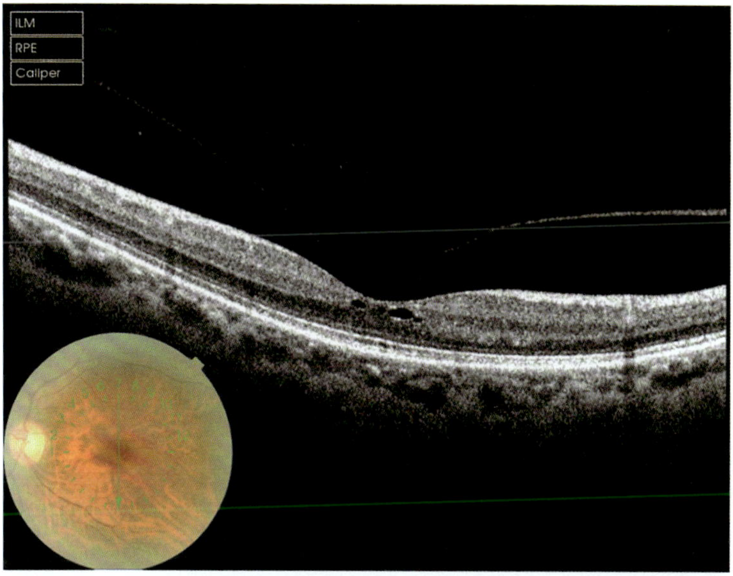

D

图 249　**黄斑裂孔(Ⅰ期)(1)**

A 为眼底彩照，黄斑中央有一个大小约 300μm 的非常浅淡的黄色环。B、C、D 为经过不同经线的 B 扫描，可见玻璃体黄斑牵引，中心凹脱离，中心凹处视网膜有层间假性囊肿形成。该患者对侧眼为Ⅲ期黄斑裂孔

A. 玻璃体皮质的早期牵拉使中心小凹脱离。中心凹消失，呈大小 100～200μm 的黄色斑点。中心凹周围的玻璃体皮质出现局限性浅脱离，但中心小凹处持续粘连。玻璃体中心小凹的牵拉可导致中心凹处视网膜的分离(假性囊腔 pseudocyst)，与黄色斑点相对应。黄斑前膜不常见，视力 0.25～0.8。

B. 玻璃体的进一步牵拉和中心小凹前玻璃体皮质的浓缩使中心凹脱离，可见直径 200～350μm 的黄色环。假性囊腔向后扩展，外层视网膜破坏，但顶部未受损，后玻璃体仍与视网膜粘连。黄斑前膜不常见，视力 0.25～0.8。

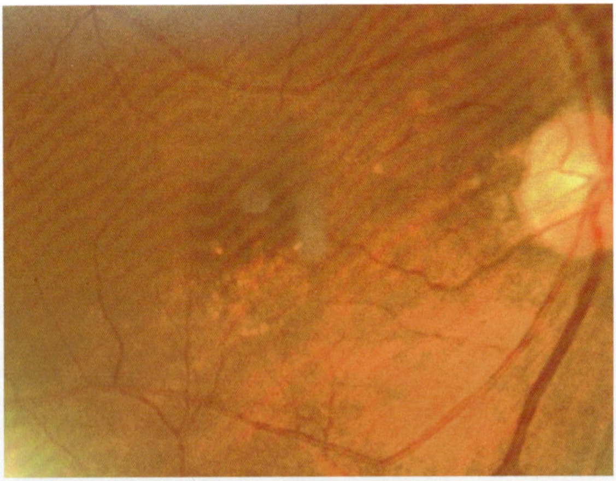

A

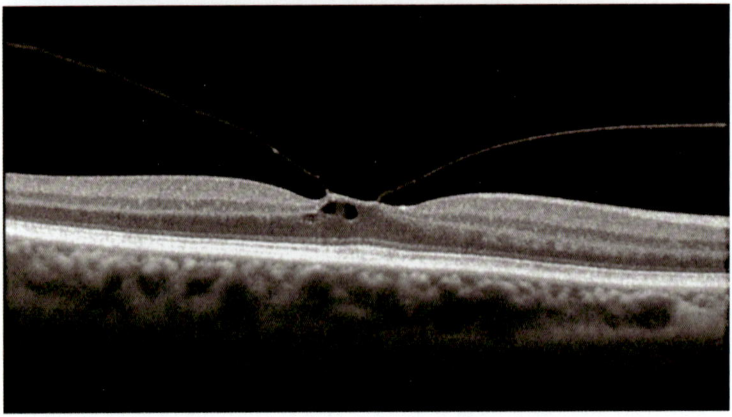

B

图 250　黄斑裂孔(Ⅰ期)(2)

黄斑中心凹周围的玻璃体已经脱离,而中心凹处玻璃体视网膜牵引,使中心凹隆起,视网膜内假性囊肿形成。该患者的对侧眼为Ⅳ期裂孔

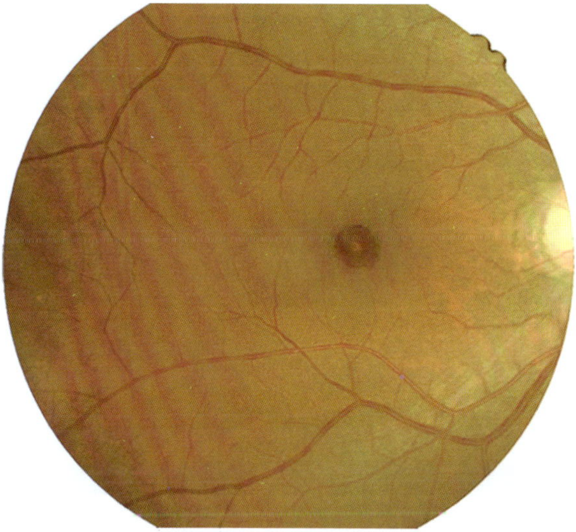

A

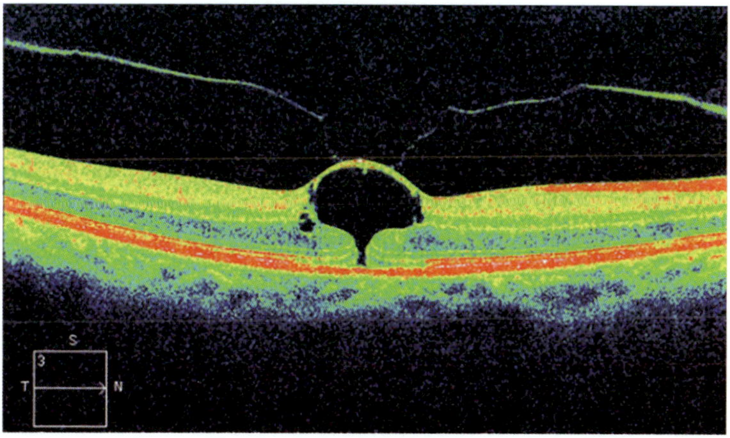

B

图 251　黄斑裂孔（Ⅰ期）(3)

A 为眼底彩照，可见黄斑中央直径约 500μm 的环及环中央的黄色斑点。B 为经黄斑水平扫描，可见玻璃体黄斑牵引，黄斑表面组织脱离，深层组织断裂

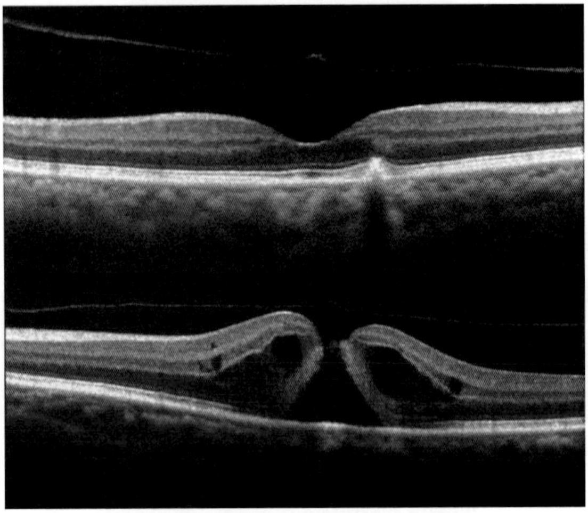

图 252 黄斑裂孔

这是同一患者的双眼，下图为左眼，刚进入Ⅲ期的黄斑裂孔；上图为右眼，玻璃体自发后脱离，早期黄斑裂孔的病变不再进展，结构恢复正常

Ⅱ期：小的全层裂孔，直径＜300μm。黄斑前膜不常见，视觉症状包括视物变形、视力下降，视力 0.25～0.8。没有 PVD（图 253～图 255）。

Ⅲ期：全层裂孔，直径 300～400μm。后玻璃体已经完全从黄斑分离，但仍然附着于视盘或更周边部。孔前方的后玻璃体上仍有一孔盖或瓣（operculum or flap）。孔缘视网膜下液套、视网膜内水肿、囊腔。孔底可有玻璃膜疣样沉积物，这些沉积物可能是 RPE 层的巨噬细胞，提示慢性病程。慢性病程患者在水肿或脱离的视网膜和外观正常未脱离的视网膜之间的连接部常有一个 RPE 高色素或低色素的晕。可伴有黄斑前膜，视力 0.05～0.2（图 256～图 258）。

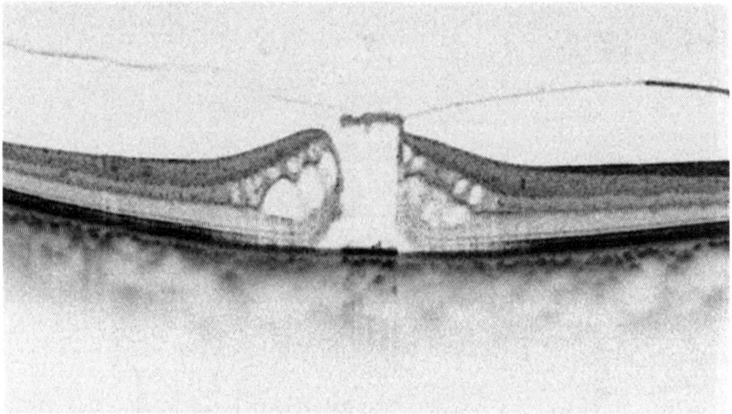

图 253　**黄斑裂孔(Ⅱ期)(1)**

玻璃体大部分分离,孔盖仍未完全分离,孔缘水肿。裂孔部位 RPE 因穿透效应而反射增强

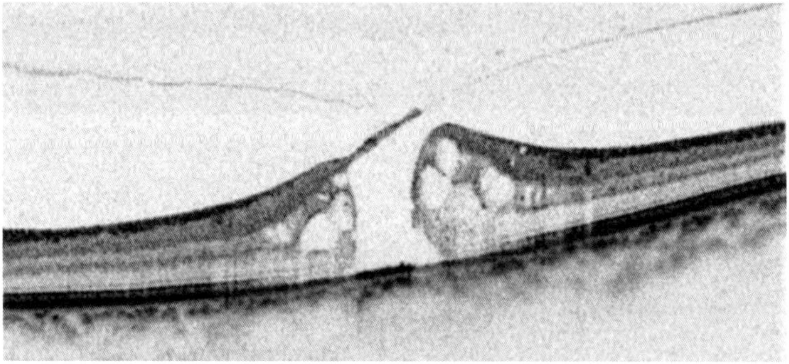

图 254　**黄斑裂孔(Ⅱ期)(2)**

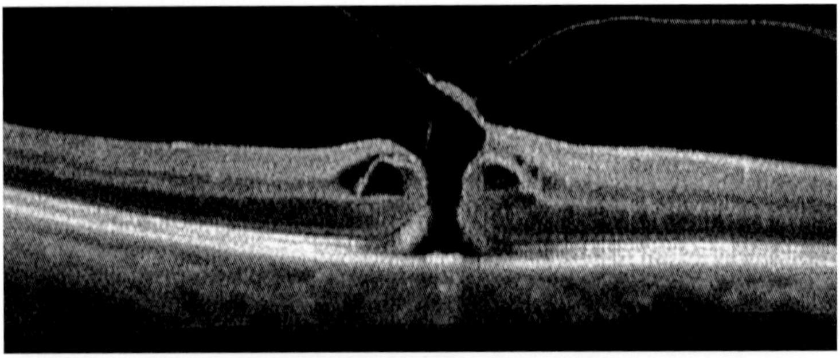

图 255　黄斑裂孔(Ⅱ期)(3)

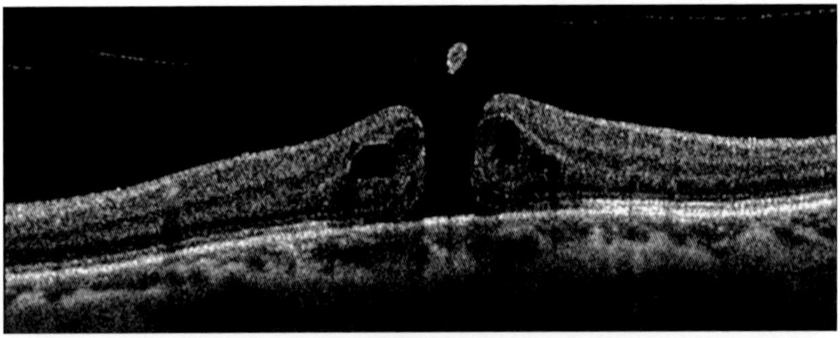

图 256　黄斑裂孔(Ⅲ期)(1)

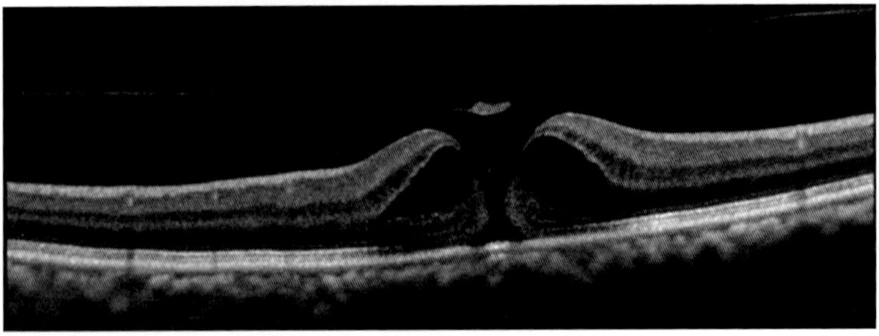

图 257　黄斑裂孔(Ⅲ期)(2)

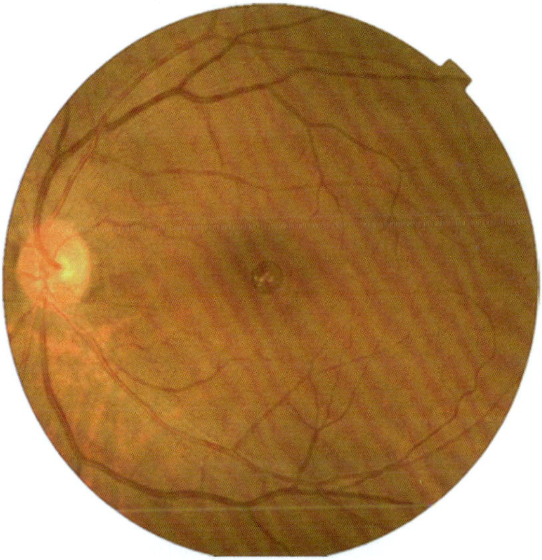

A

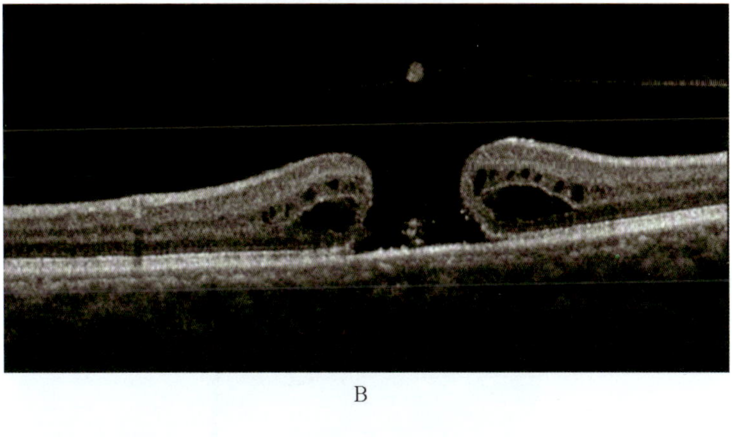

B

图 258　**黄斑裂孔(Ⅲ期)(3)**

A 为眼底彩照，裂孔大小约 1/2DD，孔底黄白色沉积物。B 为垂直扫描 OCT，可见黄斑前玻璃体分离，并形成孔盖

Ⅳ期：全层裂孔，直径通常大于Ⅱ期，一般在 500μm 左右，完全 PVD，伴 Weiss 环。孔缘视网膜下液套、视网膜内水肿、囊腔。孔底可有玻璃膜疣样沉积物，常伴黄斑前膜，视力 0.05～0.2(图 259)。

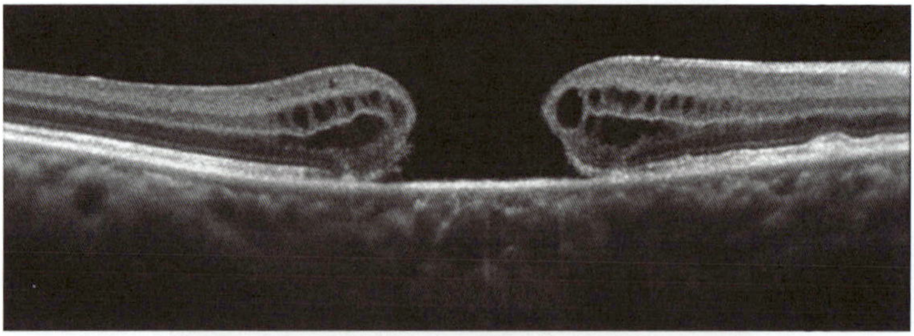

图 259　**黄斑裂孔(Ⅳ期)**

OCT 可以清晰显示玻璃体视网膜界面的特征，如粘连、牵引、部分或全部玻璃体后脱离等；可显示神经视网膜的水肿、积液、增厚，视网膜组织部分或全部缺损，局部视网膜脱离(图 260～图 262)。

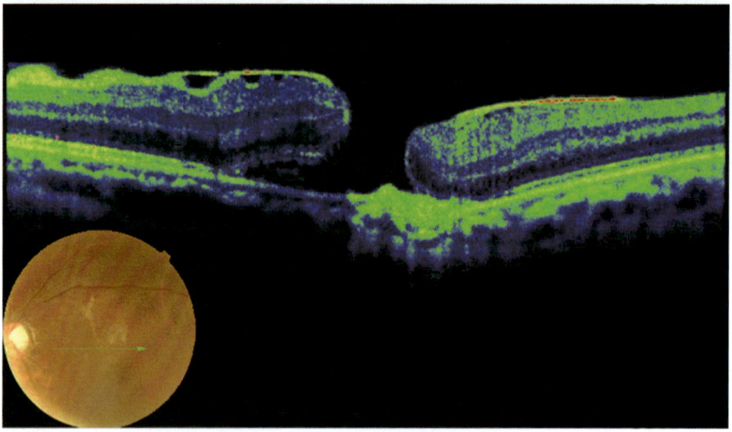

图 260　**外伤性黄斑裂孔**

该患者还有脉络膜破裂、继发性黄斑前膜

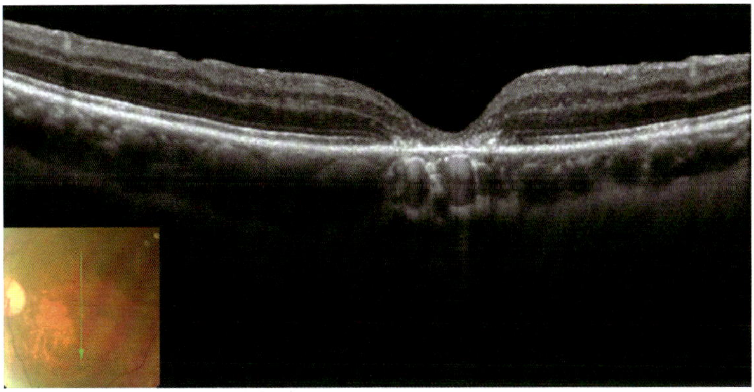

图 261　黄斑裂孔术后(1)

黄斑区视网膜变薄，黄斑区组织缺失严重，由于穿透效应，其后的脉络膜血管异常清晰

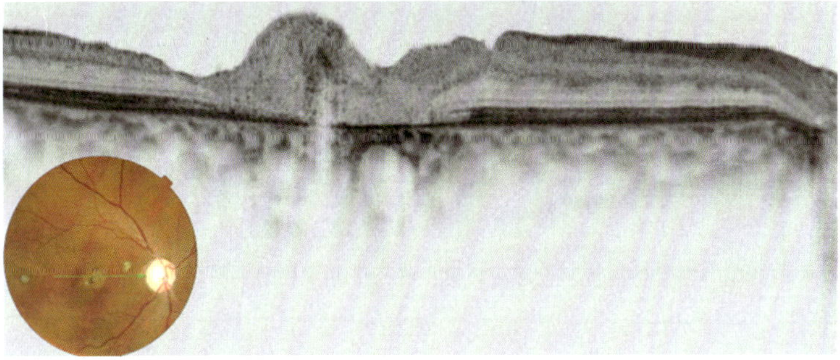

图 262　黄斑裂孔术后(2)

黄斑区脉络膜视网膜瘢痕形成，组织结构紊乱，可见视网膜组织增生及脉络膜组织向视网膜生长

(七)RPE 和脉络膜组织缺失、萎缩

许多疾病可使 RPE 和脉络膜或者脉络膜组织缺失、萎缩变薄,甚至消失,脉络膜大血管甚至巩膜裸露,如脉络膜缺损、高度近视、血管样条纹等疾病。OCT 可发现 RPE 的断裂,脉络膜萎缩变薄等,并可测量脉络膜的厚度,其上的光感受器甚至整个神经视网膜也可凋亡、萎缩、丢失(图 263～图 269)。

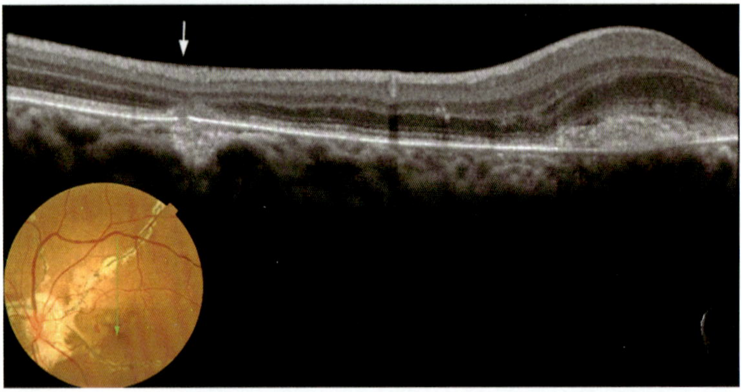

图 263 血管样条纹

箭头所示为血管样条纹的部位,可见 RPE 断裂,RPE 浅层有异常组织增生,表现为高信号。由于血管样条纹及其周围 RPE 的断裂或脱色素,光的穿透效应使得其后的脉络膜组织反射信号增强。黄斑上方出现脉络膜新生血管

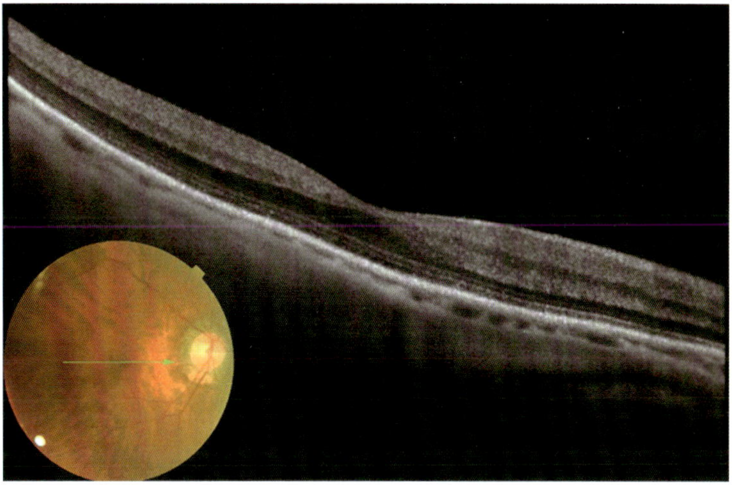

图 264　脉络膜萎缩变薄(1)

其上的视网膜结构正常,鼻侧的 Henle 纤维非常明显。患者为 73 岁女性,高度近视

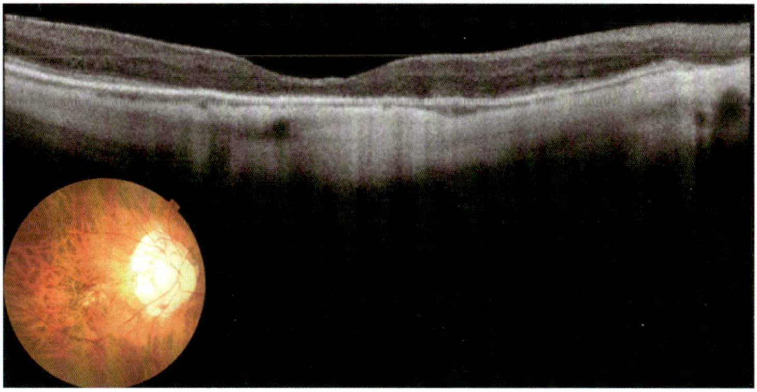

图 265　脉络膜萎缩、变薄(2)

脉络膜明显萎缩、变薄,相应部位的视网膜外层也丢失。患者为高度近视脉络膜萎缩早期

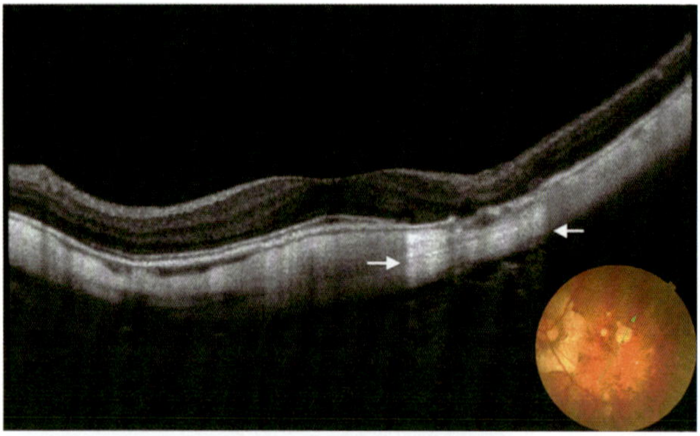

图 266 RPE 和脉络膜萎缩

对应于眼底的圆形脉络膜萎缩区域，RPE 丢失，脉络膜也明显变薄、部分丢失，神经视网膜组织下陷，相应区域的脉络膜巩膜反射信号增强(箭头内)

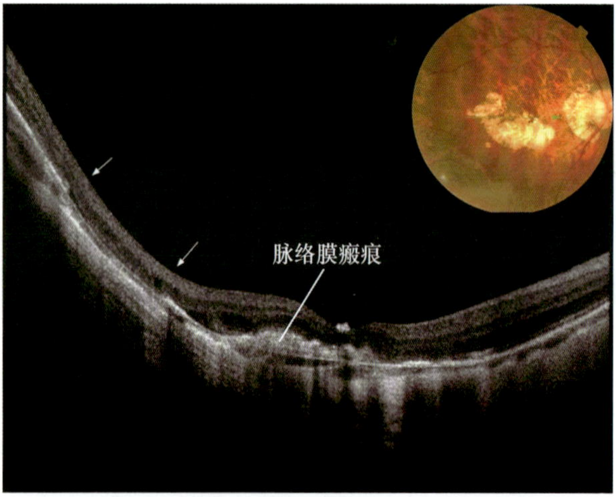

图 267 脉络膜萎缩(1)

脉络膜弥漫变薄，但两个箭头中间的区域明显萎缩，光感受器和 RPE 消失，脉络膜进一步变薄，脉络膜和视网膜之间的界面清晰，可能还残存 Bruch 膜组织

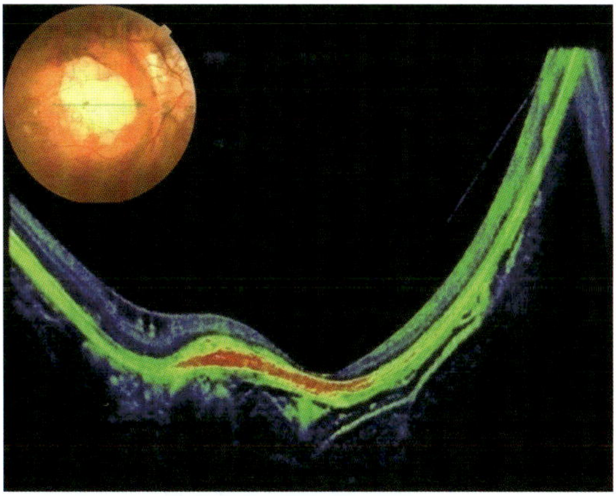

图 268　脉络膜萎缩(2)

OCT 显示大部分视网膜下方直接为巩膜，仅颞侧和鼻侧有部分残留菲薄的脉络膜，其余部分脉络膜均萎缩消失，巩膜也明显变薄，其后为眶内组织反射

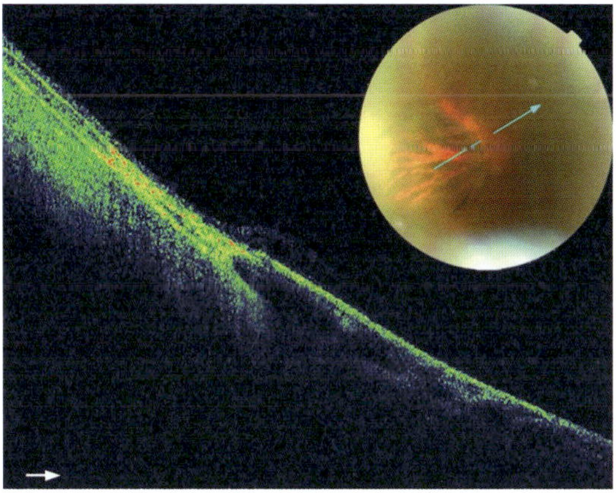

图 269　原发性脉络膜萎缩

彩照插图示圆形脉络膜萎缩，OCT 显示脉络膜变薄，其上的视网膜萎缩变薄明显

(八)视乳头组织缺失和萎缩

1. 视神经萎缩　视神经萎缩时,视盘凹陷加深、扩大,视盘周围的神经纤维层甚至节细胞层丢失(图 270、图 271)。

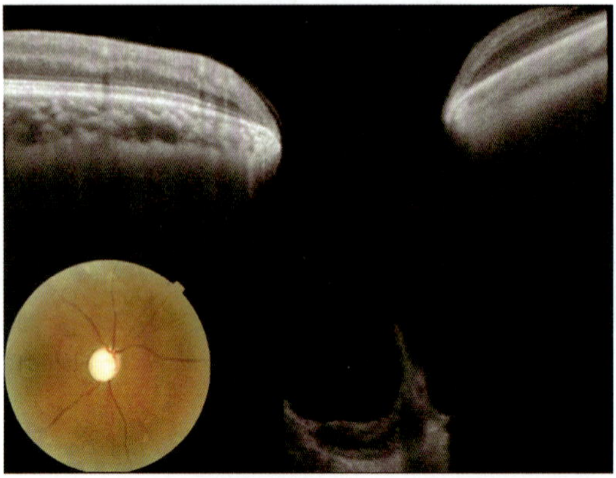

A

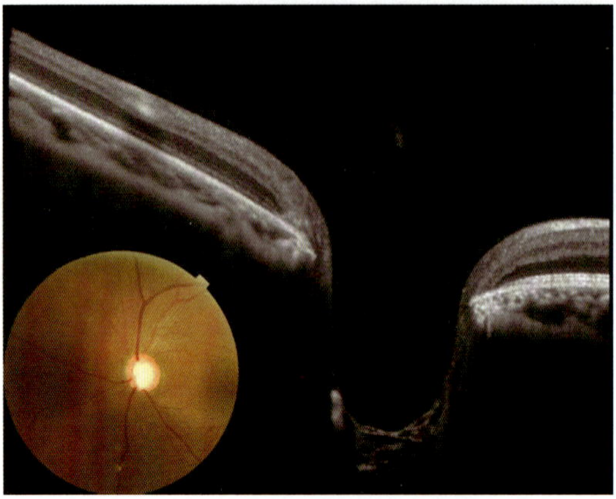

B

图 270　青光眼性视神经萎缩

A、B 分别为右眼、左眼视盘水平扫描,可见视杯明显加深、扩大,视盘组织明显丢失,视杯壁陡峭

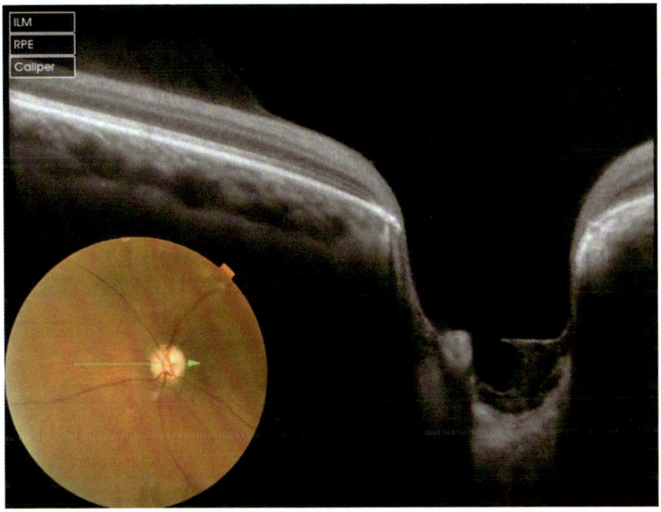

图 271　视神经萎缩

晚期青光眼所致，可见视杯凹陷，视乳头组织丢失明显，视杯壁陡峭

2. *视盘和视神经发育不良*　各种视盘和视神经发育不良都可以引起视盘组织的丢失，如视盘发育不良（图 272）、牵牛花综合征、视盘小凹（optic disk pit）等。视盘小凹表现为视盘颞侧或中心的类圆形小凹，常因合并浆液性视网膜脱离而影响视力。OCT 表现为视盘局部组织缺失呈“深坑”状（图 273）。

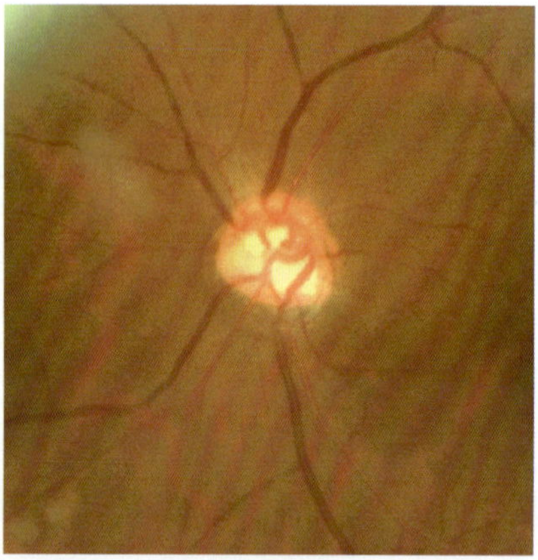

A

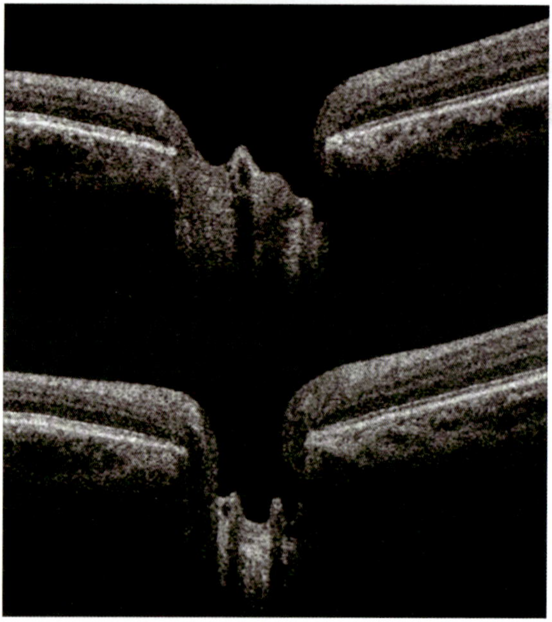

B

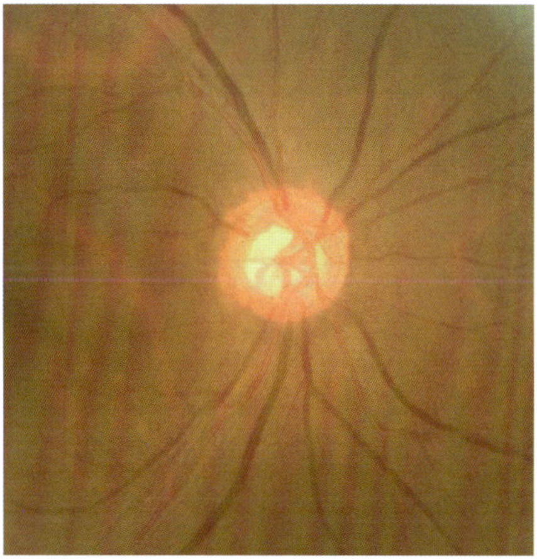

C

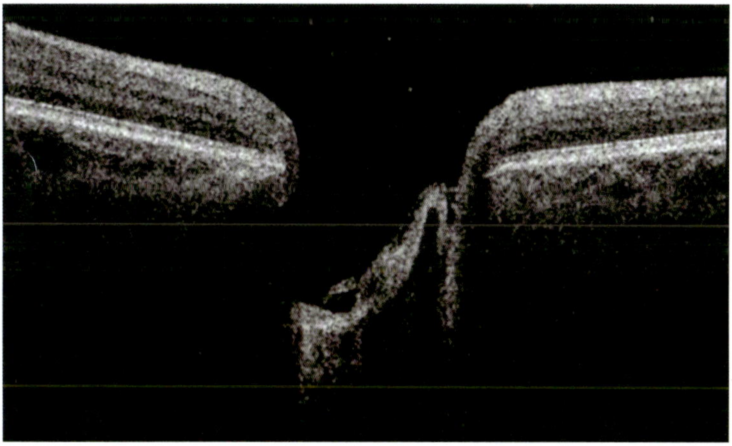

D

图 272　节段性视盘发育不良

A 为左眼眼底彩照，可见视盘呈不规则横椭圆形，下方萎缩弧，颞下方神经纤维缺损。B 为经视盘横行扫描，可见视盘颞侧呈潜掘状。C 为右眼眼底彩照，视杯略大，余未见异常。D 为右眼视盘横行扫描，可见视盘也向颞侧呈潜掘状(参见图 47)

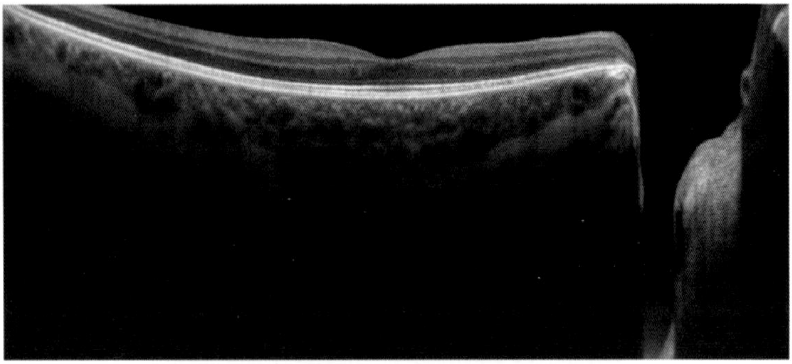

图 273 视盘小凹

显示视盘颞侧组织丢失，形成一个巨大的“深坑”

（九）脉络膜凹陷

脉络膜凹陷(choroidal excavation)最早于 2006 年 Jampol 首先报道，是在 OCT 中观察到的脉络膜组织向巩膜方向局限性凹陷，其上方的视网膜组织可随之疝入，但其后的巩膜脉络膜交界面平整，巩膜并无后凸，因此不同于巩膜葡萄肿。常不伴有其他眼部疾病，也可继发于中心性浆液性脉络膜视网膜病变、息肉样脉络膜血管、脉络膜炎症等疾病。原发性者患者常无不适主诉，也可有不同程度的视物变形、中心暗点、视力下降，可伴有近视。眼底检查可无异常，或者轻微的黄斑区色素紊乱。病变通常位于黄斑中心凹或中心凹旁，外层视网膜和脉络膜毛细血管组织完整。Margolis 将这种局限性脉络膜凹陷分为依附型(conforming)和不依附型(non-conforming)。依附型是指光感受器末端和 RPE 没有分离，凹陷部位的外核层较周围显得增厚，在此型中，光感受器内外节与 RPE 之间的连接没有破坏(图 274)。不依附型是指光感受器末端从 RPE 分离，光感受器内外节与 RPE 之间的连接破坏，视网膜下有低反射的液性暗区，也可有一些高反射物质，可能是脱落的光感受器外节盘膜碎片(图 275)。

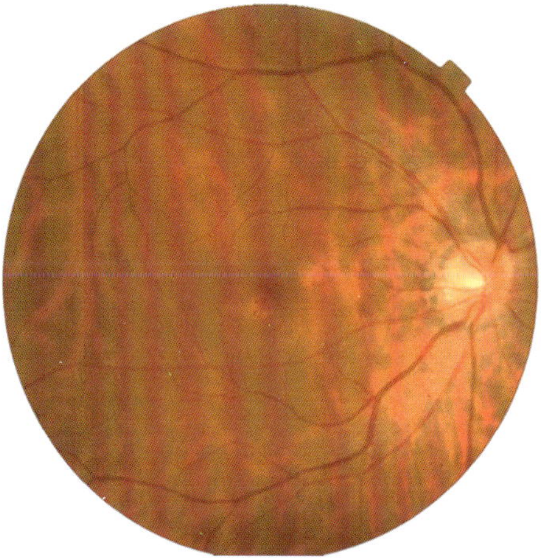

A

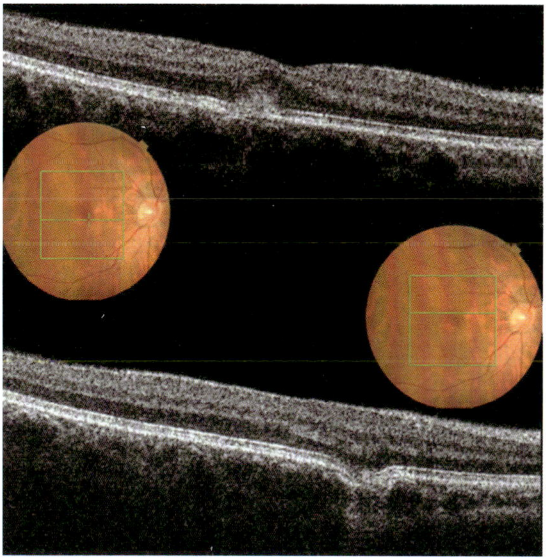

B

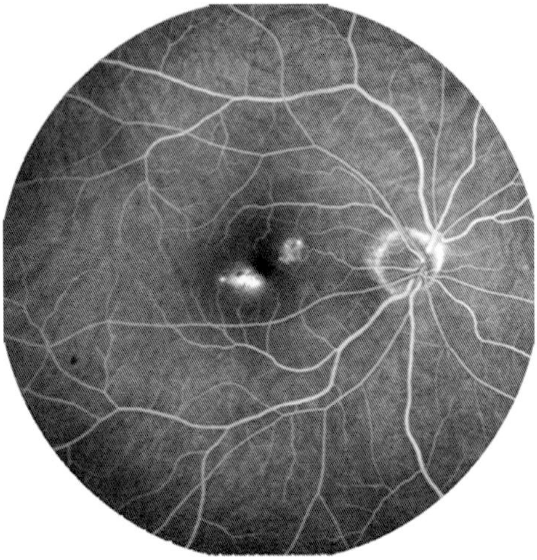

C

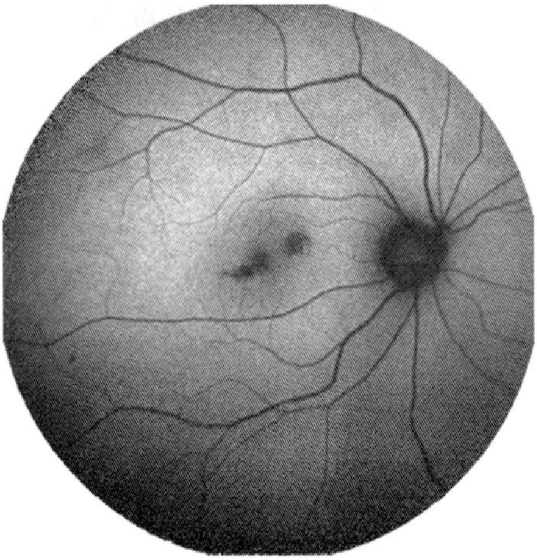

D

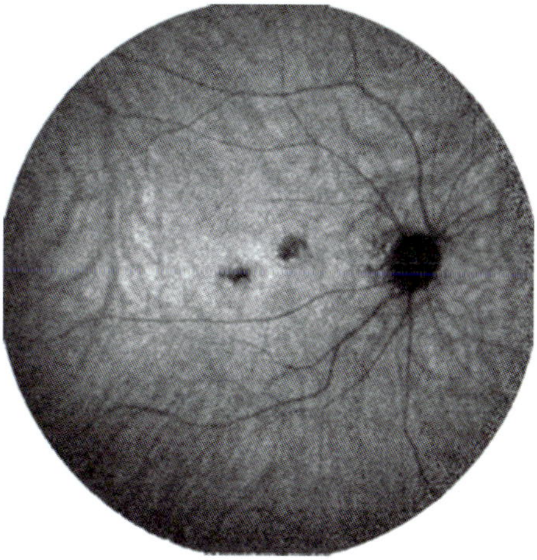

E

图 274　脉络膜凹陷(依附型)

A 为眼底彩照,可见黄斑颞下方、鼻上方色素脱失,颞下方病灶可见散在出血点。B 为 OCT 扫描,上图为黄斑颞下方的 CNV 病灶,下图为黄斑鼻上方的脉络膜凹陷病灶。C 为 FFA 晚期,可见 CNV 病灶荧光渗漏,脉络膜凹陷病灶呈透见荧光。D、E 分别为蓝光、近红外光眼底自发荧光成像,可见两个病灶均呈弱自发荧光

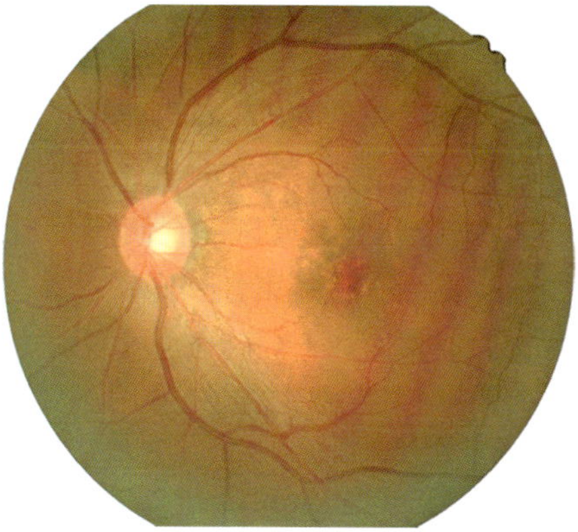

A

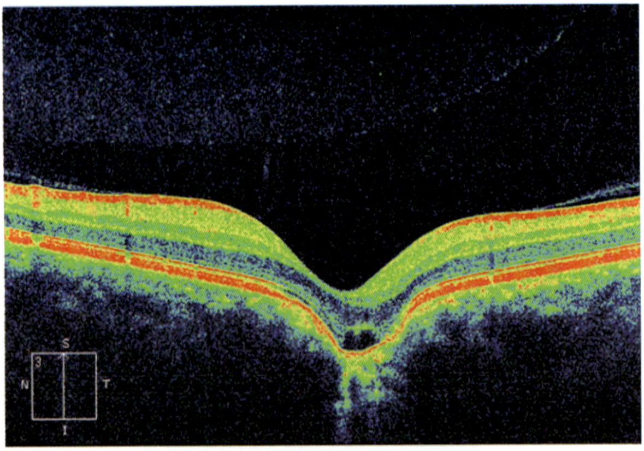

B

图 275　脉络膜凹陷(不依附型)

A 为彩色眼底像,可见黄斑区陈旧黄白色病变。B 为黄斑 OCT,显示黄斑中心脉络膜凹陷,视网膜组织一同下陷,外层形成空腔,同时还显示玻璃体液化明显。该患者左眼矫正视力 0.5

(十)脉络膜空穴

脉络膜空穴(choroidal cavitation)是指发生于视盘周围脉络膜层间的空洞样改变,因此又称视盘旁脉络膜空穴(peripapillary choroidal cavitation,PCC),可能与近视眼眼球扩张、年龄增长有关,典型的表现为视盘下方近视弧范围内橘黄色病灶,OCT 表现为视盘旁脉络膜内的液性空腔(图 276、图 277),可有开口经视盘旁近视弧通向玻璃体腔,可引起黄斑区视网膜脱离。患者往往病情稳定、无明显症状,也可有神经束性视野缺损。

脉络膜大血管的斜切面在 OCT 上也可表现为脉络膜层的一个大的低反射腔,需与脉络膜空穴相鉴别(图 278、图 279、表 12)。

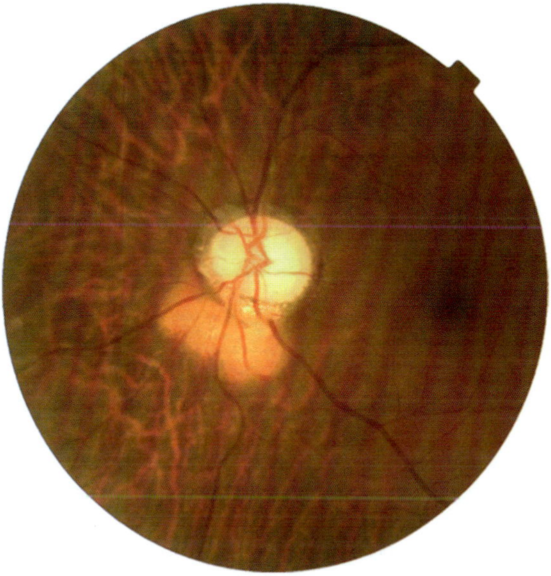

A

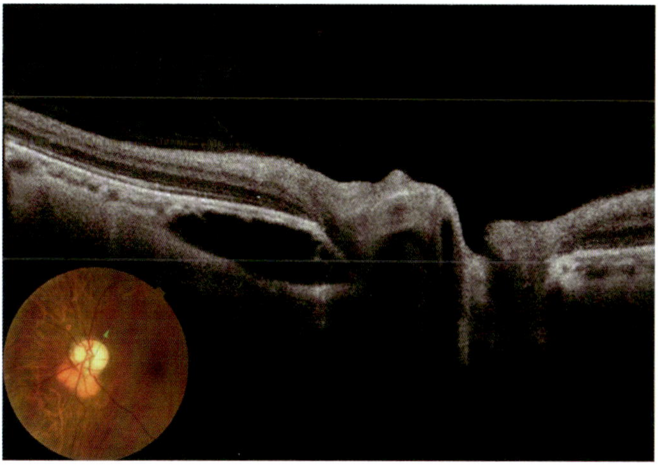

B

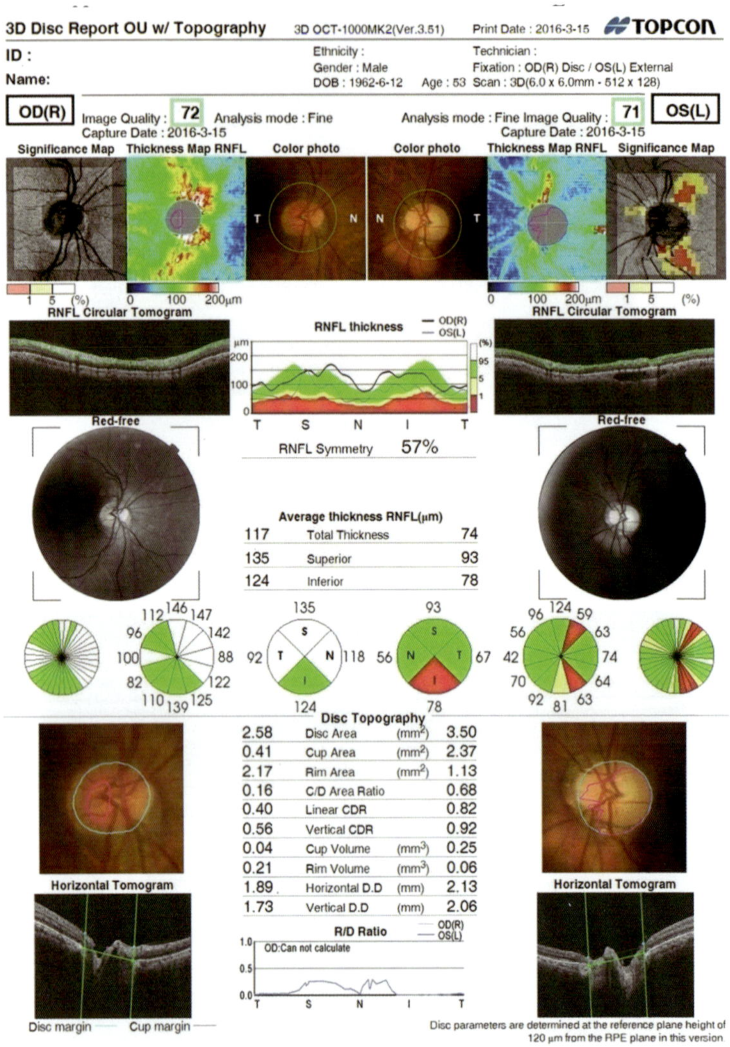
3D Disc Report OU w/ Topography
3D OCT-1000MK2(Ver.3.51)
Print Date : 2016-3-15
TOPCON
ID :
Name:
Ethnicity :
Gender : Male
DOB : 1962-6-12
Age : 53
Technician :
Fixation : OD(R) Disc / OS(L) External
Scan : 3D(6.0 x 6.0mm - 512 x 128)
OD(R)
Image Quality : 72
Analysis mode : Fine
Capture Date : 2016-3-15
OS(L)
Analysis mode : Fine Image Quality : 71
Capture Date : 2016-3-15
Significance Map
Thickness Map RNFL
Color photo
RNFL Circular Tomogram
RNFL thickness
Red-free
RNFL Symmetry 57%
Average thickness RNFL(μm)
117 Total Thickness 74
135 Superior 93
124 Inferior 78
Disc Topography
2.58 Disc Area (mm²) 3.50
0.41 Cup Area (mm²) 2.37
2.17 Rim Area (mm²) 1.13
0.16 C/D Area Ratio 0.68
0.40 Linear CDR 0.82
0.56 Vertical CDR 0.92
0.04 Cup Volume (mm³) 0.25
0.21 Rim Volume (mm³) 0.06
1.89 Horizontal D.D (mm) 2.13
1.73 Vertical D.D (mm) 2.06
R/D Ratio
OD:Can not calculate
Horizontal Tomogram
Disc margin
Cup margin
Disc parameters are determined at the reference plane height of 120 μm from the RPE plane in this version

C

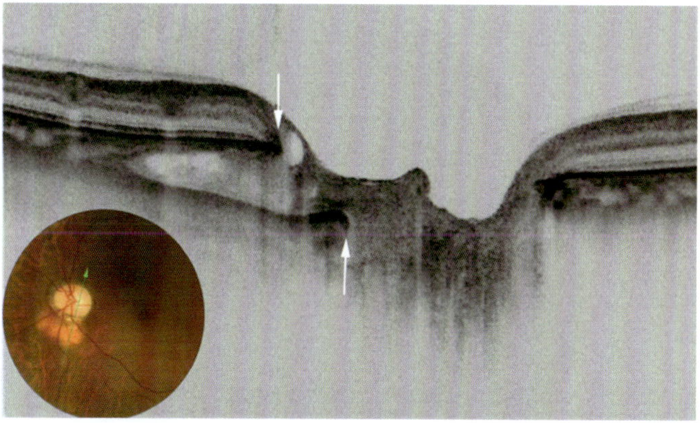

D

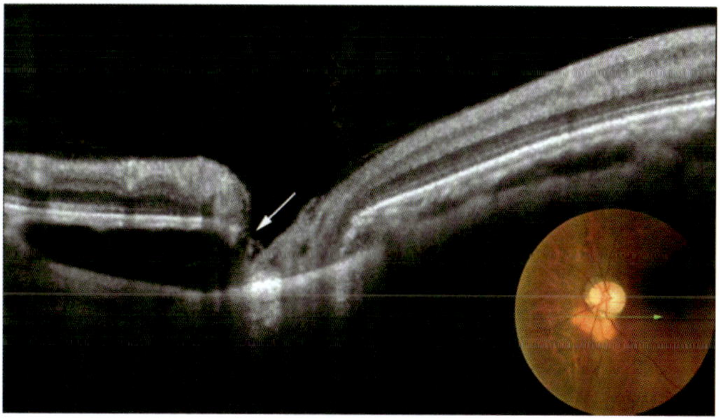

E

图 276　脉络膜空穴(1)

A 为眼底彩照，可见视盘呈横椭圆形，视盘鼻下方深层橘黄色病灶，边界尚清，视盘与橘黄色病灶之间有近视萎缩弧，萎缩弧凹陷明显，从经过其中的屈膝状的静脉血管可看出。B 为经过该病灶扫面，可见脉络膜毛细血管层深部的大空腔。C 可见左眼视盘下方神经纤维层缺损(对应脉络膜空穴处)。D 可见脉络膜空穴似与视网膜下一液腔相通(箭头所致为脉络膜前缘和后缘)。E 可见空穴经脉络膜萎缩弧部位与视杯前玻璃体沟通(箭头)

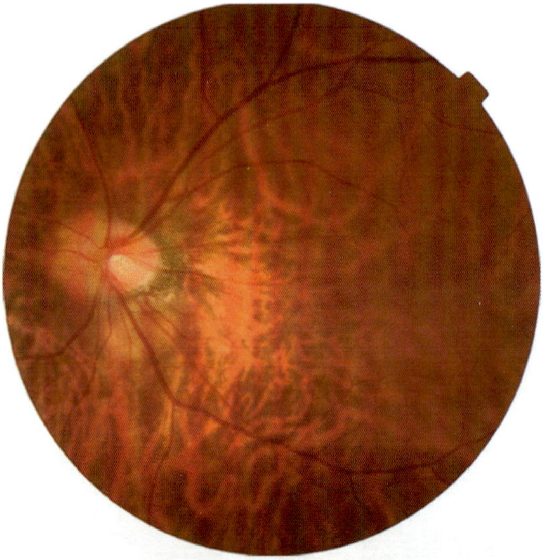

A

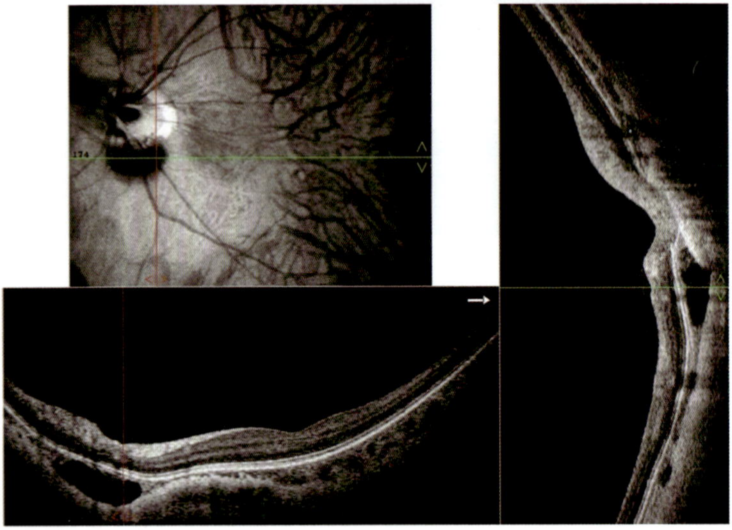

B

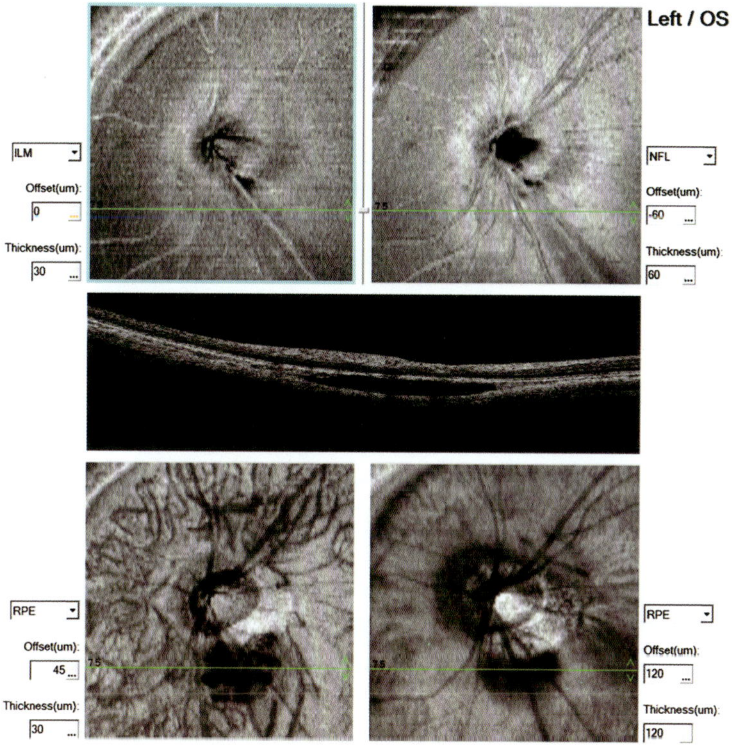

C

图 277 脉络膜空穴(2)

A 为眼底彩照，可见视盘下方边界尚清晰的橘黄色深层病灶，鼻侧盘缘不清，盘周也呈橘黄色外观。B 为脉络膜层面的 en face OCT 以及经红绿线的 B 扫描，清晰显示均匀低反射信号的脉络膜空腔。C 为视盘 en face OCT，可见在 RPE 层面以及脉络膜层面脉络膜空腔范围呈低信号区

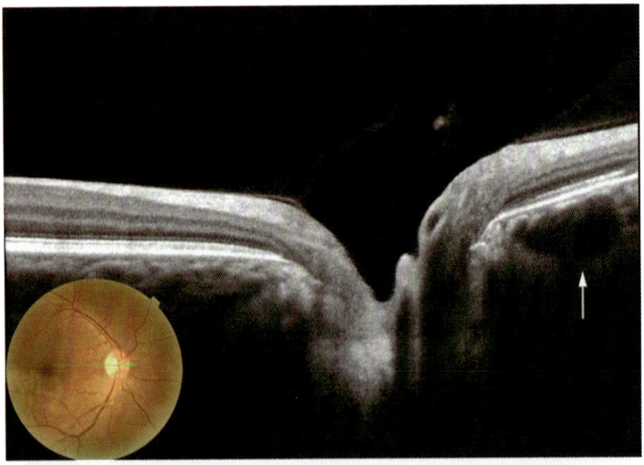

A

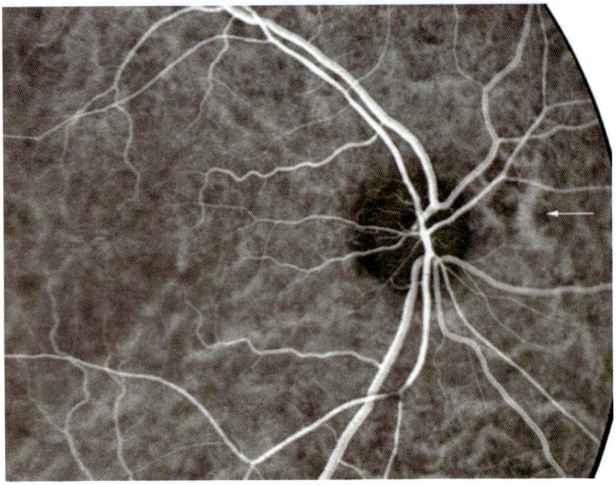

B

图 278　脉络膜大血管(1)

A 为经视盘水平 OCT 扫描，可见脉络膜大血管位于视盘鼻侧的脉络膜(箭头)，眼底像下无橘黄色病灶、近视弧等异常。B 为 ICGA，证实该部位为脉络膜大血管(箭头)，该患者为视网膜分支动脉阻塞，视网膜颞下动脉可见局限性狭窄

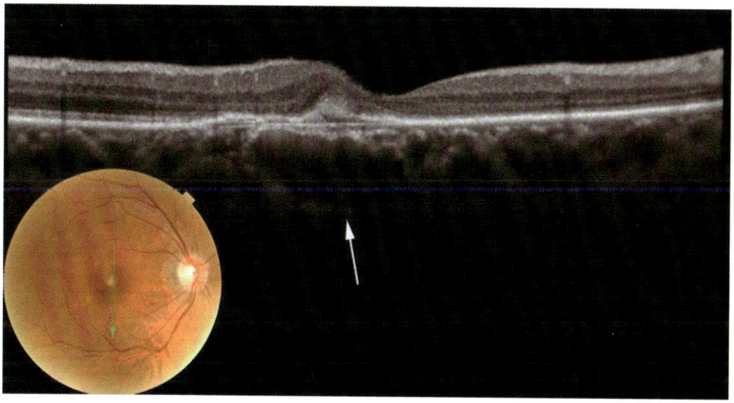

图 279 脉络膜大血管(2)

患者为脉络膜新生血管,眼底像下所见黄白色斑点病灶为 CNV 所致,OCT 显示下方巨大脉络膜血管(箭头)

表 12 脉络膜空穴和脉络膜大血管的鉴别

脉络膜空穴	脉络膜大血管
脉络膜的液化腔,其内为浆液	脉络膜大血管,其内为血液
检眼镜下呈橘黄色病灶	检眼镜下色泽不变化
位于视盘旁近视弧附近	与近视无关,与近视弧无关
液化腔后壁的信号衰减不明显	由于血液的遮挡,血管腔后壁的信号衰减较明显
空腔可能与玻璃体腔有沟通	血管腔与玻璃体腔无沟通
有相应部位的神经束性视野缺损	无视野缺损

三、眼底结构的增加、变厚

(一)异常物质的沉积

眼底病变常会导致一些异常物质沉积于视网膜,特别是视网膜外层、神经视网膜下、RPE 等,如淋巴瘤、Best 病等,这些物质有些是肿瘤或炎症细胞,有的可能是渗出物、结晶颗粒(参见 406 页),也可有卵黄样物质(参见 409 页),甚至一些医源性物质,如重水(参见 416 页)、硅油(参见 414 页)等,但也有些病变的异常沉积物性质不清,或者仅表现为视网膜外层或其他部位的异常高信号,如 AZOOR 复合性疾病、梅毒性视网膜病变、急性视网膜色素上皮炎等。

(二)黄斑前膜

胶原细胞、纤维细胞在视网膜表面尤其是黄斑表面聚集增殖,形成纤维膜,可以是特发性,或与一些其他眼底疾病有关,如视网膜血管阻塞性疾病、眼部炎症、外伤、视网膜脱离等。OCT 表现为视网膜内表面的高反射信号条带(图 280～图 282),常伴有视网膜表面皱褶、视网膜增厚(图 283～图 285)、黄斑水肿、视网膜劈裂(假性囊肿)(图 286)、黄斑假孔(看似板层裂孔但光感受器层完整)(图 287)、黄斑裂孔、玻璃体视网膜牵引(图 288、图 289)等。视网膜前膜本身也可以有多层结构(图 290)。

大部分视网膜前膜沿视网膜内界膜表面生长,有时纤维细胞沿着不完全玻璃体后脱离的玻璃体视网膜粘连附着处沿着玻璃体后界膜表面增生,形成玻璃体后膜(图 291),甚至玻璃体后界膜表面和视网膜内界膜表面同时有纤维膜增生(图 292,表 13)。

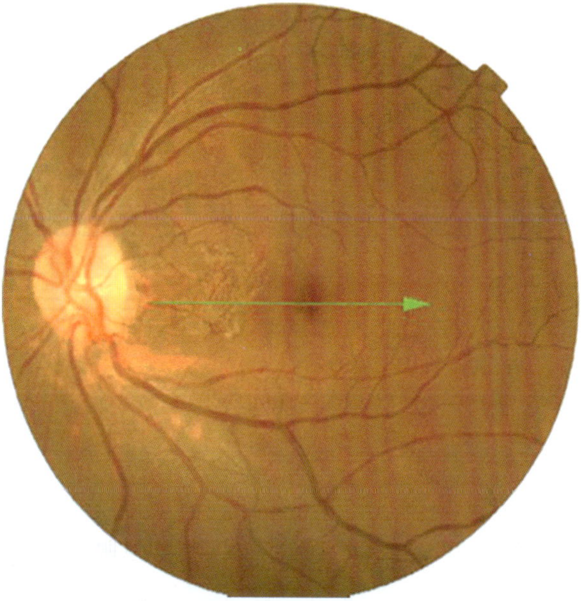

A

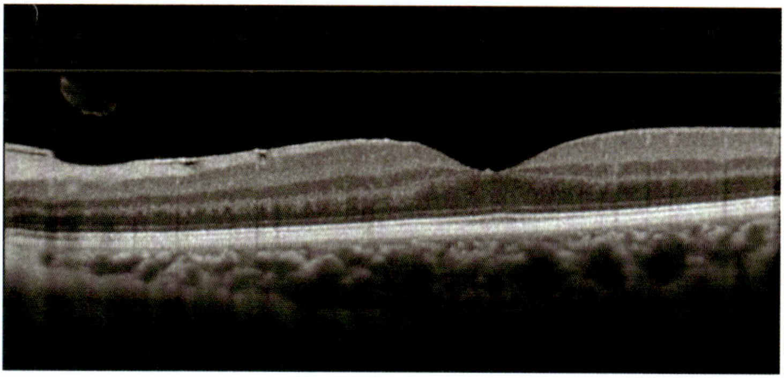

B

图 280 早期的黄斑前膜

A 为彩色眼底像，可见黄斑鼻侧锡箔样反光。B 为水平扫描 OCT，可见黄斑鼻侧视网膜表面高反射的黄斑前膜

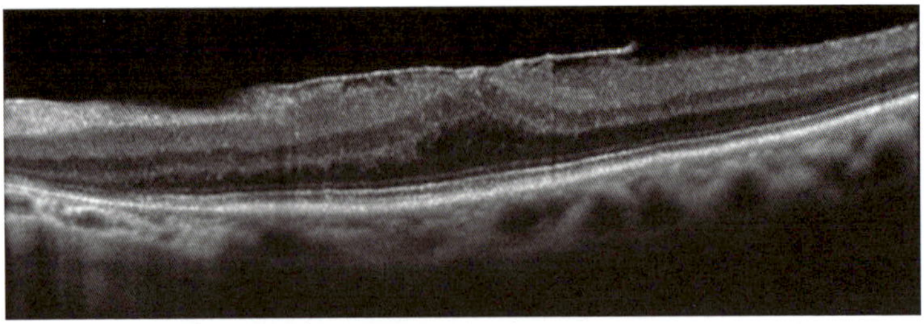

图 281　**黄斑前膜(1)**

黄斑中心凹消失

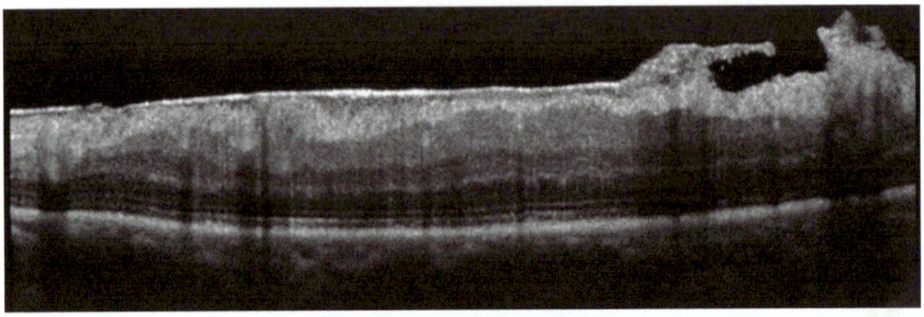

图 282　**视网膜前膜(1)**

可见增殖膜位于视网膜表面，反射增强

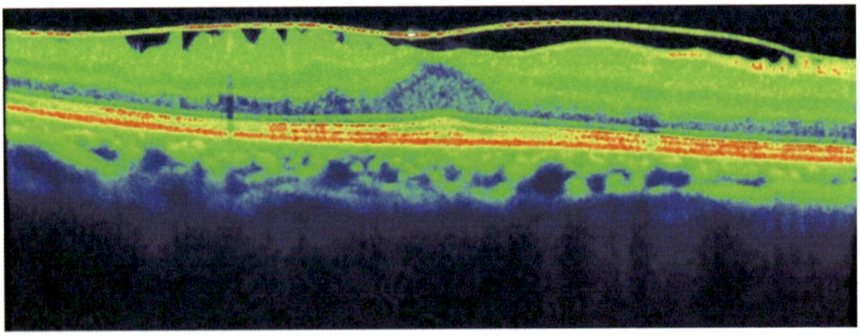

图 283　**黄斑前膜(2)**

前膜牵拉附着部位的视网膜呈锯齿状、凹凸不平

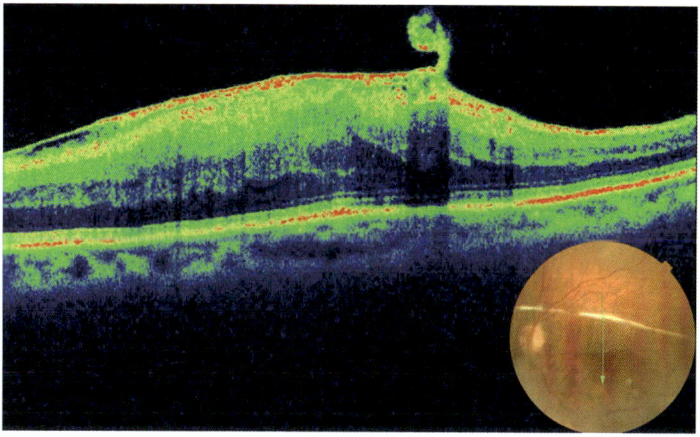

图 284　**视网膜前膜(2)**

已形成增殖条索、视网膜被牵拉增厚，增殖条索后方有明显声影

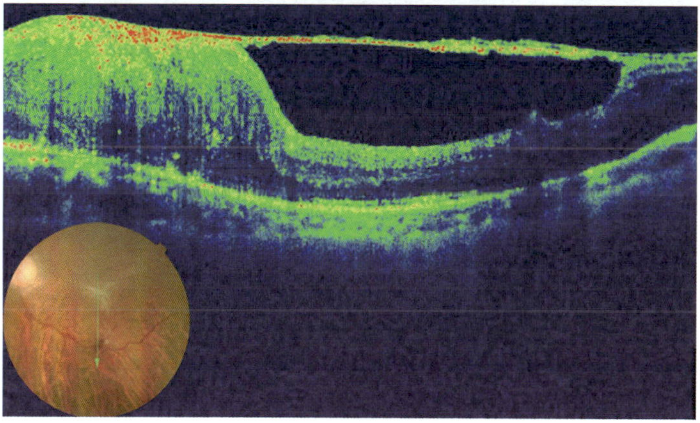

图 285　**视网膜前膜(3)**

前膜较厚、致密，牵拉视网膜增厚。与眼底彩照对照可发现，眼底中视网膜前膜最严重的部位对应于视网膜最厚的部位，视网膜显著增厚但视网膜表面没有膜的线状或带状反射，增殖膜已与视网膜组织粘连融合在一起，这种膜手术难以分开，强行分开对视网膜会造成较大的损伤

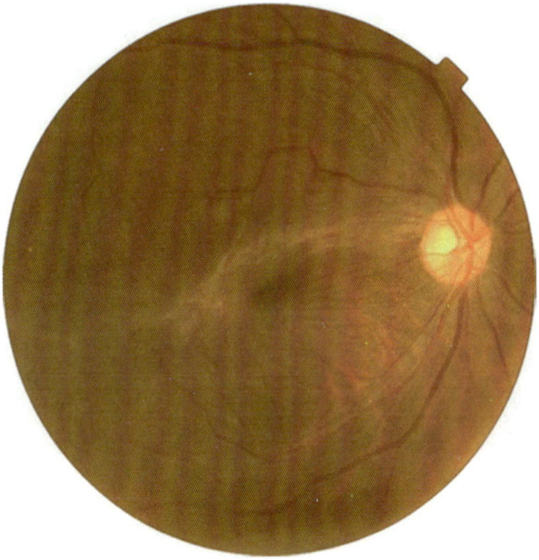

A

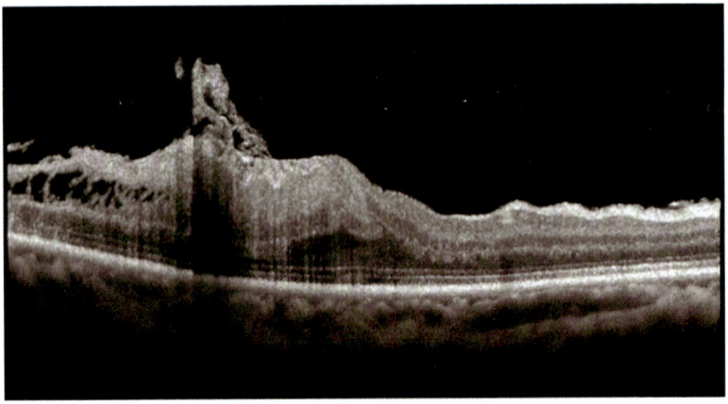

B

图 286　黄斑前膜(3)

A 为眼底彩照，可见黄斑区表面纱幕样物质，视网膜表面皱褶。B 为水平扫描 OCT，可见视网膜表面增殖膜，其后有声影，增殖膜的颞侧视网膜受牵拉形成假性囊肿

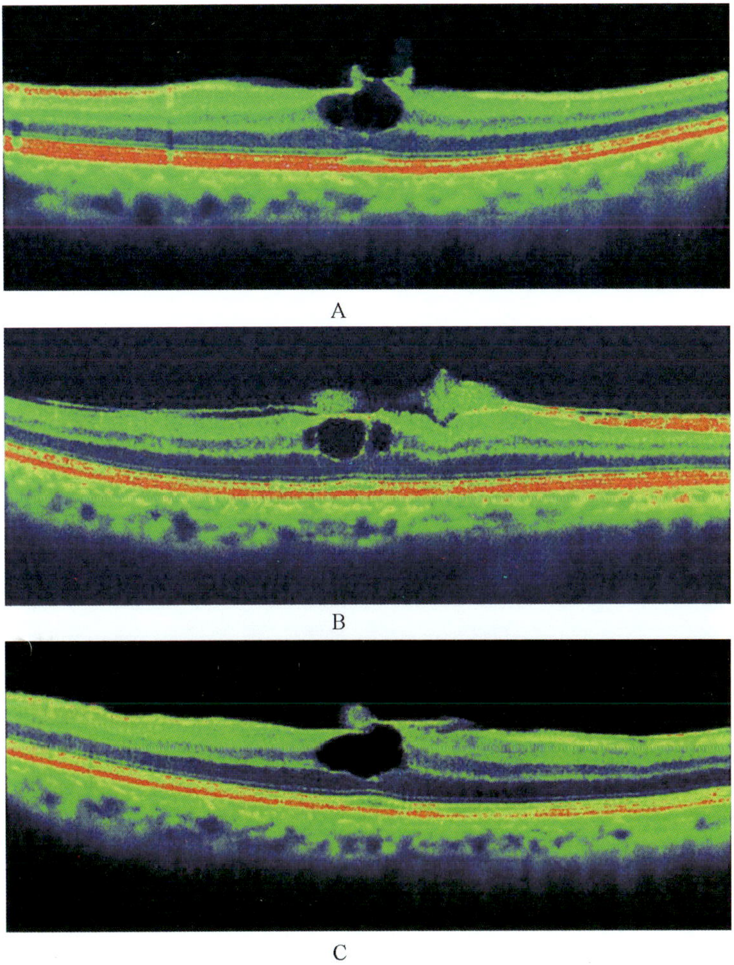

图 287　视网膜前膜形成的假性黄斑裂孔和假性囊样黄斑水肿囊腔

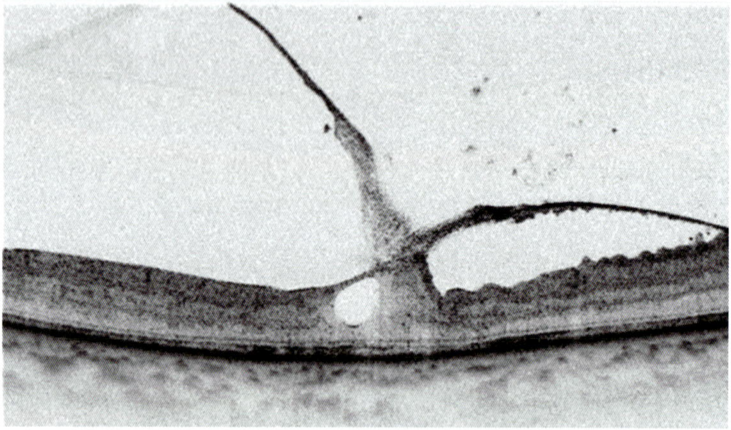

图 288　黄斑前膜、玻璃体黄斑牵拉

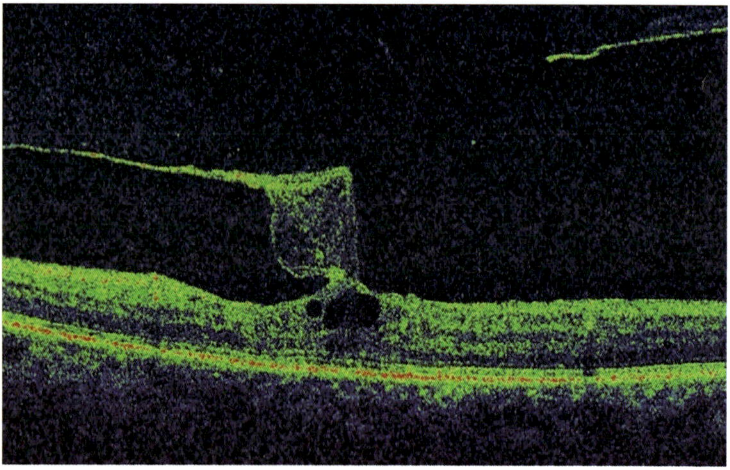

图 289　视网膜前膜(4)

黄斑受牵拉水肿，黄斑表面增殖膜增厚牵拉、断裂，即将与黄斑分离

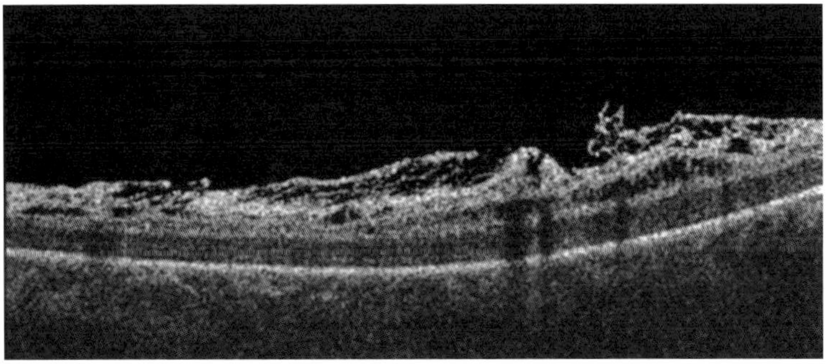

图 290　**黄斑前膜(4)**

可见视网膜表面前膜及被前膜牵拉的视网膜神经纤维层呈分层网状结构

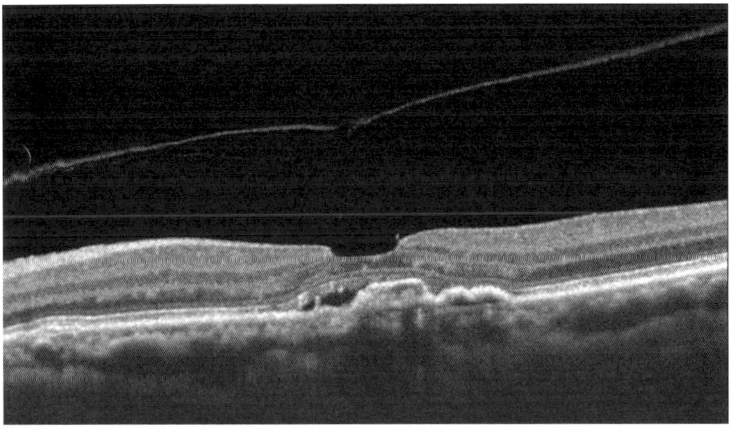

A

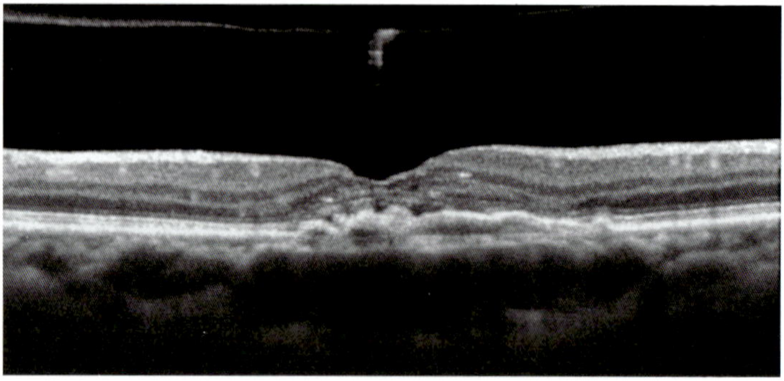

B

图 291 **玻璃体后膜**

A 为经黄斑水平扫描。B 为经黄斑垂直扫描，可见玻璃体后脱离，玻璃体后界膜中央有一破孔，玻璃体后界膜下方还有一薄层高反射信号，即为玻璃体后膜。玻璃体后界膜破孔处还可见一膜状物与玻璃体后膜相连。黄斑中心凹形态变陡峭，可能是玻璃体后膜在玻璃体后脱离之前导致，也可能视网膜表面还有菲薄的膜存在牵拉所致。黄斑区 RPE 实性隆起，并有神经视网膜下积液。该患者为 AMD 合并前膜

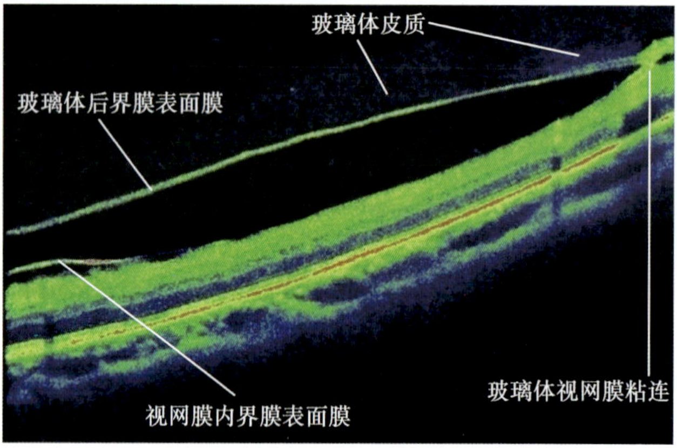

图 292 **视网膜前膜(5)**

视网膜内界膜表面和玻璃体后界膜表面均有增生膜形成。该患者为糖尿病性视网膜病变

表 13　视网膜前膜与玻璃体后界膜的鉴别

视网膜前膜	玻璃体后界膜
位于视网膜内界膜和玻璃体后界膜之间	是玻璃体在后表面的致密浓缩
线状或带状，有时局部增厚，比较直	比较纤细，柔软，可弯曲
与视网膜表面有粘连，有明显的牵拉感	内侧有玻璃体皮质的低反射，外侧与视网膜之间有光学空腔（视网膜前间隙）
视网膜表面常形成皱褶	视网膜表面光滑
中高反射信号	中低反射信号

（三）视网膜下膜

视网膜下膜在 OCT 下表现为高反射信号（图 293、图 294）。

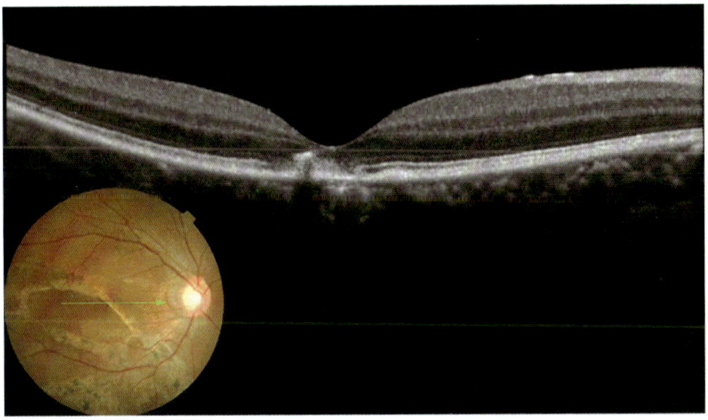

A

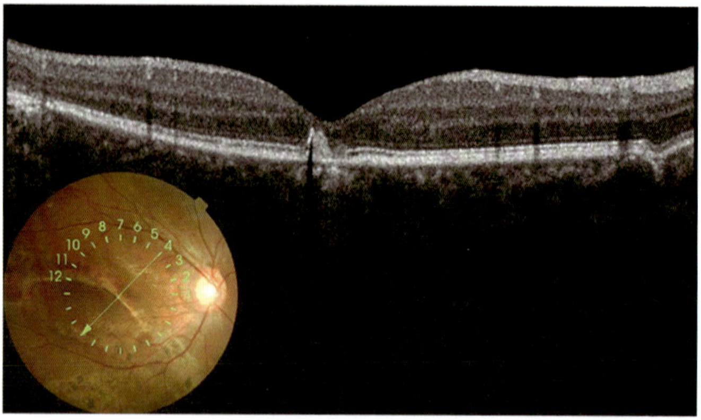

B

图 293　视网膜下膜(1)

视网膜下膜正好位于黄斑中心下方，A 为经视网膜下膜和黄斑中央的水平扫描，可见下膜部位椭圆体带等外层断裂，取而代之的是弥漫性的高反射信号物质，其中反射信号特别高的是视网膜下膜边缘的色素。B 为垂直视网膜下膜部位的扫描，可见下膜组织呈瘢痕样均匀高反射，其边缘的色素反射信号尤其增强，后方声影强烈

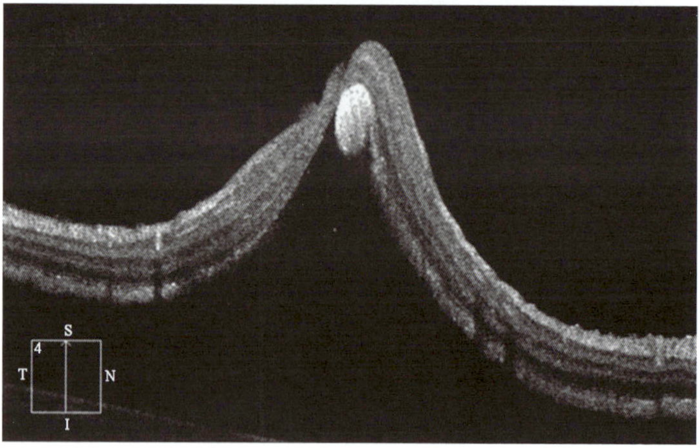

图 294　视网膜下膜(2)

经黄斑区垂直扫描，可见黄斑中心凹下方增殖膜呈异常高信号，视网膜脱离

(四)脉络膜新生血管

脉络膜新生血管(choroidal neovascularization,CNV),又称视网膜下新生血管(subretinal neovascularization),本质为脉络膜新生血管形成,穿过 Bruch 膜生长进入视网膜色素上皮或神经视网膜下。脉络膜毛细血管异常生长突破脉络膜毛细血管基底膜进入 Bruch 膜内,即代表着 CNV 的形成。临床上,很难发现这种 Bruch 膜内的早期 CNV。由于 CNV 内皮细胞的增生移行能力较强,很快就侵入 RPE 下,进而穿透 RPE 发展到神经视网膜下。检眼镜下,CNV 处表现为视网膜深层的青灰色隆起灶,周围常伴斑片状视网膜下出血、渗出及脂质沉着,或伴有神经视网膜脱离、视网膜下液等。这种青灰色表现可能是 RPE 对 CNV 的反应性增生所致。用检眼镜通常观察不到 CNV 的血管形态,但当其下的 RPE 萎缩时,则可能观察到 CNV 结构。因此,眼底检查一般只能怀疑有 CNV 存在,但不能说见到了 CNV。CNV 经 FFA、ICGA 或 OCT 可确诊。

根据 CNV 与 RPE 的位置关系,可将 CNV 分为Ⅰ型、Ⅱ型、Ⅲ型以及混合型 CNV。FFA 对鉴别Ⅰ型与Ⅱ型 CNV 有参考价值:如果 CNV 渗漏的范围与 CNV 分布区相当,表明该 CNV 可能在 RPE 下;若渗漏范围明显大于 CNV 分布区,则可能在神经上皮下。但对判断 CNV 与 RPE 的位置关系最重要的依据还是来自于 OCT。临床上可通过 FFA、ICGA 及 OCT 等检查来综合判断 CNV 的各种类型。

1. Ⅰ型又称 RPE 下型 CNV,指 CNV 位于 RPE 下,尚未突破 RPE 层。OCT 图像上与 CNV 相关的异常反射位于 RPE 反射带之下,其中包括 RPE 反射带梭形或局部不规则增厚以及与 CNV 相关的各种 PED。此型 CNV 常见于湿性年龄相关性黄斑变性。OCT 下可表现为“双层征(double-layer sign)”,即内层为扁平或波浪状隆起的 RPE 构成的高反射带,外层为薄而直的 Bruch 膜高反射带,中间为均质性或异质性的中等或低反射的 OCT 影像(图 295)。

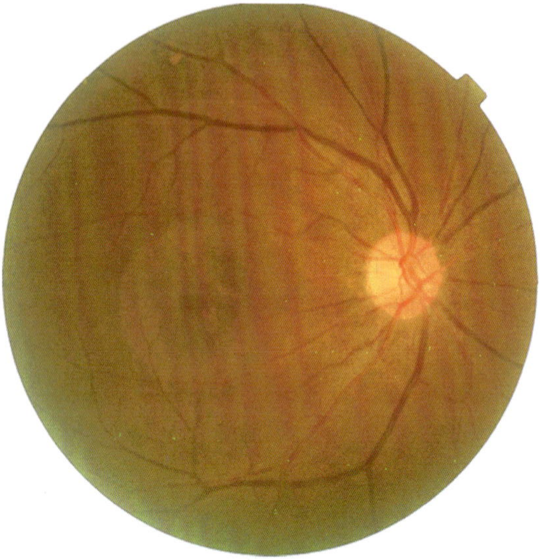

A

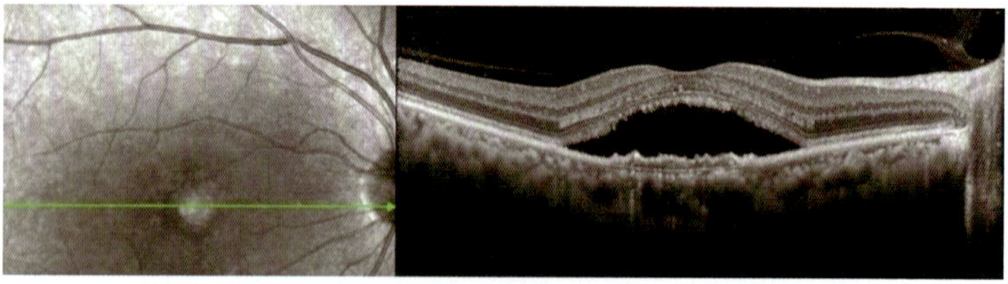

B

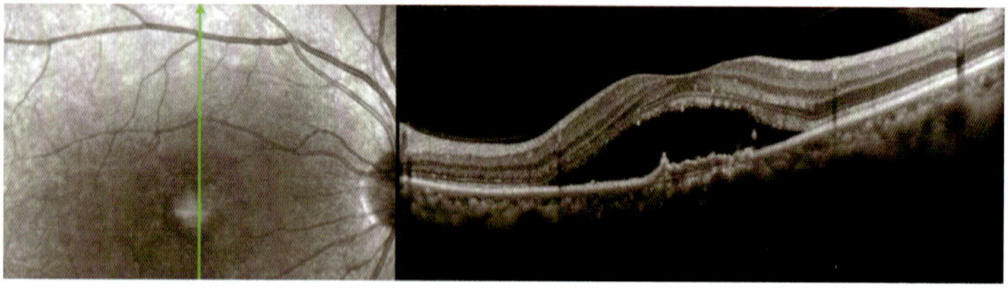

C

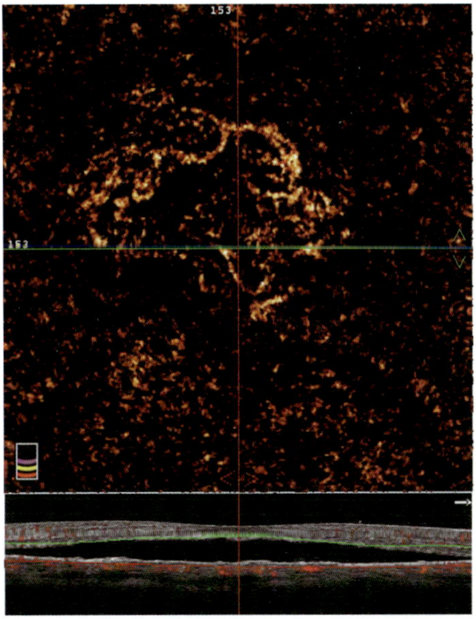

D

图 295　Ⅰ型脉络膜新生血管

A 为眼底彩照，可见黄斑区盘状神经视网膜脱离。B、C 分别为经黄斑病灶水平、垂直扫描，可见神经视网膜脱离，RPE 实性隆起，表面凹凸不平，RPE 与 Bruch 膜之间呈中反射信号。D 为 angio OCT 外层视网膜层面扫描图像，可见隆起于该平面的脉络膜新生血管图像

息肉状脉络膜血管病变（polypoidal choroidal vasculopathy，PCV）是一种特殊类型的Ⅰ型 CNV，以脉络膜异常分支血管网及其末端血管息肉样扩张为特点。眼底检查可见特征性的视网膜下橘红色病变，ICGA 显示脉络膜内层有呈簇状或葡萄串样的息肉状扩张病灶，伴有或不伴有异常分支状脉络膜血管网。OCT 下可表现为“双层征”和指突征。双层征（double-layer sign）主要是由 RPE 和 Bruch's 膜之间异常脉络膜血管网渗漏的液体积聚所形成，内层为扁平或波浪状隆起的 RPE 构成的高反射带，外层为薄而直的 Bruch 膜高反射带，中间为均质性或异质性的中等或低反射；指突征是指 RPE 的高而窄的像手指样的突起（息肉状病

灶或小的 RPE 脱离）（图 296）。

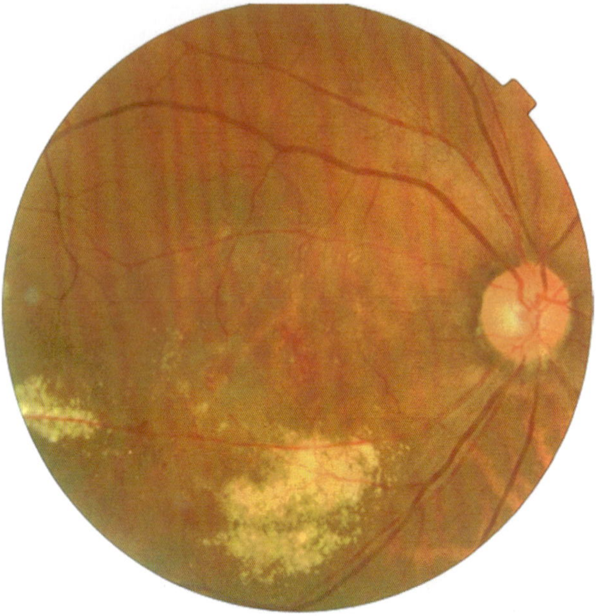

A

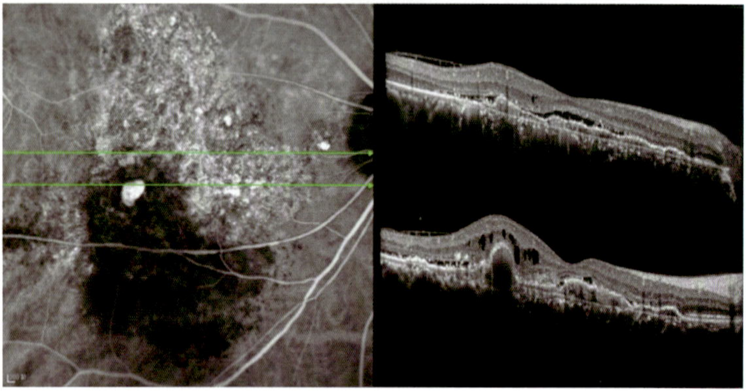

B

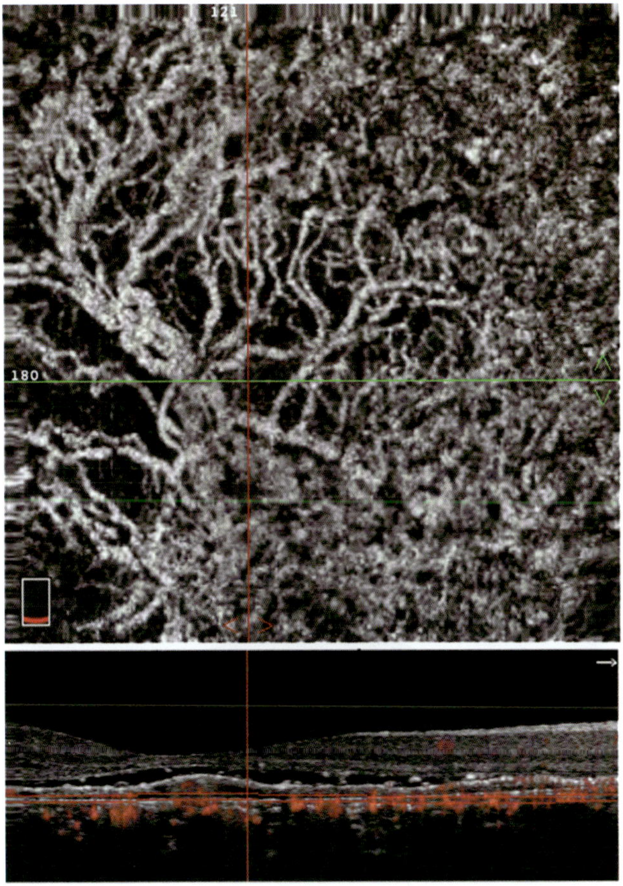

C

图 296 息肉状脉络膜血管病变

A 为眼底彩照，可见黄斑区橘红色病灶，下方、颞侧硬性渗出，散在出血。B 为 B 扫描 OCT，可见典型的双层征和指突征。C 为 angio OCT 脉络膜层成像，清晰显示脉络膜异常血管网

2. Ⅱ型又称为视网膜下型 CNV，指 CNV 已穿过 RPE 层在神经上皮下生长（图 297～图 299）。OCT 图像上可见 RPE 反射

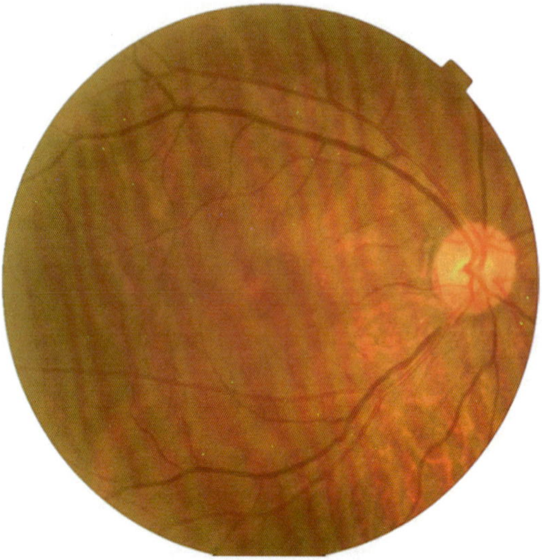

A

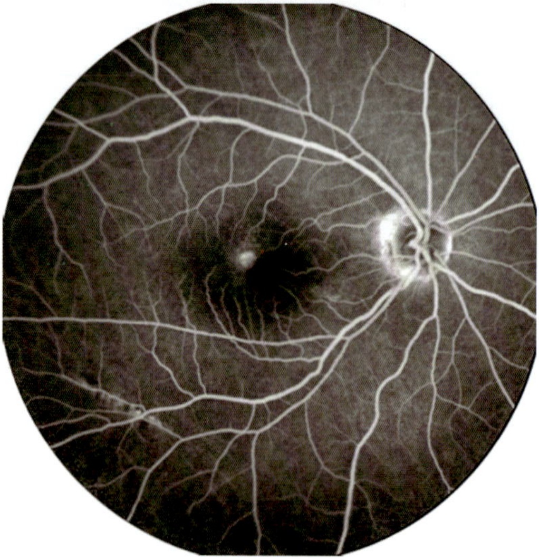

B

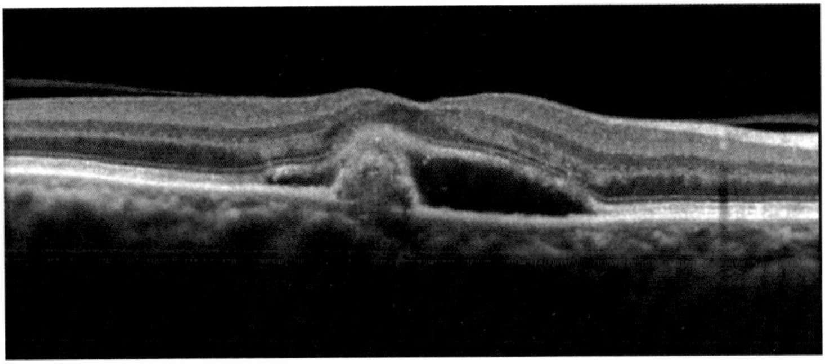

C

图297 Ⅱ型脉络膜新生血管(1)

A为眼底彩照，可见黄斑区黄白色病灶。B为FFA晚期，可见CNV病灶荧光渗漏。C为OCT水平扫面，可见脉络膜新生血管突破RPE进入视网膜下，周围浆液性神经视网膜脱离

带中断或不规则增厚，相应处上方可见与CNV相关的异常高反射，无PED存在，多伴有神经上皮脱离。小的CNV需与玻璃膜疣相鉴别(表14)。除湿性年龄相关性黄斑变性外，病理性近视、感染(结核、弓形虫、组织胞浆菌病等)、外伤、肿瘤、血管样条纹、Best病、脉络膜炎等也可引起CNV生长，不能明确病因者称为特发性CNV。这些疾病常导致Ⅱ型CNV。

3. Ⅲ型即视网膜血管瘤样增生(retinal angiomatous proliferation，RAP)，病变始于视网膜深层毛细血管网瘤样增生，向视网膜下腔扩展形成视网膜下新生血管，后与脉络膜来源的新生血管发生吻合，是与Ⅰ型和Ⅱ型CNV发生发展相反的一种特殊类型。RAP最早表现为起源于黄斑区中心凹旁视网膜深层毛细血管网的毛细血管增生。在Ⅰ期(视网膜内新生血管期)，OCT中可见到视网膜内外丛状层的高反射灶。到了Ⅱ期(视网膜新生血管期)，新生血管扩展至视网膜光感受器层以下，进入神经视网膜下腔即形成视网膜下新生血管，此时新生血管可达RPE层。

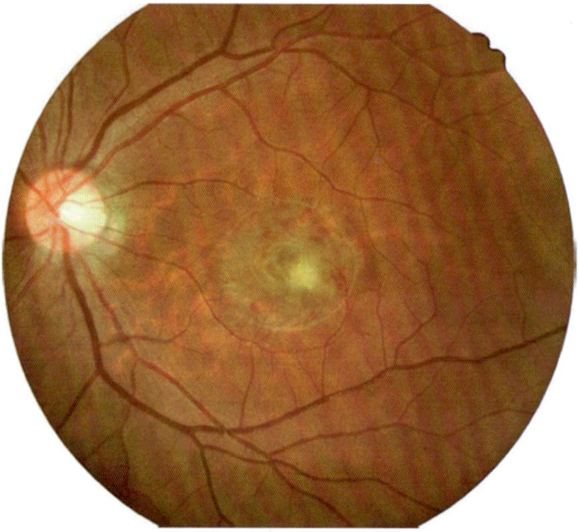

A

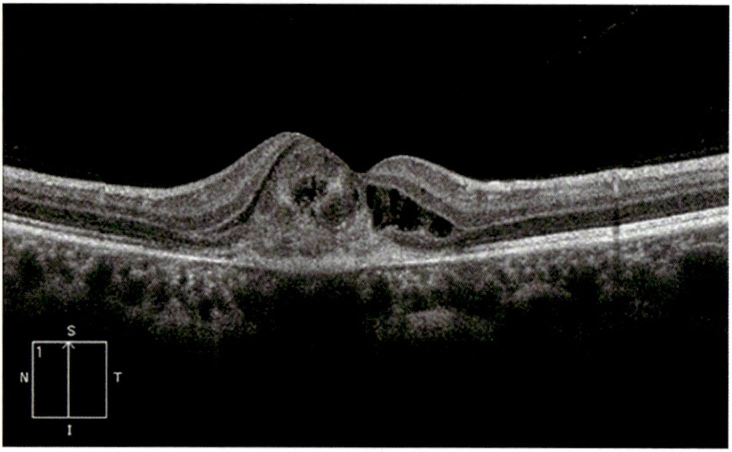

B

图 298　Ⅱ型脉络膜新生血管(2)

A 为眼底彩照。B 为垂直扫描 OCT，提示 CNV 病灶位于视网膜下，并有视网膜水肿

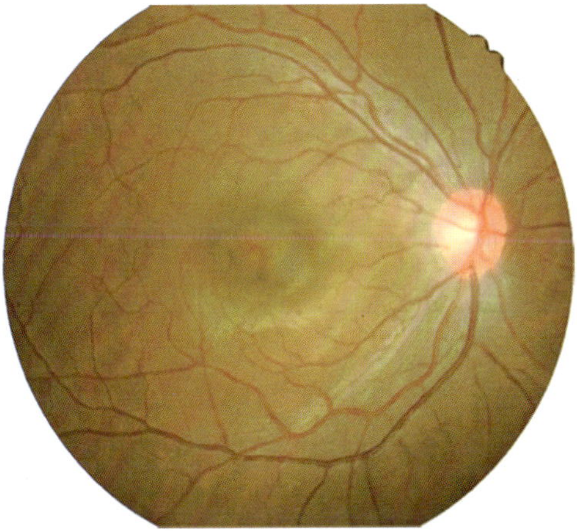

A

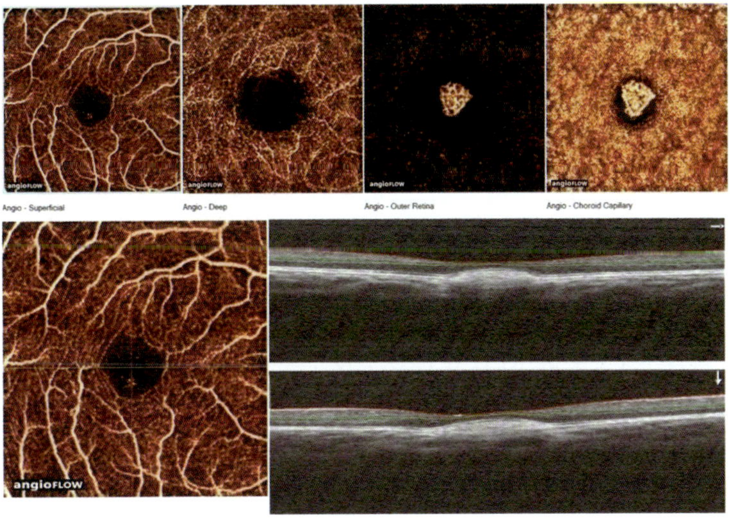

B

图 299　特发性脉络膜新生血管

A 为眼底彩照，可见黄斑区黄白色病灶，边界不清。B 为 OCT 血管成像，外层视网膜和脉络膜毛细血管层面均可见边界清晰、锐利的 CNV，符合Ⅱ型 CNV 表现

表 14　小的脉络膜新生血管和玻璃膜疣的鉴别

小的脉络膜新生血管	玻璃膜疣
一般单个	通常多个，呈驼峰状
色素上皮增厚、隆起	色素上皮隆起，小脱离
色素上皮的连续性通常破坏	色素上皮的连续性不破坏
脱离下方中高反射信号	脱离下方中等反射信号
通常看不到 Bruch 膜	有时可见完整的 Bruch 膜

OCT 显示为神经视网膜和 RPE 间的高反射团块，可以与或不与 RPE 融合，可伴或不伴 PED，但是和脉络膜并没有明显的联系。可伴 PED 或不伴 PED，Ⅱ期伴 PED 者 OCT 中可见 RPE 完整性中断且有高反射病灶存在并向 RPE 下空间延伸，黄斑区囊样水肿（图 300）。Ⅱ期不伴 PED 者，对应新生血管膜部位可见神经视网膜和 RPE 间高反射组织。进入Ⅲ期（脉络膜新生血管期），有 CNV 形成、视网膜-脉络膜血管吻合及其相关的大面积纤维血管性 PED。OCT 显示Ⅲ期与 RAP 病灶对应的高反射层下方，可见范围更大的 RPE 下高反射。OCT 对于诊断、分期、发现 PED 起很大作用，但各种检查均难以准确判断 CNV 出现的时间，即Ⅱ期与Ⅲ期的分界（图 300、图 301）。

4. 混合型 CNV 又称为Ⅰ＋Ⅱ型 CNV，指 CNV 既在 RPE 下间隙生长，又突破 RPE 在神经上皮下生长。OCT 下，CNV 及与 CNV 相关的各种病变在 RPE 的上下方均可见到，并可见到 RPE 反射带连续性中断。

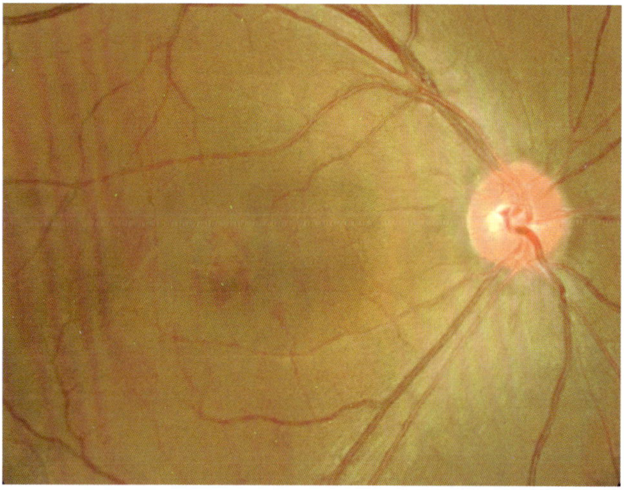

A

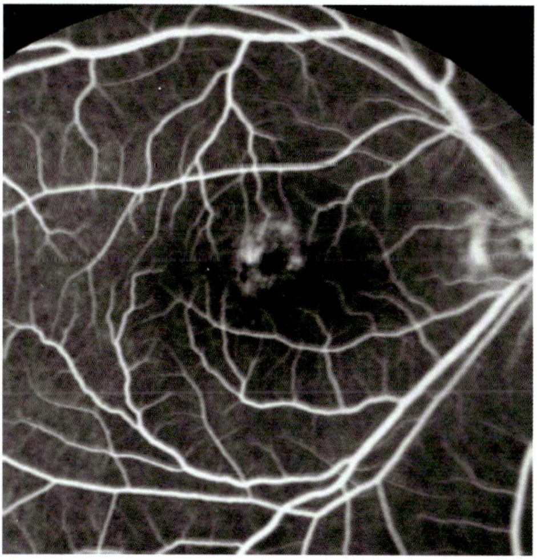

B

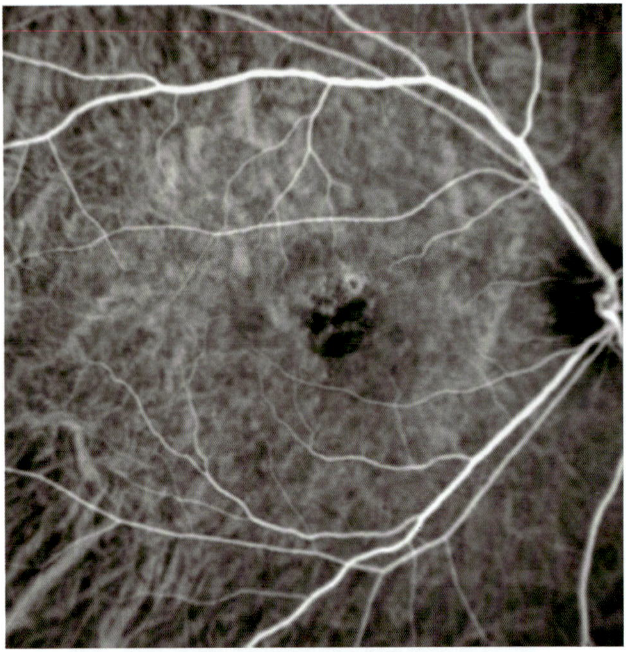

C

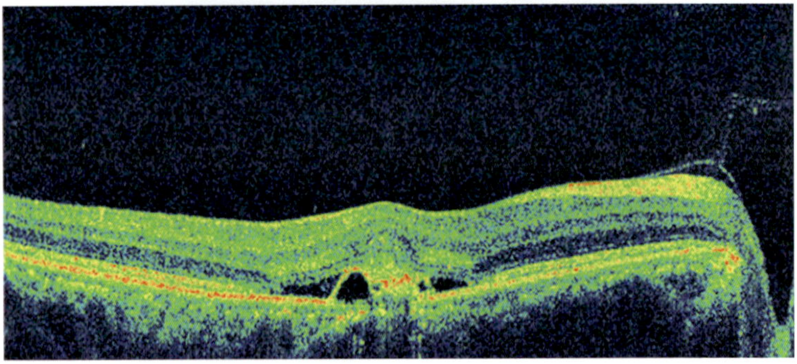

D

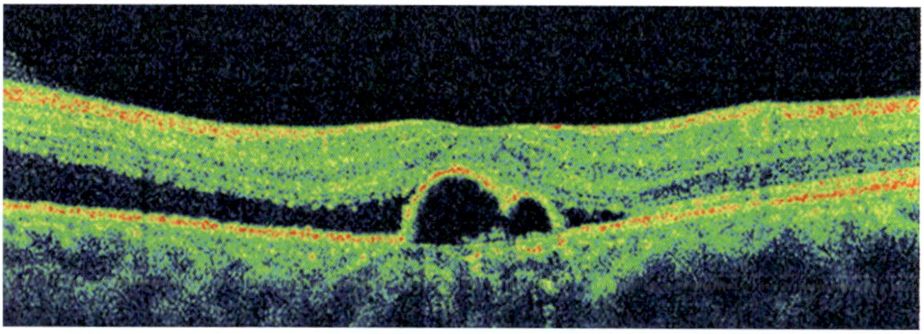

E

图 300 视网膜血管瘤样增生(1)

A 为眼底彩照,可见黄斑区神经视网膜脱离、中央泡状色素上皮脱离(脱离的下缘较清楚)、视网膜散在点状出血。B、C 分别为 FFA 和 ICGA 像,可见颞上一小静脉分支在黄斑上方膨大、中断,并与一瘤样病变相连。D、E 分别为黄斑区 OCT 水平扫描和垂直扫描,可见色素上皮脱离隆起,并有一个凹陷切迹,凹陷切迹处与神经视网膜组织连续,周围神经视网膜脱离

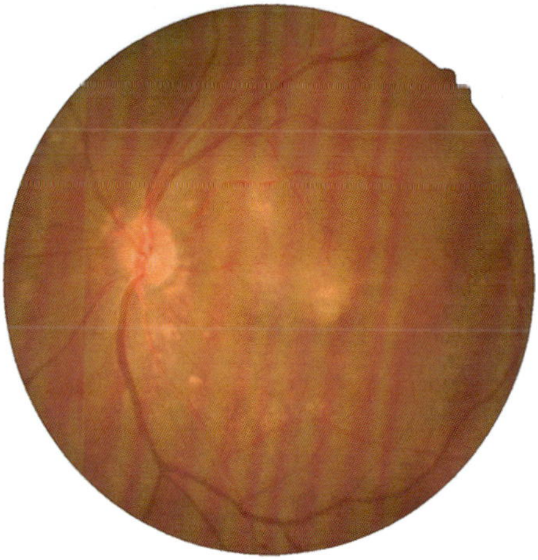

A

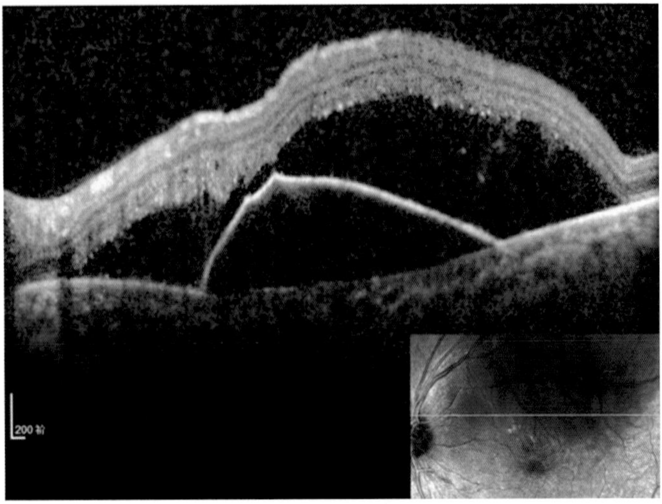

B

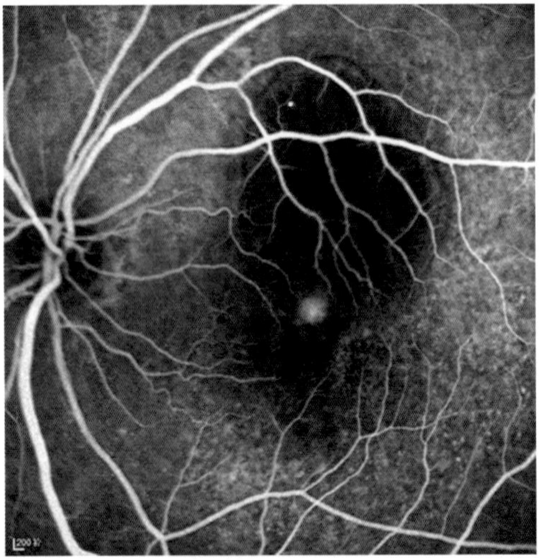

C

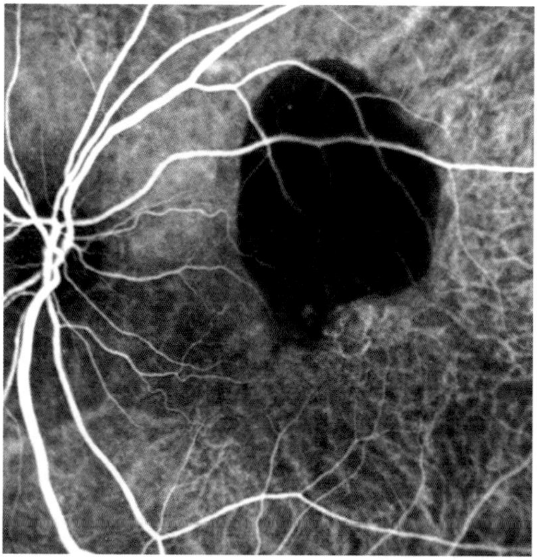

D

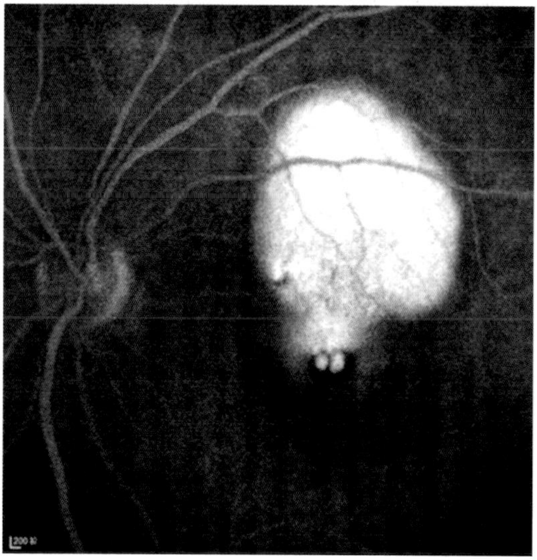

E

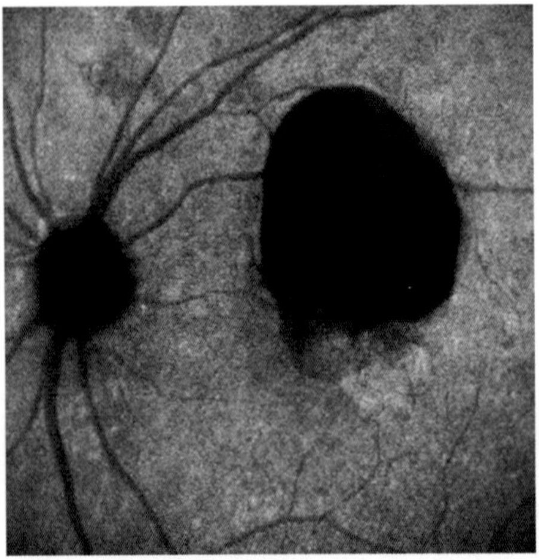

F

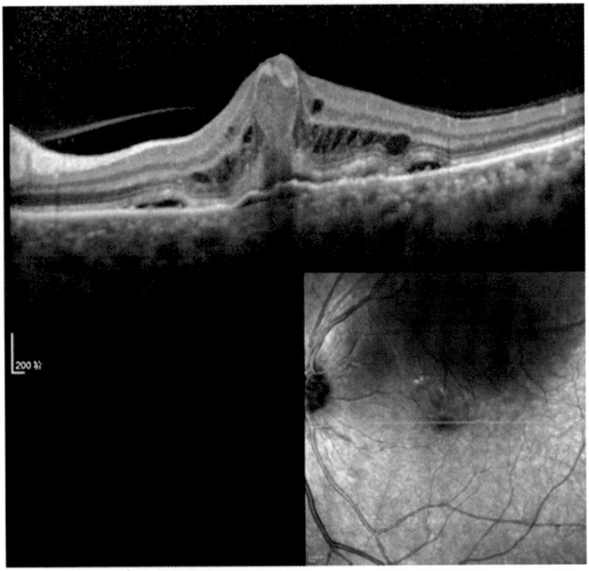

G

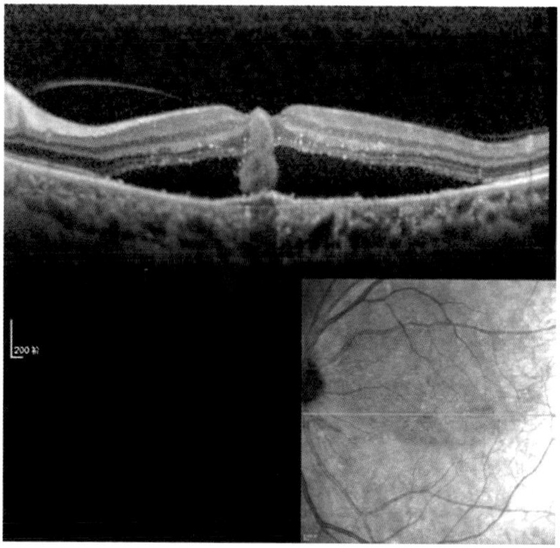

H

图 301　视网膜血管瘤样增生(2)

A 为眼底彩照,可见后极部广泛神经视网膜脱离,黄斑区黄白色病灶,边界不清。B 为经过神经视网膜脱离区的水平扫描,可见在神经视网膜脱离区内还有浆液性色素上皮脱离区。C、D 分别为 FFA、ICGA 56.81s,可见色素上皮脱离区呈弥漫性弱荧光,脱离区下方可见多处点状强荧光,此强荧光的部位与检眼镜下所见黄斑区黄白色病灶部位对应;ICGA 可见色素上皮强荧光的颞侧有扩张的脉络膜血管。E 为 FFA 32m26.84s,可见色素上皮脱离区呈弥漫荧光积存,下方有两处强荧光斑。F 为 ICGA 32m26.84s,色素上皮脱离区呈弱荧光,下方荧光渗漏。G 为经过检眼镜下所见的黄白色病灶的水平 OCT 扫描,可见视网膜内弥漫水肿囊腔,下方神经视网膜脱离,黄斑中心视网膜有一贯穿视网膜全层的病灶、内部反射信号比较均一。H 为注射雷珠单抗 9 天后复查 OCT,可见视网膜内水肿基本吸收,自视网膜内有一贯穿全层的病灶穿过神经视网膜脱离区,与脱离的色素上皮相连

(五)瘢痕组织

瘢痕组织在眼底呈灰白色类圆形外观,其内可见色素增生。由 CNV 所引起的瘢痕中,往往有不同程度的纤维化成分和新生血管成分,其 FFA 因瘢痕内残余活动性 CNV 的多少、RPE 萎缩程度及色素增殖情况等的不同而表现为多样化。在新生血管形成初期,往往以 CNV 成分为主而纤维成分较少;到了瘢痕化的阶段,则以纤维化成分较多而 CNV 成分较少;在两者的中间阶段,则是两种成分不同比例混合。一般情况下,FFA 早期瘢痕表现为相对弱荧光区,其内有斑驳状强荧光,后期由于残余 CNV 和(或)脉络膜毛细血管染料渗漏,使瘢痕组织着染,病灶内的色素增殖斑块呈遮蔽荧光。白色的瘢痕组织可使自发荧光增强。瘢痕在 ICGA 早期为弱荧光,晚期可有轻微的 ICG 着染。OCT 上表现为较宽较厚的高反射区,内部反射较为均匀,致密的瘢痕后方可有遮蔽阴影(图 302~图 305),OCT 血管成像可以显示其内的血管组织(图 306)。有些小的新生血管不易与瘢痕鉴别(图 307、表 15)。

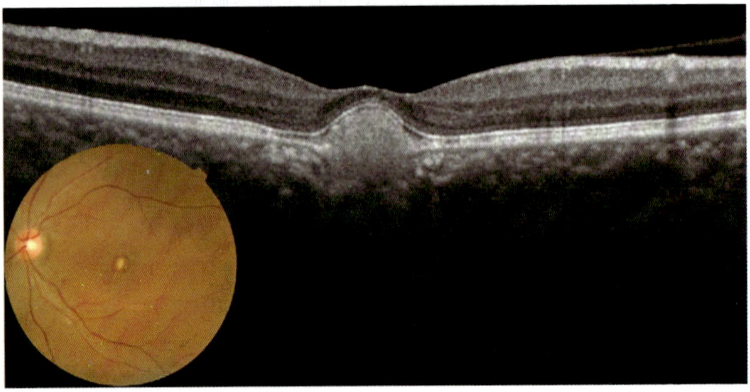

图 302 脉络膜瘢痕

OCT 显示瘢痕组织化位于椭圆体带深层,内部反射信号均匀,Bruch 膜反射信号不可见,瘢痕病灶的表面似隐约可见 RPE 反射

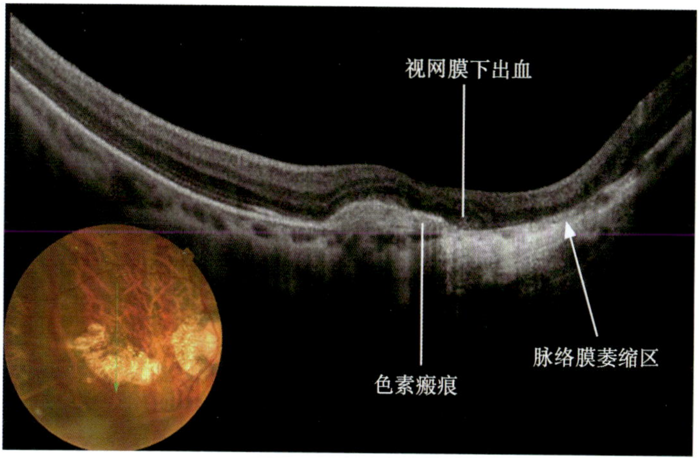

图 303　视网膜脉络膜瘢痕组织

OCT 显示视网膜下高反射团块状病灶，病灶内部信号均匀，Bruch 膜和 RPE 反射信号有断裂，表明视网膜下组织与脉络膜组织相连续(可能是脉络膜新生血管纤维化后的瘢痕)。病灶附近有少量视网膜下出血，但没有积液，邻近大片脉络膜萎缩区，萎缩区内光感受器、RPE 消失，脉络膜变薄

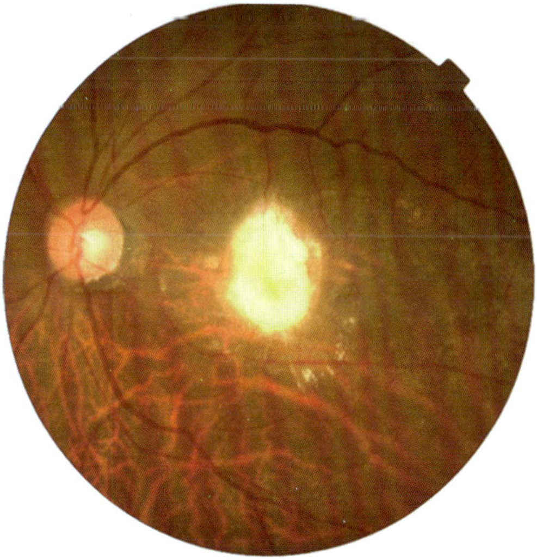

A

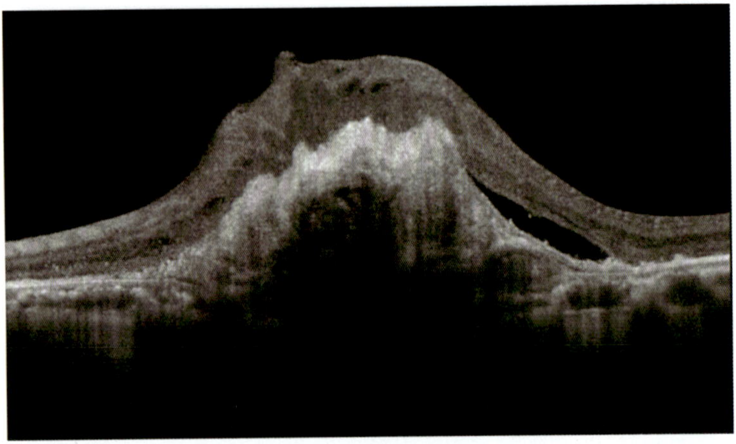

B

图 304 瘢痕组织(1)

A 为眼底彩像，可见黄斑区黄白色瘢痕。B 为水平扫描 OCT，瘢痕内组织反射较均匀，其后有声影，颞侧有视网膜下积液

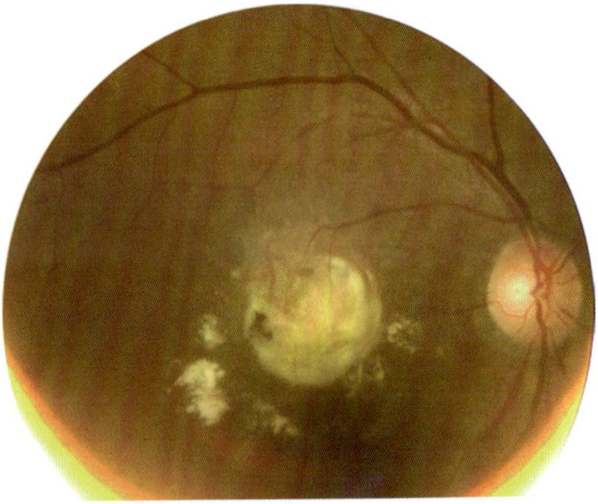

A

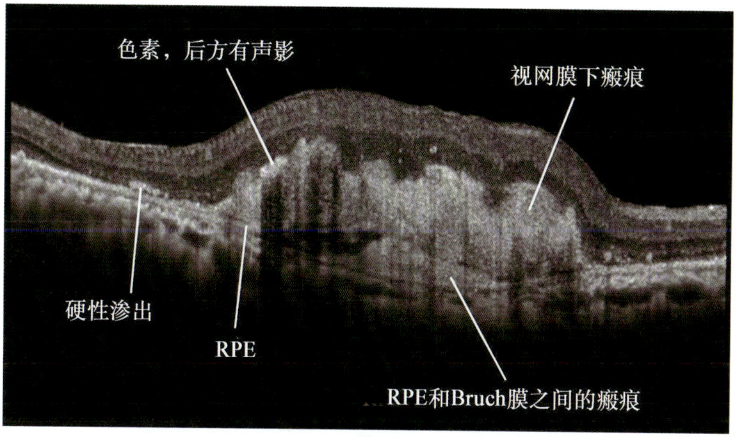

B

图 305　瘢痕组织(2)

A 为眼底彩像，可见黄斑区瘢痕组织，周围还有硬性渗出。B 为水平扫描 OCT，可见瘢痕组织肥厚，颞侧有色素遮挡声影。瘢痕分两层，一层位于视网膜下，另一层位于 Bruch 和 RPE 之间，但 RPE 结构不完整

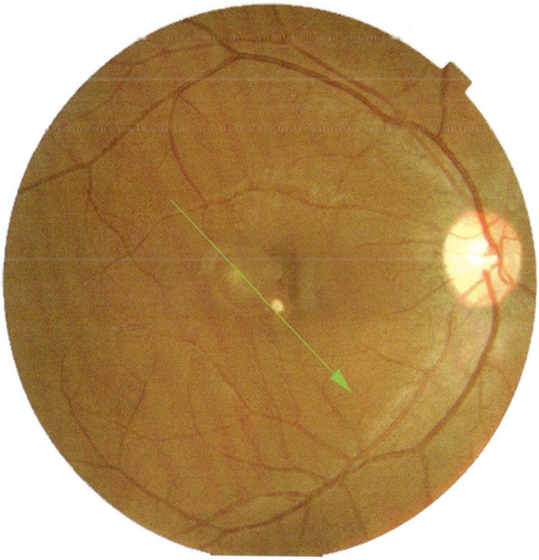

A

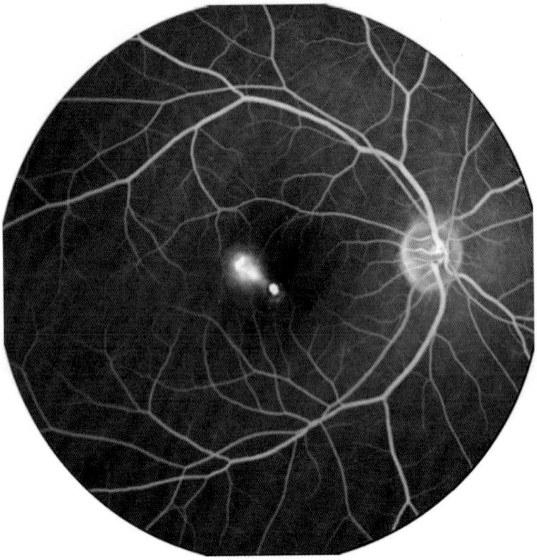

B

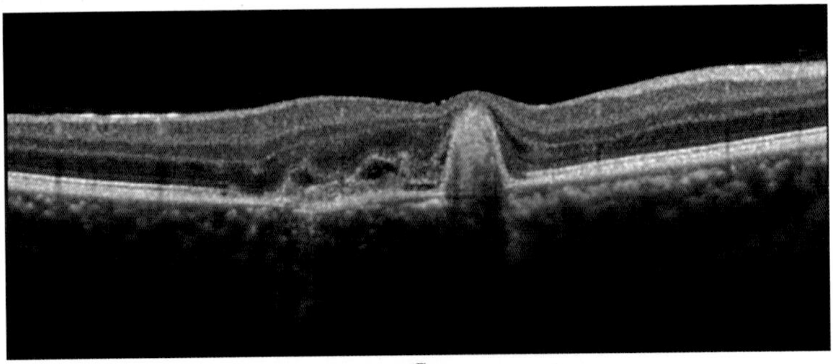

C

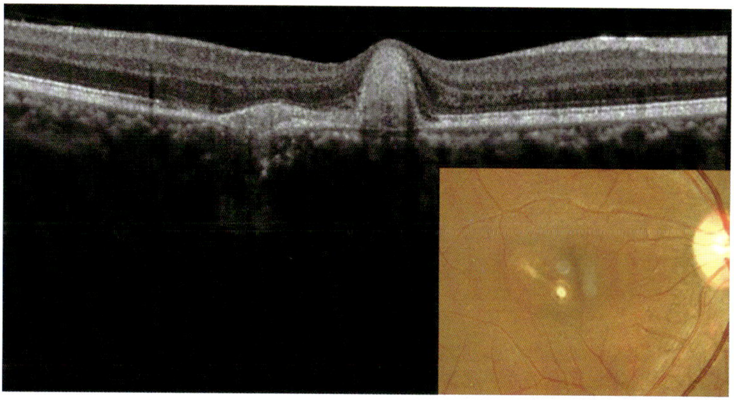

D

图 306　脉络膜新生血管和瘢痕

A 为彩色眼底照相，可见黄斑中心下方黄白色边界清晰的病灶是一个陈旧瘢痕；黄斑中心的颞侧神经视网膜隆起病灶是复发的新鲜的脉络膜新生血管。B 为 FFA 晚期，可见新鲜的 CNV 荧光渗漏明显，瘢痕轻微组织着染。C 为经过两个病灶的 B 扫描 OCT，可见 CNV 病灶尚比较扁平，视网膜下有水肿积液；瘢痕病灶凸起明显，内部反射比较均匀，下方的 Bruch 膜反射仍可见。D 为玻璃体腔注射抗 VEGF 药物后复查 OCT，可见新鲜 CNV 病灶周围的水肿液吸收，CNV 开始平伏

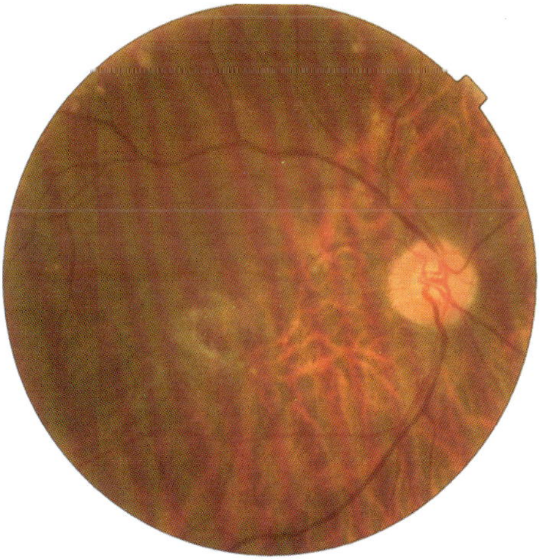

A

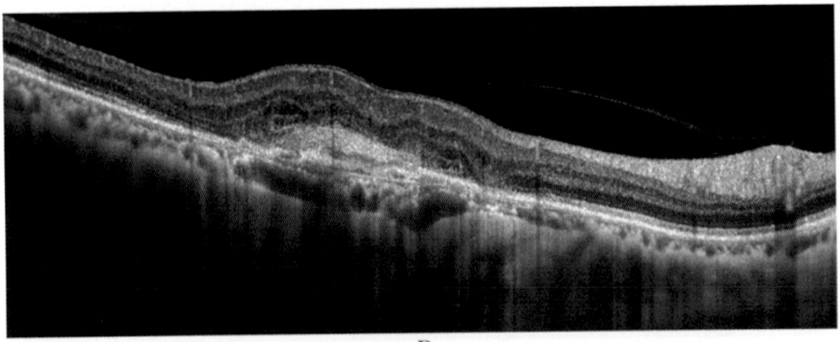
B

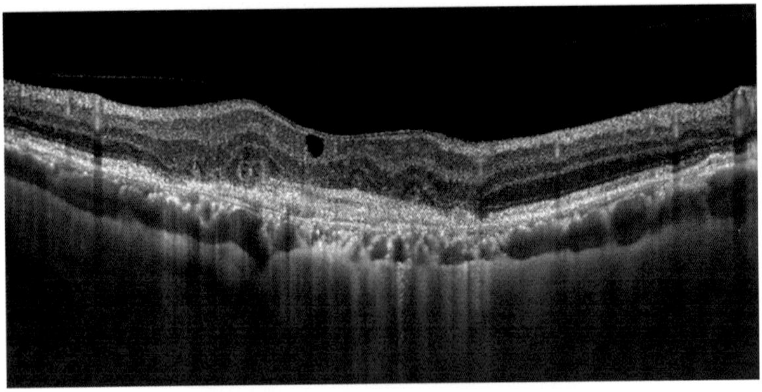
C

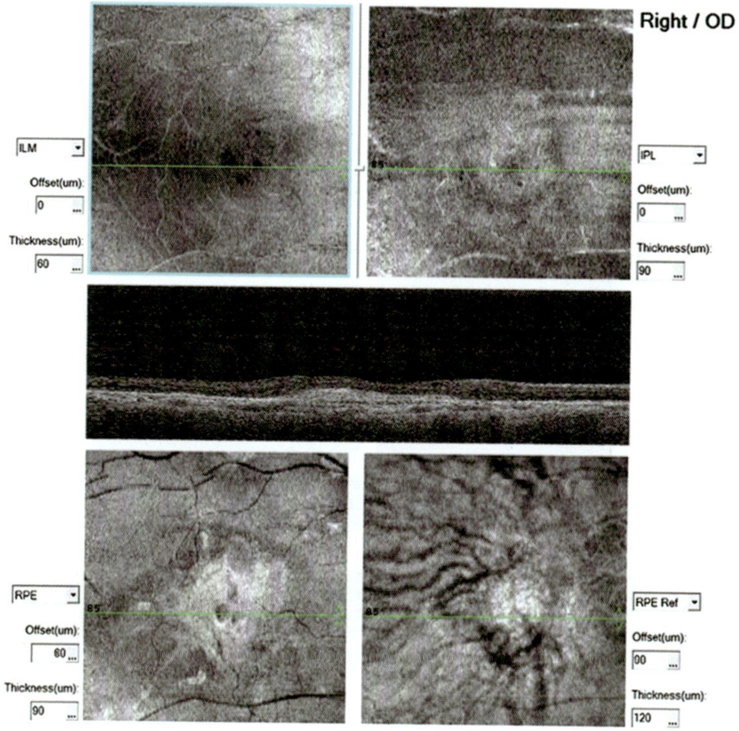
Right / OD
ILM
Offset(um):
0
Thickness(um):
60
IPL
Offset(um):
0
Thickness(um):
90
RPE
Offset(um):
60
Thickness(um):
90
RPE Ref
Offset(um):
00
Thickness(um):
120

D

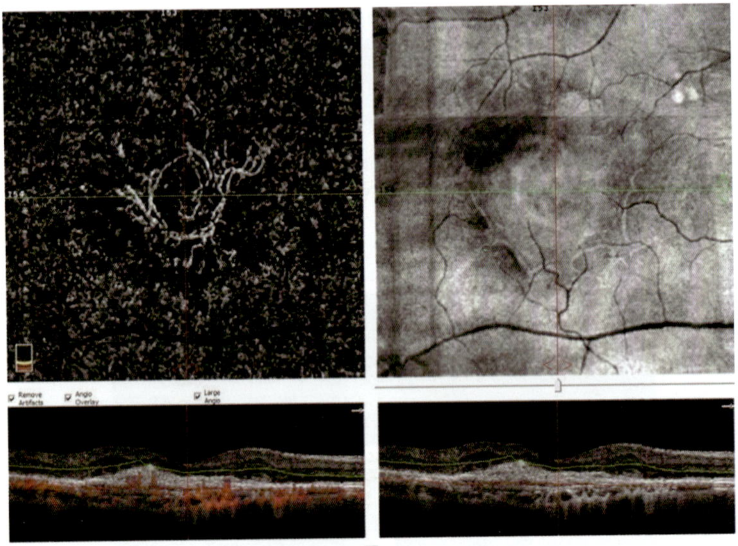

E

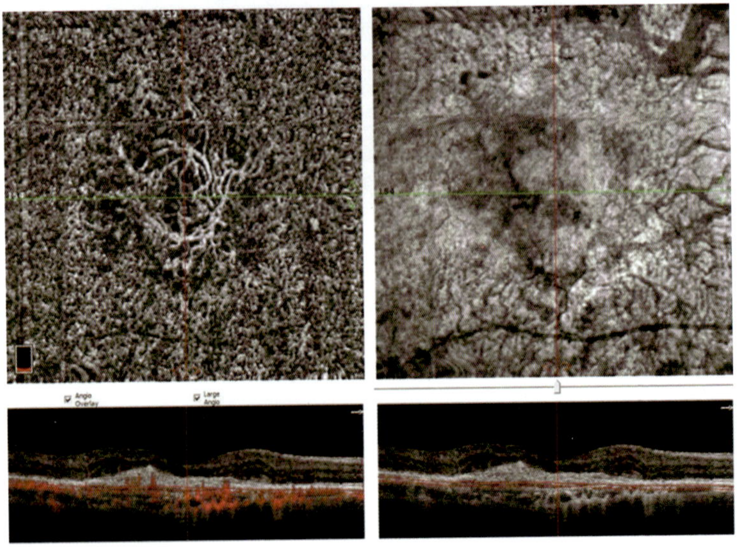

F

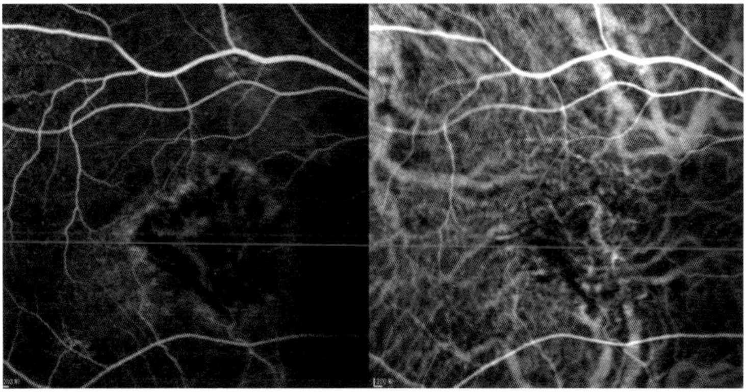

G

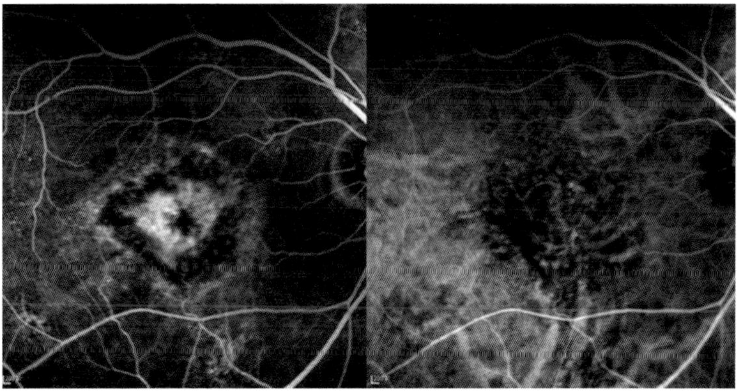

H

图 307　瘢痕组织(3)

A 为眼底彩像，可见黄斑偏颞下方视网膜脉络膜瘢痕组织，灰白色。B、C 分别为经过病变区水平和垂直扫描，显示瘢痕组织主要位于 RPE 前，并可见视网膜外层成管现象(参见 405 页)。D 为 en face OCT，在 RPE 层面可见瘢痕组织的强反射信号，在脉络膜毛细血管层面也可见瘢痕组织的增强反射信号。E 为外层视网膜的 OCT 血管成像，可见瘢痕组织的血管网，相应的 en face OCT 清晰显示瘢痕组织的边界。F 为脉络膜层面的 OCT 血管成像，瘢痕组织的血管网更加丰富，相对应的 en face OCT 图像可见强反射信号。G、H 分别为 FFA、ICGA 联合造影 55.84s、3.28.64m，可见瘢痕组织的血管网，以及其荧光素渗漏

表 15 脉络膜新生血管与机化瘢痕的鉴别

脉络膜新生血管	机化瘢痕
中高反射信号	高反射信号
病灶内部信号不均匀	病灶内部信号相对均匀、致密
病灶边界有时不清	病灶边界相对清晰
病灶周围常有出血渗出和积液	病灶周围少有出血和积液
邻近组织水肿增厚	常伴邻近组织的萎缩和变薄

(六)视网膜玻璃膜疣

玻璃膜疣(drusen)OCT 下常表现为大小不等、驼峰状的色素上皮隆起(玻璃膜疣性色素上皮脱离),隆起的色素上皮下方可见中等反射信号,并可见纤细的连续的 Bruch 膜(图 308～图 311)。眼底镜下,硬性渗出和玻璃膜疣不易鉴别,但在 OCT 上却非常容易鉴别(表 16)。

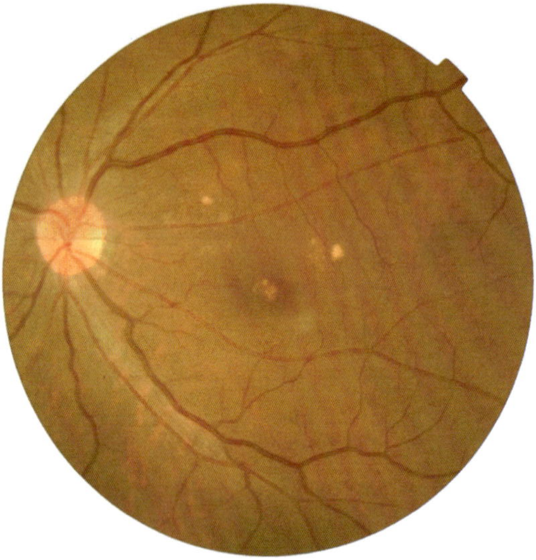

A

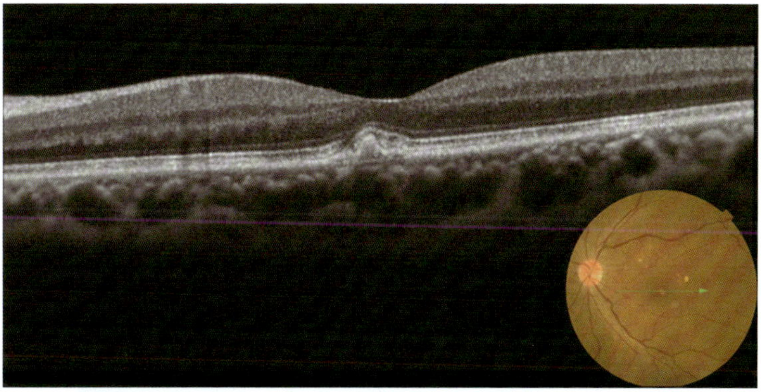

B

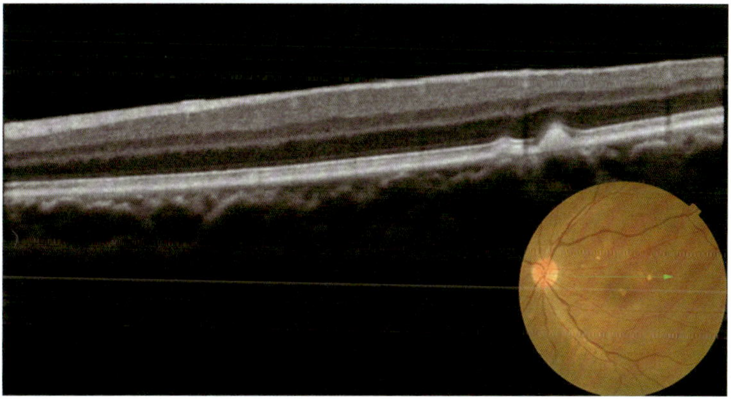

C

图 308　视网膜玻璃膜疣

A 为眼底彩照，可见后极部多个黄白色斑点状玻璃膜疣。B 和 C 分别为经过黄斑区和黄斑颞上方的玻璃膜疣的 B 扫描，可见玻璃膜疣位于 RPE 下，隆起，内部反射均匀

此外，还需要与网状假性玻璃膜疣（reticular pseudodrusen，RPD）鉴别，RPD 不是真正的玻璃膜疣，多表现为黄斑中心凹及旁中心散在分布的黄白色点状病灶。RPD 形态多样，体积小时多位

于 RPE 与椭圆体带之间，体积增大可突破外界膜发展至外核层，甚至穿入外丛状层和内核层，使得外核层变薄，推挤光感受器细胞从而严重影响其功能。RPD 中几乎没有玻璃膜疣中常见的脂质成分，而主要为玻璃体结合蛋白的沉积，此外还有巨噬细胞/小胶质细胞、视锥细胞视蛋白等。RPD 预示着发生地图样萎缩的风险更高(图 309～图 311)。

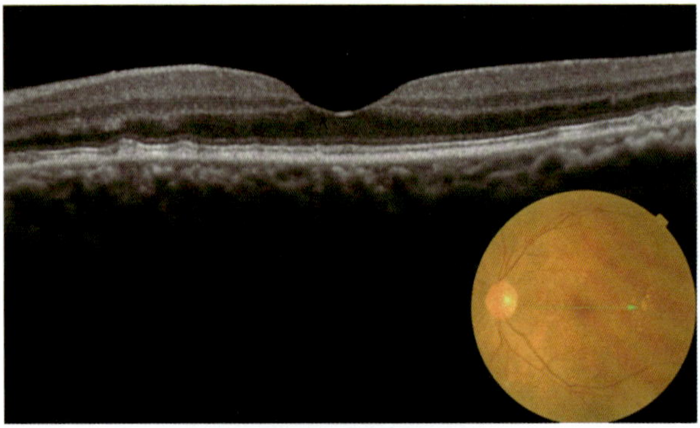

图 309　网状假性玻璃膜疣

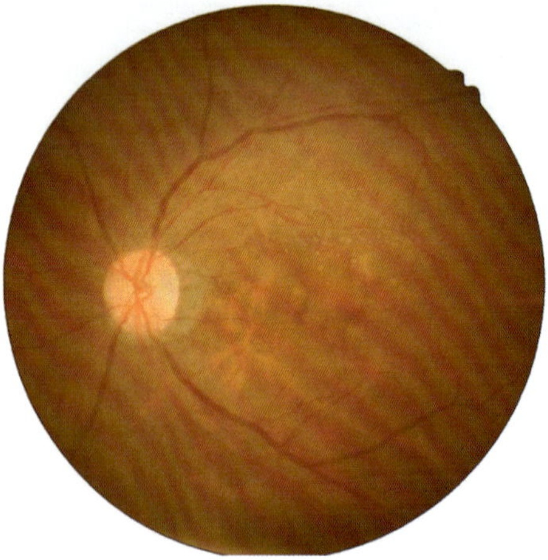

A

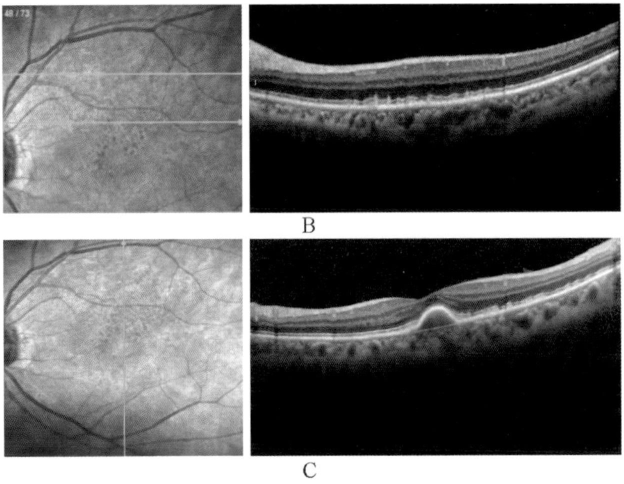

图 310　视网膜玻璃膜疣和网状假性玻璃膜疣(1)

A 为眼底彩像，可见黄斑区黄白色斑状病灶，边界不清(软性玻璃膜疣)；黄斑上方、上方血管弓附近黄白色颗粒状病灶，边界清晰(网状假性玻璃膜疣)。B 为水平 OCT 扫描，可见 RPE 表面沉积物向椭圆体带、外界膜、外核层突起(网状假性玻璃膜疣)。C 为垂直扫描，可见软性玻璃膜疣表现为 RPE 和 Bruch 膜之间的丘状沉积物，其上方(OCT 图像的右侧)可见网状假性玻璃膜疣

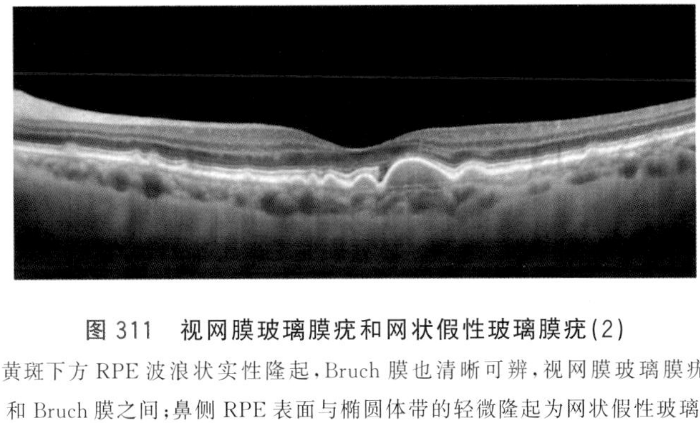

图 311　视网膜玻璃膜疣和网状假性玻璃膜疣(2)

黄斑下方 RPE 波浪状实性隆起，Bruch 膜也清晰可辨，视网膜玻璃膜疣位于 RPE 和 Bruch 膜之间；鼻侧 RPE 表面与椭圆体带的轻微隆起为网状假性玻璃膜疣

表 16 硬性渗出和玻璃膜疣的鉴别

硬性渗出	玻璃膜疣
部位较浅，主要位于视网膜内，也可位于视网膜下	部位深在，位于视网膜色素上皮下
颜色鲜艳，有色泽	因表面被 RPE 覆盖，颜色较暗，没有光泽
边界较清晰、锐利	边界较模糊
FAF 常无异常表现	依据表面 RPE 的结构和功能状态，FAF 可呈强、弱或等自发荧光
FFA 可显示硬性渗出的来源	FFA 可呈强荧光、弱荧光或等荧光
OCT 可清晰显示病变位于外丛状层、外核层或外界膜、视网膜下，较致密的硬性渗出其后有声影	OCT 显示病变隆起于 RPE 下，一般无声影

（七）视网膜有髓神经纤维

视网膜节细胞的神经纤维在眼内均无髓鞘，如仍带有髓鞘则称为有髓神经纤维。通常位于视盘周围的神经纤维内，也可位于其他部位，呈白色，边缘成羽毛状。OCT 上，有髓神经纤维位于视网膜内表面神经纤维层内，呈高反射，其后呈遮蔽低反射（图 312～图 314）。

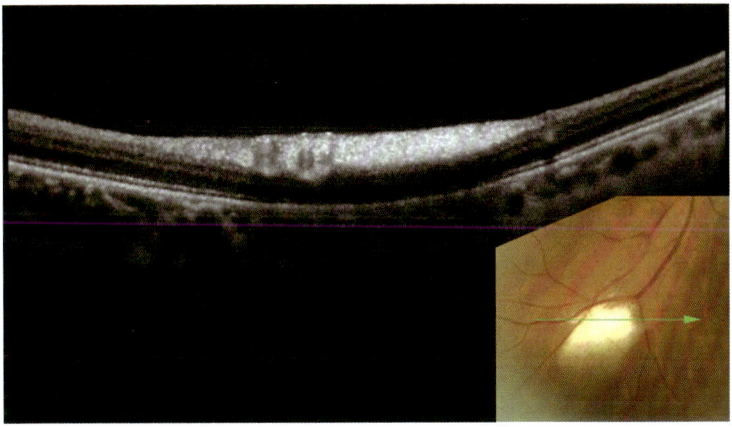

图 312　视网膜有髓神经纤维(1)

OCT 显示有髓神经纤维位于神经纤维层，明显增厚，反射增强，其后有声影

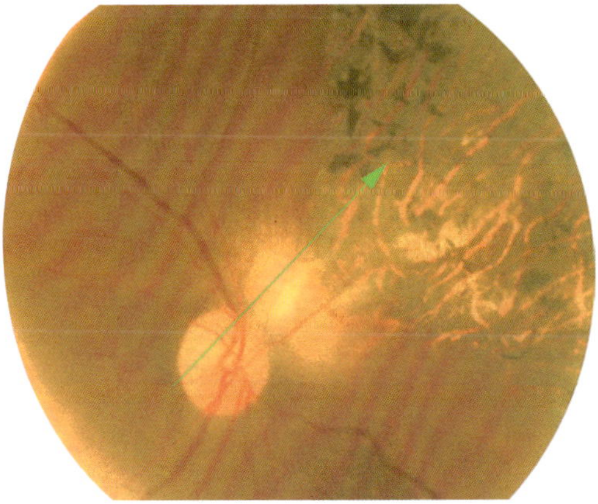

A

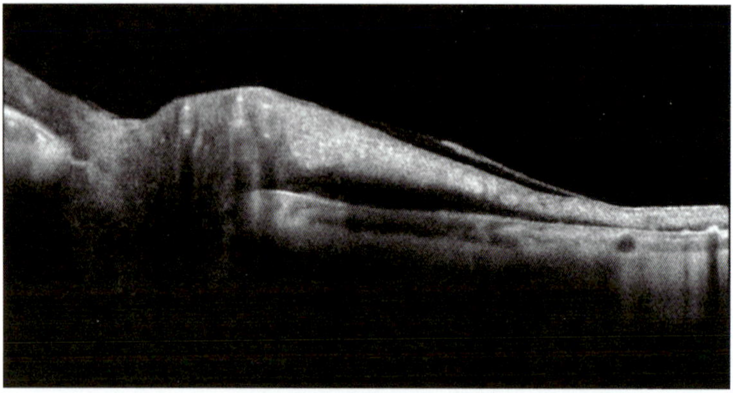

B

图 313 视网膜有髓神经纤维(2)

A 为眼底彩像,位于视盘鼻上方黄白色羽毛状,其周边部的色素萎缩异常区域为陈旧性视网膜脱离。B 为 OCT 扫描,可见视网膜神经纤维层增厚,其后有声影

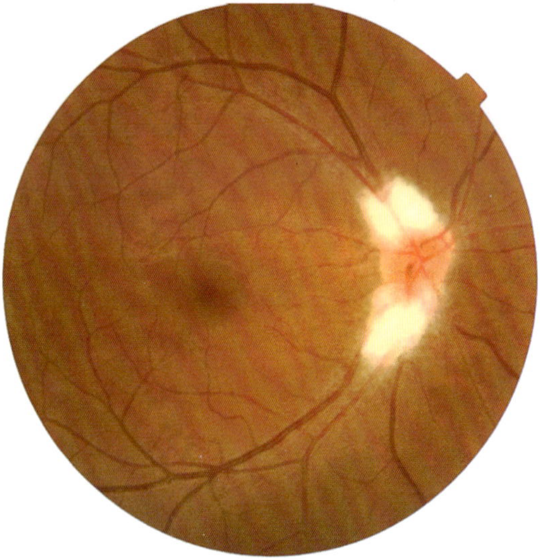

A

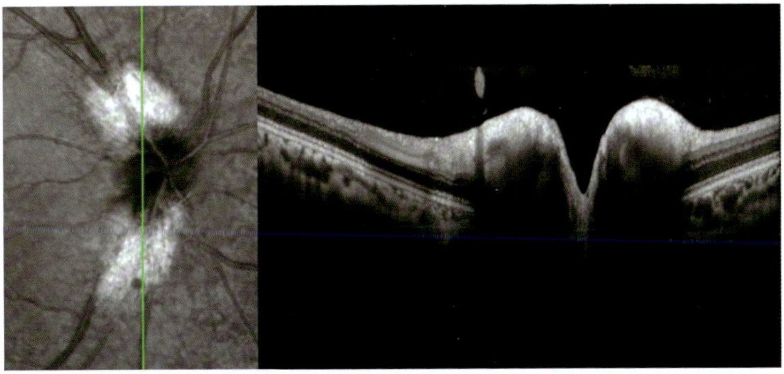

B

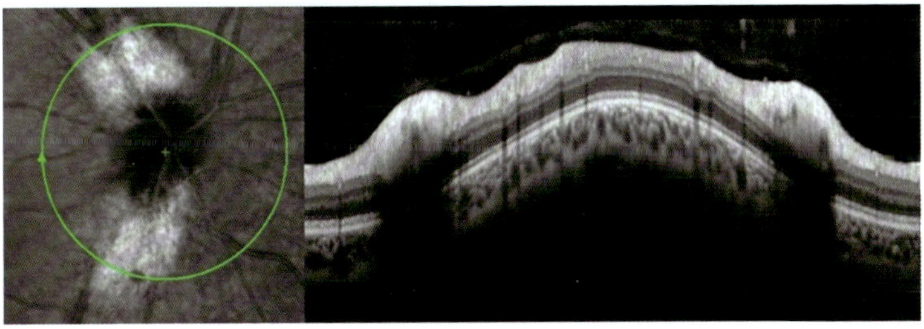

C

图 314　视网膜有髓神经纤维(3)

A 为眼底彩照，可见视盘颞上、鼻上方黄白色羽毛状有髓神经纤维。B 为经视盘垂直 OCT 扫描，可见视盘上下方神经纤维层明显增厚，其后信号遮蔽。C 为经视盘环形扫描，可见有髓神经纤维处神经纤维厚度明显增加，其后有声影

(八)视盘肿胀和水肿

通常，将视乳头水肿(papilledema)定义为由于颅内压升高导致的视盘被动的、非炎症性水肿，而视盘水肿(disc edema)用来指由于视盘局部的炎症性、血管性、浸润性疾病或眼眶的压迫性疾病等导致的水肿。通常还将其他原因引起的非水肿性、非肿瘤性视盘饱满、隆起称为视盘肿胀(disc swelling)，如假性视乳头炎、埋藏性玻璃膜疣等。

OCT 可见视盘隆起、增厚(图 315、图 316)。有些轻微的视盘肿胀可仅表现为神经纤维层增厚。

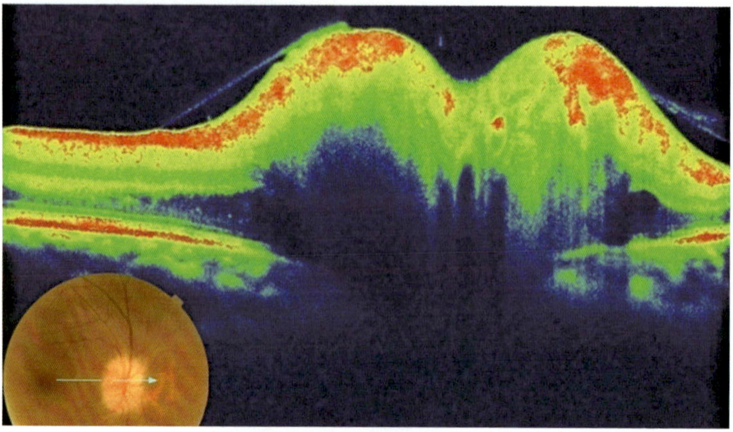

图 315 视盘水肿

前部缺血性视神经病变所致

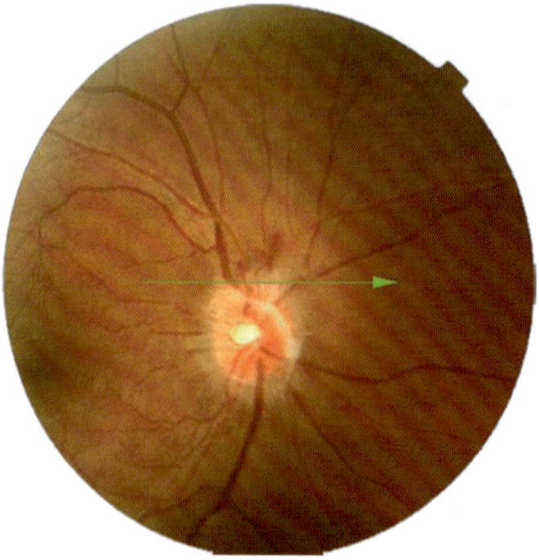

A

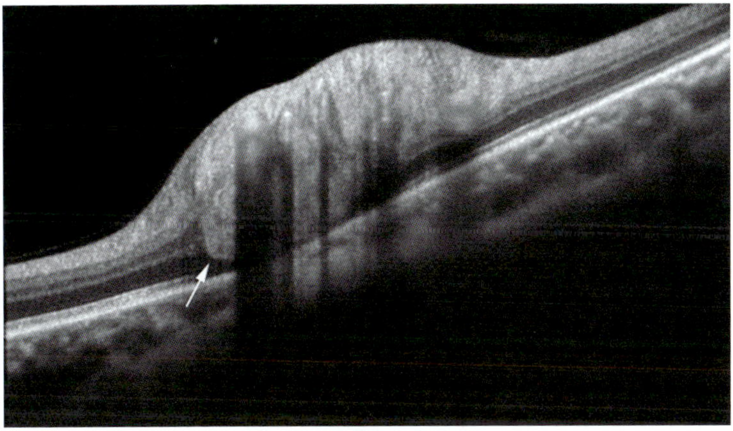

B

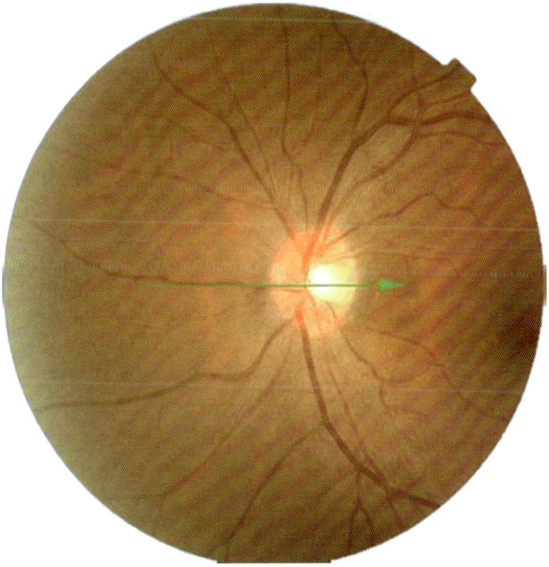

C

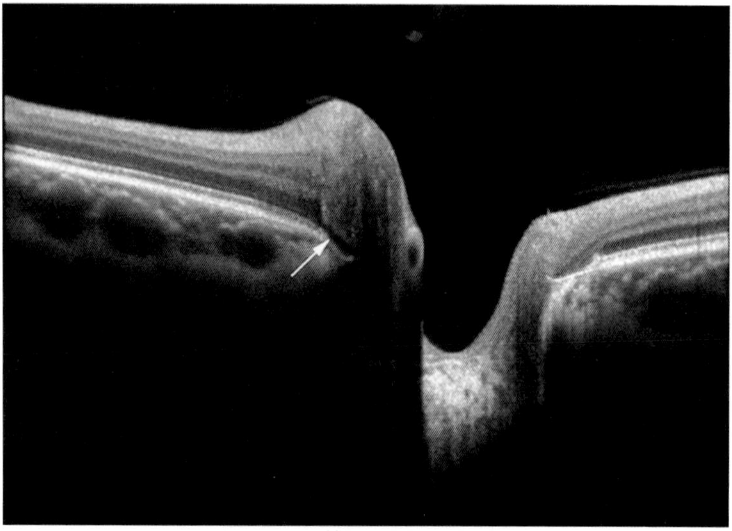

D

图 316　视盘肿胀，视盘玻璃膜疣（埋藏性）

A 为右眼底彩照，可见视盘上方和鼻侧边界欠清，上方视盘旁视网膜下有出血。B 为经右眼视盘上缘的 OCT 扫描，可见视网膜下类球形高反射病灶位于神经纤维层下（箭头），即为埋藏性视盘玻璃膜疣。C 为同一患者左眼底彩照，视盘鼻侧和下方边界欠清，鼻侧视盘旁视网膜下出血。D 为经视盘水平扫描，可见视盘鼻侧神经纤维下类球形高反射病灶（箭头），为埋藏性视盘玻璃膜疣

（九）视网膜隆起

脉络膜或者巩膜的占位性病变、或者球后组织的压迫，如脉络膜血管瘤、脉络膜骨瘤、巩膜炎等，可使视网膜向前隆起，视网膜可能继发出现水肿、神经视网膜脱离、视网膜脉络膜皱褶等（图 317、图 318）。OCT 检查可通过观察视网膜隆起的高度监测肿瘤治疗的效果（图 319）。

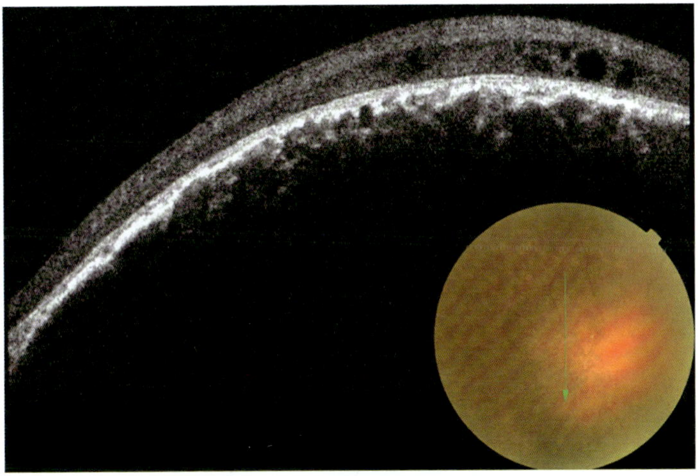

图 317 **视网膜隆起(1)**

由于脉络膜血管瘤的压迫推移,使视网膜组织往前隆起

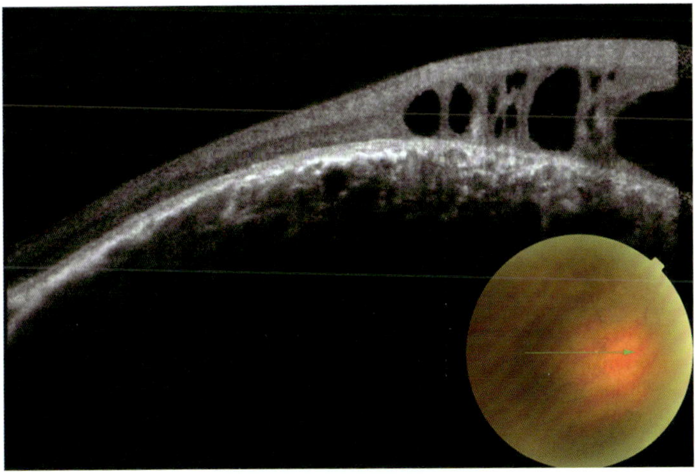

图 318 **视网膜隆起(2)**

脉络膜血管瘤引起,视网膜继发水肿,可见视网膜内液性囊腔

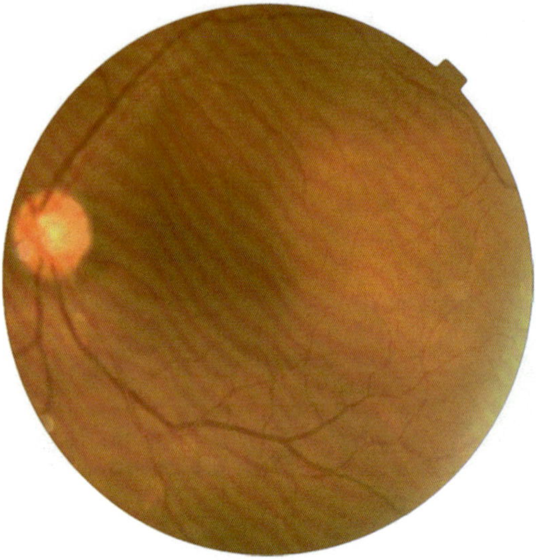

A

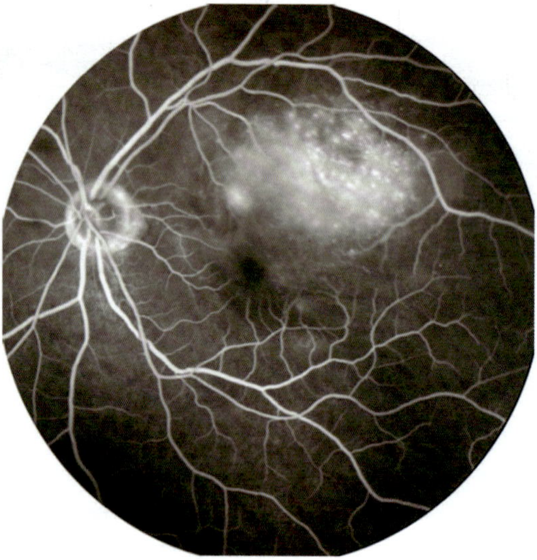

B

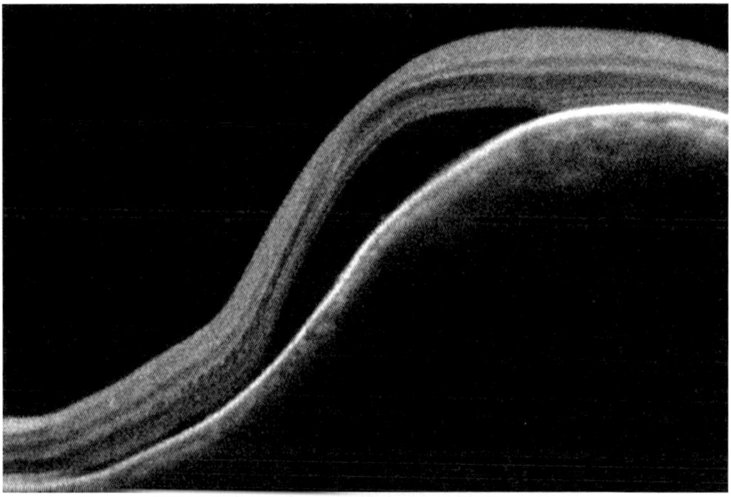

C

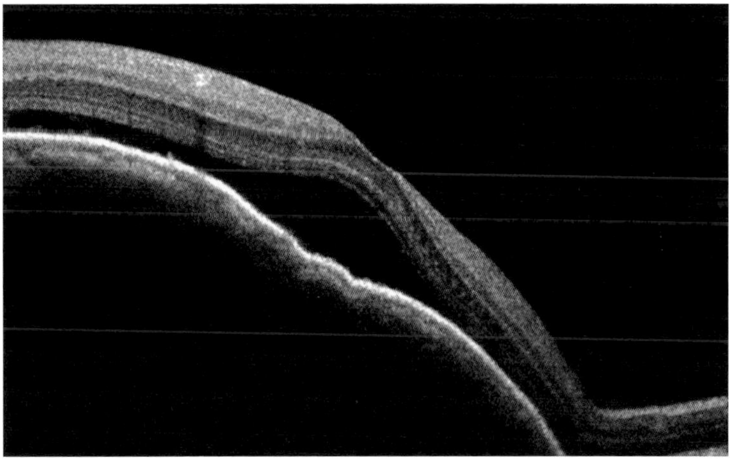

D

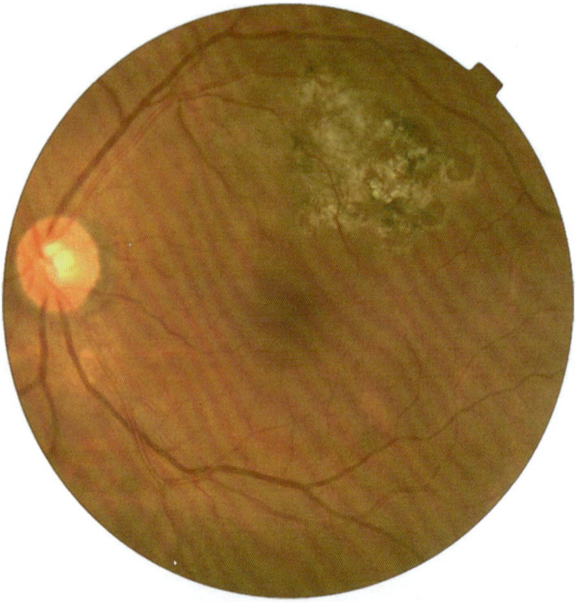

E

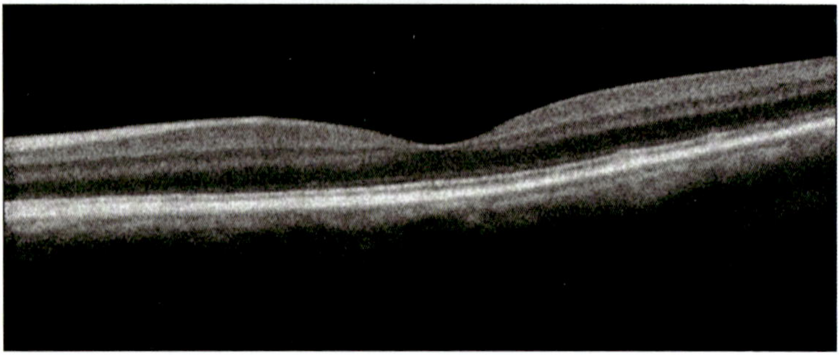

F

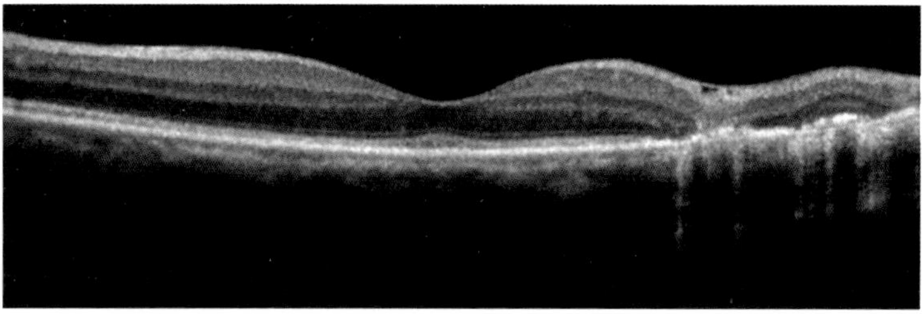

G

图 319　视网膜隆起，脉络膜血管瘤

A 为眼底彩像，可见颞上方视网膜脱离，其后隐约可见黄白色病灶，边界不清。B 为 FFA 晚期，可见瘤体呈强荧光渗漏。C、D 分别为经黄斑区的水平和垂直扫描，可见脉络膜视网膜、神经视网膜脱离。E 为经瞳孔温热疗法治疗 4 个月后，颞上方病灶色素紊乱，原隆起病灶和神经视网膜脱离均消失。F、G 分别为治疗后经黄斑区水平和垂直扫描，可见黄斑区结构恢复正常，脉络膜视网膜隆起平伏，原脉络膜血管瘤病灶区光凝后外层组织丢失

(十)脉络膜增厚

许多病变会引起脉络膜增厚，尤其是脉络膜炎(图 320、图 321)。采用深部信号增强成像(enhanced depth imaging，EDI)模式，可改善脉络膜成像的清晰度。

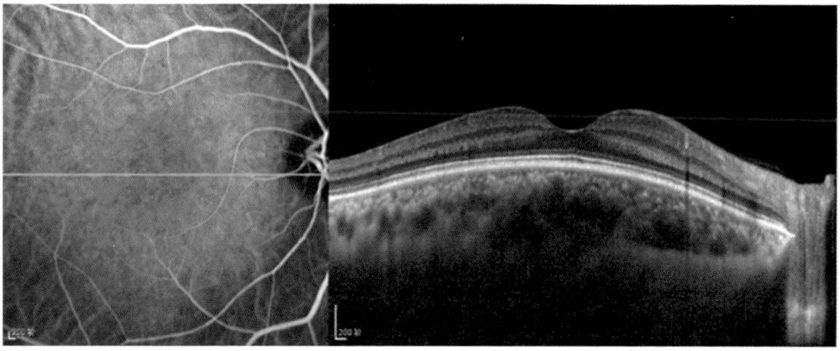

A

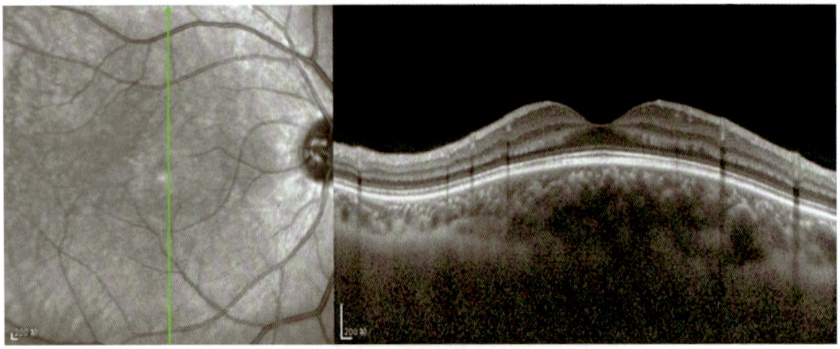

B

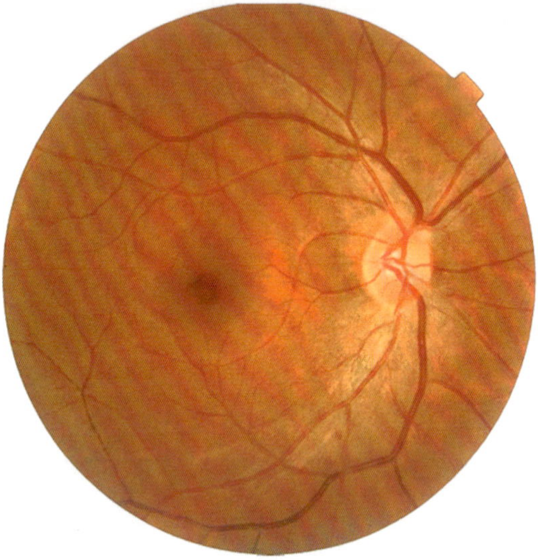

C

图 320 脉络膜增厚

A、B 为水平和垂直扫描，可见脉络膜增厚，鼻侧、颞侧，或上方、下方的 Henle 纤维均清晰可见。C 为眼底彩照，未见异常

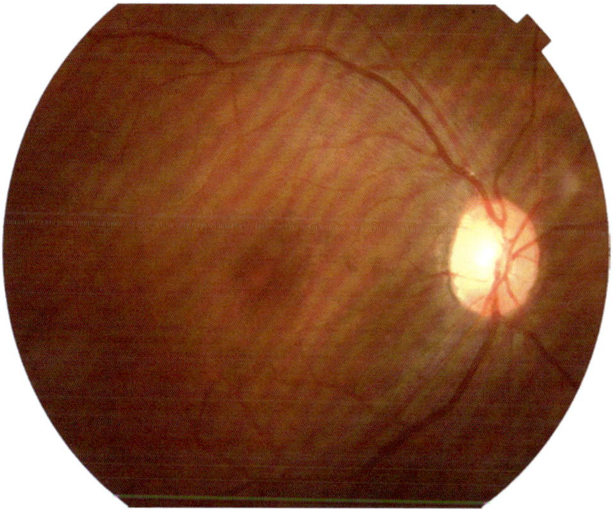

A

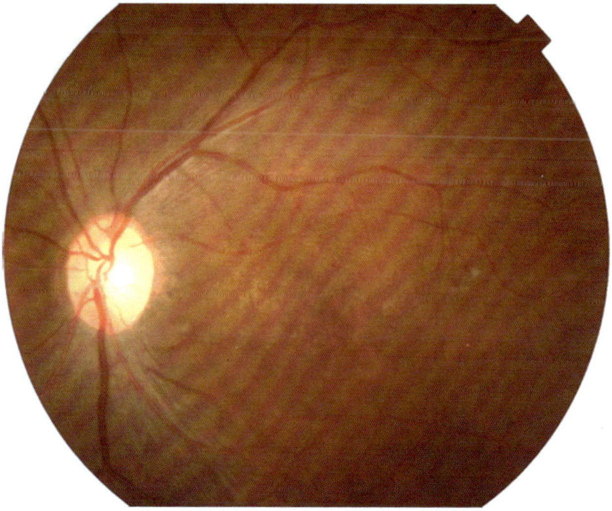

B

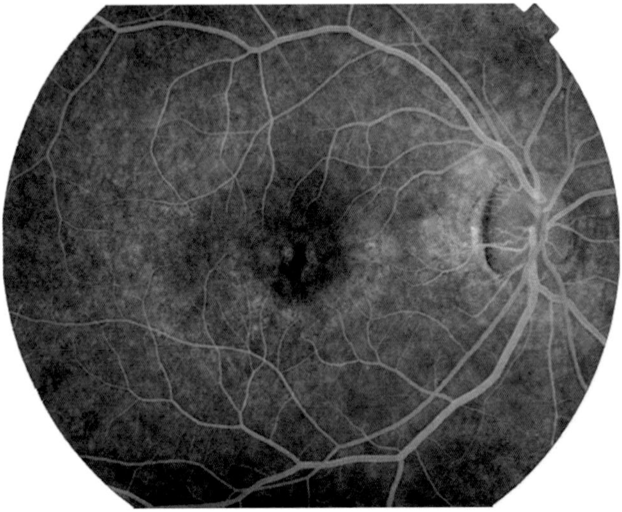

C

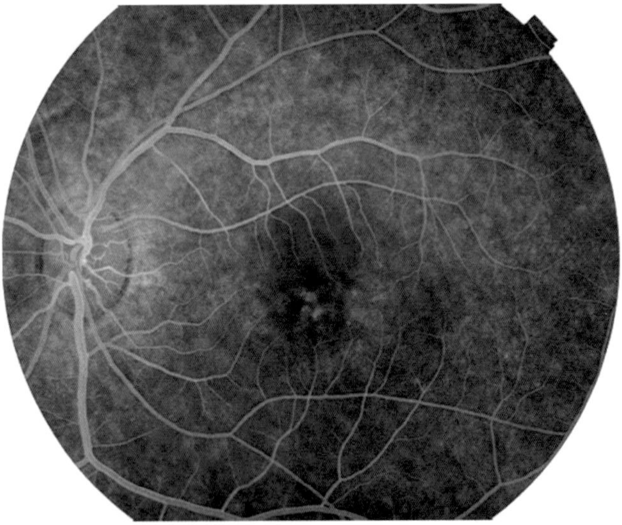

D

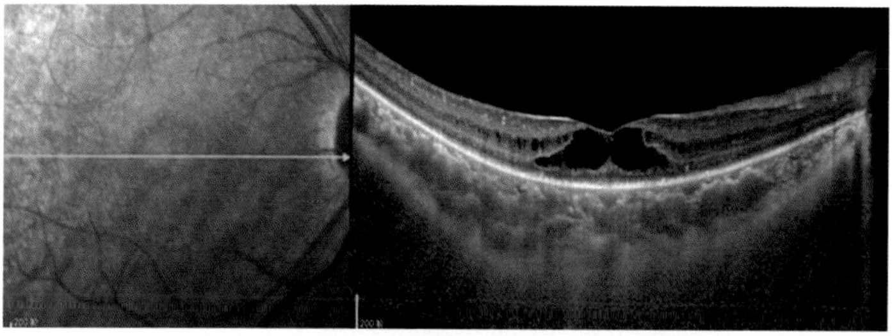

E

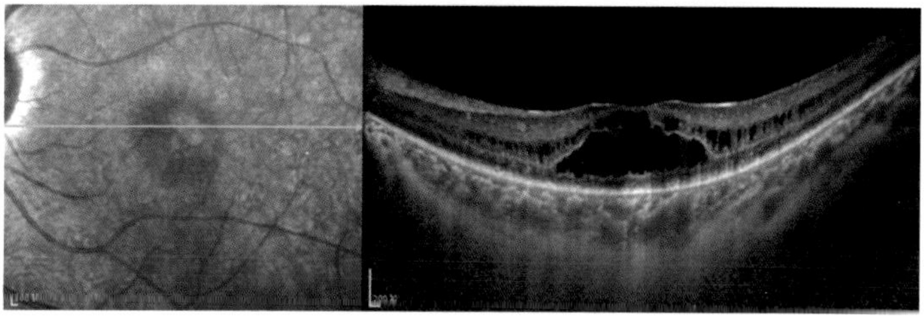

F

图 321 葡萄膜炎所致的脉络膜增厚

A、B 为双眼底彩照，可见黄斑区水肿。C、D 为 FFA 晚期，可见黄斑区轻微荧光着染。E、F 分别为双眼黄斑区 OCT，可见黄斑区及周围组织水肿，有积液囊腔，脉络膜增厚

四、眼底的其他异常

(一)血管扩张和管壁瘤

视网膜血管的扩张可以是弥漫性或局限性，局限性扩张可表现为视网膜大动脉瘤(视网膜主干动脉扩张)(图 322)、视网膜静脉管壁瘤(视网膜主干静脉的局限性扩张)、微管壁瘤(视网膜微小动静脉或毛细血管的扩张)等。

Angio OCT 可清晰显示正常的毛细血管、扩张的毛细血管(图 323、图 324)，但是普通 B 扫描 OCT 不能显示视网膜毛细血管、微静脉、微动脉(图 325)。当管壁扩张形成微管壁瘤(microaneurysm)时，OCT 可清晰地显示微管壁瘤的大小、部位、瘤体特

征等。OCT 下，微管壁瘤常位于视网膜的中部，包括内丛状层、内核层、外丛状层等，也可累及节细胞层、外核层，常跨越一层以上，呈圆形或卵圆形，管壁呈高反射，瘤体内呈低反射（图 326～图 328）。

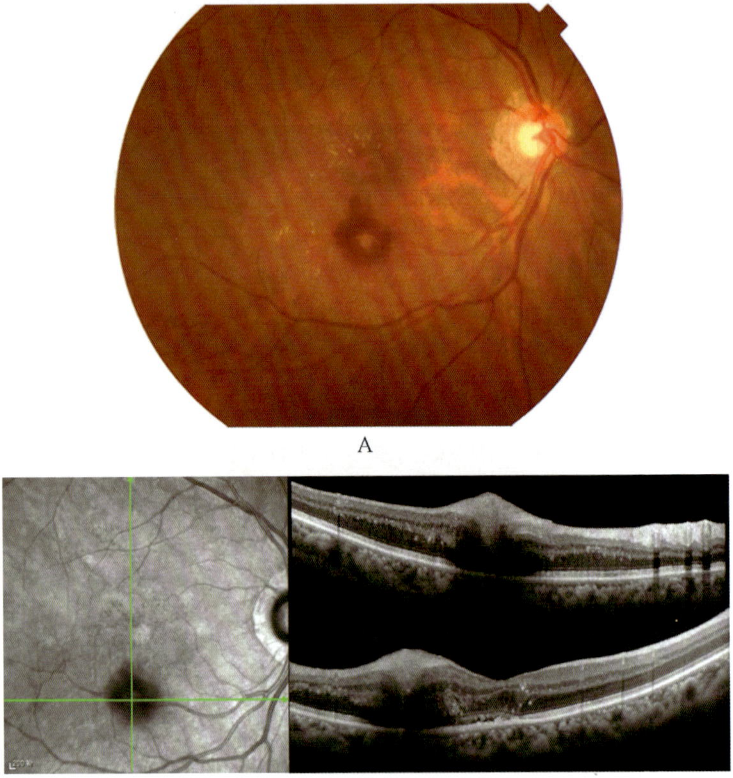

A

B

图 322 视网膜大动脉瘤

A 为眼底彩照，可见瘤体位于颞下动脉，周围出血、水肿、硬性渗出。B 为经过瘤体的 OCT 扫描，上图为水平扫描，下图为垂直扫描，可见瘤体部位神经纤维层增厚，并向下推挤深部组织

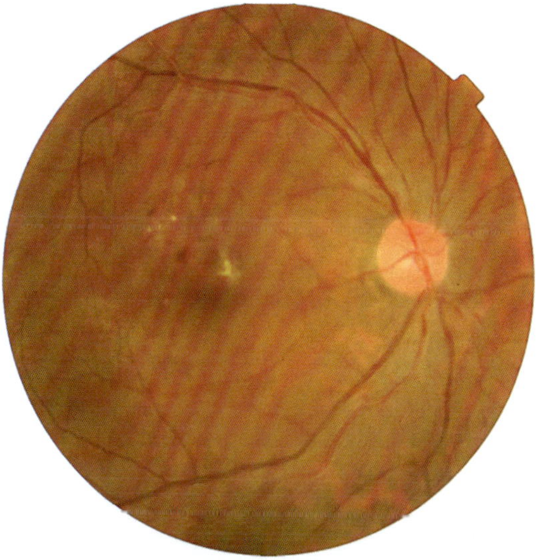

A

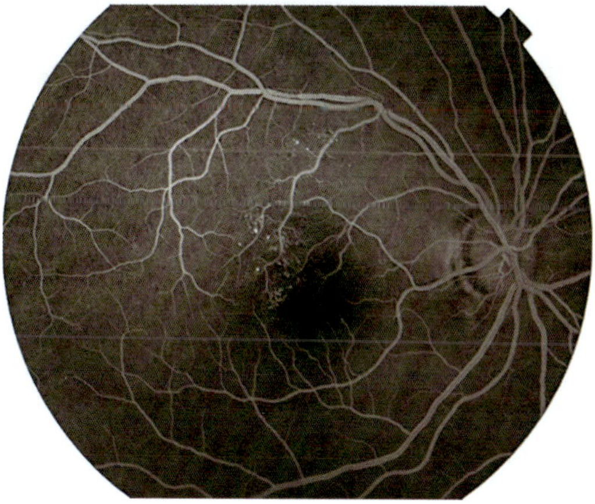

B

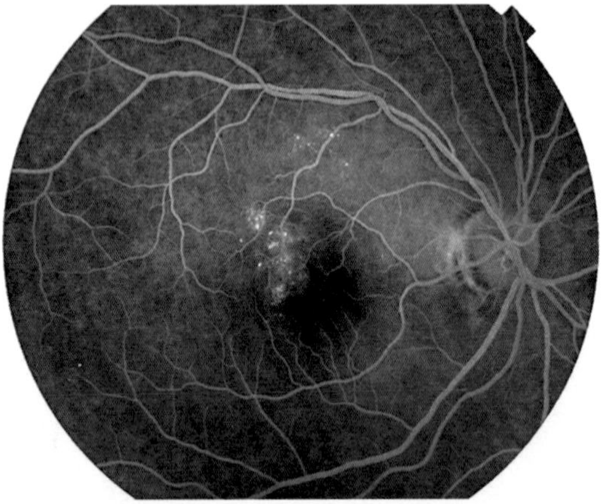

C

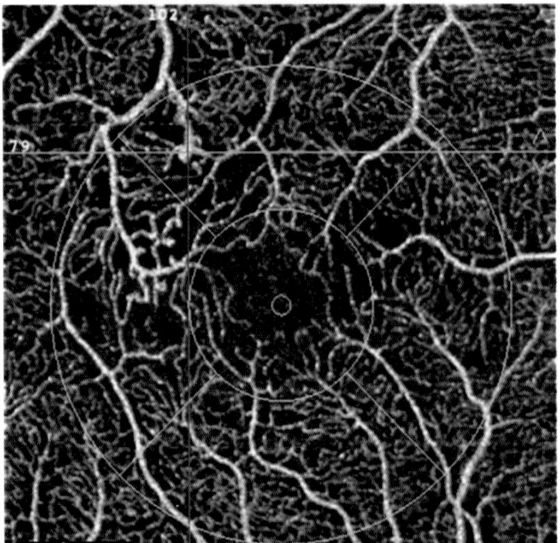

D

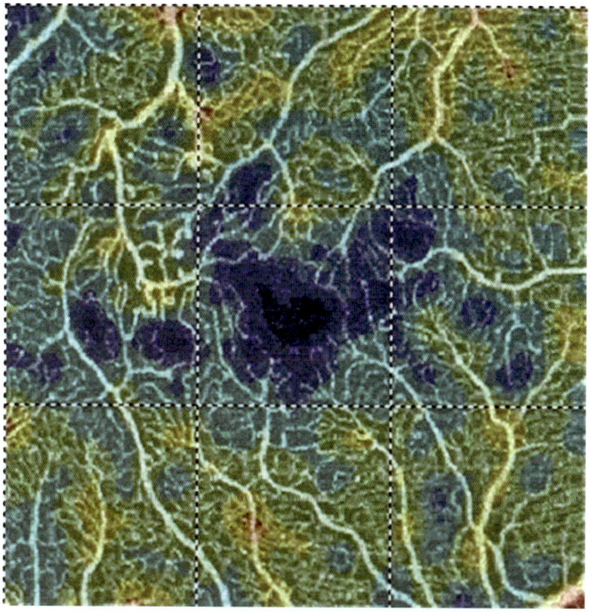

E

图323　右眼黄斑旁毛细血管扩张症

A为眼底彩照，可见黄斑上方偏颞侧点片状出血、硬性渗出。B为FFA 22s，可见黄斑上方偏鼻侧毛细血管扩张。C为FFA 49.6s，可见局部荧光渗漏。D为angio OCT视网膜浅层图像(3mm×3mm)，可见黄斑颞上方毛细血管扩张。E为伪彩色angio OCT视网膜浅层图像

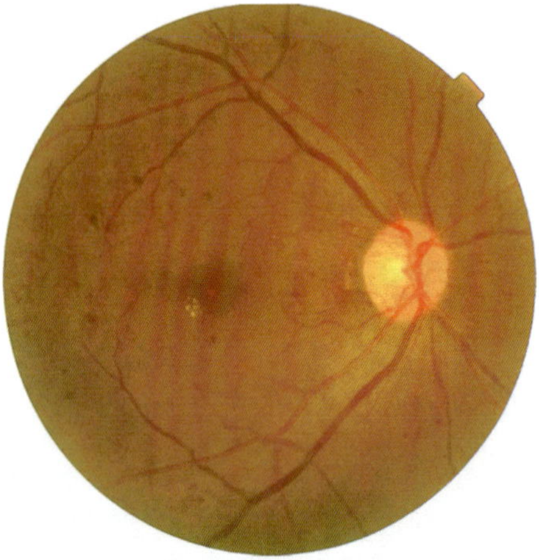

A

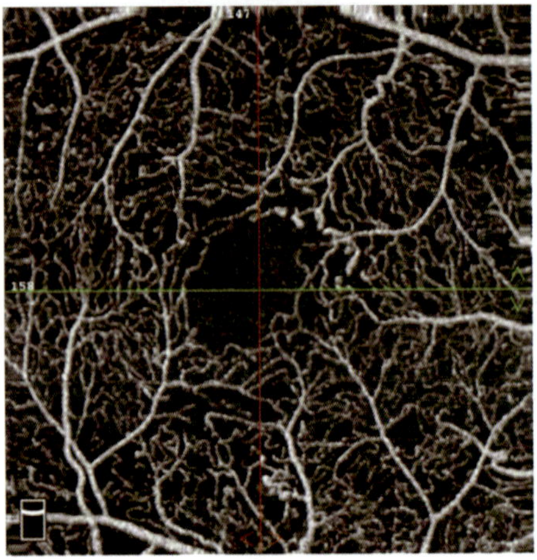

B

图 324　右眼糖尿病性视网膜病变

A 为眼底彩照，散在出血、硬性渗出。B 为视网膜浅层 3mm×3mm 扫描 angio OCT，可见视网膜血管扩张，黄斑颞上方和下方有早期视网膜内微血管异常（intra-retinal micro-vascular abnormality，IRMA）形成

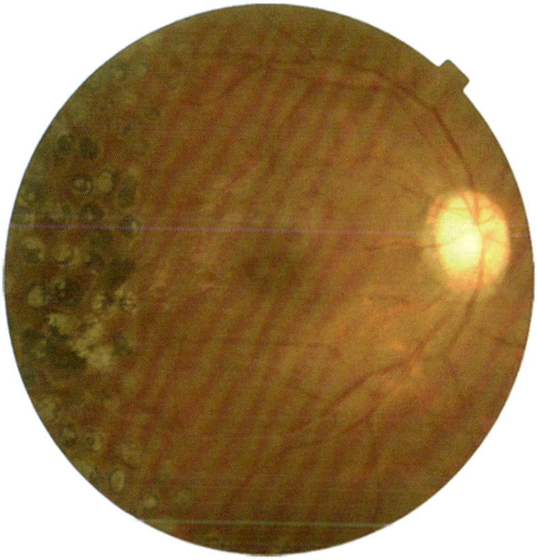

A

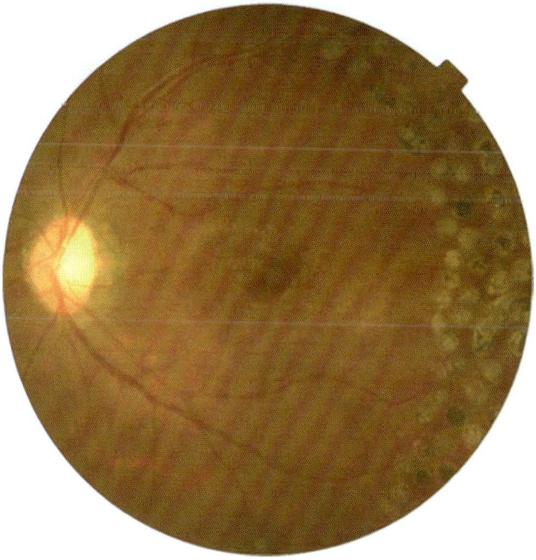

B

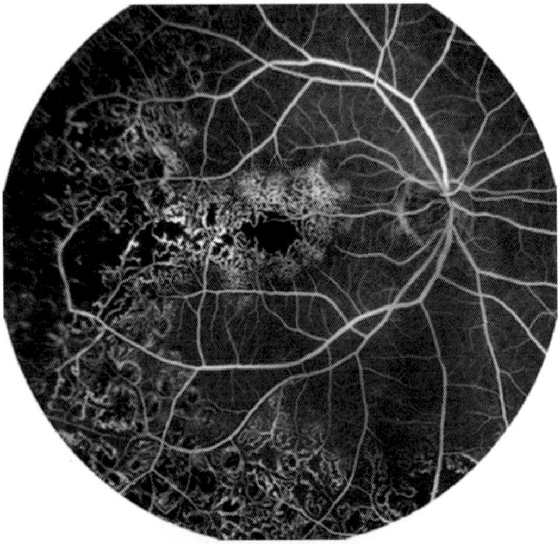

C

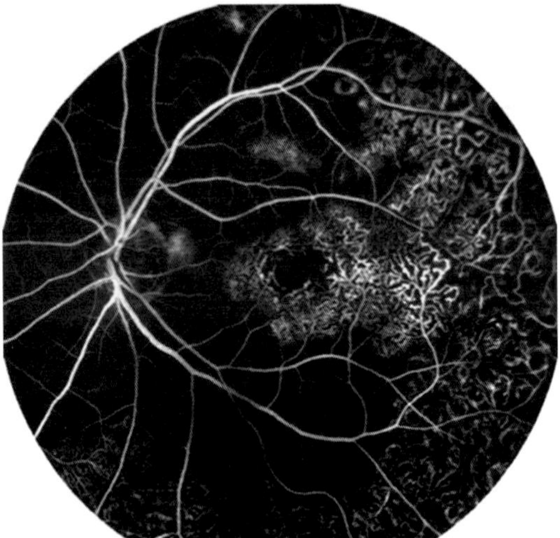

D

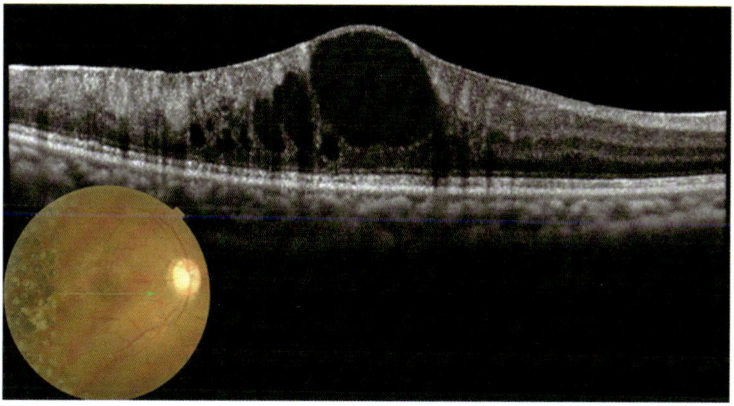

E

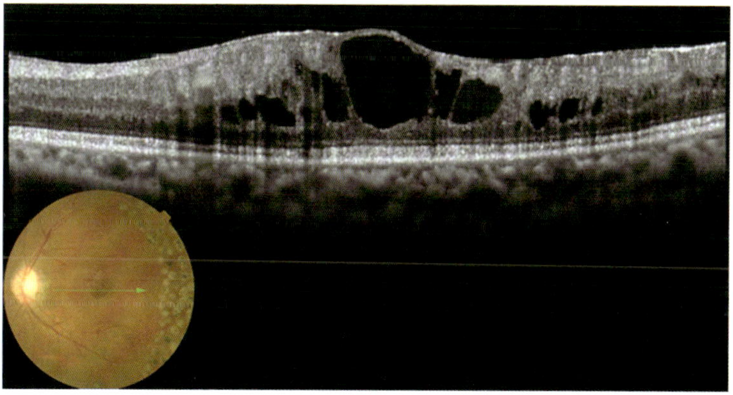

F

图 325　毛细血管扩张

A、B 为眼底彩像，可见黄斑水肿，周围多量激光斑。C、D 为 FFA 晚期，可见黄斑区显著的毛细血管扩张，周围激光斑区域可见毛细血管扩张及无灌注区。E、F 为水平扫描 OCT，可见毛细血管扩张表现为视网膜内层的高反射信号，其后有声影

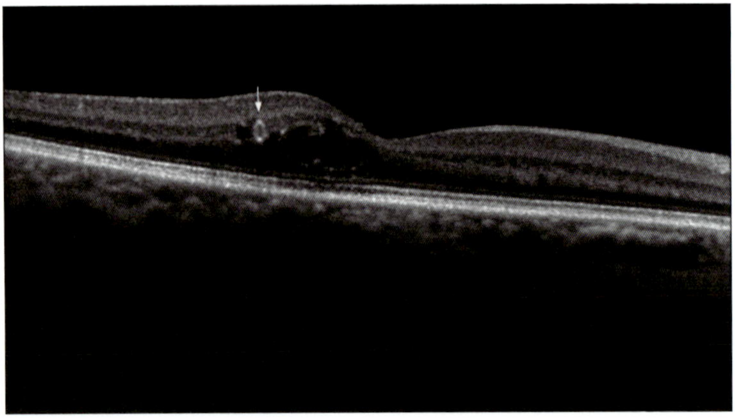

图 326　**微管壁瘤(1)**

显示竖椭圆形的微管壁瘤(箭头)位于内核层和外丛状层，管壁高反射，瘤体内反射信号较均匀，周围是水肿的液性囊腔

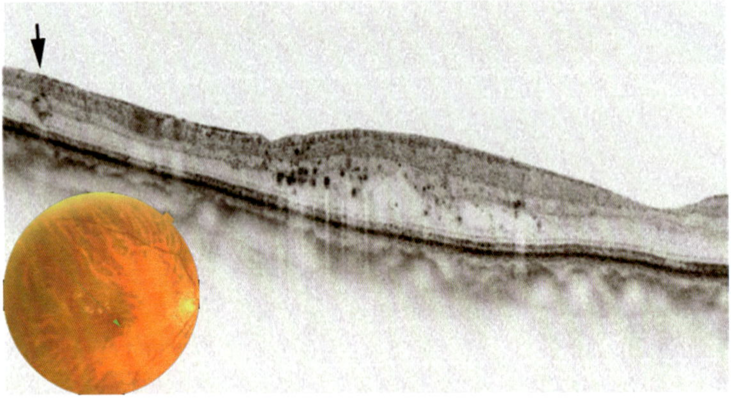

图 327　**微管壁瘤(2)**

微管壁瘤为圆形，累及内核层、外丛状层、外核层等(箭头)。视网膜内还可见广泛分布的高反射点，其后有声影(硬性渗出前体)

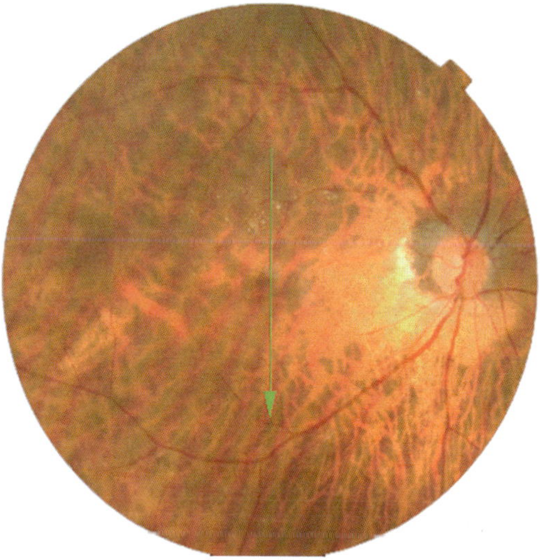

A

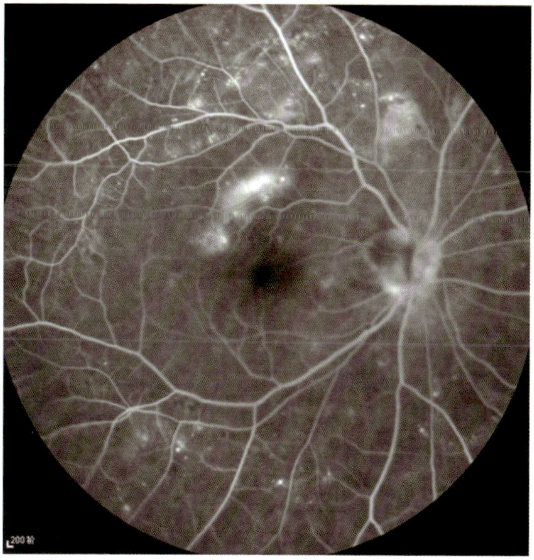

B

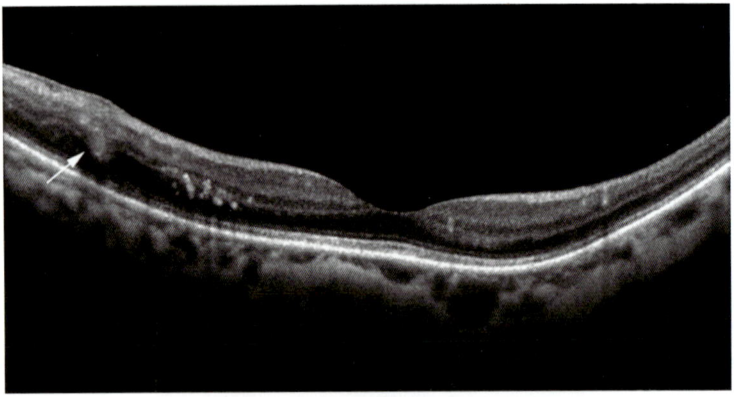

C

图 328 微管壁瘤(3)

A为眼底彩照,可见黄斑上方散在硬性渗出和点状出血。B为FFA,可见对应于硬性渗出和出血区域有微管壁瘤及荧光渗漏。C为经黄斑区垂直扫描OCT,可见微管壁瘤(箭头)跨越内丛状层、内核层、外丛状层、外核层,呈垂直椭圆状,其下方的簇状高信号为硬性渗出

(二)血管闭塞、丢失

视网膜血管闭塞、毛细血管丢失在普通的B扫描OCT下不能发现,但是angio OCT却可清晰地显示毛细血管闭塞、丢失的部位、范围等(图46、图48、图329)。

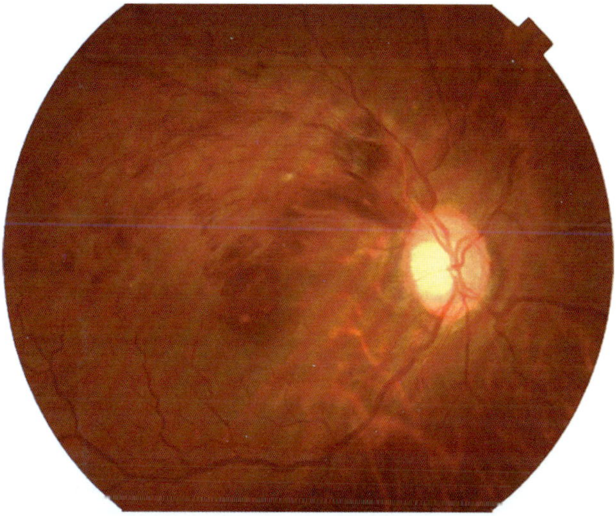

A

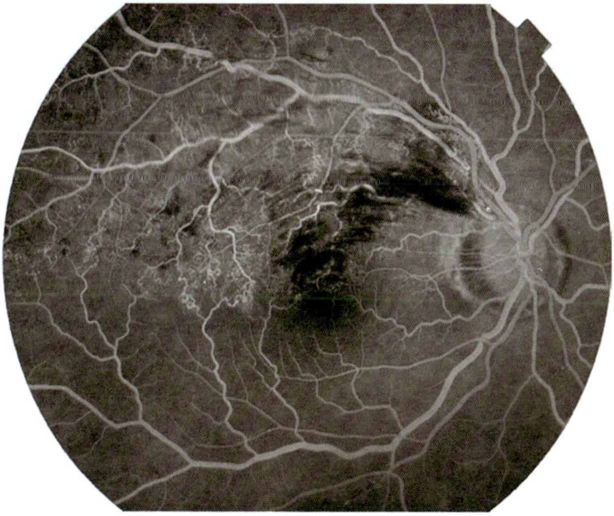

B

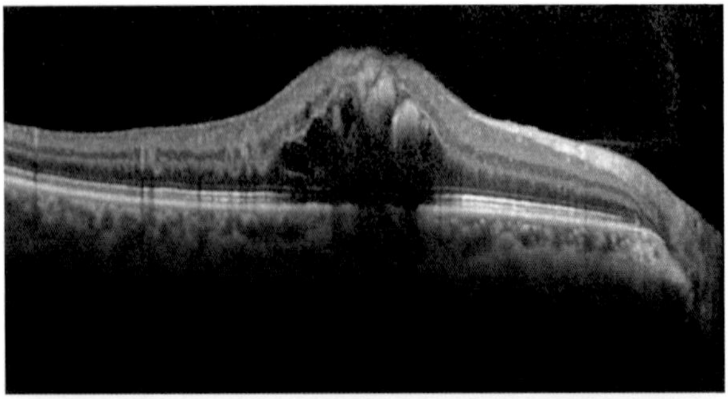

C

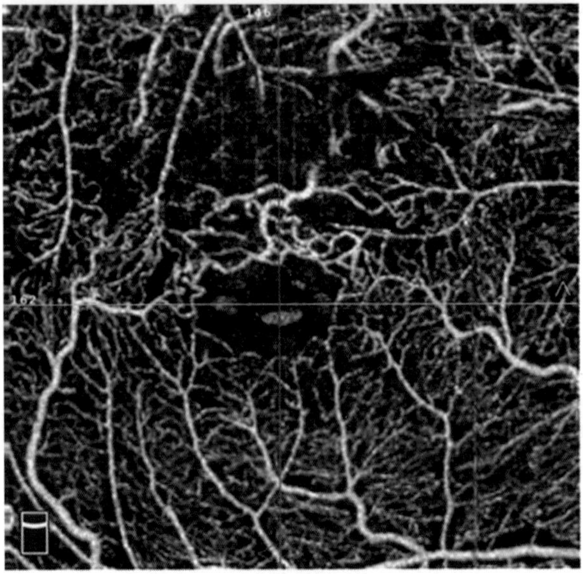

D

图 329　右眼视网膜分支静脉阻塞

A 为眼底彩照，可见颞上方视网膜多量视网膜浅层火焰状出血，散在深层出血，静脉迂曲扩张。B 为 FFA 34.5s，可见毛细血管扭曲扩张、出血遮蔽荧光，静脉扩张迂曲。C 为经黄斑的水平 OCT 扫描，显示黄斑水肿，水肿腔内的高反射信号提示囊腔内出血。D 为视网膜浅层 angio OCT 图像(3mm×3mm)，可见黄斑上方视网膜毛细血管扩张，部分区域毛细血管丢失

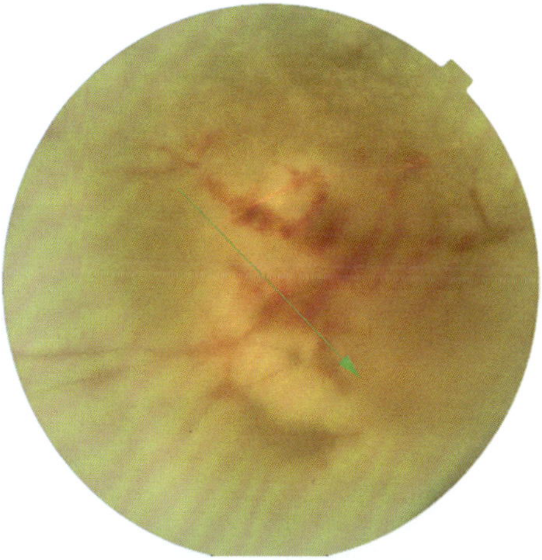

A

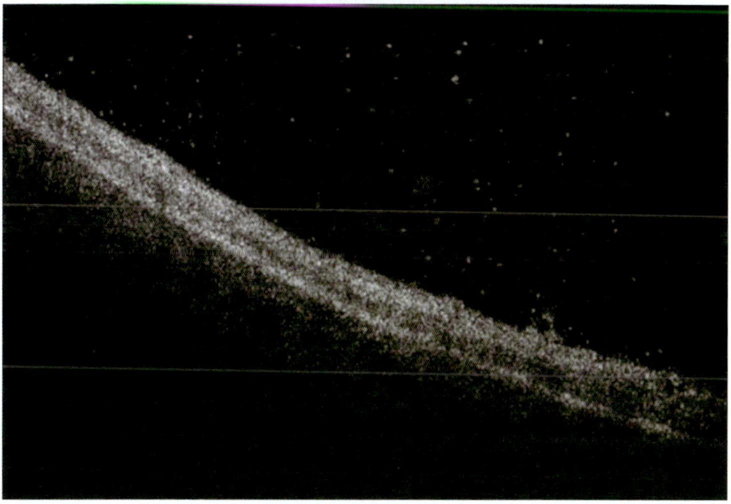

B

图 330　视网膜坏死(1)

A 为眼底彩像，可见视网膜坏死灶，以及静脉周围的出血。B 为经坏死灶的 B 扫描，可见视网膜层次结构模糊不清、反射增强，但视网膜并无增厚，玻璃体腔可见大量炎性细胞

(三)视网膜坏死

视网膜坏死灶呈白色奶油状、肿胀样外观,但 OCT 检查发现坏死灶虽反射增强、层次破坏,但并无增厚,甚至开始萎缩变薄(图 330、图 331)。

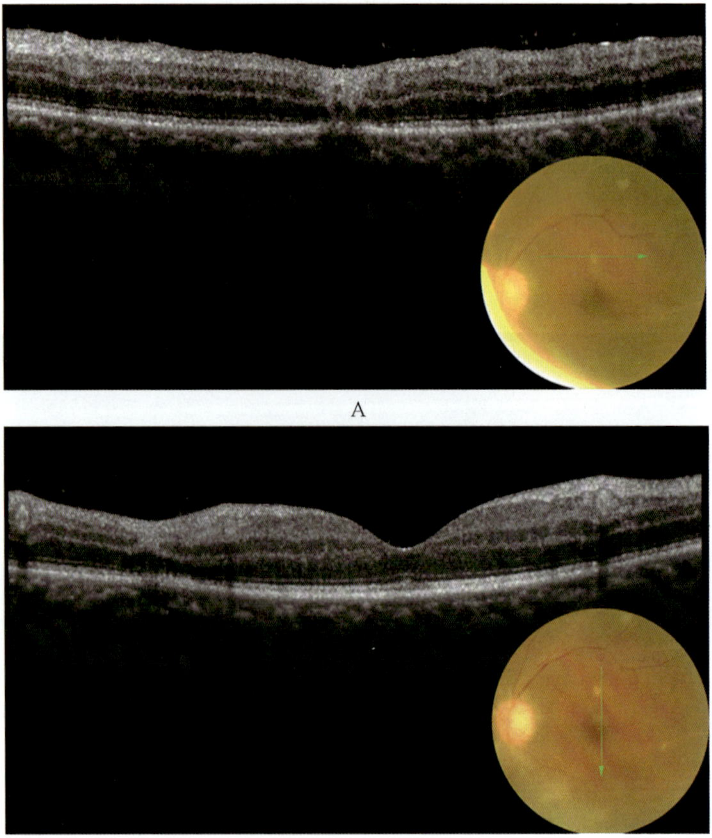

A

B

图 331 视网膜坏死(2)

A、B 分别为经坏死灶水平和垂直 B 扫描,可见坏死灶主要累及视网膜内中层,表面凹陷

(四)激光斑

新鲜的激光斑表现为视网膜外层弥漫反射增强,RPE 水肿、脱离(图 332),而且呈现出激光斑的周围强、中央弱的趋势(图 333)。

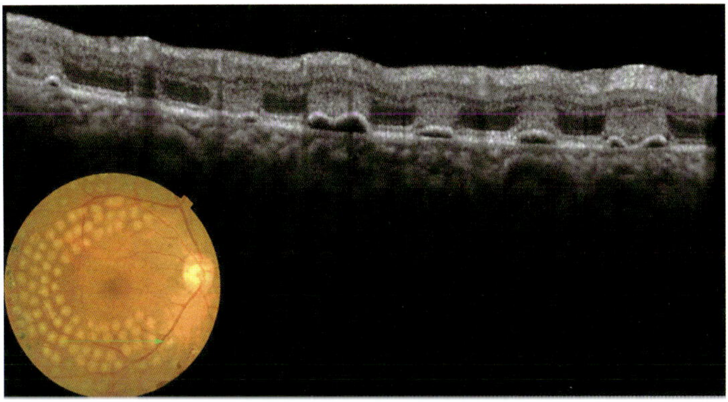

图 332　光凝斑(普通多波长眼底激光)(1)

光凝后约 1 小时,可见视网膜光凝斑主要作用于 RPE 层和视网膜外层,RPE 水肿脱离,而且脱离有呈周围高中央低的趋势

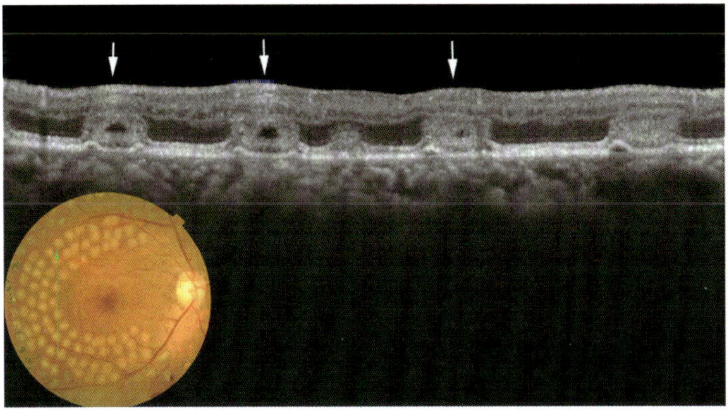

图 333　光凝斑(普通多波长眼底激光)(2)

光凝后约 1 小时,可见光凝斑的周围视网膜全层反射增强、RPE 水肿脱离,而光凝斑的中央仅外层反射增强,且无 RPE 水肿脱离(箭头)

陈旧激光斑处视网膜外层包括 RPE 层、光感受器外层、嵌合体层、肌样体层、椭圆体带等均消失，外核层变薄，外丛状层、外核层可向外塌陷（图 334、图 335），而且，有激光斑的部位，可能有助于玻璃体后脱离（图 336），视网膜变薄（图 337、图 338）。低强度的激光斑（如格栅光凝）表现为光斑处 Henle 纤维反射增强，椭圆体带、嵌合体带反射减弱（图 339）。OCT 血管成像可见局部脉络膜血管萎缩（图 340）。

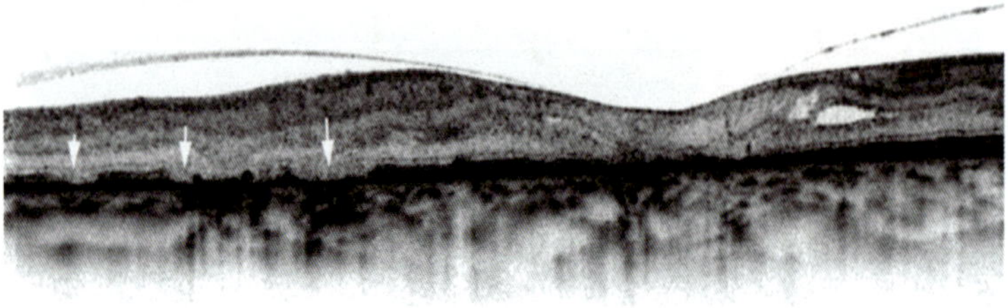

图 334 **陈旧激光斑(1)**

可见 RPE 萎缩丢失（箭头）

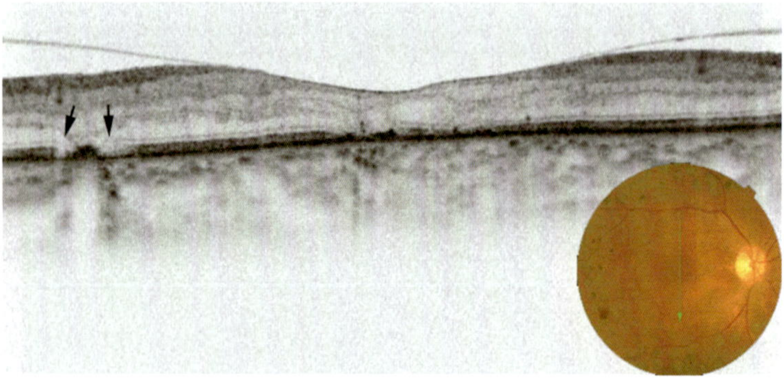

图 335 **陈旧激光斑(2)**

可见 RPE 萎缩丢失，视网膜外层下移（箭头）

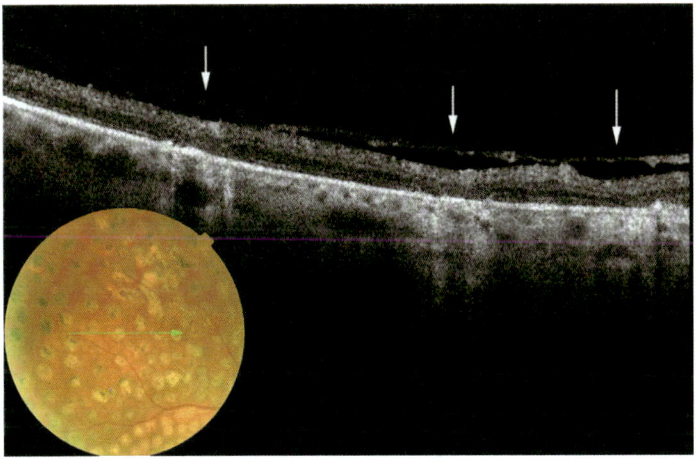

图 336　**陈旧激光斑(3)**

玻璃体不完全后脱离，激光斑的部位，玻璃体基本已经后脱离（箭头），而尢激光斑的部位，玻璃体与视网膜仍然粘连

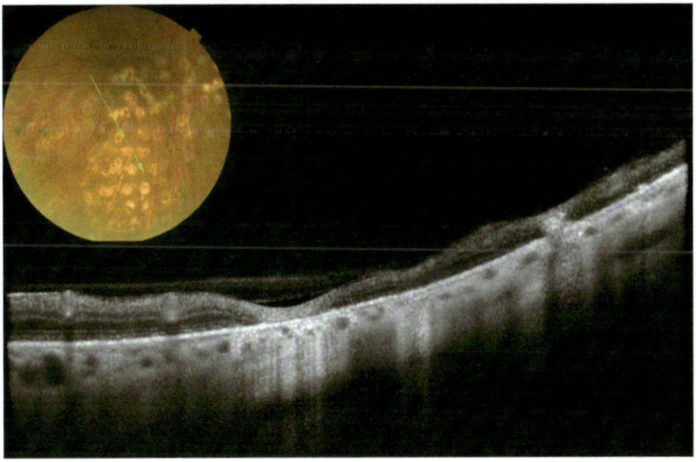

图 337　**陈旧激光斑(4)**

可见光凝区域视网膜明显变薄，外层丢失尤其明显

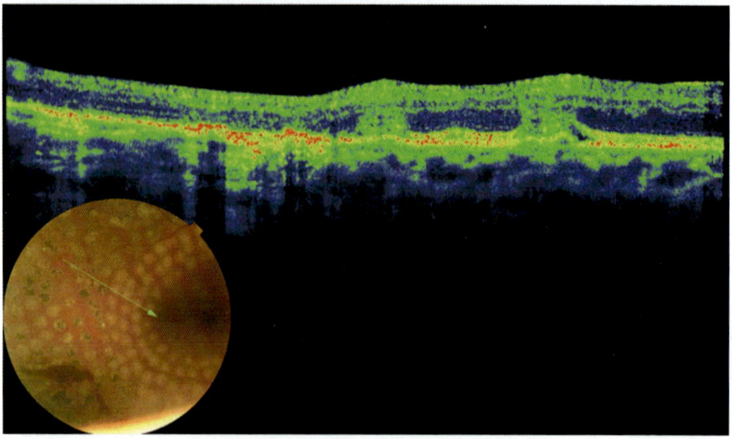

图 338 **陈旧激光斑(5)**

可见陈旧激光斑区域，视网膜明显变薄

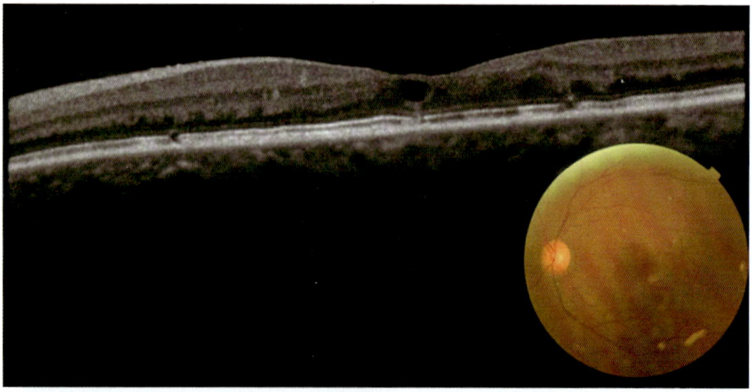

图 339 **陈旧激光斑(6)**

黄斑格栅光凝后，彩色照片显示黄斑颞侧激光斑的色素，但是黄斑格栅光凝由于光斑强度小，彩色照片下不明显。OCT 显示光斑处 Henle 纤维反射增强，椭圆体带、嵌合体带反射减弱

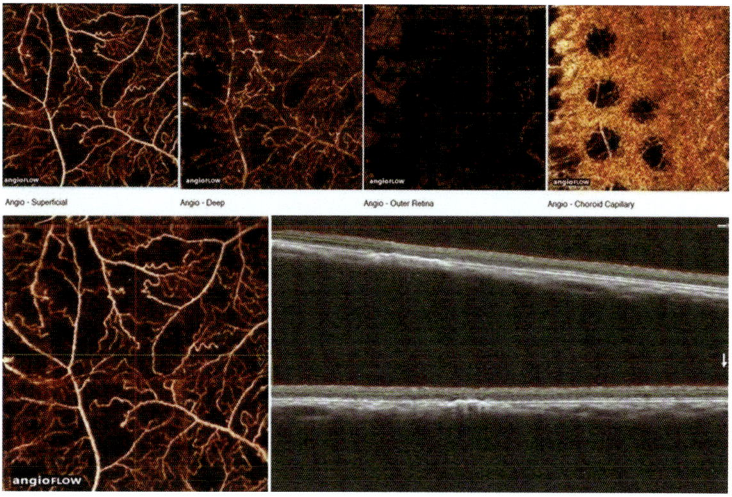

图 340 陈旧激光斑(7)

OCT 血管成像可见视网膜浅层和深层毛细血管均有闭塞区，脉络膜毛细血管层面可见与激光斑对应的局灶性脉络膜萎缩

(五)眼底皱褶

眼底皱褶是指眼底检查所见到的波纹状(winkle fold，ripple folds)或波浪状(wave)外观。可位于视网膜内层、外层、全层，脉络膜皱褶，或脉络膜视网膜皱褶。

视网膜皱褶比较常见，视网膜的水肿、隆起，视网膜表面的牵拉、推挤等均可引起(图 341～图 346)。

脉络膜褶皱是内层脉络膜、RPE/Bruch 膜和外层视网膜皱缩形成的一种特殊的眼底表现。可因球壁结构拥挤、球内外压力不均、组织内部牵拉所致，如巩膜炎、葡萄膜炎、视神经炎等炎症，远视、小眼畸形、葡萄膜渗漏综合征，视乳头水肿，颅压升高，低眼压，外伤，脉络膜肿瘤、眼眶肿瘤、Graves 眼病、炎性假瘤、副鼻窦黏液囊肿，巩膜扣带术后，脉络膜新生血管、视网膜脉络膜瘢痕等

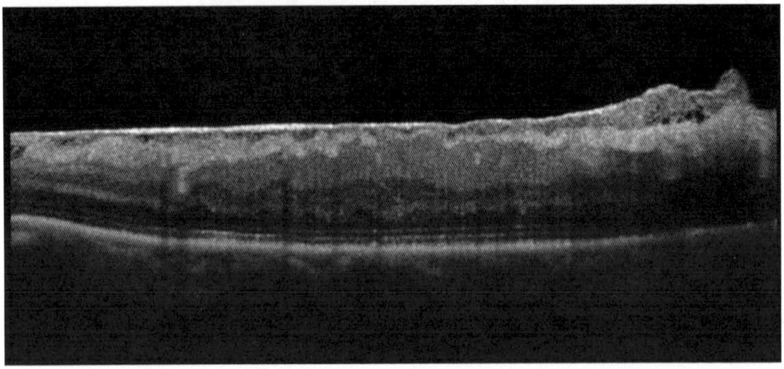

图 341　视网膜皱褶(1)

由于表面黄斑前膜的牵拉,使视网膜内层产生皱褶,注意表面神经纤维层呈波浪起伏状

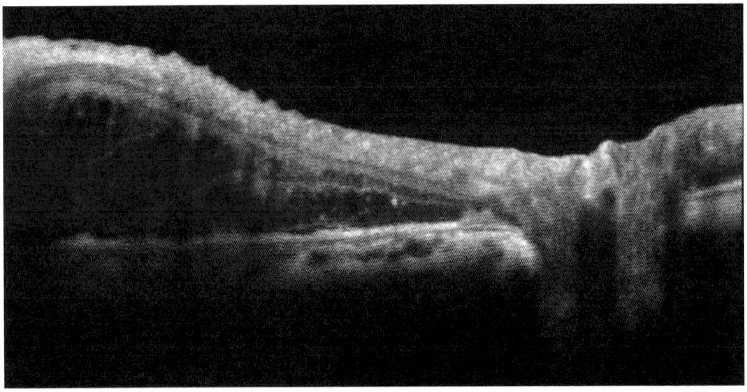

图 342　视网膜皱褶(2)

由于视网膜出血水肿增厚,视网膜表面出现皱褶。该患者为视网膜分支静脉阻塞1周

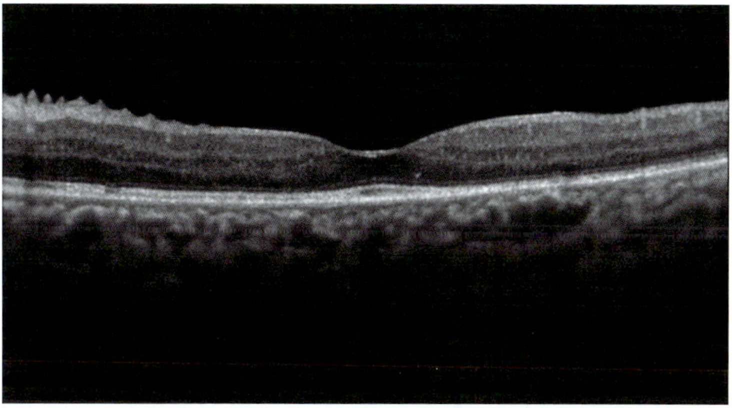

图 343 视网膜皱褶(3)

由于玻璃体后脱离不完全牵拉、出血、光凝等导致，视网膜各层结构仍完整。患者为糖尿病性视网膜病变

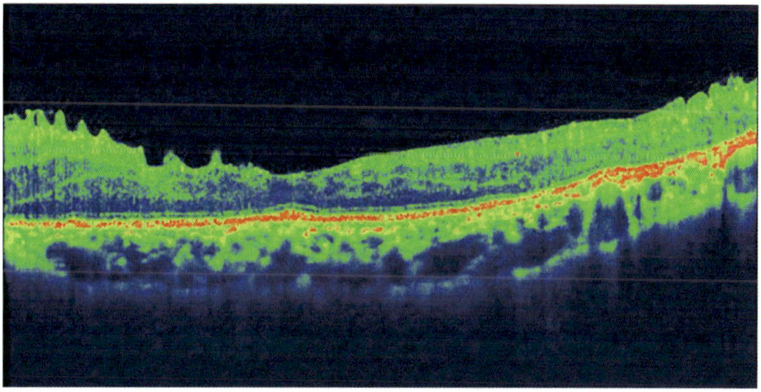

图 344 视网膜皱褶(4)

患者为糖尿病性视网膜病变，玻璃体切割、广泛视网膜光凝术后，视网膜的各层结构也已紊乱

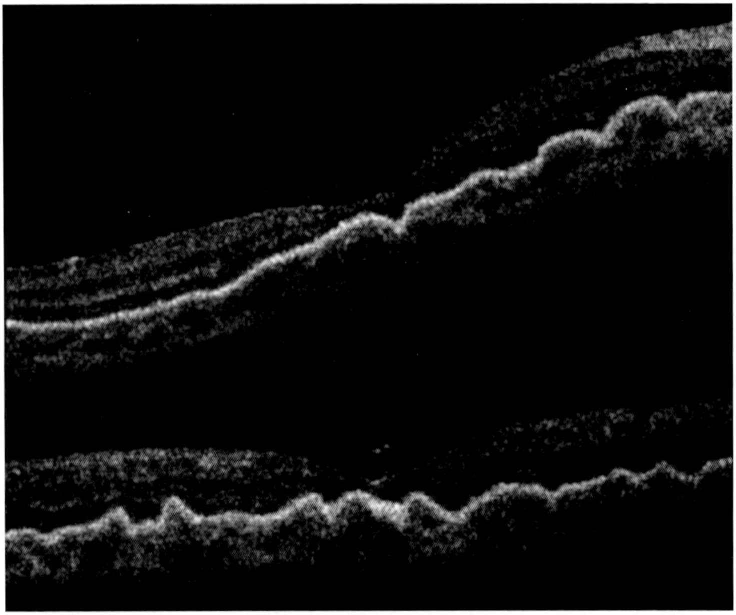

图 345 脉络膜皱褶

视网膜脉络膜脱离玻璃体切割手术后 1 周，可见视网膜脱离已经复位，但脉络膜水肿、皱褶尚未平伏

组织内部的机械牵拉，等等。通常在后极部颞侧呈放射状、水平状、斜行，或以视盘、黄斑为中心同心圆样排列，也可表现为围绕视盘呈放射样排列。以葡萄膜炎引起者，多是以视盘为圆心的放射状皱褶；以眼眶肿瘤引起者，据肿瘤位置变化，以视盘为圆心的放射状皱褶，或者肿瘤对应位置的斜行皱褶；低眼压引起者常无规律，可以是视盘颞侧斜行皱褶，或后极鱼鳞状的皱褶。细小皱褶仅累及 RPE 层和 Bruch 膜、脉络膜内层，而粗大皱纹累及脉络膜全层，以及视网膜。

有些皱褶同时累及视网膜和脉络膜称为视网膜脉络膜皱褶。

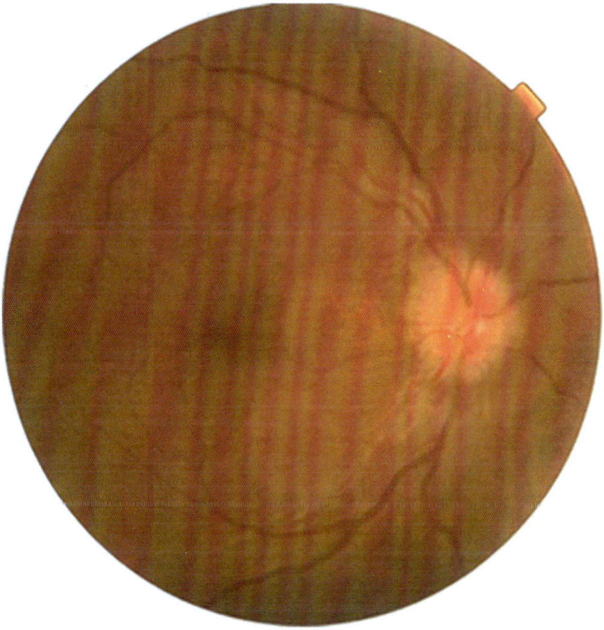

A

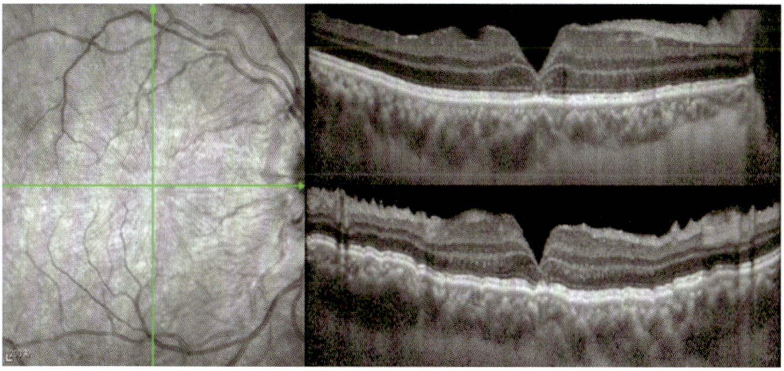

B

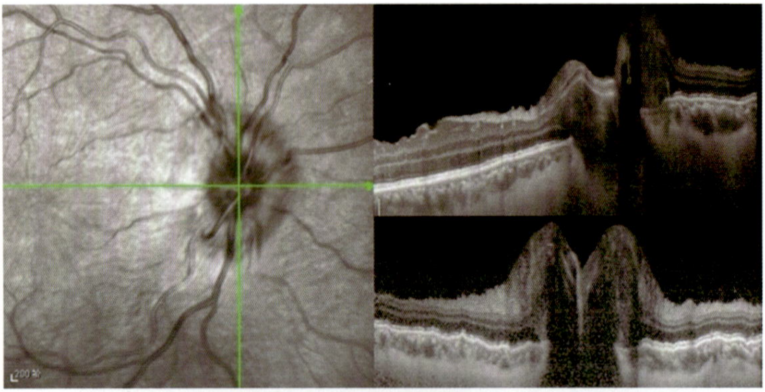

C

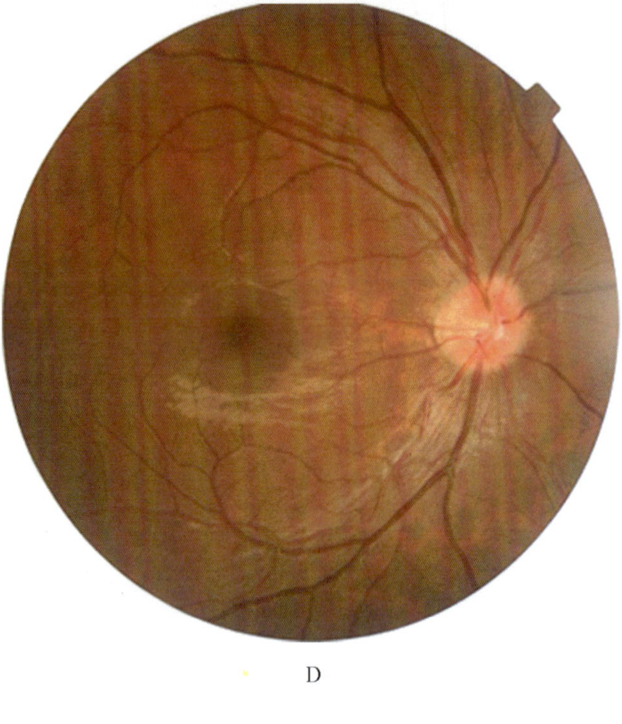

D

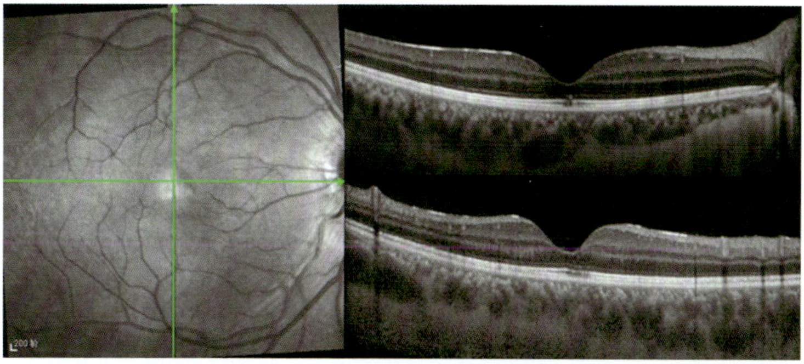

E

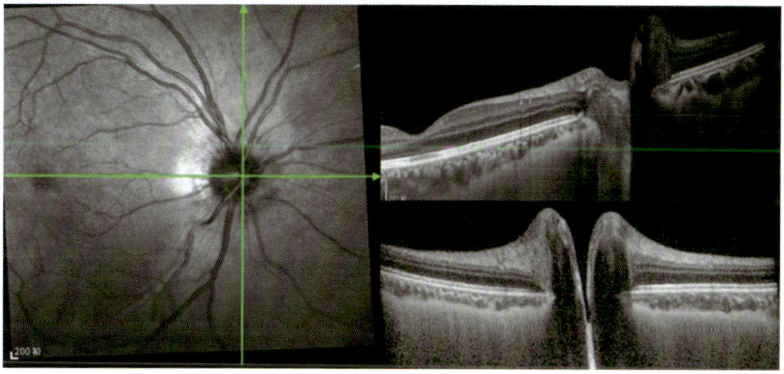

F

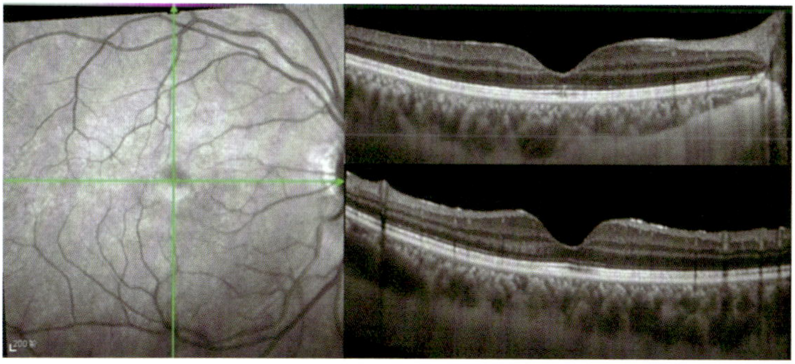

G

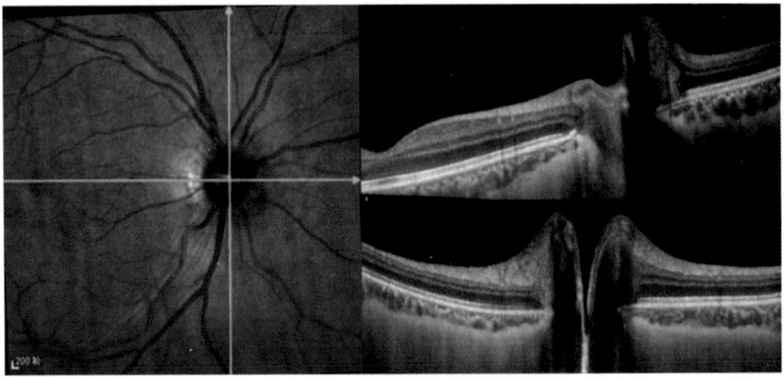

H

图 346 右眼顿挫伤

A 为眼底彩照，可见视盘水肿，黄斑区放射状皱褶。B 为经黄斑区水平(上)和垂直(下)扫描，可见黄斑中央近乎离断，脉络膜皱褶、视网膜表面皱褶。C 为经视盘水平(上)和垂直(下)扫描，可见脉络膜和视网膜皱褶，视盘肿胀。D 为 1.5 个月后复查眼底彩照，视盘肿胀及黄斑区的皱褶均消失。E 为此时经黄斑区水平(上)和垂直(下)扫描，可见黄斑中央结构大致恢复正常，仅外层仍不连续，脉络膜和视网膜表面皱褶消失。F 为此时经视盘水平(上)和垂直(下)扫描，可见脉络膜和视网膜皱褶消失，视盘肿胀消退。G 为再 1 个月后复查，经黄斑区水平(上)和垂直(下)扫描，黄斑中央结构仍未完全恢复正常。H 为此时经视盘水平(上)和垂直(下)扫描，脉络膜和视网膜皱褶消失，视盘肿胀消退

(六)外层视网膜成管现象

外层视网膜成管现象(outer retinal tubulation，ORT)由 Zweifel 于 2009 年首先报道，为变性的光感受器外层形成圆形或卵圆形玫瑰花环样结构(图 307、图 347～图 350)，见于视网膜变性性疾病晚期，如湿性 AMD、地图样萎缩、视网膜色素变性、Stargardt 病等，是光感受器外层对损伤的重塑反应。

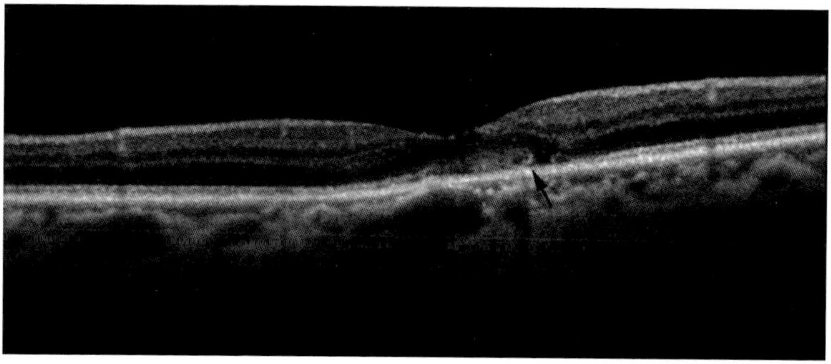

图 347　外层视网膜成管现象(1)

外层视网膜圆形成管(箭头),患者为 96 岁年龄相关性黄斑变性患者

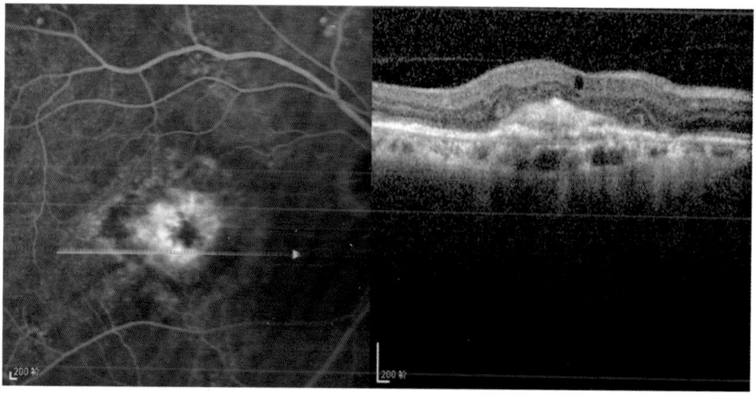

图 348　外层视网膜成管现象(2)

患者为年龄相关性黄斑变性

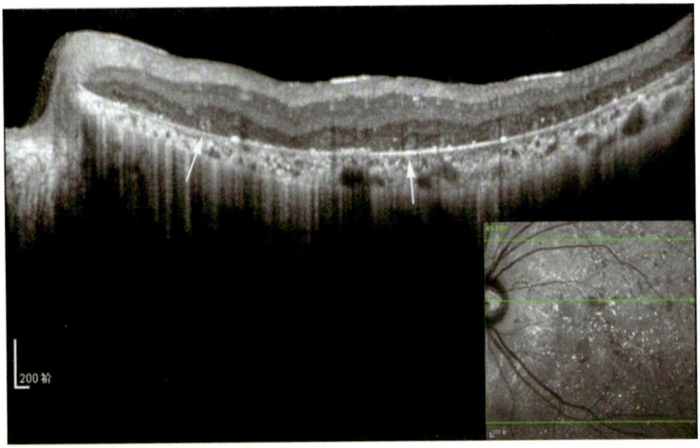

图 349　外层视网膜成管现象(3)

如图白箭头所示,患者为 34 岁结晶样视网膜色素变性患者,结晶颗粒表现为散布于视网膜各层的高反射颗粒

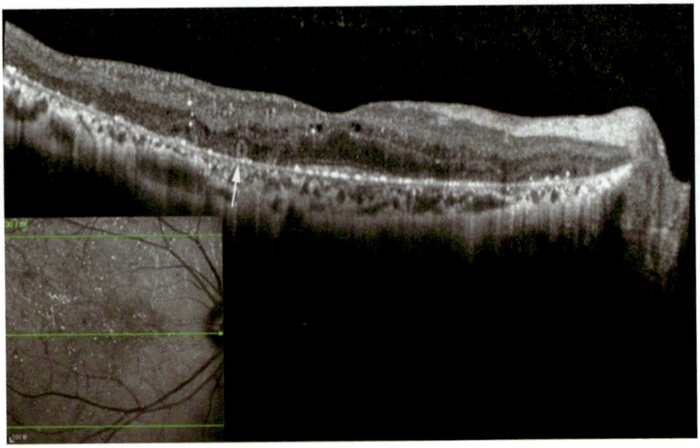

图 350　外层视网膜成管现象(4)

如图白箭头所示,患者 34 岁,结晶样视网膜色素变性,这是上图同一患者的左眼。结晶样颗粒表现为散布于视网膜各层的高反射颗粒

(七)结晶样物质

有些眼底病变可以伴发结晶样物质沉积,如年龄相关性黄斑变性、Coats 病等,OCT 可以明确这些结晶样物质的部位,以及可能的来源(图 351、图 352)。

结晶样视网膜色素变性的结晶颗粒表现为高反射颗粒,分布于视网膜内各层,尤其是 RPE 层(图 349、图 350)。

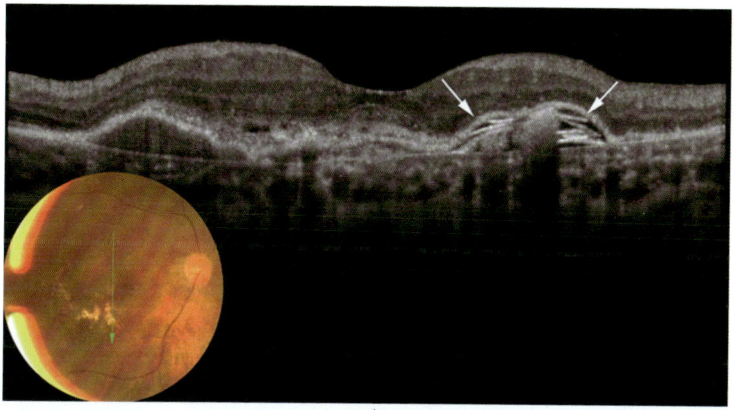

A

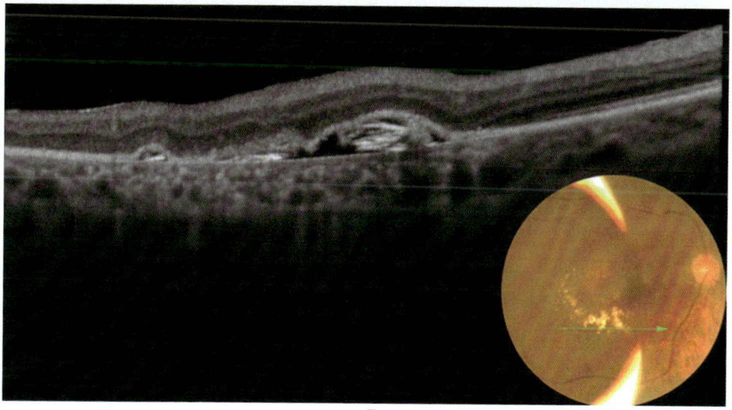

B

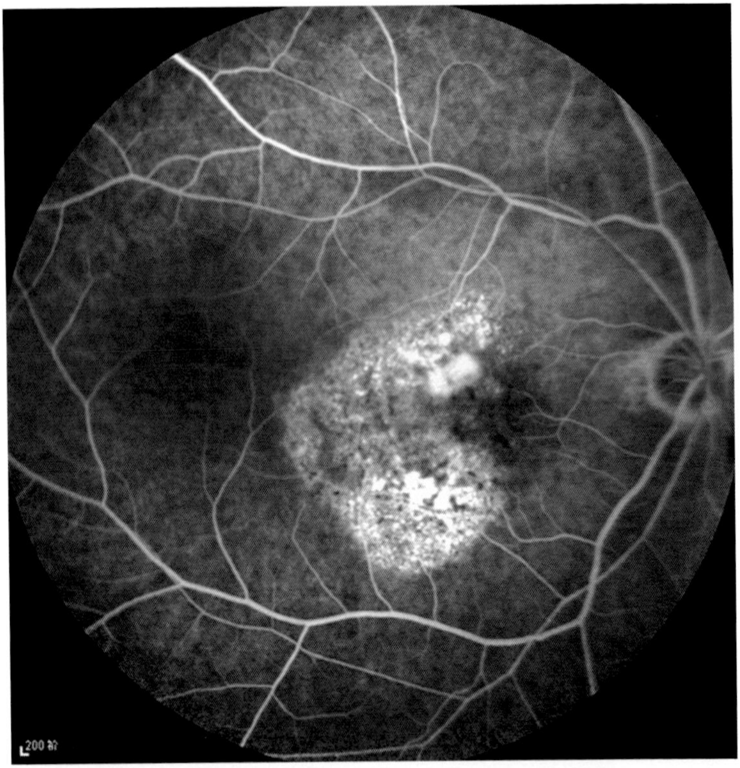

C

图 351　年龄相关性黄斑变性的结晶样物质沉积

A 为经过病灶的垂直扫描。B 为经过结晶部位的水平扫描，可见结晶样物质位于脱离的色素上皮下，其后无声影。图 A 左箭头所指的结晶样物质其后的声影不是结晶所致，而是结晶下方的病变所致。C 为 FFA，可见上方的色素脱离区荧光积存，其余部位弥漫荧光着染，未见 CNV 性荧光渗漏，结晶物质也无异常荧光表现。以往曾经认为黄斑变性的结晶样物质是长期的硬性渗出所致，OCT 检查表明，结晶样物质位于 RPE 下，所以与硬性渗出无关，而可能与玻璃膜疣有关

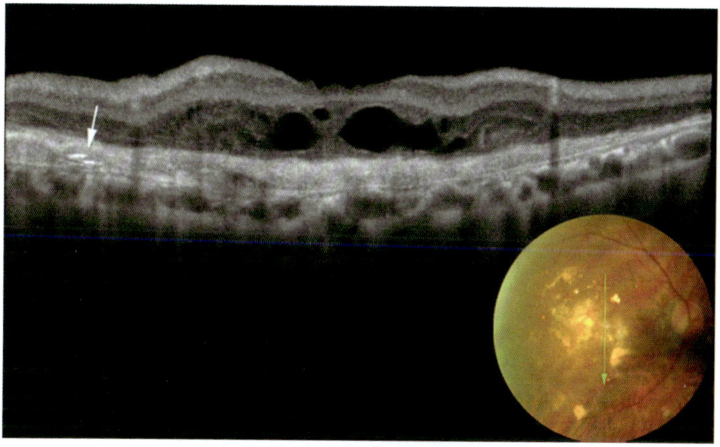

A

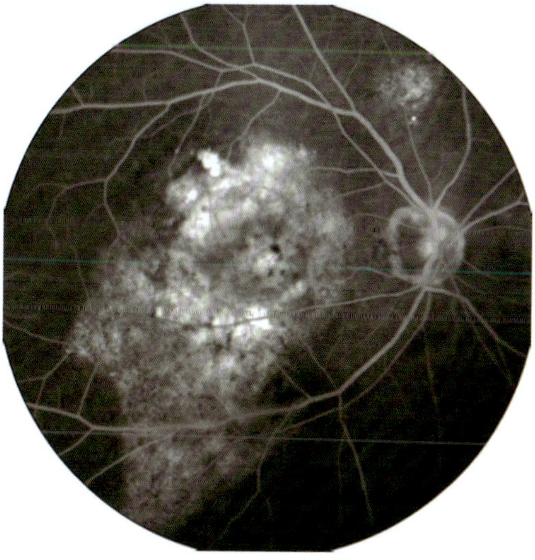

B

图 352 眼底结晶样物质

患者为年龄相关性黄斑变性。A 为垂直扫描 OCT，可见视网膜内水肿，视网膜下弥漫性沉积物，其中上方的沉积物内可见结晶样高反射折光性颗粒（箭头），其后无声影。B 为 FFA 晚期，呈弥漫无源性渗漏

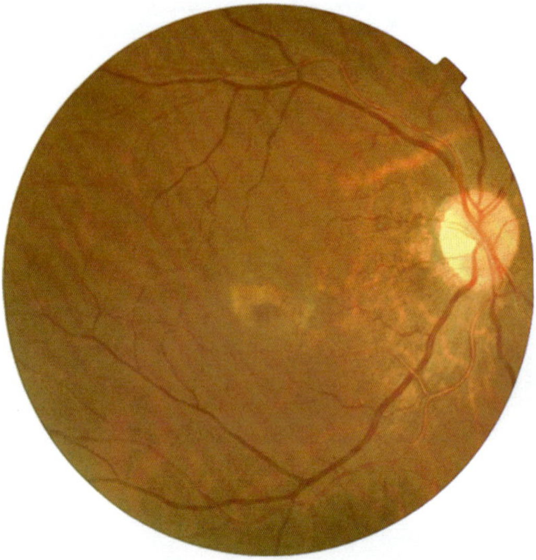

A

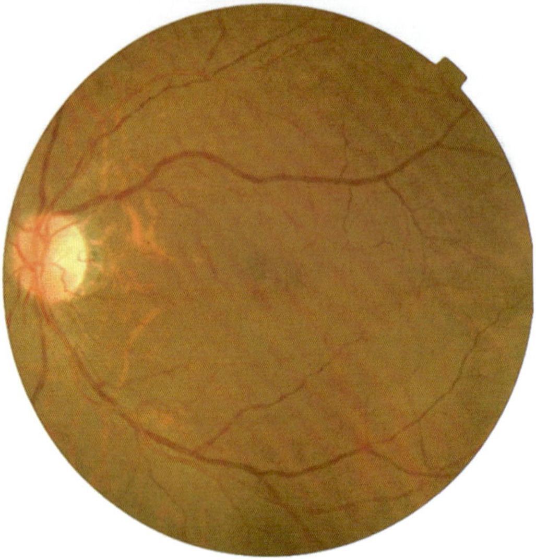

B

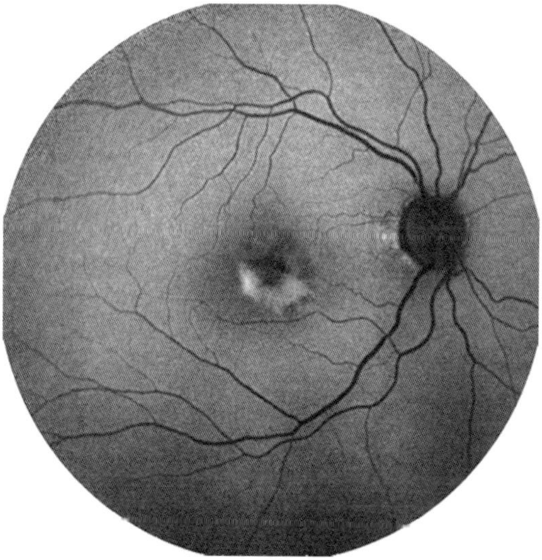

C

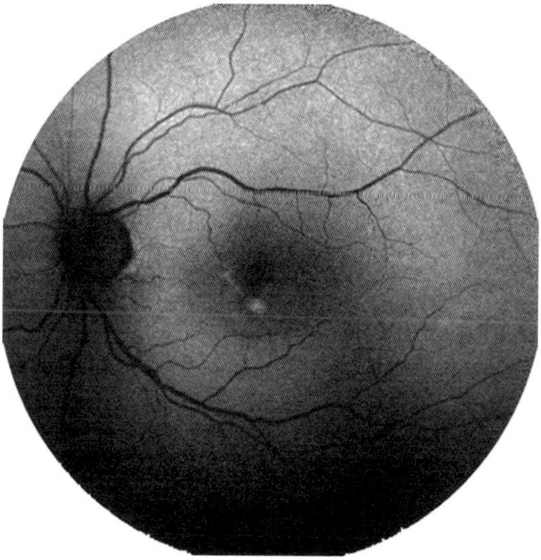

D

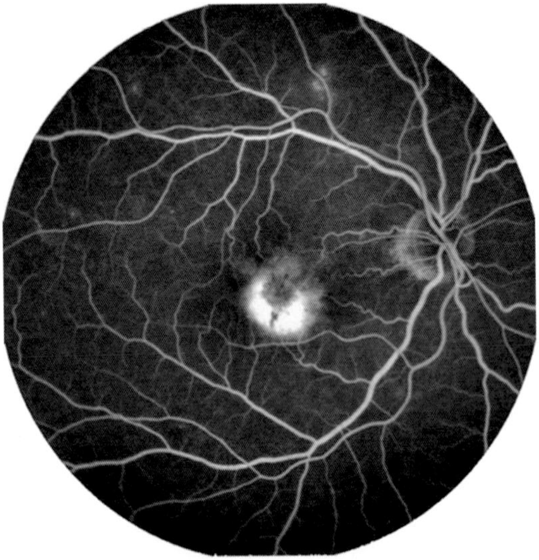

E

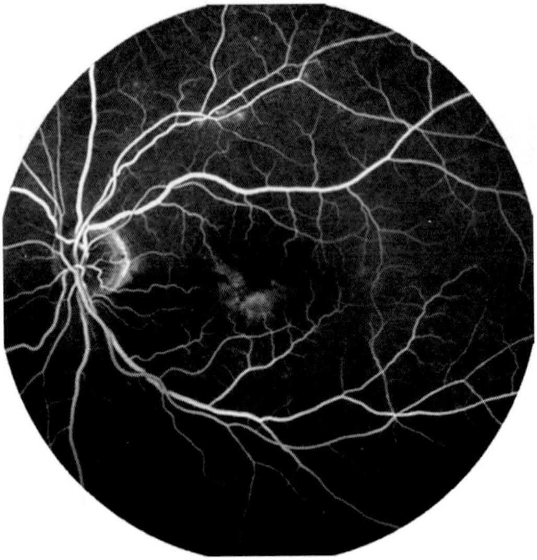

F

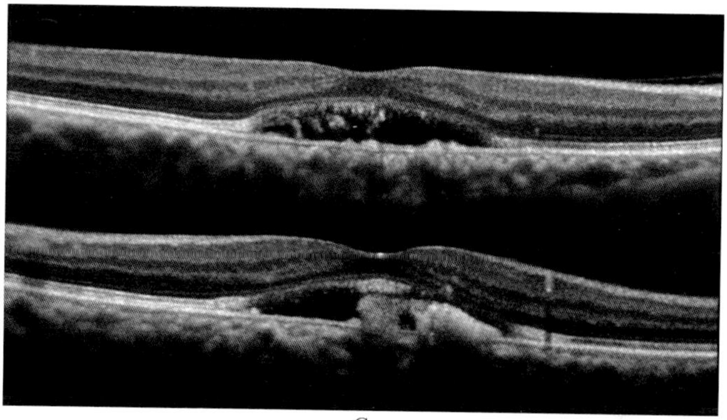

G

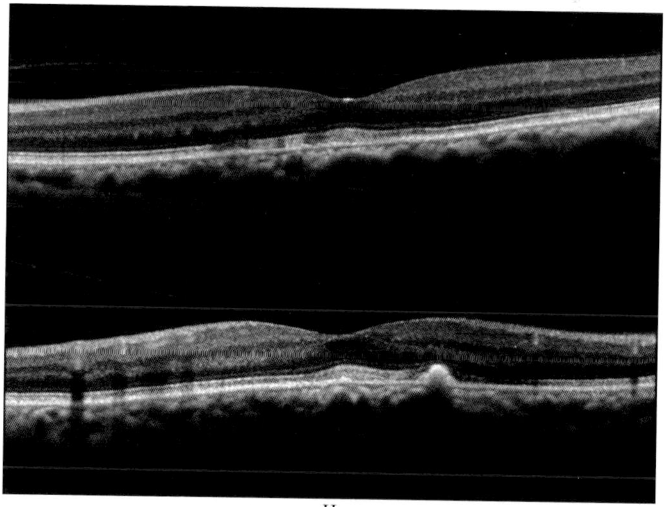

H

图 353　Best 病视网膜沉积的卵黄样物质

A 为右眼底彩照，可见黄斑区视网膜卵黄色病变呈半圆形，该眼为卵黄破裂期。B 为左眼底彩照，中心凹处散在暗黄色小点，边界不清，该眼为卵黄病变前期。C、D 分别为右眼、左眼蓝光眼底自发荧光成像，可见卵黄样物质呈强自发荧光。E、F 分别为 FFA 右眼 7m24.48s、左眼 7m41.87s，卵黄样病灶区荧光积存、着染。G 为经右眼卵黄样病灶上方水平 OCT 扫描（上图）和经病灶垂直扫描（下图），上图可见浆液性神经视网膜脱离，其内散在高反射物质。下图可见卵黄病灶破裂，高反射物质沉积在神经视网膜脱离区的下方，上方为低反射的浆液。H 为经左眼病灶水平扫描（上图）和垂直扫描（下图），可见 RPE 周围反射信号增强，黄斑中心凹下方可见位于 RPE 下方的堆积物

(八)卵黄样物质

卵黄样黄斑营养不良(vitelliform macular dystrophy)又称Best病,表现为双眼黄斑区鸡蛋黄样病变,卵黄病变前期表现为中心凹处黄色小点,似微小蜂窝状,位于RPE层;卵黄病变期表现为黄斑中央橘黄色类圆形或椭圆形轻微隆起,病变位于RPE下;卵黄破碎期黄色病变突破RPE进入视网膜下腔(图353);病变吸收后进入萎缩期,在黄斑区形成脉络膜视网膜萎缩灶,可有新生血管的纤维瘢痕及色素增生。

这些卵黄样物质可能是堆积于RPE和视网膜下吞噬了脂褐质的细胞。

(九)硅油

硅油视网膜界面,或者硅油水界面在OCT下的反射异常增高,其后无声影(图354、图355)。

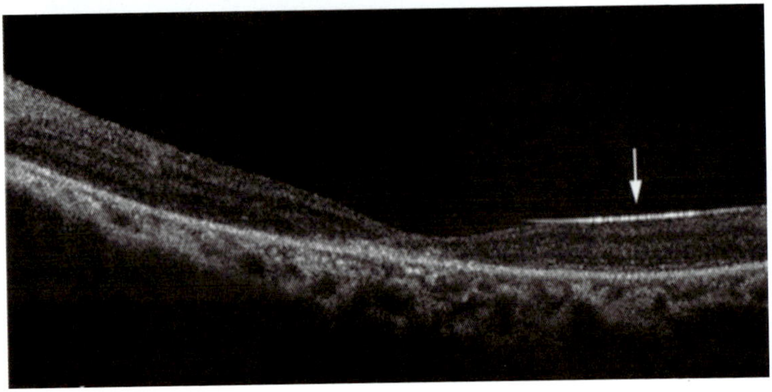

图354 硅油的异常反射界面(1)

硅油的反射界面呈视网膜表面的异常高反射(箭头)

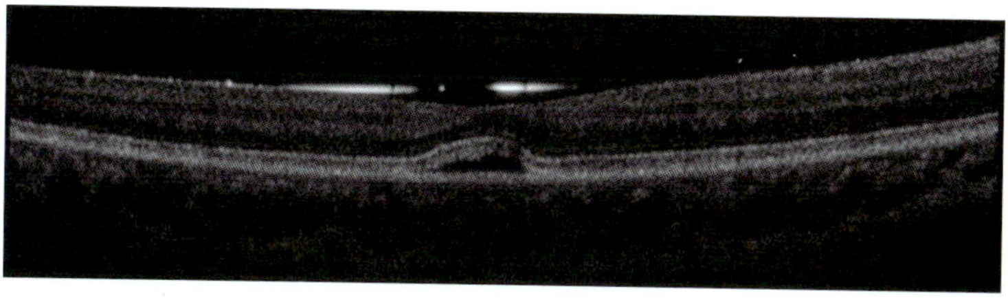

图 355　硅油的异常反射界面(2)

硅油的反射界面呈视网膜表面的异常高反射，黄斑下仍有部分液体未完全吸收

(十)重水

玻璃体切割手术后，有时可有少量重水滴残留于视网膜下，OCT 下表现为类圆形颗粒，边界清晰、且有明显的折光性，表现为边缘的反射信号增强。由于重水的透光性强，因此重水滴后的组织信号可增强(图 356、图 357)。

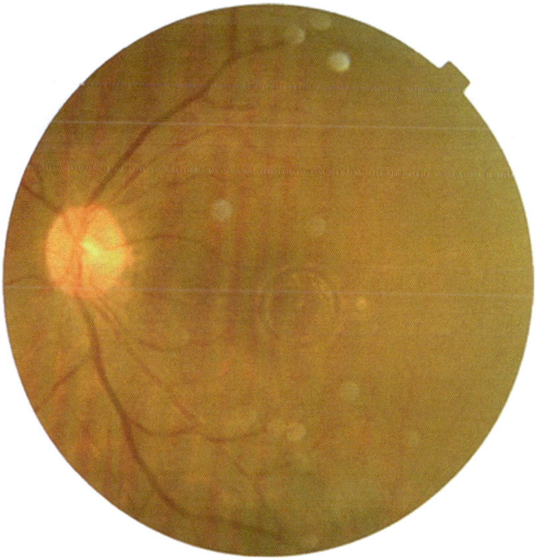

A

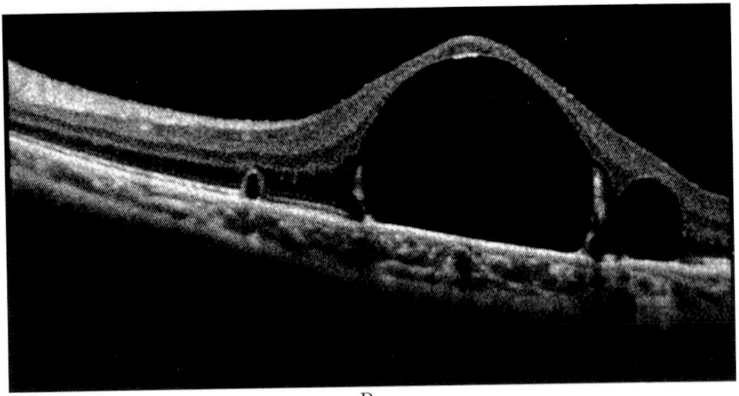

B

图 356　视网膜下重水(1)

A 为眼底彩照，可见黄斑区及其颞侧和鼻侧各有一残留重水滴，其中鼻侧者不易发现，黄斑区及其颞侧者边界清晰、反光明显。B 为 OCT 扫描，可见重水滴在视网膜下呈类圆形，边缘可有反射增强，尤其是大重水滴的顶部和两侧反射信号尤其强。重水滴后的组织信号增强

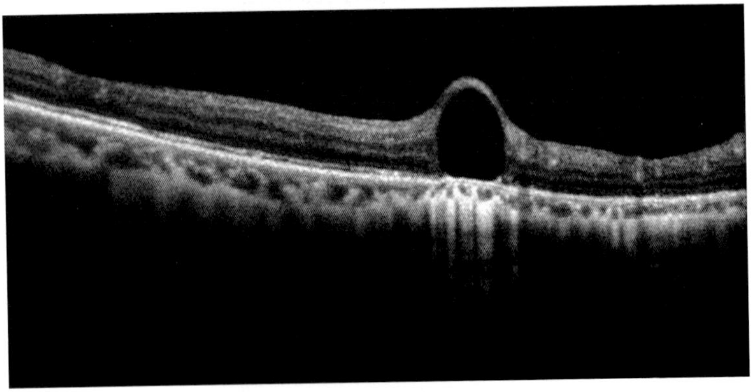

图 357　视网膜下重水(2)

重水泡边缘的反射信号没有明显增强，但其后方的组织反射信号增强明显

主要参考文献

Dansingani KK, Freund KB 2015. Paracentral Acute Middle Maculopathy and Acute Macular Neuroretinopathy: Related and Distinct Entities. Am J Ophthalmol, 160(1): 1-3 e2.

Gass JD. Idiopathic senile macular hole. 1988. Its early stages and pathogenesis. Arch Ophthalmol, 106(5): 629-639.

Jampol LM, Shankle J, Schroeder R, et al. 2006. Diagnostic and therapeutic challenges. Retina, 26(9): 1072-1076.

Margolis R, Mukkamala SK, Jampol LM, et al. 2011. The expanded spectrum of focal choroidal excavation. Arch Ophthalmol, 129(10): 1320-1325.

Nagiel A, Freund KB, Spaide RF, et al. 2013. Mechanism of retinal pigment epithelium tear formation following intravitreal anti-vascular endothelial growth factor therapy revealed by spectral-domain optical coherence tomography. Am J Ophthalmol, 156(5): 981-988 e982.

Wang H, Chhablani J, Freeman WR, et al. 2012. Characterization of diabetic microaneurysms by simultaneous fluorescein angiography and spectral-domain optical coherence tomography. Am J Ophthalmol, 153(5): 861-867 e861.

Yeh SI, Chang WC, Wu CH, et al. 2013. Characteristics of peripapillary choroidal cavitation detected by optical coherence tomography. Ophthalmology, 120(3): 544-552.

Zweifel SA, Engelbert M, Laud K, et al. 2009. Outer retinal tubulation: a novel optical coherence tomography finding. Arch Ophthalmol, 127(12): 1596-1602.

后　记

医学有大量的知识需要记忆，而且毕生都需要不停的学习，这是医生之与其他行业不同之处。每一位医生终生都在努力学习、辛苦付出，特别是年轻医生，面对林林总总的医学知识、专业术语，一筹莫展，往往只会以最简单的方法死记硬背去学习和记忆那些枯燥的概念。

其实不然，医学其实很有趣，每一个现象、知识的背后其实都是系统的、严谨的、缜密的、连贯的，而不是孤立的、松散的、简单堆积的，甚至包括医学专业英语单词，都是有规可循。学习每一点医学知识时，深入探讨其机制和内在规律，“因知其所以然，而知其然”，则一切都会豁然开朗，而且不易忘记，也不易为一些有失偏颇的观点所动摇而迷失方向。这就需要我们在学习时常常去思考、去分析、去总结、去探究，在不断地思考中学习、学习中思考，力求“学思相长”，诚如孔老先生所言，“学而不思则罔，思而不学则殆”。

秉承这一思想和理念，我已在眼科医学行业里风雨兼程二十余载，期间也讲过不少课，均力求从这一思路出发去探求医学真谛，一路走来，有不少同道喜欢这一分析问题的方法和思维，经常在听课之余向我索书，但临床事务繁忙，一直无暇分身总结成书。

感谢老同事、老战友梁紫岩编辑给我提供了这一机会，让我在这一思想的指引下，完成了《眼底荧光素血管造影学习精要》的撰写之后，又完成了这本《眼底光相干断层扫描学习精要》的写作。感谢解放军总医院海南分院眼科团队的战友们，何伟、金鑫、王蕊、刘伟、张译心、陈泽华、陈兰兰、谢海南、王小兰、薛美荣、陈丽丽、胡昌琪等，他（她）们的努力工作支持我完成了这些艰巨的工作。更感谢我的家人，是她(他)们的支持和无私付出使我能够在中国的南海之滨、美丽的海棠湾，面朝大海，春暖花开；虔心静思，求索不已！

黄厚斌

2016 年 11 月　三亚海棠湾